精编妇产科常见疾病诊治

主 编 郝翠云 申 妍 王金平 韩玲玲
　　　 乔 娇 庞英华 范 敏

中国海洋大学出版社
·青岛·

图书在版编目(CIP)数据

精编妇产科常见疾病诊治/ 郝翠云等主编. —青岛：
中国海洋大学出版社,2021.8
ISBN 978-7-5670-2899-9

Ⅰ.①精… Ⅱ.①郝… Ⅲ.①妇产科病—常见病—诊
疗 Ⅳ.①R71

中国版本图书馆 CIP 数据核字(2021)第 163841 号

出版发行	中国海洋大学出版社			
社　　址	青岛市香港东路 23 号		邮政编码	266071
出 版 人	杨立敏			
网　　址	http://pub.ouc.edu.cn			
电子信箱	369839221@qq.com			
订购电话	0532－82032573(传真)			
策划编辑	韩玉堂			
责任编辑	韩玉堂		电　　话	0532－85902349
印　　制	蓬莱利华印刷有限公司			
版　　次	2021 年 8 月第 1 版			
印　　次	2021 年 8 月第 1 次印刷			
成品尺寸	185 mm×260 mm			
印　　张	21.50			
字　　数	560 千			
印　　数	1～1000			
定　　价	128.00 元			

发现印装质量问题,请致电 0535－5651533,由印刷厂负责调换。

前　言

　　妇产科学作为医学领域的一个重要分支,近年来得到了快速的发展。为了适应我国医疗服务体系的改革和满足广大妇产科医师的需要,进一步提高临床妇产科医师的诊断技能和治疗水平,我们编写了本书。

　　本书内容涉及妇产科常见疾病的诊治,包括妇科炎症、女性生殖内分泌疾病、妇科肿瘤、子宫内膜异位症与子宫腺肌病、女性生殖器发育异常、异常妊娠、异常分娩以及妇科生殖疾病等。本书对临床疾病均给予了细致叙述,包括病因、病理、临床表现、相关检查及结果、鉴别诊断、治疗、预防以及该病相关进展等。本书内容简明实用,重点突出,并兼顾知识的系统性及完整性,对临床妇产科医护人员具有一定的参考借鉴作用。

　　由于我们水平有限,加之医学科学发展迅速,书中难免存在不妥之处,希望广大医学工作者能提出宝贵的意见,以便我们今后改进和修订。

编者

2021 年 6 月

目　录

第一章　女性生殖系统炎症

第一节　非特异性外阴炎

一、病因

外阴与尿道、肛门邻近,易受经血、阴道分泌物、尿液、粪便的刺激,若不注意皮肤清洁,易引起外阴炎;糖尿病患者受糖尿的刺激,粪瘘患者受粪便的刺激,尿瘘患者受尿液的长期浸渍,穿紧身化纤内裤,经期使用卫生巾导致局部通透性差、局部潮湿等,均可引起非特异性外阴炎。

二、临床表现

外阴皮肤瘙痒、疼痛、烧灼感,于活动、性交、排尿及排便时加重。检查见局部充血、肿胀、糜烂,常有抓痕,严重者形成溃疡或湿疹。慢性炎症可使皮肤增厚、粗糙、皲裂,甚至苔藓样变。

三、治疗

治疗原则为保持局部清洁、干燥,消除病因,局部应用抗生素。

1.病因治疗

积极寻找病因,久治不愈应验血糖;若发现糖尿病,应及时治疗;有尿瘘、粪瘘者,应及时修补。

2.局部治疗

局部治疗可用 0.1% 聚维酮碘液或 1:5 000 高锰酸钾液坐浴,每日 2 次,每次 15～30 min。坐浴后涂抗生素软膏或紫草油。此外,可选用中药水煎熏洗外阴部,每日 1～2 次。急性期还可选用微波或红外线进行局部物理治疗。

第二节　前庭大腺炎

前庭大腺位于两侧大阴唇后 1/3 深部,腺管开口于处女膜与小阴唇之间,在性交、分娩等情况下外阴部受污染时,病原体侵入前庭大腺引起炎症,称前庭大腺炎。育龄妇女多见,幼女及绝经后妇女少见。

一、病原体

主要病原体为葡萄球菌、大肠埃希菌、链球菌、肠球菌。随着性传播疾病发病率的增加,淋病奈瑟菌及沙眼衣原体已成为常见病原体。急性炎症发作时,病原体首先侵犯腺管,腺管呈急性化脓性炎症,腺管开口往往因肿胀或渗出物凝聚而阻塞,脓液不能外流、积存而形成脓肿,称前庭大腺脓肿。

二、临床表现

炎症多发生于一侧。初起时局部肿胀、疼痛、灼热感,行走不便,偶致大小便困难。检查见局部皮肤红肿、发热、压痛明显。脓肿形成时,疼痛加剧,脓肿直径可达 3~6 cm,局部有波动感。部分患者出现发热等全身症状,腹股沟淋巴结可呈不同程度增大。当脓肿内压力增大时,脓肿自行破溃,若破孔大,可自行引流,炎症较快消退而痊愈;若破孔小,引流不畅,则炎症持续不消退,并可反复急性发作。

三、治疗

急性炎症发作时,需卧床休息,保持局部清洁。可取前庭大腺开口处分泌物做细菌培养,确定病原体。根据病原体选用抗生素,口服或肌内注射均可。此外,可选用清热、解毒中药局部热敷或坐浴。脓肿形成后需行切开引流及造口术。

第三节　前庭大腺囊肿

一、病因

若前庭大腺管开口部阻塞,分泌物积聚于腺腔,可形成前庭大腺囊肿。前庭大腺管阻塞的原因有:①前庭大腺脓肿消退后,腺管阻塞,脓液吸收后由黏液分泌物代替;②先天性腺管狭窄或腺腔内黏液浓稠,分泌物排出不畅;③前庭大腺管损伤,如分娩时会阴与阴道裂伤后瘢痕阻塞腺管口,或会阴后一侧切开术损伤腺管。前庭大腺囊肿可继发感染形成脓肿并反复发作。

二、临床表现

前庭大腺囊肿大小不等,多由小逐渐增大,囊肿多为单侧,也可为双侧。若囊肿小且无感染,患者可无自觉症状;若囊肿大,患者可有外阴坠胀感或性交不适。检查见囊肿大小不等,位于外阴部后下方,可向大阴唇外侧突起,多呈椭圆形。

三、治疗

治疗可行前庭大腺囊肿造口术,因造口术方法简单,损伤小,术后还能保留腺体功能。手术方法还可采用 CO_2 激光或微波做囊肿造口术。

第四节 滴虫性阴道炎

滴虫性阴道炎是常见阴道炎,由阴道毛滴虫引起。阴道毛滴虫适宜在温度25 ℃～40 ℃、pH 5.2～6.6的潮湿环境中生长,在pH 5以下或7.5以上的环境中则不生长。月经前、后阴道pH发生变化,月经后接近中性,故隐藏在腺体及阴道皱襞中的滴虫于月经前、后常得以繁殖,引起炎症发作。滴虫能消耗或吞噬阴道上皮细胞内的糖原,阻碍乳酸生成,使阴道pH升高。滴虫性阴道炎患者的阴道pH为5～6.5。滴虫不仅寄生于阴道,还常侵入尿道或尿道旁腺、膀胱、肾盂以及男方的包皮皱褶、尿道或前列腺中。

一、传播方式

1.经性交直接传播

由于男性感染滴虫后常无症状,易成为感染源。

2.间接传播

经公共浴池、浴盆、浴巾、游泳池、坐便器、衣物、污染的器械及敷料等传播。

二、临床表现

潜伏期为4～28 d。25％～50％患者感染初期无症状。主要症状是阴道分泌物增多及外阴瘙痒。分泌物的典型特点为稀薄脓性、黄绿色、泡沫状、有臭味。分泌物呈脓性是因分泌物中含有白细胞,若合并其他感染,则呈黄绿色;呈泡沫状、有臭味是因滴虫无氧酵解碳水化合物,产生的腐臭气体。

瘙痒部位主要为阴道口及外阴,间或有灼热、疼痛、性交痛等。若合并尿道感染,可有尿频、尿痛,有时可见血尿。阴道毛滴虫能吞噬精子,并能阻碍乳酸生成,影响精子在阴道内存活,可致不孕。检查见阴道黏膜充血,严重者有散在出血点,甚至宫颈有出血斑点,形成"草莓样"宫颈,后穹隆有多量白带,呈灰黄色、黄白色稀薄液体或黄绿色脓性分泌物,常呈泡沫状。

三、诊断

典型病例容易诊断,若在阴道分泌物中找到滴虫即可确诊。最简便的方法是生理盐水悬滴法,具体方法是:取生理盐水1滴置于玻片上,在阴道侧壁取典型分泌物混于生理盐水中,立即在低倍光镜下寻找滴虫。显微镜下可见到呈波状运动的滴虫及增多的白细胞,此方法的敏感性为60％～70％。对可疑患者,若多次悬滴法未能发现滴虫时,可送培养,准确性达98％左右。取分泌物前24～48 h避免性交、阴道灌洗或局部用药,窥器不涂润滑剂,分泌物取出后应及时送检并注意保暖,否则滴虫活动力减弱,造成辨认困难。现国外有报道聚合酶链反应(PCR)用于滴虫的诊断,敏感性及特异性均与培养法相似。

四、治疗

因滴虫性阴道炎可同时有尿道、尿道旁腺、前庭大腺滴虫感染,治愈此病,需以全身用药为主。

1.全身用药

初次治疗可选择甲硝唑2 g,单次口服;或甲硝唑400 mg,每日2～3次,连服7 d。服药后偶见胃肠道反应,如食欲减退、恶心、呕吐。此外,偶见头痛、皮疹、白细胞减少等,一旦发现应停药。甲硝唑能通过乳汁排泄,若在哺乳期用药,用药期间及用药后 24 h 内不宜哺乳。

2.局部用药

不能耐受口服药物或不适宜全身用药者,可选择阴道局部用药。甲硝唑阴道泡腾片 200 mg,每晚 1 次,连用 7 d。

3.性伴侣的治疗

滴虫性阴道炎主要由性行为传播,性伴侣应同时进行治疗,治疗期间禁止性交。

4.随访

滴虫性阴道炎可于月经后复发,治疗后需随访至症状消失;对治疗失败患者增加甲硝唑疗程及剂量仍有效。若为初次治疗失败,可重复应用甲硝唑 400 mg,每日 2~3 次,连服 7 d。若治疗仍失败,给予甲硝唑 2 g,每日 1 次,连服 3~5 d。

5.妊娠期滴虫性阴道炎治疗

妊娠期滴虫性阴道炎是否用甲硝唑治疗,目前尚存在争议。国内药物学仍将甲硝唑作为妊娠期禁用药物。美国 FDA 已将甲硝唑归为妊娠期用药的 B 类药物,推荐剂量为 250 mg,每日 3 次,连服 7 d。

6.治疗中的注意事项

有复发症状的病例多数为重复感染,为避免重复感染,内裤及洗涤用的毛巾,应煮沸 5~10 min 以消灭病原体,并应对其性伴侣进行治疗。治疗后检查阴道分泌物中滴虫阴性时,应于下次月经后继续巩固治疗 1 个疗程。

第五节　细菌性阴道病

一、病因

细菌性阴道病(bacterial vaginosis)为阴道内正常菌群失调所致的一种混合感染,但临床及病理特征无炎症改变。正常阴道内以产生过氧化氢的乳酸杆菌占优势。细菌性阴道病时,乳酸杆菌减少而其他细菌大量繁殖,主要有加德纳菌、动弯杆菌、普雷沃菌、类杆菌、消化链球菌等厌氧菌以及人型支原体,其中以厌氧菌居多,数量可增加 100~1 000 倍。促使阴道菌群发生变化的原因仍不清楚,推测可能与频繁性交、多个性伴侣或阴道灌洗使阴道碱化有关。

二、临床表现

10%~40% 的患者无临床症状,有症状者主要表现为阴道分泌物增多,有鱼腥臭味,这是由于厌氧菌繁殖的同时可产生胺类物质所致。多于性交后加重,可伴有轻度外阴瘙痒或烧灼感。检查见阴道黏膜无充血的炎症表现,分泌物特点为灰白色,均匀一致,稀薄,常黏附于阴道壁,但黏度很低,容易将分泌物从阴道壁拭去。

三、诊断

下列 4 项中有 3 项阳性即可临床诊断为细菌性阴道病。

(1)匀质、稀薄、白色阴道分泌物,常黏附于阴道壁。

(2)阴道 pH＞4.5(pH 通常为 4.7～5.7,多为 5.0～5.5)。

(3)胺臭味试验(whiff test)阳性。取阴道分泌物少许放在玻片上,加入 10％氢氧化钾 1～2 滴,产生一种烂鱼肉样腥臭气味,这是由于胺遇碱释放氨所致。

(4)线索细胞(clue cell)阳性。取少许分泌物放在玻片上,加 1 滴生理盐水混合,在高倍显微镜下寻找线索细胞。线索细胞即阴道脱落的表层细胞。

四、鉴别诊断

细菌性阴道病应与其他阴道炎(外阴阴道念珠菌病、滴虫性阴道炎)相鉴别。

五、治疗

治疗原则为选用抗厌氧菌药物,主要有甲硝唑、克林霉素。性伴侣不需常规治疗。

1.口服药物

首选甲硝唑,因甲硝唑抑制厌氧菌生长,而不影响乳酸杆菌生长,是较理想的药物,但对支原体效果差。一般用 400 mg,每日 2～3 次,口服,共 7 d;或甲硝唑 2 g,单次口服;或克林霉素 300 mg,每日 2 次,连服 7 d。甲硝唑单次口服不如连用 7 d 效果好。

2.局部药物治疗

2％克林霉素软膏阴道涂布,每次 5 g,每晚 1 次,连用 7 d;或甲硝唑阴道泡腾片 200 mg,每晚 1 次,连用 7～10 d。口服药物与局部用药疗效相似,治愈率为 80％ 左右。

3.妊娠期细菌性阴道病的治疗

由于本病与不良妊娠结局如羊膜绒毛膜炎、胎膜早破、早产有关,任何有症状的细菌性阴道病孕妇及无症状的高危孕妇(有胎膜早破、早产史)均需治疗。多选择口服用药,甲硝唑 200 mg,每日 3～4 次,连服 7 d;或克林霉素 300 mg,每日 2 次,连服 7 d。

第六节　老年性阴道炎

一、病因

老年性阴道炎见于自然绝经及卵巢去势后妇女,因卵巢功能衰退,雌激素水平降低,阴道壁萎缩、变薄,上皮细胞内糖原减少,阴道内 pH 值增高,局部抵抗力降低,致病菌容易入侵繁殖引起炎症。

二、临床表现

主要症状为阴道分泌物增多及外阴瘙痒、灼热感。阴道分泌物稀薄,呈淡黄色,感染严重者呈脓血性白带。检查见阴道呈老年性改变,上皮皱襞消失,阴道黏膜充血,有散在小出血点,有时见浅表溃疡。溃疡面可与对侧粘连,严重时造成狭窄甚至闭锁,炎症分泌物引流不畅形成阴道积脓或宫腔积脓。

三、诊断

在了解病史的基础上,根据临床表现诊断一般不难,但应排除其他疾病。应取阴道分泌物检查,对有血性白带者,应与子宫恶性肿瘤鉴别,需常规做宫颈刮片,必要时行分段诊刮术。对阴道壁肉芽组织及溃疡需与阴道癌相鉴别,可行局部活组织检查。

四、治疗

治疗原则为增加阴道抵抗力,抑制细菌生长。

1.增加阴道抵抗力

增加阴道抵抗力给予雌激素制剂,可局部或全身给药。己烯雌酚 $0.125\sim0.25$ mg,每晚放入阴道深部,7 d 为 1 个疗程;或用 0.5% 己烯雌酚软膏;或妊马雌酮软膏局部涂抹,每日 2 次。全身用药可口服尼尔雌醇,首次 4 mg,以后每 $2\sim4$ 周 1 次,每次 2 mg,维持 $2\sim3$ 个月。乳腺癌或子宫内膜癌患者慎用雌激素制剂。

2.抑制细菌生长

抑制细菌生长用 1% 乳酸或 0.5% 醋酸液冲洗阴道,每日 1 次,增加阴道酸度,抑制细菌生长繁殖。阴道冲洗后,应用抗生素如甲硝唑 200 mg 或诺氟沙星 100 mg,放于阴道深部,每日 1 次,$7\sim10$ d 为 1 个疗程。

第七节　婴幼儿外阴、阴道炎

一、病因及病原体

婴幼儿阴道炎常见于 5 岁以下幼女,多与外阴炎并存。由于婴幼儿的解剖、生理特点,容易发生炎症:①外阴发育差,不能遮盖尿道口及阴道前庭,细菌容易侵入;②阴道环境与成人不同,新生儿出生后 $2\sim3$ 周,母体来源的雌激素水平下降,雌激素水平低,阴道上皮薄,糖原少,pH 升至 $6\sim8$;③婴幼儿卫生习惯不良,外阴不洁、大便污染、外阴损伤或蛲虫感染等均可引起炎症;④婴幼儿由于好奇,在阴道内放置橡皮、铅笔头等异物,造成继发感染。常见病原体有大肠埃希菌及葡萄球菌、链球菌等。目前,淋病奈瑟菌、滴虫、白念珠菌也成为常见病原体。病原体常通过患病母亲或保育员的手、衣物、毛巾、浴盆等间接传播。

二、临床表现

主要症状为阴道分泌物增多,呈脓性。大量分泌物刺激引起外阴瘙痒,患儿哭闹或用手搔抓外阴。部分患儿伴有泌尿系统感染,出现尿急、尿频、尿痛。检查可见外阴、阴蒂、尿道口、阴道口黏膜充血、水肿,有时可见脓性分泌物自阴道口流出。病变严重者,外阴表面可见溃疡,小阴唇可发生粘连,粘连的上、下方可各有一裂隙,尿自裂隙排出。在检查时还应做肛诊排除阴道异物及肿瘤。对有小阴唇粘连者,应注意与外生殖器畸形鉴别。

三、诊断

采集病史时需详细询问女孩母亲,同时询问母亲有无阴道炎病史,结合症状及体检所见,通常可做出初步诊断。用细棉拭子或吸管取阴道分泌物找滴虫、白念珠菌或涂片行革兰染色做病原学检查,以明确病原体,必要时做细菌培养。

四、治疗

治疗原则为:①保持外阴清洁、干燥,减少摩擦。②针对病原体选择相应口服抗生素治疗,或用吸管将抗生素溶液滴入阴道。③对症处理:有蛲虫者,给予驱虫治疗;若阴道有异物,应及时取出;小阴唇粘连者外涂雌激素软膏后,多可松解,严重者应分离粘连,并涂以抗生素软膏。

第八节　急性宫颈炎

宫颈炎症是妇科常见疾病之一,包括宫颈阴道部炎症及宫颈管黏膜炎症。临床多见的宫颈炎是宫颈管黏膜炎,因宫颈管黏膜上皮为单层柱状上皮,抗感染能力较差,易发生感染,且宫颈管黏膜皱襞多,一旦发生感染,很难将病原体完全清除,久而导致慢性宫颈炎症。

一、病因及病原体

急性宫颈炎过去少见,主要见于感染性流产、产褥期感染、宫颈损伤和阴道异物并发感染,病原体为葡萄球菌、链球菌、肠球菌等。近年来随着性传播疾病的增加,急性宫颈炎较常见。目前临床最常见的急性宫颈炎为黏液脓性宫颈炎(MPC),特点是于宫颈管或宫颈管棉拭子标本上肉眼见到脓性或黏液脓性分泌物,用棉拭子擦拭宫颈管时,容易诱发宫颈管内出血。黏液脓性宫颈炎的病原体主要为淋病奈瑟菌及沙眼衣原体,部分 MPC 的病原体不清。沙眼衣原体及淋病奈瑟菌均感染宫颈管柱状上皮,沿黏膜面扩散引起浅层感染,病变以宫颈管明显。淋病奈瑟菌除侵犯宫颈管柱状上皮外,还常侵袭尿道移行上皮、尿道旁腺及前庭大腺。葡萄球菌、链球菌更易累及宫颈淋巴管,侵入宫颈间质深部。

二、病理

肉眼见宫颈红肿,宫颈管黏膜充血、水肿,脓性分泌物可经宫颈外口流出。镜下见血管充血,宫颈黏膜及黏膜下组织、腺体周围见大量中性粒细胞浸润,腺腔内可见脓性分泌物。

三、临床表现

部分患者无症状。有症状者主要表现为阴道分泌物增多,呈黏液脓性,阴道分泌物的刺激可引起外阴瘙痒及灼热感,也可出现经间期出血、性交后出血等症状。此外,常有下泌尿道症状,如尿急、尿频、尿痛。妇科检查见宫颈充血、水肿、黏膜外翻,有脓性分泌物从宫颈管流出,宫颈触痛、质脆,触之易出血。若为淋病奈瑟菌感染,因尿道旁腺、前庭大腺受累,可见尿道口、阴道口黏膜充血、水肿以及多量脓性分泌物。

四、诊断

出现两个具有诊断性体征,显微镜检查阴道分泌物白细胞增多,可做出宫颈炎症的初步诊断。

两个特征性体征,具备一个或两个同时具备:①于宫颈管或宫颈管棉拭子标本上,肉眼见到脓性或黏液脓性分泌物;②用棉拭子擦拭宫颈管时,容易诱发宫颈管内出血。

擦去宫颈外口表面分泌物后,用小棉拭子插入宫颈管内取出,肉眼看到白色棉拭子上有黄色或黄绿色黏液脓性分泌物,涂片做革兰染色,若光镜下平均每个高倍视野有 30 个以上或每个油镜视野有 10 个以上中性粒细胞,即可诊断 MPC。对 MPC 者应做淋病奈瑟菌及沙眼衣原体的检测。检测淋病奈瑟菌常用的方法有:①分泌物涂片革兰染色,查找中性粒细胞内有无革兰阴性双球菌;②淋病奈瑟菌培养;③核酸检测,应用 PCR 技术检测淋病奈瑟菌的 DNA 片段。

检测沙眼衣原体常用的方法有:①衣原体培养;②酶联免疫吸附试验检测沙眼衣原体抗原;③核酸检测。

五、治疗

治疗主要针对病原体。由于淋病奈瑟菌感染常伴有衣原体感染,因此,若为淋菌性宫颈炎,治疗时除选用抗淋病奈瑟菌的药物外,同时应用抗衣原体感染药物。对于单纯急性淋病奈瑟菌性宫颈炎主张大剂量、单次给药,常用的药物有第三代头孢菌素,如头孢曲松钠 250 mg,单次肌内注射;氨基糖苷类的大观霉素 4 g,单次肌内注射;喹诺酮类如环丙沙星 500 mg,单次口服,或氧氟沙星 400 mg,单次口服。治疗衣原体药物有四环素类,如多西环素 100 mg,每日 2 次,连服 7 d;红霉素类如阿奇霉素 1 g,单次顿服,或红霉素 500 mg,每日 4 次,连服 7 d;喹诺酮类如氧氟沙星 300 mg,每日 2 次,连服 7 d;左氧氟沙星 500 mg,每日 1 次,连服 7 d。

第九节　宫颈炎症相关疾病

一、宫颈糜烂样改变

宫颈外口处的宫颈阴道部外观呈细颗粒状的红色区,称为宫颈糜烂样改变。以往的教科书称为"宫颈糜烂",现认为不再恰当。宫颈糜烂样改变可能是生理性的柱状上皮异位,即宫颈阴道部的鳞状上皮被颈管的柱状上皮取代;也可能是病理性的,如炎症时的宫颈柱状上皮充血、水肿,或宫颈上皮内瘤变及宫颈癌的早期表现。对存在宫颈糜烂样表现者,需做宫颈刮片及感染的相关检查。生理性柱状上皮异位一般可不予处理,但由于覆盖在宫颈阴道部的单层柱状上皮具有分泌功能,并且质脆,有些患者可表现为阴道分泌物增多及性交后出血,对有症状的患者可以给予物理治疗。对于生理性柱状上皮异位合并感染者,需进行抗感染治疗。

二、宫颈息肉

宫颈管黏膜增生形成的局部突起病灶,称为宫颈息肉。息肉为一个或多个不等,呈舌形,蒂细长,色红,直径约为 1 cm,质软而脆,易出血。息肉根部多附着于宫颈外口,少数在宫颈管壁。光镜下见息肉中心为结缔组织伴有充血、水肿及炎性细胞浸润,表面覆盖单层高柱状上皮,与宫颈管上皮相同。宫颈息肉极少恶变,恶变率<1%,但易复发。宫颈息肉应予切除,并送病理组织学检查。

三、宫颈腺囊肿

宫颈转化区中,鳞状上皮取代柱状上皮过程中,新生的鳞状上皮覆盖宫颈腺管口或伸入腺管,将腺管口阻塞;腺管周围的结缔组织增生或瘢痕形成压迫腺管,使腺管变窄甚至阻塞,腺体分泌物引流受阻、潴留形成囊肿。检查时见宫颈表面突出多个青白色小囊泡,内含无色黏液。若囊肿感染,则外观呈白色或淡黄色小囊泡。宫颈腺囊肿是宫颈转化区生理改变的结果,而非炎症,其意义在于提示此处曾为原始鳞柱交接的起始处,一般无须治疗。

四、宫颈肥大

由于慢性炎症的长期刺激,宫颈组织充血、水肿,腺体和间质增生,还可能在腺体深部有黏液潴留形成囊肿,使宫颈呈不同程度肥大、硬度增加,但表面多光滑,有时可见到宫颈腺囊肿。对于宫颈管肥大者,需除外宫颈病变,尤其是宫颈腺癌。

第十节　急性盆腔炎

盆腔炎症在妇产科较常见,因其可以产生不孕、输卵管妊娠、慢性盆腔痛等严重后果,愈来愈引起妇科医师的重视。近年来,性传播疾病发病率升高、人工流产术增加及初次性交年龄提前等因素使盆腔炎发病率增高。

盆腔炎(pelvic inflammatory disease,PID)指女性上生殖道及其周围组织的炎症。盆腔炎的范围很广,主要包括子宫内膜炎、输卵管炎、输卵管卵巢脓肿、盆腔腹膜炎甚至发生盆腔脓肿破裂引致的中毒性休克。炎症可局限于一个部位,也可同时累及几个部位,最常见的是输卵管炎、输卵管卵巢炎。盆腔炎大多发生在性活跃期、有月经的妇女,初潮前、绝经后或未婚者很少发生盆腔炎,若发生盆腔炎,也往往是邻近器官炎症的扩散。盆腔炎按病程来分类,有急性和慢性两类。急性盆腔炎发展可引起弥散性腹膜炎、败血症、感染性休克,严重者可危及生命。若在急性期未能得到彻底治愈,则转为慢性盆腔炎,往往经久不愈,并可反复发作。

盆腔炎的传染途径有:①经淋巴系统蔓延,如产后感染、流产后感染、手术后感染等;②沿着生殖器黏膜上行蔓延,如淋菌性盆腔炎;③直接蔓延,如阑尾炎引起的右侧输卵管炎;④经血循环传播,如结核菌的感染。

一、病因

急性盆腔炎多发生于产后、流产后、剖宫产后、宫腔操作后;邻近器官炎症的蔓延;慢性炎症急性发作等。

二、临床表现

患者可因炎症轻重及范围大小而有不同的临床表现。下腹痛、发热、阴道脓性分泌物增多是典型的症状。隐匿的或急性下腹部和盆腔疼痛,常为双侧,偶尔单侧。可感觉到盆腔内压迫感向下放射到一侧或两侧腿部的疼痛。若病情严重,可有寒战、高热、头痛、食欲缺乏;若有腹膜炎,则出现消化系统症状如恶心、呕吐、腹胀、腹泻等。若腹痛发生在月经期,则可有月经的变化,如经量增多、经期延长;若在非月经期疼痛发作,则可有不规则阴道出血、白带增多等症状。若有脓肿形成,可有下腹部包块及局部刺激症状,如尿频、尿急、排尿困难、尿痛、直肠刺激症状等。患者呈急性病容,脉速,下腹部压痛、反跳痛、肌紧张。妇科检查见阴道、宫颈充血,有脓性或黄白色分泌物,有时有恶臭。宫颈举痛,阴道穹隆有触痛,子宫体稍大、有压痛、活动受限,双侧附件增厚、压痛明显,可触及增粗的输卵管;若有脓肿形成,则可触及压痛明显的包块,不活动。

三、诊断

PID 的诊断标准(2002 年美国 CDC 诊断标准)如下。

1. 基本标准

宫体压痛,附件区压痛,宫颈触痛。

2. 附加标准

①体温超过 38.3 ℃(口表);②宫颈或阴道异常黏液脓性分泌物;③阴道分泌物生理盐水涂片见到白细胞;④实验室证实的宫颈淋病奈瑟菌或衣原体阳性;⑤红细胞沉降率升高;⑥C 反应蛋白升高。

3. 特异标准

①子宫内膜活检证实子宫内膜炎;②阴道超声或 MRI 检查显示充满液体的增粗的输卵管,伴或不伴有盆腔积液,输卵管卵巢肿块;③腹腔镜检查发现输卵管炎。

基本标准为诊断 PID 所必需;附加标准可增加诊断的特异性,值得注意的是多数盆腔炎患者在宫颈黏液脓性分泌物或阴道分泌物生理盐水涂片中见到白细胞;特异标准基本可诊断 PID。

腹腔镜诊断 PID 准确,并能直接采取感染部位的分泌物做细菌培养,但临床应用有一定局限性。

四、鉴别诊断

1. 急性阑尾炎

急性阑尾炎常有胃肠道症状,如恶心、呕吐、腹泻等,有转移性右下腹痛。检查时仅麦氏点有压痛,体温及白细胞升高的程度不如急性盆腔炎严重。急性盆腔炎压痛点低于麦氏点,妇科检查宫颈常有触痛及举痛,双侧附件增厚有触痛。

2. 卵巢肿瘤蒂扭转

卵巢肿瘤蒂扭转疼痛多出现在体位变动、排便后,伴有发热。须与炎性包块鉴别,询问病史、B 超检查可有帮助。

3. 异位妊娠或卵巢黄体囊肿破裂

异位妊娠或卵巢黄体囊肿破裂均有急性下腹痛。异位妊娠常有闭经史,有腹腔内出血,尿

HCG 常呈阳性,阴道后穹隆穿刺抽出暗红色不凝血液则诊断明确。

4.盆腔子宫内膜异位症

盆腔子宫内膜异位症有继发性、渐进性加重的痛经,月经量增多,多有不孕病史。可通过 B 超、CA125 检测及腹腔镜检查做出诊断。

5.子宫肌瘤

红色变性通常有下腹痛、发热、白细胞升高,肌瘤病史及 B 超、妇科检查有助于明确诊断。

6.急性尿路感染、结肠炎等

急性尿路感染、结肠炎等有发热以及泌尿系统和胃肠道症状。

五、治疗

主要为针对致病菌的特异性抗生素药物治疗,但因病原菌种类繁多,致病菌并不十分明确。一般根据病因以及发病后已用过的抗生素作为参考来选择用药。药物种类要少,毒性少,以联合用药疗效高。但要足量,给药途径为静脉滴注治疗,可清除病原体,改善症状及体征,减少后遗病变。经恰当的抗生素积极治疗,绝大多数急性盆腔炎能彻底治愈,可以预防转为慢性盆腔炎。

1.门诊治疗

PID 患者,若一般状况好,体温低于 39 ℃,腹痛轻微,有随访条件,可在门诊口服抗生素治疗。常用方案:①氧氟沙星 400 mg,口服,每日 2 次;或左氧氟沙星 500 mg,口服,每日 1 次,同时加服甲硝唑 400 mg,每日 2～3 次,连用 14 d;②头孢西丁钠 2 g,单次肌内注射,同时口服丙磺舒 1 g,然后改为多西环素 100 mg,每日 2 次,连用 14 d;③四环素 500 mg,口服 10 d,每日 4 次,四环素过敏者,可口服红霉素类抗生素,每日 4 次,共 7 d。指导患者及其配偶密切随访,对隐匿感染进行有效的治疗。

2.住院治疗

若患者一般情况差,病情严重,伴有发热、恶心、呕吐;或有盆腔腹膜炎;或输卵管卵巢脓肿;或门诊治疗无效;或不能耐受口服抗生素;或诊断不清,均应住院给予以抗生素药物治疗为主的综合治疗。

(1)支持疗法:卧床休息,半卧位有利于脓液积聚于直肠子宫陷凹而使炎症局限;限制饮食,给予高热量、高蛋白、高维生素流食或半流食;静脉补液以纠正电解质紊乱及酸碱失衡,必要时少量输血;高热时采用物理降温;若有腹胀,应行胃肠减压。尽量避免不必要的妇科检查,以免引起炎症扩散。

(2)抗生素药物治疗:给药途径以静脉滴注收效快,常用的配伍方案如下:①青霉素或红霉素与氨基糖苷类药物及甲硝唑联合方案:青霉素每日 320 万～960 万单位,静脉滴注,分 3～4 次加入少量液体中做间歇快速滴注;红霉素每日 1～2 g,分 3～4 次静脉滴注;庆大霉素 80 mg,每日 2～3 次,静脉滴注或肌内注射;阿米卡星每日 200～400 mg,分 2 次肌内注射,疗程一般不超过 10 d;甲硝唑 500 mg,静脉滴注,每 8 h 1 次,病情好转后改口服,每次 400 mg,每 8 h 1 次。若患者为内源性细菌感染,且平素很少应用抗生素可考虑选用此方案。②克林霉素与氨基糖苷类药物联合方案:克林霉素 600～900 mg,每 8～12 h 1 次,静脉滴注;庆大霉素先给予负荷量(2 mg/kg),然后予维持量(1.5 mg/kg),每 8 h 1 次,静脉滴注或肌内注射。临床症状、体征改善后继续静脉应用 24～48 h,克林霉素改为口服,每次 300 mg,每日 3～4

次,连用14 d。此方案对以厌氧菌为主的感染疗效较好,常用于治疗输卵管卵巢脓肿。③第二代头孢菌素或相当于第二代头孢菌素的药物及第三代头孢菌素或相当于第三代头孢菌素的药物方案:如头孢西丁钠1~2 g,静脉注射,每6 h 1次;头孢替坦二钠1~2 g 静脉注射,每12 h 1次。其他可选用头孢呋辛钠、头孢曲松钠、头孢噻肟钠。根据药敏试验选用抗生素较为合理,但通常需在获得实验室结果前即给予抗生素治疗,因此,初始治疗往往根据经验选择抗生素。由于急性盆腔炎的病原体多为需氧菌、厌氧菌及衣原体的混合感染,需氧菌及厌氧菌又有革兰阴性及革兰阳性之分,故抗生素多采用联合用药。若考虑有衣原体或支原体感染,加服多西环素100 mg,每12 h 1次,连续用药10~14 d;不能耐受者用阿奇霉素替代,每次500 mg,每日1次,连用3 d。④喹诺酮类药物与甲硝唑联合方案:环丙沙星200 mg,静脉滴注,每12 h 1次;或氧氟沙星400 mg,静脉滴注,每12 h 1次;或左氧氟沙星500 mg,静脉滴注,每日1次;甲硝唑500 mg,静脉滴注,每8 h 1次。

(3)手术治疗。适应证:①药物治疗48~72 h无效,体温持续不降,肿块变大,或有中毒症状,应及时手术排脓;②脓肿经保守治疗局限,可行手术切除肿物,以免日后急性发作;③脓肿破裂,应立即手术,剖腹探查。

第十一节　慢性盆腔炎

慢性盆腔炎常是急性盆腔炎未能彻底治疗、或患者体质较差迁延所致。其病理改变为盆腔结缔组织充血、水肿,转为纤维组织增生,与盆壁相连,子宫不能活动或活动度受限。病理类型有慢性子宫内膜炎、慢性输卵管炎、输卵管积水、卵巢炎、输卵管卵巢囊肿、盆腔腹膜炎等。

一、诊断

轻度慢性盆腔炎一般无症状;典型的临床症状多为慢性盆腔痛,伴有下腹坠痛、腰骶部酸痛,常在劳累、性交后及月经前后加重;月经异常;多有不孕、异位妊娠病史;全身症状多不明显,有时仅有低热、疲倦感,病程长时会出现精神不振、失眠、周身不适等神经衰弱症状。妇科检查可发现子宫增大、压痛、活动受限或偏于患侧;双侧附件增厚和/或呈条索状、有触痛。有急性盆腔炎史以及症状和体征明显者,诊断多无困难。但不少患者自觉症状较少,而无明显盆腔炎病史及阳性体征,此时对慢性盆腔炎的诊断须慎重。

二、鉴别诊断

慢性盆腔炎需与子宫内膜异位症、卵巢囊肿、结核性盆腔炎、卵巢癌以及陈旧性异位妊娠等鉴别。

1. 子宫内膜异位症

子宫内膜异位症多有继发性、进行性加重的痛经史,妇科检查若能触及典型触痛结节,或子宫两侧有包块有助于诊断。B超、腹腔镜检查有助于鉴别。

2. 输卵管积水或输卵管卵巢囊肿

慢性盆腔炎需与卵巢囊肿相鉴别。输卵管卵巢囊肿除有盆腔炎病史外,肿块呈腊肠形,囊壁较薄,周围有粘连;而卵巢囊肿一般以圆形或椭圆形较多,周围无粘连,活动自如。

3.结核性盆腔炎

结核性盆腔炎多有其他脏器结核史、不孕史,腹痛常为持续性的,偶有闭经史及腹部包块。X线检查下腹部可见有钙化灶,包块位置较盆腔炎高。

4.卵巢癌

卵巢癌与慢性盆腔炎不同,卵巢癌包块为实质性,较硬,表面不规则,常有腹腔积液,患者一般状态较差。B超及妇科检查有助于鉴别。

5.陈旧性异位妊娠

陈旧性异位妊娠多有闭经史及异常阴道出血,患侧下腹痛。B超、妇科检查以及血β-HCG检查有助于鉴别。

三、治疗

对急性盆腔炎的治疗必须积极、彻底,预防病原体潜伏于体内以至于使病程迁延,转为慢性盆腔炎。对慢性盆腔炎可用物理治疗减轻疼痛,如超短波等。配合适当的抗生素治疗,提高机体的免疫力。

第十二节　盆腔淤血综合征

盆腔淤血综合征(pelvic congestion syndrome,PCS)是一类由于盆腔静脉回流受阻引起以慢性下腹痛、坠胀感以及腰骶痛为主诉的妇科疾病。该病最早在1949年由Taylor首先总结105例患者的临床表现及手术所见,用"盆腔血管的淤血和充血"为题,对盆腔淤血综合征的病因学、病理学、病理生理、临床表现及预防、治疗等方面给予系统全面的阐述,所以又将本病称为Taylor综合征。但该病提出后并未立刻得到一致认可,不少学者把盆腔淤血综合征的临床表现归因于炎症、子宫骶韧带的痉挛状态、盆腔组织的痛觉过敏以及盆腔血管功能障碍等,应用过各种诊断名称。直到1958年以后随着盆腔静脉造影的应用,直观地显示出患者盆腔静脉充盈、扩张以及血流明显减慢的特征,才使盆腔淤血综合征这一疾病得到认可。现已公认为盆腔淤血综合征为引起女性慢性盆腔痛的最重要的原因之一。

一、病理生理

盆腔淤血综合征的病因目前尚不明确。和男性相比,女性盆腔循环在解剖学、循环动力学和力学方面有很大的不同。任何使盆腔静脉血流出盆腔不畅或受阻的因素,均可致盆腔静脉淤血。它可能与盆腔静脉机械性扩张造成血流淤滞有关,也可能与卵巢分泌激素失调有关,目前更公认的是机械因素与内分泌因素共同作用的结果。

1.女性盆腔静脉解剖学特点

主要表现为静脉丛数量增多和构造薄弱。

(1)盆腔有丰富的静脉丛:往往数条盆腔静脉伴行一条盆腔动脉,呈丛状分布;盆腔的中等静脉如子宫静脉、阴道静脉和卵巢静脉,一般是2～3条静脉伴随一条同名动脉,卵巢静脉甚至可多达5～6条,形成蔓状静脉丛,弯曲在子宫体两侧后方,直到它们流经骨盆缘前才形成单一的卵巢静脉。

(2)盆腔静脉之间有丰富的吻合支:盆腔各静脉之间有较多的吻合支,形成蔓状静脉丛,如阴道静脉丛、子宫静脉丛、卵巢静脉丛、膀胱静脉丛和直肠静脉丛;盆腔静脉丛之间又存在纵向和横向的吻合支,例如,在子宫、输卵管、卵巢静脉间有许多吻合支,在输卵管系膜内,有子宫静脉与卵巢静脉的吻合支,并形成网状的静脉分布,再与外侧的卵巢静脉丛吻合。起源于盆腔脏器黏膜、肌层及其浆膜下的静脉丛,汇集成两支以上的静脉,流向粗大的髂内静脉。所以盆腔脏器之间的静脉循环互相影响。一个静脉丛内血流异常会引流到其他静脉丛,通过其他静脉丛发挥代偿功能,例如,膀胱、生殖器官和直肠三个系统的静脉丛彼此相通,由于缺少瓣膜,故三者间任何一个系统的循环障碍,皆可影响到其他两个系统。而一旦失代偿,则出现盆腔淤血综合征。

(3)盆腔静脉壁薄且缺乏瓣膜:与四肢静脉相比,盆腔静脉缺乏一层由筋膜组成的静脉外鞘,使得其弹性减低,盆腔的中小静脉只在它进入大静脉前才有瓣膜,且超过1/3的经产妇还常有瓣膜功能不全。盆腔静脉穿行在盆腔疏松的结缔组织之中,受压后易扩张,加之盆腔静脉内血流缓慢,易发生血流淤滞甚至逆流。

(4)卵巢静脉的解剖特点:从解剖上看,卵巢静脉有其特殊性,右侧卵巢静脉直接在肾静脉水平回流入下腔静脉,而左侧卵巢静脉丛汇总至左卵巢静脉,再流入左肾静脉。两支卵巢静脉都有非常多的交通支,而通常左侧卵巢静脉内压力高,且约有15%缺乏静脉瓣,而右侧的约6%缺乏静脉瓣,故左侧更易发生静脉血流淤滞。此外,部分患者由于腹膜后静脉解剖学变异,产生胡桃夹综合征(nut-cracker syndrome),而引起左肾静脉高压,导致左卵巢静脉反流而致病。

2.引起盆腔静脉血流淤滞的原因

(1)特殊生理时期盆腔器官供血增加的需要:在某些生理情况下,如月经期、排卵期、妊娠期以及性生活过程中盆腔器官充血,需要静脉引流的血液总量增多,导致盆腔淤血。但是需指出的是,孕妇与产褥期妇女虽然盆腔静脉血流淤滞,却很少有盆腔痛的症状。

(2)某些病理状态下的盆腔充血:如盆腔子宫内膜异位症、盆腔炎症(尤其是慢性盆腔炎形成输卵管卵巢囊肿者)以及中、重度子宫颈糜烂、盆腔肿瘤(包括子宫肌瘤等)及盆腔手术后等,盆腔充血、盆腔血流量增加而引起盆腔淤血。而输卵管绝育术后发生的盆腔淤血综合征可能与实施的绝育术式是否损伤了输卵管系膜内的静脉有关。EL-minaw采用经子宫盆腔静脉造影,对Pomeroy法、电凝法、Falope环、Uchida法和经阴道Pomeroy法5种不同绝育方法进行比较。16例Pomeroy结扎者术前盆腔静脉造影显示静脉循环正常,术后有12例发生阴道、子宫静脉曲张,7例卵巢静脉曲张。经腹腔镜电凝法绝育术后,盆腔淤血症发生率也很高。以Uchida抽心包埋法对盆腔静脉循环的影响最小。

(3)体位或呼吸变化引起盆腔淤血:如长期站立位、慢性咳嗽、便秘和屏气搬重物等,都会直接或间接导致中心静脉压增高,盆腔静脉扩张迂曲,引流受阻,可引起局部组织及相关器官的淤血、水肿。

(4)雌激素的影响:有学者报道,在盆腔淤血综合征的发病中雌激素起扩张静脉的作用,妊娠期间因大量雌、孕激素的影响,加上增大的子宫对子宫周围静脉的压迫,可引起子宫周围静脉及输卵管、卵巢静脉显著扩张、增粗。故早婚、早育及孕产频繁,产后或流产后得不到适当的休息和恢复者,易患盆腔淤血综合征。除流行病学证据外,抗雌激素治疗有一定疗效也支持该理论。

(5)精神因素:盆腔淤血综合征的某些症状,如抑郁、忧伤、心情烦躁、易疲劳、慢性疼痛、腰痛、性感不快等,在很大程度上与患者的精神状态有关,可能是自主神经功能紊乱的结果。但对于精神因素是否在盆腔淤血综合征的发病中起作用,尚存争议。Taylor曾指出,精神紧张会引起自主神经系统功能失调,表现为平滑肌痉挛,以及子宫卵巢静脉血流淤滞,经子宫静脉造影也显示造影剂滞留在子宫与卵巢静脉里。

二、病理

病理诊断在盆腔淤血综合征的诊断中并非必须,因本病而行全子宫与双附件切除术的病例也不多,相应的病理特征并不显著。大体病理所见可无特异性病变发现,子宫可表现为均匀增大,子宫肌层及浆膜下静脉淤血,宫颈水肿增大;卵巢往往水肿;子宫静脉和卵巢静脉扩张迂曲。镜下典型的盆腔淤血综合征表现为子宫内膜间质水肿,静脉充盈、扩张;卵巢一般较大,囊状,水肿样。

三、诊断

盆腔淤血综合征的患者往往主诉多,体征有时不明显,与症状不符,缺乏特异性的临床表现,故而给诊断带来困难,并容易造成误诊。"三痛二多一少"为其临床特点,即下腹盆腔坠痛、腰背疼痛、深部性交痛;月经量多、白带增多;妇科检查阳性体征少。本病的诊断缺乏简便易行的方法,主要依据临床表现与辅助检查。

1.临床表现

本综合征的主要特点是慢性盆腔疼痛,疼痛往往是在月经前一周就开始加重,一般为钝痛,久坐、久站、劳累、性交后更明显,月经来潮第一、二天则明显减轻。有少数患者为慢性持续性疼痛,或表现为继发性痛经:可自排卵时起,到月经末期结束。除慢性盆腔疼痛外,白带多、便秘、心情烦躁、夜梦多、多噩梦,亦为本综合征的常见症状。几乎90%以上的患者不同程度地有上述症状。

部分患者还出现肠道激惹症状。此外,患者还常有月经过多,经前期乳房胀痛,经前期排便痛,以及膀胱刺激症状等。症状分述如下。

(1)慢性下腹痛:盆腔淤血综合征患者多数表现为慢性耻骨联合上区弥散性疼痛,或为两侧下腹部疼痛,常常是一侧较重,并同时累及同侧或两下肢,尤其是大腿根部或髋部酸痛无力,开始于月经中期,有少数患者偶尔表现为急性发作性腹痛。

(2)低位腰痛:疼痛部位相当于骶臀区域水平,少数在骶骨下半部,常伴有下腹部疼痛症状。经前期、长久站立和性交后加重。

(3)淤血性痛经:几乎半数以上患者有此症状。特点是月经前数天即开始出现下腹痛、腰骶部痛或盆腔内坠胀痛,有的还逐渐转为痉挛性疼痛,到月经来潮的前一天或第一天最严重,月经第二天以后明显减轻。

(4)性感不快:患者可有深部性交痛,严重者可持续数天,难以忍受,以致对性生活产生恐惧或厌倦。

(5)极度疲劳感:患者往往整天感到非常疲劳,劳动能力明显下降。

(6)白带过多:一半以上的患者有白带过多的症状。白带多为清稀的黏液,无感染征。

(7)月经改变:部分患者有月经过多的改变,还有一部分患者表现为月经量反较前减少,但伴有明显的经前期乳房痛。

(8)淤血性乳房痛:70%以上的患者伴有淤血性乳房疼痛、肿胀,多于月经中期以后出现,至月经前一天或月经来潮的第一天达高峰,月经过后症状减轻或完全消失。有的患者乳房疼痛较盆腔疼痛为重,以至成为就诊的主诉。

(9)外阴阴道坠痛:部分患者有外阴和阴道内肿胀、坠痛感,或有外阴烧灼、瘙痒感。

(10)膀胱刺激症状:约有1/3以上患者在经前期有明显的尿频,常被怀疑为泌尿道感染,但尿常规检查正常。对某些症状严重的患者进一步做膀胱镜检查,可发现膀胱三角区静脉充盈、淤血和水肿。个别患者由于淤血的小静脉破裂可导致血尿。

(11)直肠坠痛:部分患者有不同程度的直肠坠感、直肠痛或排便时直肠痛,以经前期较明显,尤以子宫后位者较多见。

(12)自主神经系统的症状:绝大多数盆腔淤血综合征患者都伴有程度不等的自主神经系统的症状,表现为心情烦躁、易激惹、情绪低落、夜梦多、枕后部痛等神经系统症状;或有心悸、心前区闷胀不适等心血管系统症状;或觉气短、呃气、腹胀及排气不畅等;或全身各处不明的酸痛不适,如肩关节痛、髋关节痛,手指发紧感,或眼球胀感等。

2.体格检查

患者的体征与上述主观症状的严重程度不相称,腹部检查的唯一体征是压痛,多数位于耻骨联合与髂前上棘连线的中外2/3的范围,疼痛一般不显著,无腹肌紧张及反跳痛。大腿与臀部可有静脉曲张。妇科检查时会阴可见静脉充盈甚至曲张,阴道黏膜常有紫蓝着色,宫颈肥大、水肿,周围黏膜呈紫蓝着色,有时可在宫颈后唇看到充盈的小静脉,分泌物多,子宫后位,可稍大呈球形,也可正常大小;卵巢可囊性增大,子宫、宫旁、宫骶韧带有触痛是本综合征最突出的征象。部分患者自觉乳房内有硬结,但检查只是扣及乳头下方弥散性肿大的乳腺组织,多伴有不同程度的触痛。

3.辅助检查

(1)彩色超声多普勒:可观察子宫旁动静脉的血流信息,静脉丛的分布范围、形态,测量管径与静脉流速。由于该检查无创伤、直观、简便、重复性好,已成为诊断盆腔淤血综合征和观察疗效的首选方法之一。经腹二维超声检查应用较早,但由于受膀胱充盈程度、肠道气体的干扰及腹壁脂肪厚度等因素的影响,检出率较低。经阴道超声由于高频探头直接靠近宫颈,其对盆腔淤血综合征的检出率要优于经腹超声。近年来,随着超声技术的发展,三维超声成像可对盆腔血管进行全面扫查,立体成像,通过3D工具对所获取的原始三维数据进行重复编辑、切割和处理,可从不同角度或空间动态观察血管分布、形态和范围,以判断盆腔静脉曲张的病变程度。

本病典型的二维超声表现为:子宫可轻度增大,肌层内可见较细管道样不均质表现,部分病例卵巢体积增大,子宫、宫颈静脉、两侧卵巢静脉迂曲扩张;表现呈"串珠状"或"蜂窝状"无回声区;增多、迂曲、扩张的盆腔静脉呈"蚯蚓"状聚集成团,血管直径增粗。彩色多普勒血流显像(CDFI)为红、蓝相间的彩色血流团块信号,血流较缓,色彩较暗,彩色斑块之间以交通支连接形成不规则的"湖泊"样彩色斑。脉冲多普勒显示为连续、低速、无波动静脉频谱。加用能量图(CDE)能补充彩色多普勒在低速血流和取样角度不好等血流信号不佳的图像,同时能区分盆腔内血管与其他血液性病变。

（2）盆腔静脉造影：可直观显示盆腔静脉丛的轮廓，是盆腔淤血综合征的确诊手段。

（3）逆行卵巢静脉造影术：该方法采用经股静脉穿刺后选择性地对双侧卵巢静脉进行造影检查，可以明确盆腔静脉的充盈程度。有学者认为，逆行卵巢静脉造影术是盆腔淤血综合征诊断的最可靠方法。此外，它还可用于治疗。逆行卵巢静脉造影诊断盆腔淤血综合征的诊断标准：卵巢静脉增粗扩张，直径＞10 mm；子宫静脉丛扩张；卵巢周围静脉丛扩张；盆腔两侧静脉交叉明显丰富以及外阴阴道静脉丛淤血。

（4）腹腔镜检查：属微创检查，是目前诊断盆腔淤血综合征最好的方法之一。本病在腹腔镜下的典型表现为子宫后位，表面呈紫蓝色淤血状或黄棕色淤血斑及浆膜下水肿，可看到充盈、曲张的子宫静脉，两侧卵巢静脉丛像蚯蚓状弯曲在宫体侧方，可以不对称，有时一侧卵巢静脉怒张呈静脉瘤样；阔韧带静脉增粗、曲张，可伴输卵管系膜血管增粗、充盈，直径可达0.8～1.0 cm，举宫成前位后或可见阔韧带底部腹膜裂隙。有的裂隙较小，还有的后腹膜菲薄、裂隙较大，可见充盈、曲张的子宫静脉从裂隙处隆起膨出。但如果镜检时盆部抬高，则不一定能看到上述静脉曲张的表现。

（5）放射性核素扫描（ECT）：通过肘静脉注射放射性锢洗脱液74 MBq，给药后10 min和延迟1 h后排尿后应用彩色扫描仪各扫描1次，以脐孔为热点，从耻骨联合扫描到脐。正常情况下，给药10 min后扫描可见双侧髂总、髂内、髂外动静脉的清晰、匀称的显影，耻骨上可见子宫血管影；1 h后扫描，盆腔内无局部异常放射性浓聚区。而盆腔淤血综合征患者，盆腔内各段血管影粗糙，边缘欠光滑，可见局部异常放射性浓聚区。如果异常放射性浓聚区直径超过25 mm，彩色色级与腹部大血管影相同，则可以诊断盆腔淤血综合征；如果浓聚区直径为25 mm，彩色色级虽然低于大血管影但高于Ⅰ级者提示盆腔淤血，结合其他临床方法可以确定诊断。本方法简单、无创，但费用高，诊断符合率高达98.6%。

（6）计算机断层扫描（CT）和核磁共振（MRI）：通过CT或MRI可以直接测量盆腔内大的静脉（子宫及卵巢静脉）的直径，如果单侧或者双侧卵巢静脉直径超过7 mm，则提示有盆腔淤血综合征的可能；若同时合并临床症状或其他影像学指标，则可以做出诊断。但CT的主要缺陷是不能指明血流方向，却可判断静脉的管腔是否狭窄以及各交通支的分布情况。相比CT而言，MRI的主要优点在于无辐射，可做动态多维显影，故而能观察到卵巢静脉的血流速度与方向。

（7）单光子发射计算机断层（SPECT）：通过静脉注射亚锡焦磷酸10 mg，30 min后注射高锝酸盐740 MBq，于注射后30 min、60 min和90 min分别采集盆腔前位、后位放射性计数各2 min，在盆腔血池图像中分别勾画出盆腔静脉丛感兴趣区和髂血管区感兴趣区，求出各单位像素计数进行比较，取前、后位平均值，以注射后90 min时盆腔静脉丛和髂血管每个像素内放射性计数比值确定淤血程度，0.80～0.97为轻度淤血，0.98～1.15为中度淤血，＞1.16为重度淤血。

四、鉴别诊断

如前所述，盆腔淤血综合征的临床表现缺乏特异性，容易误诊。临床上，最常与本病混淆的疾病叙述如下。

1. 慢性盆腔炎与盆腔淤血综合征

慢性盆腔炎与盆腔淤血综合征同样好发于育龄妇女，可表现为下腹痛、腰骶部疼痛、痛经、白带多等症状。

鉴别要点:慢性盆腔炎患者常有继发不育史及反复急性发作史,妇科检查盆腔增厚,可有炎性包块形成,抗感染治疗常有效;盆腔淤血综合征往往患者自觉症状严重,但并不影响受孕,该病患者往往继某次生产或流产后无感染史的情况下,不久就出现上述慢性盆腔疼痛等症状,其症状与妇科检查所见不相符,抗感染治疗无效。腹腔镜检查如见到盆腔内炎性病变及粘连有助于慢性盆腔炎的诊断。

2.子宫内膜异位症与子宫腺肌病

子宫内膜异位症或子宫腺肌病亦多见于育龄妇女,是引起慢性盆腔痛的常见原因之一。其下腹痛、痛经、性交痛、肛门坠胀等症状与盆腔淤血综合征相似。

临床鉴别要点:子宫内膜异位症或子宫腺肌病患者痛经为进行性加剧,常伴有不育,妇科检查往往有典型的体征发现,即:于子宫后壁、宫骶韧带、后穹隆常可扪及触痛性结节,有时附件区可扪及囊性包块。中度及重度子宫内膜异位症或子宫腺肌病与盆腔淤血综合征的鉴别诊断比较容易,而轻度子宫内膜异位症无典型症状。常需借助腹腔镜检查方可确诊。

3.盆腔包块

盆腔包块如子宫肌瘤、卵巢囊肿(包括多囊卵巢综合征等)或盆腔后壁肿块压迫髂静脉或髂静脉内血栓形成引起盆腔静脉扩张时应与本病鉴别,但该病特点是单侧静脉扩张,往往妇科检查时可扪及盆腔包块,辅助超声检查不难鉴别。

4.神经官能症

盆腔淤血综合征者中部分有头晕、心悸、失眠、乏力等自主神经功能紊乱的症状,需与该病鉴别。辅以妇科 B 超检查、腹腔镜检查及盆腔静脉造影有助于鉴别诊断。

五、治疗

目前尚没有确切疗效的方法。治疗以前,应分析病因并认真判断病情的严重程度。轻症患者多不需用药物治疗。可针对其有关病因,给予卫生指导,使患者对本症的形成及防治有充分的理解,并通过休息和调节体位缓解盆腔血流淤滞。重症患者需采用药物治疗,严重者酌情选用介入或手术治疗。

1.药物治疗

(1)孕激素:高剂量孕激素,如醋酸甲羟孕酮 30 mg,口服,每天 1 次,治疗 3~6 个月,据报道有一定疗效,但停药后往往症状复发。国外学者报道达芙通 10 mg,口服,每天 2 次,持续6~12 个月,在最后 3 个月,症状开始明显缓解,疼痛评分(VAS)在治疗后第 6 个月起明显降低。国内也有类似报道,但仅 4 例不能得出结论,用药期间需定期监测肝功能。

(2)避孕药:可用以孕激素为主,含有低剂量雌激素的避孕药,效果尚不明确。而一项对长效皮下埋植避孕针 Implanon(去氧孕烯缓释剂)的前瞻性对照研究表明,它可有效缓解盆腔淤血综合征患者的不适症状,自用药第 6 个月起显效,持续观察一年疗效未减。但该研究样本数较小(用药组 12 例,对照组 13 例),结论仅供参考。

(3)GnRH 类似物:多数报道认为,采用 GnRH 类似物可取得与孕激素治疗相当的疗效。一项土耳其开展的前瞻性随机对照试验,对 47 位确诊为盆腔淤血综合征的患者随访了一年,比较醋酸戈舍瑞林(3.6 mg,皮下注射,6 个月)与醋酸甲羟孕酮(30 mg,口服,6 个月)的疗效,发现无论是在客观指标(血管造影)的改善上,还是在主观指标(如疼痛的缓解、性功能的改善,以及焦虑与抑郁的减轻)好转程度上戈舍瑞林都显著优于醋酸甲羟孕酮。但 GnRH 类似物的花费更高,且长期应用可有与雌激素水平低下相关的严重不良反应,故实际应用中还需慎重。而有关应用该药更远期的随访还未见报道。

(4)止痛治疗:多学科的心理治疗联合镇痛治疗也是很重要的,有报道认为,醋酸甲羟孕酮联合止痛治疗更为有效。

2.介入治疗

适合病情较重、影响日常生活、而保守治疗无效者。

(1)卵巢静脉栓塞:经股静脉或经皮向双侧卵巢静脉内注入血管硬化剂,或采用直径为 5~15 mm 的不锈钢圈进行卵巢静脉和临近扩张的盆腔静脉的栓塞。该方法创伤较小,但应由有经验的医生操作,文献报道的有效率为 60%~100%,其技术失败主要与解剖变异有关。

(2)卵巢动脉灌注:有学者采用经皮腹壁下动脉穿刺,在 X 线透视下将导管远端置于卵巢动脉起始点、腰$_{1\sim2}$水平,行动脉灌注。用 5%葡萄糖 200 mL＋复方丹参注射液 20 mL,每日灌注 1 次,连续 15~20 d,共治疗 30 例盆腔淤血综合征患者,其腹痛症状缓解率达 80%,优于对照组的 30%缓解率。

3.手术治疗

手术治疗适合病情较重,影响日常生活,而药物保守治疗以及介入治疗无效者。

(1)圆韧带悬吊术、骶韧带缩短术及阔韧带裂伤修补术:用手术将后倒的子宫维持在前倾位,理论上能使肥大的子宫体及子宫颈缩小,盆腔疼痛等症状大为减轻。方法是:将圆韧带分为三段,一折三,将三段缝成一条加强的圆韧带子宫附着部,外侧端缝在腹股沟内环处。如术中发现阔韧带裂伤,还可同时进行修补,从宫颈与宫颈旁腹膜连接处开始,用 4 号丝线间断缝合逐渐向外修补。国内有学者对 35 例盆腔淤血综合征患者行电视腹腔镜辅助下的圆韧带缩短术,术后随访 6 个月至 1 年,其腹痛、白带增多等症状明显改善或全部消失,尤其是性交痛与盆底坠痛的症状在术后 2 个月全部消失。但也有报道 13 例患者采用该术式,术后 2 例分别于 2 年、3 年出现复发,再次行全子宫切除术而获治愈阔韧带筋膜横行修补术:术后分娩需行剖宫产,否则会使手术失败。

(2)全子宫双附件切除术:对于 40 岁以上已完成生育而又病情严重者,可以做此选择。可同时切除曲张的盆腔静脉,特别是子宫静脉及卵巢静脉,但创伤较大,有报道约 1/3 的患者术后仍有下腹痛不能缓解,提示盆腔淤血综合征的发病仍有更复杂的因素存在。

第十三节　生殖系统结核

女性生殖器结核多发生在 20~40 岁生育年龄的妇女,是由人型结核杆菌入侵机体后在生殖器引起的一系列炎症改变。结核杆菌首先侵犯输卵管,然后向下行传播至子宫内膜、卵巢、子宫颈、阴道及外阴。近年来,由于诊断技术不断提高,同时耐药结核、获得性免疫缺陷综合征(艾滋病)的增加以及对结核病控制的松懈,结核病的发病率有上升的趋势。其传播途径有血行传播、直接蔓延、淋巴传播、原发性感染等,其中,以血行传播最为常见。

一、病理

1.输卵管结核

输卵管结核占女性生殖器结核的 90%～100%,双侧性居多,但双侧的病变程度可能不同。输卵管增粗肥大,其伞端外翻如烟斗嘴状,是输卵管结核的特有表现;也可表现为伞端封闭,管腔内充满干酪样物质;有的输卵管增粗,管壁内有结核结节;有的输卵管僵直变粗,峡部有多个结节隆起。

输卵管浆膜面可见多个粟粒样结节,有时盆腔腹膜、肠管表面及卵巢表面也布满类似结节,或并发腹腔积液型结核性腹膜炎。

2.子宫内膜结核

子宫内膜结核占生殖器结核的 50%～80%,常由输卵管结核蔓延而来。早期病变出现在宫腔两侧角,子宫大小、形状无明显变化,随着病情进展,子宫内膜受到不同程度的结核病变破坏,最后代以瘢痕组织,可使宫腔粘连变形、缩小。

3.卵巢结核

卵巢结核占生殖器结核的 20%～30%,亦由输卵管结核蔓延而来。因有白膜包围,通常仅有卵巢周围炎,侵犯卵巢深层较少,但由血循环传播的感染,可在卵巢深部形成结节及干酪样坏死性脓肿。

4.宫颈结核

宫颈结核常由子宫内膜结核蔓延而来或经淋巴或血循环传播,较少见,占生殖器结核的5%～15%。病变可表现为乳头状增生或溃疡,这时外观易与宫颈癌混淆。

5.盆腔腹膜结核

输卵管结核多合并盆腔腹膜结核。根据病变特征不同分渗出型及粘连型。渗出型以渗出为主,特点为腹膜及盆腔脏器浆膜面布满无数大小不等的散在灰黄色结节,渗出物为浆液性草黄色澄清液体,积聚于盆腔,有时因粘连形成多个包裹性囊肿。粘连型以粘连为主,特点为腹膜增厚,邻近脏器之间发生紧密粘连,粘连间的组织常发生干酪样坏死。

二、诊断

患有生殖器结核的妇女不少无明显临床症状,患者中约 1/5 有结核家族史;由于输卵管结核使管腔封闭或变硬、变形,黏膜纤毛功能丧失,若患有子宫内膜结核者,多有不孕病史。月经由初期量多、经期延长,到结核晚期月经稀发直至闭经。由于盆腔结核性炎症、粘连,结核性输卵管卵巢脓肿可引起下腹部坠痛。宫颈结核时脓性分泌物较多或混有血液,可有接触性出血。部分患者有午后发热、经期发热,经后自行消退的周期性发热。除此之外还有其他脏器结核所引起的症状,如胸腹痛、尿频、血尿等。妇科检查因病变范围、程度、部位的不同而有差异。如有患者以不孕、月经稀发或闭经、下腹痛为主诉,和(或)有结核病家族史;结合妇科检查有盆腔包块,应首先考虑生殖器结核。无性接触史的妇女有下腹痛及月经失调,肛查附件部增厚,有包块,也应想到本病发生的可能。

由于部分患者症状不典型,临床医师需借助辅助诊断方法确诊。

1.X 线检查

(1)胸部 X 线检查:是常规检查,肺结核或陈旧性结核钙化灶提示患有盆腔结核的可能,但胸片正常不能除外生殖器结核。

（2）腹部 X 线检查：患有结核时，常显示孤立的钙化灶。

（3）子宫输卵管碘油造影（HSG）：是诊断盆腔结核的常用办法。阳性特征为：①子宫腔狭窄变形，边缘呈锯齿状；②输卵管因多处狭窄并阻塞呈现串珠样改变，或管腔细小而僵直；③造影剂进入子宫壁间质或宫旁淋巴管、血管时应考虑子宫内膜结核的可能；④输卵管壶腹部与峡部间有梗阻，伴有造影剂进入输卵管间质中的灌注缺损；⑤输卵管有多数粟粒状、散在性、透亮斑点阴影。值得注意的是，HSG 虽然对盆腔结核诊断的意义较大，但有将结核杆菌或干酪样物质带到盆腔的危险。输卵管部有包块等情况时，不宜做 HSG。在 HSG 检查前后，应给抗结核药物治疗，以防病情加重。

2.病理组织学检查

子宫内膜活检是诊断子宫内膜结核最可靠的依据。刮宫时机应选择经前 1 周或月经来潮 6 h 以内，因内膜结核病变在此时期表现最明显。术前 1 周用异烟肼 0.3 g，并加链霉素 0.75 g 肌内注射，防止结核病灶扩散。宫颈、阴道、外阴的病灶也须经病理检查，以明确诊断。

3.结核杆菌的培养与动物接种

月经血、宫腔分泌物、刮出内膜组织、盆腔包块穿刺液或盆腔包裹性积液做培养 2 个月或接种于豚鼠腹壁上 6~8 周进行解剖检查，如在解剖部位的周围淋巴结找到结核杆菌，可确诊。此检验技术要求高、时间长，难以推广。

4.腹腔镜检查

无盆腔腹膜粘连、以上方法又未确诊者可选用腹腔镜检查。

5.其他检查

TB-PCR 检测、血清结核抗体检测、血常规中淋巴细胞增多、活动期红细胞沉降率增快等也可作为诊断的参考。

三、鉴别诊断

1.慢性盆腔炎

慢性盆腔炎多有急性盆腔炎病史，无闭经史。

2.子宫内膜异位症

子宫内膜异位症多有继发、进行性加重的痛经，无月经稀发、闭经史，做诊断性刮宫、HSG、腹腔镜检查有助于鉴别。

3.卵巢良、恶性肿瘤

良性卵巢肿瘤表面光滑、界限清楚，活动度良好；恶性卵巢肿瘤伴腹腔积液时常与生殖器结核的包裹积液或结核性腹腔积液混淆，超声检查、诊断性刮宫或腹腔镜检查有助于鉴别。

4.宫颈癌

宫颈结核与早期宫颈癌不易区别，宫颈组织病理活检可确诊。

四、治疗

1.全身治疗

增强机体抵抗力及免疫力，加强营养，适当参加体育锻炼。

2.药物治疗

遵循早期、联合、规律、适量、全程的治疗原则。常见的治疗方案有长疗程标准方案、短疗程方案。目前国内外研究证明，减少用药时间及药量同样也可达到治愈的效果，为减少药物毒性、提高疗效,全球推行短疗程治疗方案,介绍如下。

(1)开始 2 个月每日服用链霉素、异烟肼、利福平、吡嗪酰胺强化治疗,然后 4 个月服用异烟肼、利福平、乙胺丁醇(2SHRZ/4HRE)。

(2)每日服用链霉素、异烟肼、利福平、吡嗪酰胺 2 个月,然后 6 个月服用异烟肼、利福平、乙胺丁醇每周 3 次口服(2SHRZ/6H$_3$R$_3$E$_3$)。

(3)每日服用链霉素、异烟肼、利福平 2 个月,然后服用链霉素、异烟肼、利福平每周 2 次,共 2 个月,再给链霉素、异烟肼每周 2 次,共 5 个月(2SHR/2S$_2$H$_2$R$_2$/5S$_2$H$_2$)。

(4)每日给链霉素、异烟肼、利福平、吡嗪酰胺治疗 2 个月,以后 4~6 个月用氨硫脲和异烟肼(2SHRZ/4-6TH)。其中,链霉素每日 0.75 g,肌内注射;异烟肼每日 0.3 g,口服;利福平每日 0.45 g,口服;吡嗪酰胺每日 0.75 g,口服;乙胺丁醇每日 0.75 g,口服。

3.手术治疗

对于盆腔包块较大或经药物治疗不能消退,特别是不能除外恶性肿瘤者;药物治疗无效,形成结核脓肿或反复发作者;子宫内膜结核药物治疗无效者;已形成较大的包裹积液者;结核性腹膜炎伴有腹腔积液者,手术结合药物治疗,有利于腹膜结核的痊愈。手术范围应根据患者的年龄、病灶的范围决定。如果患者较年轻,应保留其卵巢功能;一般采用全子宫及双侧输卵管切除。术前用过 1 个疗程药物治疗,术后需继续抗结核治疗 1 个月左右即可,以免结核的播散和复发。

4.不孕症的治疗

不孕症的治疗可考虑辅助生育技术助孕。

第十四节　输卵管阻塞

一、检查

(一)体格检查

应检查感染的征象,应检查有无宫颈炎,仔细检查 PID 的征象包括宫颈抬举疼和附件触疼;白带增多不应忽视,宫颈分泌物培养是不错的选择;对有宫骶触疼或结节的子宫内膜异位症征象的患者应当经直肠阴道检查;如果患者曾患有此病,衣原体抗体(CAT)的检查应当进行,许多的研究均支持 CAT 与输卵管疾病的关系,回顾性分析其敏感度和特异性分别是92%、70%。

(二)辅助检查

如果患者输卵管疾病危险性较低或没有其他不孕的原因,首选 HSG。如果患者有较高的危险性或存在该疾病的可能,可考虑腹腔镜评估。输卵管评估的金标准是通过腹腔镜和美兰染料注射。

1.输卵管通液

输卵管通液是利用亚甲蓝液或 0.9%的氯化钠溶液自宫颈注入宫腔,再从宫腔流入输卵管,根据推注药液时阻力的大小及液体反流的情况,判断输卵管是否通畅。由于输卵管通液检查其设备简单,操作简便,价格低廉等优点,这种方法在20世纪80年代前曾被普遍应用。但是,由于整个过程都依靠医生主观感觉判断,且不能判断输卵管堵塞位置,检查过程中的紧张情绪会导致输卵管痉挛,造成假阳性。近年来,可以在超声监测下手术,提高了准确率,但在临床实际工作中却发现该方法误诊率高,所以不是理想的检查。

2.输卵管镜

输卵管镜是一种对输卵管的管腔内结构进行显像的方法,检查时需要应用到一种硬质的输卵管镜,能够评价输卵管的整个长度及全程输卵管的黏膜及通畅情况,检查过程中可行输卵管再通术,因此对近端输卵管阻塞有潜在的治疗作用,但输卵管镜对技术和设备的要求较高,所以目前使用不是很广泛。此外,输卵管镜检查也可以通过经阴道注水腹腔镜路径进入腹腔。

3.腹腔镜检查

通过子宫导管向子宫腔注入亚甲蓝液,经腹腔镜观察亚甲蓝液经输卵管伞端溢入盆腔,即为通畅。若有输卵管近端堵塞(输卵管间质部及峡部),则见不到亚甲蓝液经输卵管伞端溢入腹腔;若为输卵管远端堵塞(输卵管壶腹部及伞部),则可见输卵管伞端及壶腹部扩张增粗并蓝染,但没有亚甲蓝液流体流自输卵管伞端并流入腹腔。

腹腔镜可直视输卵管梗阻部位及其周围的粘连情况,并可同时对粘连进行分离治疗,是诊断输卵管梗阻的金标准,但需全身麻醉并且手术治疗,目前不是普遍采用,仅用于输卵管通液或造影提示输卵管有异常的患者。

二、诊断与鉴别诊断

(一)诊断

根据病史、临床表现及实验室检查即可诊断。

(二)鉴别诊断

根据输卵管堵塞的临床表现可做初步诊断,必要时应用后穹隆凹陷镜检查,并取活组织检查,有助于诊断。主要与子宫内膜异位症、陈旧性宫外孕、卵巢囊肿相鉴别。可以从输卵管堵塞症状上鉴别。

1.腹部不适

下腹部有不同程度疼痛,多为隐性不适感,腰背部及骶部酸痛、发胀、下坠感,常因劳累而加剧。由于盆腔粘连,可能有膀胱、直肠充盈痛或排空时痛,或其他膀胱直肠刺激症状,如尿频、里急后重等。

2.不孕症

输卵管本身受到病损的侵害,形成阻塞而致不孕,以继发不孕较为多见。

3.痛经

因盆腔淤血而致成淤血性痛经,多半在月经前1周开始即有腹痛,越邻近经期越重,直到月经来潮。

4.月经不调

输卵管与卵巢相邻,一般输卵管的疾病并不影响卵巢的功能,对月经量的多少也没有影响,只是当炎症波及卵巢对卵巢功能造成损害时才会出现月经的异常。以月经过频、月经量过多为最常见,可能是盆腔充血及卵巢功能障碍的结果。由于慢性炎症导致子宫纤维化、子宫复旧不全或粘连所致的子宫位置异常等,均可引起月经过多。

三、治疗

1.输卵管近端阻塞的治疗

输卵管近端梗阻占女性输卵管疾病的 10%～25%,近段输卵管梗阻的复通可采用宫腔镜下 COOK 导丝复通术或输卵管部分切除再吻合术,宫腔镜下导丝复通是通过宫腔镜下将 COOK 导丝插入输卵管间质部进行输卵管通液,通过导丝套管的分离、扩张作用及液体的冲击作用复通输卵管的间质部及峡部,手术操作简单,但费用较贵,有 85% 的近端输卵管堵塞可以通过近端导丝疏通得到解决,但术后妊娠率报道差异较大,为 12%～39%,宫外孕发生率为 2%～9%。如果不能进行导丝复通的患者,可以寻找梗阻部位进行输卵管部分切除吻合术。

2.输卵管中段梗阻的治疗

中段输卵管病变是指输卵管中间部位阻塞或缺失性改变,引起疾病的原因为输卵管妊娠与输卵管绝育,输卵管吻合术是输卵管中段梗阻的常用手术方法,是在腹腔镜下切除输卵管堵塞部分并吻合输卵管两断端。国外报道输卵管吻合术的术后妊娠率为 74%～81%,宫外孕发生率为 4.8%。

3.远端输卵管堵塞的治疗

远端输卵管病变占输卵管性不孕的 85%。远端输卵管堵塞的病因是盆腔炎和腹膜炎及先前的盆腹腔手术史。

(1)输卵管造口术:是解决输卵管远端梗阻致不孕的常用方法之一。但是由于梗阻的输卵管常伴输卵管腔纤毛组织的严重破坏,及输卵管肌层蠕动能力的损伤,因此,术后妊娠率仅在 30% 左右,决定手术成功与否的因素除了操作技巧外,还与输卵管的破坏程度有关。子宫内膜异位症、阑尾炎等形成的输卵管外部粘连,输卵管本身的纤毛细胞及黏膜皱褶未受损伤,术后妊娠率相对较高;相反,由衣原体、淋球菌或结核杆菌感染造成的输卵管梗阻,往往造成输卵管内膜的严重破坏,输卵管造口术的效果就比较差。

(2)输卵管伞成形术:这一部分内容是指那些还没有完全闭合形成积水的输卵管伞端粘连的分解或扩张狭窄的输卵管。相对来讲,这部分患者输卵管的损伤较完全闭锁或积水形成者明显轻微。因此,手术的效果也比较显著。如果没有明显的输卵管和卵巢周围粘连,分离后的伞端黏膜良好,80% 以上的患者可在术后获得宫内妊娠。但如果输卵管与卵巢或周围组织形成致密的粘连,分离后创面巨大,则手术的预后较差,术后自然受孕率下降,宫外孕风险增加。当输卵管远端和近端阻塞同时存在,手术成功率为 5% 或更少。

(3)输卵管切除术:研究表明输卵管积水对体外受精-胚胎移植的有害作用,可能的作用机制是积水的输卵管中的毒素可以逆流进入宫腔,损害移植的胚胎。

(4)附件周围粘连的处理——输卵管卵巢粘连松解术:是指分解卵巢和输卵管之间以及一切附件周围的粘连。输卵管周围粘连干扰了输卵管的拾卵功能和配子运输功能,如果卵巢周围粘连形成,还会抑制卵子的排出。输卵管卵巢粘连分解术使累积妊娠率增加三倍,如果为轻度膜状粘连,则术后妊娠率良好(24 个月,占 60%)。但是,如果粘连致密,则结局很差,这些患者最好采取试管婴儿(IVF)。

第二章　性传播疾病

第一节　淋　病

淋病是由淋病双球菌,又称奈瑟淋球菌引起的以泌尿生殖系黏膜为主的化脓性炎症。好发生于性活跃的年轻人,主要通过性接触传染,也可通过血液播散到全身各个器官。人是淋球菌唯一的天然宿主。淋病在世界范围内广泛流行。发病年龄多在 20～39 岁。男女患者比例为 1.58∶1。淋病患者是淋病的主要传染源,主要通过性交、母婴传播,接触其污染的衣物、浴器、便器等也会造成感染,尤以幼女多见。

一、传播途径

传播途径主要有以下几种。

1. 直接接触传播

直接接触传播也称性接触传染,是主要的传染方式,占 95% 以上,即通过各种性接触(阴道性交、口交、肛交等)及接吻、指淫、触摸在男性之间、男女之间传播。性伙伴越多,感染性病的概率也越大。

2. 间接接触传播

间接接触传播是通过破损的皮肤黏膜接触污染的生活用品如衣服、浴池、共用浴具、马桶等方式传播,也包括一些少见的传播方式,如通过接受污染的血液、血制品、共用注射器、针头、通过输血、器官移植、人工授精、医生护士防疫人员防护不严以及胎盘传播、产道传播、母乳传播等。一般日常接触(如握手、拥抱、进食等)是不会传染性病的。

3. 母婴传播

已经感染性病的妇女生育的孩子有 1/3 的概率可能会从母体感染淋病奈瑟菌。分娩时新生儿通过产道可发生淋菌性或衣原体性眼炎、衣原体性肺炎。如果产妇临产时患有生殖器疱疹、尖锐湿疣,新生儿经产道可受感染。孕妇患有梅毒时,可通过胎盘感染胎儿;妊娠妇女患淋病,由于羊膜腔内感染可引起胎儿感染。

二、临床表现

(一)单纯性淋病

1. 急性淋病

(1)淋菌性前庭大腺炎:淋菌性前庭大腺炎也是女性淋病最常见的并发症之一。前庭大腺的感染为女性外生殖器常见疾病。淋球菌感染引起的前庭大腺炎症主要发生在单侧,极少可见双侧发生。主要表现为患侧大阴唇红肿、触痛或有硬结;前庭大腺开口处红肿,疼痛。病情严重时可造成腺体排泄管闭塞引起前庭大腺脓肿,其特征为阴道前庭隆起,包块增长快,局部温度高,有明显的疼痛和触痛,患者可伴有发热、头痛、乏力等全身症状。

（2）淋菌性宫颈炎：女性泌尿生殖道感染最早始于子宫颈，主要部位是宫颈内膜，子宫切除后，则以尿道为常见部位，常发生于性感染后 10 d 内。由于女性解剖生理的特殊性，淋病奈瑟菌常潜伏在子宫颈管内，所以女性感染淋病后约 70% 或更多的患者往往不表现症状，故其潜伏期不明。临床上主要表现有尿痛，下腹部不适，阴道分泌物的增多或异常，逐渐加重，出现大量脓性白带，月经间期不规则出血或月经过多。体检时可见阴道口充血、水肿，宫颈口充血、水肿、糜烂、触痛及脓性或黏液脓性分泌物，宫颈脆性增加、糜烂、易出血。尿道、尿道旁腺及前庭大腺等有时可见脓性分泌物。阴道分泌物增多和下腹部不适是最主要的症状。有少数无症状带菌者可持续数月或数年。

（3）女性淋菌性尿道炎：潜伏期为 2～10 d，有 70%～90% 的患者与宫颈炎同时发生，由于女性尿道比男性短，严重者可出现有尿频、尿急、尿痛、尿血、烧灼感和排尿困难。检查有尿道口充血、红肿、溢脓或按压尿道有脓性分泌物。可与尿道旁腺炎同时发病。

若上述感染未及时治疗或治疗不彻底，可发生上行感染，引起急性子宫内膜炎、急性输卵管炎、急性盆腔腹膜炎。

2.慢性淋病

急性淋病经治疗或治疗不彻底可逐渐转为慢性。可表现为下腹部隐痛或腰骶部疼痛，常有盆腔炎急性发作。

3.泌尿生殖外淋病

（1）眼部感染：在临床上表现为淋菌性结膜炎。成人淋球菌性结膜炎较少见，常因患淋病者自身或性伴的泌尿生殖道淋菌感染的分泌物，通过手指自身接种或毛巾等感染眼睛。淋菌性结膜炎其表现为起病急，结合膜充血、水肿、出现大量脓性分泌物。新生儿淋菌性眼炎常为经患淋病母亲产道分娩时感染所致，通常在出生后 48 h 左右出现，也可延迟到 1 周，多双眼发病。开始为结膜炎，有大量黄白色分泌物，24 h 后呈脓性外观，结膜水肿充血，治疗不及时可失去光泽，继而出现角膜混浊、溃疡，出现虹膜睫状体炎，最终可致失明。

（2）咽部感染：口交是诱因，近年有增多趋势，主要发生在女性和有同性恋口淫的男性。在临床上往往症状轻微，出现咽部疼痛、灼热、吞咽困难及耳部牵涉痛。查体：咽部黏膜充血，扁桃体红肿，脓性分泌物附着于咽后壁。90% 以上的患者不表现任何症状。检查可以无异常发现，或为轻度咽炎和扁桃体炎。咽部感染的治疗有时较困难，在感染后 3 个月内自然治愈率在 90% 以上。

（3）直肠肛门部位感染：淋菌性肛门直肠炎多见于男同性恋者，女性感染可因直肠性交或阴道分泌物的接种所致。40% 以上的直肠肛门部位淋菌感染通常无任何临床症状。门诊患者主诉肛门轻微瘙痒、直肠刺痛和坠胀感，大便时加重，无痛性排出黏液和脓性分泌物，或少量直肠出血。有的患者出现明显的直肠炎症，包括直肠疼痛，里急后重，脓血便。检查肛管及直肠黏膜出血水肿，有黏液脓性分泌物。直肠镜检可呈正常外观，也可见直肠或肛管黏膜红斑、脓液。未治疗的感染可引起肛周皮肤脓肿和肛瘘。女性因解剖特点，主要是宫颈分泌物污染肛周、会阴与生殖部位，临床上宫颈炎与直肠炎有时同时存在。

（4）其他部位的无合并症感染：淋球菌的原发性皮肤感染亦有报道，一般是以生殖器、会阴、下肢近端及手指的局限性溃疡出现。还有很多报告伴有其他感染如单纯疱疹病毒、杜克雷氏嗜血杆菌，其他化脓性细菌亦不能除外；原发性淋菌感染与原有损害的继发性淋菌接种无法区别。

（二）有合并症的淋病奈瑟菌感染

1.淋菌性输卵管炎

淋菌性输卵管炎是女性淋病最主要的并发症,也是淋病所有并发症中最常见的一种。在国外资料中,淋菌性输卵管炎见于10%~20%急性淋病患者,约见于15%的无症状淋菌性宫颈炎患者,而在50%的输卵管炎患者的宫颈可查到淋球菌。淋菌性输卵管炎多发生于双侧,少见有单侧发生,其主要临床症状有下腹部疼痛和盆腔疼痛,可感觉到盆腔内压迫感,向下放射到一侧或两侧腿部。患者有月经失调,非经期不规则阴道出血,常伴有阴道脓性分泌物流出。检查下腹部、子宫及附件常有压痛,一般在两侧下腹部压痛明显;宫颈活动时疼痛;腹部可有不同程度的膨胀,肠鸣音减弱,有时可触及附件的包块。患者可有发热、头痛、恶心、呕吐及全身不适。

2.淋菌性子宫内膜炎

若下生殖道未经治疗,淋菌奈瑟菌沿宫颈黏膜上行,首先到达子宫腔,感染子宫内膜,引起子宫内膜炎。

3.淋菌性盆腔腹膜炎

淋菌性盆腔腹膜炎是女性淋病的严重并发症,多由淋菌性输卵管炎发展而来。脓液由输卵管伞端流入盆腔,感染盆腔器官,引起盆腔腹膜炎。淋菌性盆腔腹膜炎还可由淋菌性输卵管卵巢脓肿破溃引起。淋菌性盆腔腹膜炎的临床表现与急性输卵管炎相似,有高热、恶心、呕吐等中毒症状,下腹部中等度疼痛或剧痛。检查时下腹部拒按,双合诊子宫颈有触痛,侧穹隆亦有明显触痛,盆腔包块常因压痛而界限不清,多可触及波动感。

（三）播散性淋病

淋菌从黏膜感染部位侵入血流,随血液到全身,在组织中引起淋菌感染。但在有广谱、高效的抗菌素使用以来,这种病例已罕见。

1.淋菌性皮炎

淋菌性皮炎开始表现为圆形或卵圆形红斑,直径为1~3 mm,有轻微的疼痛,不痒,常伴有发热,1~2 d内红斑变成脓疮或大疱损害,有些发展成为血性或中央有坏死的损害,有不规则的紫色边缘,外面为红晕包围,压痛。愈后留下棕色斑。皮损常发生在四肢远侧或关节的附近。如皮损发生在冠状沟、阴茎体和会阴部,多由淋菌性的尿道分泌物污染附近的皮肤所致,也可能由医生检查患者时污染的手接触引起;皮损为红斑、水泡、脓疮、糜烂,四周绕以鲜红色晕,皮损查到淋球菌。

2.淋菌性关节炎

淋菌性关节炎男女均可发病,以往约占淋病患者的1%,磺胺、青霉素等有效药物问世以后已很罕见。发病时突然出现关节的红肿、疼痛,继之出现化脓、积液。多首先侵犯膝关节,其次是肘、腕、踝与肩关节,也可数个关节同时发病。该病常合并淋菌性腱鞘炎和淋菌性骨膜炎。腱鞘炎常发生在四肢远端的屈肌肌腱的鞘膜,出现发红、肿胀和疼痛。严重患者可导致骨质破坏、纤维化,造成关节固定。关节抽液可有淋菌存在。红细胞沉降率加快,白细胞计数增多。

3.淋菌性肝周围炎

淋菌性肝周围炎在女性常发生于淋菌性盆腔炎的患者。当出现盆腔炎时,淋球菌上行感染引起肝脏和腹腔的炎症,常引起粘连。在男性,多由血流播散所致,患者突然出现右上腹的疼痛,深呼吸和咳嗽时加重,疼痛常放射至肩背部。患者有恶心、呕吐、发热。体检时肝区压痛,女性盆腔附件部位有触痛,该病易被误诊为急性胆囊炎、肾盂肾炎、肾结石、胸膜炎和消化道溃疡穿孔等。

4.淋菌性败血症

本病极少见,由于泌尿生殖道或咽部的淋病通过血流或淋巴管播散引起全身淋菌性疾病,多发生于女性,往往在月经期或妊娠期发病。出现间歇性寒战、高热,并出现皮肤红斑、水泡、关节疼痛、红肿;严重时可伴有脑膜炎、心内膜炎、肝炎、肺炎等。

三、诊断

1.病史

患者本人和(或)其性伴侣的性乱病史(尤其为性病接触史),与感染淋球菌的患者公用浴具、衣被、便器等。

2.体格检查

急性期妇科检查可发现有脓性分泌物自宫颈口流出,阴道穹隆部及宫颈充血,明显接触性出血。尿道口可挤出脓性分泌物。有急性巴氏腺炎时,一侧或两侧大阴唇后部可触及触痛的包块,甚至肿块有波动感,表示已形成脓肿。

急性盆腔感染时,一侧或两侧附件区压痛,甚至拒按,但全身症状轻,因淋菌感染多侵犯黏膜及浆膜,较少侵犯深部组织。慢性期妇检可能有慢性尿道炎,慢性宫颈管内膜炎,前庭大腺囊肿体征。

3.辅助检查

主要为针对病原体的检查以便确诊。

(1)分泌物涂片检查:挤压尿道旁腺,于尿道口处取其分泌物涂片,取宫颈管内的分泌物涂片;或取后穹隆穿刺液涂片行革兰染色,寻找革兰阴性双球菌。

(2)分泌物培养:对于临床表现可疑而涂片阴性者可行淋菌培养。

(3)PCR检查:对宫颈分泌物可进行定性或定量PCR检查。

四、治疗

应遵循及时、足量、规则用药的原则,根据不同病情采用相应的治疗方案。

1.单纯性(无合并症)淋病

单纯性(无合并症)淋病包括淋菌性尿道炎、前庭大腺炎、宫颈炎、肛门直肠炎、咽炎。推荐高效、低毒、耐酶抗生素,使用单次大剂量给药方法,使血药浓度足够杀死淋球菌,使用方便,患者依从性好,用药后24 h临床症状应有明显好转或消失,使用的治疗方案如下。

(1)头孢曲松:250 mg,1次肌内注射;或头孢噻肟1.0 g,1次肌内注射。治愈率达98%～100%。本类药物有抗菌力强、耐酶、最小抑菌浓度低、耐受性好、不良反应极少的优点,且对软下疳、梅毒有效,但对衣原体、支原体无效,注射部位疼痛是主要的不良反应,头孢曲松慎用于未成熟儿及高胆红素血症婴儿,使用时应做过敏试验,阳性者改用其他方案。近期国外推荐头孢克肟400 mg 1次口服,也是一种方便、高效的治疗方法。

(2)氧氟沙星:400～600 mg 1次口服;或环丙沙星500 mg 1次口服;或诺氟沙星800 mg 1次口服。治愈率达95%～100%。本类药物具有抗菌谱广、高效、口服方便、易吸收、体内分布广等优点,但也有耐药菌株出现的报道,注意喹诺酮类药物禁用于肝肾功能障碍、孕妇及18岁以下少年儿童。

（3）壮观霉素：2.0 g（宫颈炎 4.0 g），1 次肌内注射，治愈率达 90％～100％。壮观霉素主要用于治疗淋病，特异性很强，不良反应少，可用于治疗孕妇、儿童淋病。

（4）阿奇霉素：1.0 g，1 次口服，本药最大的优点是对淋球菌、衣原体、支原体、梅毒螺旋体、杜克雷嗜血杆菌感染或混合感染治疗都有效。具有广谱、高效、菌体内浓度高于血清浓度，且耐酶、耐酸、不良反应少的优点。阿奇霉素是目前唯一单剂量口服就能治愈合并衣原体、支原体感染淋病的有效药物。

2.有并发症淋病

有并发症淋病包括淋菌性子宫内膜炎、输卵管炎、卵巢输卵管炎、输卵管积脓、盆腔腹膜炎、盆腔脓肿等。推荐连续给药，以维持血药浓度，直到症状消退，用药时间为 3～10 d。推荐的治疗方案为：头孢曲松 250 mg，肌内注射，每日 1 次；或壮观霉素 2.0 g，肌内注射，每日 1 次；或氧氟沙星 200 mg，口服，每日 2 次。

3.播散性淋病

播散性淋病包括淋菌性关节炎、腱鞘炎、脑膜炎、心内膜炎、心包炎、胸膜炎、肺炎、肝炎及淋菌性菌血症、败血症。除使用更大剂量的高效抗生素外，给药时间长，最好结合药敏试验选择敏感抗生素，用药时间为 10～28 d。另外，需请有关专科医生会诊，协助治疗，推荐的治疗方案为：头孢曲松 1.0 g，12 h 静脉注射 1 次，5 d 后改为 250 mg，肌内注射每日 1 次，再连用 7 d；或头孢噻肟 1.0 g，静脉注射，每 8 h 1 次，5 d 后改为 1.0 g，肌内注射每日 1 次，再连用 7 d。出现脑膜炎或心内膜炎者使用头孢曲松 1～2 g，静脉滴注，每 12 h 1 次，淋病性脑膜炎疗程约 2 周；淋菌性心内膜炎疗程至少 4 周。

由于使用的药物剂量较大、时间较长，需密切注意药物的不良反应，常见的不良反应为：胃肠道反应，肌内注射局部疼痛，静脉注射引起的静脉炎，过敏反应如皮疹、瘙痒和过敏性休克，少见的有血液系统、肝肾功能改变，一般可自行消退，部分要停药后恢复正常。

4.妊娠期淋病

头孢曲松 250 mg，1 次肌内注射；或头孢噻肟 1.0 g，1 次肌内注射；或壮观霉素 4.0 g，1 次肌内注射。

五、预防

（1）在性生活中提倡使用安全套，在个人卫生中提倡使用消毒剂，防止淋球菌的传播和污染。

（2）性伴一方染有本病未彻底治愈之前，应避免性生活，并应严格分开使用毛巾、脸盆、床单等，污染物应进行消毒。

（3）要劝说患者遵医嘱完成治疗，消除传染源。认真做好患者性伴的追访工作，及时检查和治疗。

（4）执行对孕妇的性病查治和新生儿预防性滴眼制度，防止新生儿淋菌性结膜炎的发生。

（5）幼儿应规定分用体温表，浴室、马桶圈、毛巾及床单应进行消毒。

第二节　尖锐湿疣

尖锐湿疣又称生殖器疣,是由人类乳头瘤病毒(HPV)感染引起的好发于外阴及肛门的性传播疾病;主要由HPV6、HPV11等型引起。好发于20～30岁的生育年龄妇女。潜伏期2周至8个月,平均为3个月。

一、发病机制

由于HPV感染的发病机制仍不清楚,目前普遍认为其发生、消退、复发及癌变与机体的免疫功能密切相关。与感染者发生性接触,HPV通过皮肤或黏膜的微小损伤进入接触者的皮肤黏膜,病毒进入人体后可潜伏于基底层的角质形成细胞,然后随表皮复制进入细胞核内,刺激表皮基底细胞,发生分裂,使表皮产生增生性损害。关于HPV感染导致上皮乳头瘤形成的机制,有两种观点:一种认为,基底细胞增生活跃所致;另一种认为,基底细胞增生速度正常,但因细胞成熟延迟使表皮细胞不能及时成熟角化脱离而导致细胞堆积呈现"增生样"改变。不少实验研究的结果都支持细胞成熟延迟是主要的致病机制。

二、传播途径

1.性接触传播

多数患者是由性交传播,在患病3个月左右传染性最强,有性生活紊乱者较易感染。

2.间接传播

少数患者是通过日常生活用品如内裤、浴盆、浴巾等间接感染。

3.母婴垂直传播

妊娠后易感HPV,感染HPV后易发生尖锐湿疣,可能与妊娠期内分泌改变及细胞免疫功能降低有关。研究发现孕期HPV感染的母婴传播不但可经产道直接接触传播,还可经血液、羊水及胎盘发生传播,新生儿脐血的HPV感染主要与母血的HPV感染相关,产时新生儿咽部HPV感染主要与产道分泌物HPV感染相关。

三、诊断

1.病史

有不洁性交史或配偶有感染史。

2.临床表现

初起表现多为淡红色或皮色丘疹状,渐次增大增多,融合成乳头状、菜花状或鸡冠状增生物,根部可有蒂,疣体表面呈白色、污灰色或粉红色,可有痒感、灼痛和恶臭。有的疣体可呈现条索状或手指状。肛门、直肠、阴道、子宫颈尖锐湿疣可有疼痛或性交痛和白带增多,但约有70%患者无任何症状。

3.辅助检查

(1)阴道脱落细胞涂片:巴氏染色后见凹空细胞、角化不良细胞。

(2)阴道镜检查:见泡状、山峰状、结节状指样隆起、白色斑块等。

(3)PCR免疫酶染色法检查乳头状瘤病毒抗原:利用DNA分子杂交技术确定乳头状瘤病毒的存在及其类型。

(4)病理检查,有三种类型:①扁平湿疣;②尖锐湿疣;③内翻湿疣。

四、鉴别诊断

1.扁平湿疣

这是二期梅毒的特征性临床所见,表现为肛周或外阴部扁平的丘疹,表面湿润,直径约为0.5 cm 大小,无蒂,表面也不呈乳头状或颗粒状。患者的躯干部及掌跖部可见皮疹。梅毒血清试验呈阳性。将扁平湿疣表面的分泌物印片置于暗视野显微镜下检查,可见多数活动的梅毒螺旋体。

2.女阴假性湿疣

女阴假性湿疣发生在小阴唇的内侧面,为多数淡红色丘疹,均匀分布,有的可呈鱼子状。组织病理学检查无挖空细胞,可资鉴别。

3.发生在外阴部的寻常疣

HPV 普遍存在于自然界,由 HPV1、HPV2、HPV4 型等所引起的寻常疣、扁平疣是皮肤科的常见病。寻常疣的患者完全有可能通过自己的手将病毒自身接种到外阴部。如果在耻部、股内侧出现单发的绿豆至黄豆大丘疹,表面粗糙,一般可认为是发生在外阴部的寻常疣。如果发生在尖锐湿疣的好发部位,则判断较为困难。若患者否认不洁性交史,并在手足或面部有寻常疣,则考虑是自身接种所致的寻常疣。要确切地诊断则要采用 PCR 方法对致病 HPV 的型别予以确定。

五、治疗

患者及其配偶或性伴侣应同时治疗。

1.药物治疗

(1)5% 5-氟尿嘧啶软膏,每日搽局部 1~2 次。

(2)3% 酞丁安霜,每日搽局部 2 次,无不良反应。也可用以治疗阴道尖锐湿疣。

(3)20% 足叶草酯,每周局部涂 1~2 次,注意保护周围皮肤黏膜,涂药后 2~4 h 洗去药液,本药有致畸作用,孕妇忌用。

(4)30% 或 50% 三氯乙酸,每周局部涂 1~2 次,涂后用生理盐水棉签洗净药液。

2.物理治疗

(1)电灼:用高频电针或电刀烧灼,适用于较小的宫颈或阴道疣块。

(2)冷冻:液氮或 CO_2 干冰冷冻疣块,治疗 1~3 次,治愈率达 90%。适用于较平坦的湿疣。

(3)激光:常用 CO_2 激光,一次即可治愈,治愈率达 95%。适用于表浅性尖锐湿疣。

3.手术治疗

较大的带蒂疣块可考虑手术治疗,根据病灶范围行单纯疣块切除或女阴切除术等。为防止复发,术后需配合其他治疗。

4.免疫治疗

取 5 g 疣组织制成疫苗,每周注射 0.5 mL,3 周后病灶逐渐变干,根部脱落变干,新的组织愈合。干扰素应用也有一定疗效。

六、预防与随访

(1)避免不洁性交。

（2）治疗结束后，每月随访 1 次。

（3）治疗后复发或重复感染者，应积极治疗，并追查其配偶或性伴侣。

第三节 梅 毒

梅毒是由苍白（梅毒）螺旋体引起的慢性、系统性性传播疾病，是《中华人民共和国传染病防治法》中，被列为乙类防治管理的病种。梅毒主要通过性交传染，侵入部位大多为阴部，也可通过胎盘传给胎儿。梅毒临床表现极为复杂，临床上可分为三期：一期梅毒、二期梅毒、三期梅毒，几乎侵犯全身各器官，造成多器官损害。潜伏期梅毒系指梅毒未经治疗或用药剂量不足，无临床症状，但血清反应阳性者，感染期限在 2 年以内为早期潜伏梅毒，2 年以上为晚期潜伏梅毒。早期主要侵犯皮肤黏膜，晚期可侵犯血管、中枢神经系统及全身各器官。

一、传染途径

梅毒是人类的传染病，动物体内不存在梅毒螺旋体，因此，梅毒患者是唯一的传染源。传染的途径有下列 4 种。

1. 直接性接触传染

有 95%～98% 的梅毒患者是通过这种方式被传染上的。感染后未经治疗的患者 1～2 年内传染性强，随病期延长传染性逐渐减小。接吻、同性恋、口—生殖器接触，手—生殖器接触等行为同样可传染梅毒，损害可发生在口唇、肛门、舌、咽部、手指等部位。

2. 间接接触传染

与梅毒患者共同生活在一起的人，接触到患者使用过的内衣、内裤、被褥、毛巾、剃刀、浴巾、浴盆、便器等。由于这些用具上可能会沾有患者损害处排出的梅毒螺旋体，因而可产生感染。

3. 胎传梅毒

患梅毒的妇女，未经治疗，怀孕后母亲体内的梅毒螺旋体可通过血液循环到胎儿体内，使胎儿感染上梅毒。感染发生于妊娠 4 个月后。

4. 血源性传染

如果供血者是潜伏梅毒患者，他（她）所提供的血液中可能带有梅毒螺旋体，一旦输入到受血者的体内，即可产生感染，这样的患者不产生一期梅毒的表现，而直接出现二期梅毒的症状。所以，对供血者进行梅毒血清学筛选检查是十分重要的。

二、诊断

1. 病史

有与梅毒患者的性接触史或家族患病史。

2. 临床表现

（1）一期梅毒（硬下疳）：起初为丘疹，后形成硬结，为 1 cm 左右单发的圆形或椭圆结节，境界清楚，硬度似橡皮或软骨样，无自觉疼痛或压痛；表面平坦，浸润明显，中央有溃疡，初期淡红色,晚期变为灰色;硬下疳疮面分泌物多为浆液性,内含大量螺旋体,传染性很强;个别患者可出现 2 个以上的硬下疳,但少见。硬下疳主要出现在阴唇系带、阴唇及宫颈;也可出现于口唇、舌部、咽部、乳房、手背等其他部位。在未经治疗的情况下,硬下疳多数在 3~6 周自行消退,留下一个浅表性瘢痕或色素沉着斑。如果采用有效的抗梅毒治疗,硬下疳可以很快消退。硬下疳出现一周后两侧腹股沟淋巴结可出现肿胀。淋巴结黄豆到手指头大小,质硬,无自觉疼痛及压痛,不融合,非化脓性,无粘连,俗称"横痃"。

(2)二期梅毒(皮疹、淋巴结肿大、全身症状):二期梅毒的前驱症状有咽痛、全身不适、头痛、体质量减轻、不规则发烧、关节痛、肌肉痛等。感染后一般 8~12 周患者发生皮肤损害。其中以斑疹性损害和丘疹性梅毒疹最常见。有时会出现脓疱性梅毒疹以及梅毒性白斑和皮肤附属器损害。自觉症状不明显,可有瘙痒。二期梅毒的黏膜损害好发于口唇、齿龈及舌部。表现为梅毒黏膜斑,呈圆形糜烂面,表面覆以渗出物或被覆白膜,无痛。并可见口腔黏膜红肿伴有渗出的梅毒性黏膜炎。宫颈损害易被忽略,典型黏膜斑是浅表的糜烂性损害,呈圆形、扁平、发亮,灰白色或粉红色,周围有暗红色晕。尚可出现梅毒性虫蚀样脱发(约占 10%)、梅毒性骨髓炎、虹膜睫状体炎等。二期梅毒病变通常经过 2~6 周消失。

(3)三期梅毒(心血管和神经系统病变):未经治疗病例中约有 33% 进入三期梅毒,感染 2 年后发生。常见结节性皮疹、骨髓树胶肿等。三期梅毒特征是多器官受累,主要病变部位是心血管和神经系统。动脉内膜炎可引起主动脉瘤或主动脉闭锁不全。约有 10% 在感染后 15~20 年发生有症状的神经梅毒。脑膜神经梅毒主要为梅毒性脑膜炎表现,如头痛、颈项强直和视盘水肿等。脑膜血管梅毒主要为闭塞性脑血管综合征表现,如偏瘫、失语、癫痫发作等。脑实质梅毒出现麻痹性痴呆和脊髓痨的各种临床表现。三期梅毒病程长,可致残甚至致命。

(4)潜伏期:梅毒苍白螺旋体感染后不能马上发生病变,在感染部位螺旋体增生到一定数量时才能引起临床损害。从梅毒感染到最早的病变出现这段时间一般为 10~90 d,平均为 3 周。潜伏期无任何全身症状或局部症状。

3.辅助检查

(1)暗视野显微镜检查:早期梅毒皮肤黏膜损害可查到梅毒螺旋体。

(2)梅毒血清学检查:梅毒螺旋体进入机体后可产生两种抗体,一种是非特异的抗心磷脂抗体(反应素),一种是抗梅毒螺旋体特异抗体。

非梅毒螺旋体抗原试验。测定血清中反应素,常用方法:①性病研究实验室(VDRL)试验;②血清不加热反应素玻片试验(USR);③快速血浆反应素(RPR)环状卡片试验。由于操作简便,抗体滴度可反映疾病的进展情况,适用于筛查及疗效观察和判定有无复发或再感染。

梅毒螺旋体抗原试验测定血清中抗梅毒螺旋体特异抗体,常用方法:①梅毒螺旋体血凝试验(TPHA);②荧光梅毒螺旋体抗体吸收试验(FTA-ABS)。由于抗体存在时间长,抗体滴度与疾病活动无关,不适用于疗效观察。

三、治疗

治疗原则为早期、足量、规则用药,首选青霉素,治疗后要追踪观察,对传染源及性接触者应同时进行检查和治疗。

1.早期梅毒(包括一期、二期及早期潜伏梅毒)

苄星青霉素 G 240 万单位,分两侧臀部肌内注射,每周 1 次,共 2~3 次;或普鲁卡因青霉素 G 80 万单位，每日 1 次，肌内注射，连续 10～15 d，总量 800 万单位～1 200 万单位。对青霉素过敏者可选用四环素类：盐酸四环素 500 mg，每日 4 次，连服15 d；或多西环素 100 mg，每日 2 次，连服 15 d；或米诺环素 100 mg，每日 2 次，连服 15 d。也可用红霉素类：红霉素用法同盐酸四环素；或阿奇霉素 500 mg，连续 10 d。另外，还可选用头孢曲松钠 1.0 g，静脉滴注或肌内注射，每日 1 次，连续 10 d。

2.晚期梅毒（包括三期梅毒、晚期潜伏梅毒及二期复发梅毒）

苄星青霉素 G 240 万单位，分两侧臀部肌内注射，每周 1 次，共 3 次，总量 720 万单位；或普鲁卡因青霉素 G 80 万单位，每日 1 次，肌内注射，连续 20 d 为一疗程。对青霉素过敏者选用四环素类：盐酸四环素，500 mg，每日 4 次，连服30 d；或多西环素 100 mg，每日 2 次，连服 30 d；或米诺环素 100 mg，每日 2 次，连服 30 d；或选用红霉素，用法同四环素。

3.心血管梅毒

青霉素类不用苄星青霉素。如有心力衰竭，应予以控制后再开始抗梅毒治疗。为避免吉海反应的发生，青霉素注射前一天口服泼尼松 10 mg，每日 2 次，连续 3 d。水剂青霉素 G 应从小剂量开始，逐渐增加剂量。首日 10 万单位，每日 1 次，肌内注射；次日 10 万单位，每日 2 次，肌内注射；第三日 20 万单位，每日 2 次，肌内注射；自第四日用普鲁卡因青霉素 G，80 万单位，肌内注射，每日 1 次，连续 15 d 为一疗程，总量 1200 万单位，共 2 个疗程，疗程间休药 2 周。必要时可给予多个疗程。对青霉素过敏者可用四环素类：盐酸四环素 500 mg，每日 4 次，连服30 d；或多西环素 100 mg，每日 2 次，连服 30 d；或用红霉素，用法同四环素，但疗效不如青霉素可靠。

4.神经梅毒

神经梅毒应住院治疗，为避免吉海反应，可在青霉素注射前一天口服泼尼松 10 mg，每日 2 次，连续 3 d。水剂青霉素 G 每日 1200 万单位～2400 万单位，静脉滴注，即每次每日 200 万单位～400 万单位，6 次/天，连续 10～14 d。继以苄星青霉素 G 240 万单位，每周 1 次，肌内注射，连续 3 次。

或用普鲁卡因青霉素 G 240 万单位，每日 1 次，同时口服丙磺舒 0.5 g，每日 4 次，共 10～14 d。继以苄星青霉素 G 240 万单位，每周 1 次，肌内注射，连续 3 次。对青霉素过敏者选用四环素类：盐酸四环素500 mg，每日 4 次，连服 30 d；或多西环素 100 mg，每日 2 次，连服 30 d；也可用红霉素，用法同盐酸四环素，但疗效不如青霉素。

5.HIV 感染者梅毒

苄星青霉素 G 240 万单位，肌内注射，每周 1 次，共 3 次；或苄星青霉素 G 240 万单位，肌内注射1 次，同时加用其他有效的抗生素。

四、预防

坚持预防为主，广泛开展性病防治知识的宣传教育工作，使广大群众真正了解梅毒的传染方式及其对个人和社会的危害性。

（1）加强道德教育，禁止不正常的性行为。

（2）发现患者，应及时调查传染源、及时治疗，重点发现一期早期梅毒、早期彻底治疗，以控制梅毒的传染和流行。

（3）在感染梅毒螺旋体后，凡接触过的性伴侣应予检查、确诊、治疗。

(4)早期梅毒在治疗期间禁止性生活。

(5)预防血液传播。

第四节　生殖器疱疹

生殖器疱疹是由单纯疱疹病毒(HSV)引起的性传播疾病。主要临床表现为生殖器及肛门皮肤等部位的水疱、溃疡,伴疼痛,易复发。HSV分HSV1及HSV2两型。HSV1主要引起生殖器以外的皮肤、黏膜(口腔黏膜)和器官(脑)的感染。而生殖部位的感染尤其是复发性的生殖器疱疹主要和HSV2有关。患者和带病毒者均是传染源,主要通过性交时皮肤黏膜的直接接触而传染,疱疹液、精液、前列腺液、尿道及阴道分泌物均带有病毒,从水疱发生到消退均具有比较强的传染性。HSV可通过胎盘感染胎儿,影响胚胎细胞的有丝分裂,引起胎儿畸形、智力低下。

一、诊断

1.症状与体征

(1)潜伏期:3~14 d,平均为6 d。

(2)好发部位:好发于大小阴唇、阴道口、尿道口、阴阜、阴蒂、肛门周围等,80%以上可累及子宫颈和尿道。

(3)典型症状:上述部位出现散在分布的红斑、丘疹、水疱,单簇或多簇,继可成为脓疱、糜烂或溃疡,伴有瘙痒或疼痛。持续1~2周,损害结痂、愈合。一般3~4周皮损消退,但可发生新的损害。

具有全身症状者,常有发热、头痛、乏力和肌痛,以及腹股沟淋巴结肿大、压痛等。还可出现阴道、尿道异常分泌物和排尿困难。

(4)复发性生殖器疱疹:半数以上的生殖器疱疹患者在半年内复发。复发的诱因有发热、过劳、月经、其他疾病导致人体虚弱、某些病毒感染等。复发的特点:每次复发往往在同一部位。复发前可有局部瘙痒,发病前数小时感染部位有烧灼感。复发患者症状较轻,较少累及宫颈,一般无全身症状,病程为7~10 d。

2.辅助检查

(1)细胞学检查:从疱底或溃疡面刮取少量组织做涂片,做瑞氏—姬姆萨(Wright-Giemsa)染色,可检出HSV感染具特征性的多核巨细胞或核内嗜酸性包涵体。但敏感性不高。

(2)抗原检测法:从皮损处取标本,以单克隆抗体直接免疫荧光试验或酶联免疫吸附试验检测HSV抗原,是临床常用的快速诊断方法。

(3)病毒培养法:从水疱底部取材做组织培养分离病毒,为目前最敏感、最特异的检查方法,需5~10 d。因其技术条件要求高,价格昂贵,目前尚不能普遍使用。

(4)核酸检测:如聚合酶链反应(PCR)检测皮损HSV的DNA,敏感性和特异性高,能大大提高生殖器溃疡患者中 HSV 确诊的能力。

二、治疗原则

生殖器疱疹为易复发疾病,尚无彻底治愈方法。治疗的目的是减轻症状,缩短病程,减少 HSV 的排放,控制其传染性。

1. 一般治疗

保持生殖器官干燥,避免潮湿;活动性生殖器疱疹患者应绝对禁止与任何人发生性关系。

2. 局部治疗

(1) 3%硼酸溶液或生理盐水:用于水疱或局部红肿明显者,湿敷至损害消退。

(2) 1%～2%龙胆紫药液:用于溃破者,外涂患处,一日 2 次。

(3) 3%阿昔洛韦软膏:局部涂敷,一日数次。

(4) 0.5%新霉素软膏:局部涂擦。

3. 全身治疗

(1)丙种球蛋白,每次 3 mL,肌内注射,隔日 1 次,共 3～4 次。

(2)西咪替丁:每次口服 0.2 g,每日 3～4 次,连用 5 d。

(3)口服维生素 C、维生素 B_2 或复合维生素 B。

(4)阿昔洛韦:每次口服 0.2 g,一日 5 次,连用 7～10 d。严重病例可静脉注射给药,将阿昔洛韦 0.2～0.3 g 加入 5%葡萄糖注射液中静脉滴注,一日 2～3 次,连用 5 d 或至症状消失。

(5)继发感染者用抗菌素。

三、预后

对无 HIV 感染及其他合并症者,治疗后一般无须随访。经治疗后,全身症状消失,皮损消退,局部疼痛、感觉异常及淋巴结肿大消失,即为临床痊愈。本病易复发,尤其在原发感染后 1 年内复发较频繁。生殖器 HSV-2 感染较 HSV-1 感染者易复发。随着病程的推延,复发有减少的趋势。生殖器疱疹可能构成宫颈癌的病因,为新生儿疱疹病的传染源。

第五节　生殖道沙眼衣原体感染

衣原体为专性细胞内寄生的原核细胞型微生物,因有一个像革兰阴性菌的细胞壁,归属于细菌,含有 DNA 和 RNA 两种类型核酸,通过二分裂增生,但又像病毒那样在细胞内生长。只能用组织培养才能生长。其中,沙眼衣原体(CT)是衣原体属中与人类感染最密切的病原体,易侵犯泌尿道及生殖道上皮。男性和女性均可感染,并可导致严重的后遗症,如女性宫外孕、输卵管性不孕以及男性不育等,也可通过母婴传播。CT 根据编码其外膜蛋白的 Ompl 基因分为 15 个血清型,其中 A-C 型引起地方性沙眼,D-K 型引起包涵体结膜炎和泌尿生殖道感染。L1-3 则引起性病性淋巴肉芽肿。

沙眼衣原体血清型 D、E、F、G、H、I、J、K 是急性尿道炎、宫颈炎、子宫内膜炎和盆腔炎的病原体。尤其宫颈和尿道是 CT 的入侵门户及隐藏地,而 CT 又只侵犯柱状上皮及移行上皮,故宫颈和尿道成为其主要靶细胞。CT 还可引起新生儿眼结膜炎和肺炎。

一、传播途径

成人主要经性交直接传播，很少经接触患者分泌物污染的物品等间接传播。若孕妇患沙眼衣原体感染，胎儿或新生儿可通过宫内、产道及产后感染，经产道感染是最主要的感染途径。衣原体感染的高危因素：多个性伴侣、新的性伙伴、社会地位低、年龄小（15～21 岁）、口服避孕药等。衣原体感染者常伴有淋病，有 10%～50% 的衣原体感染者可发现淋病奈瑟菌。

二、发病机制

衣原体的生长繁殖周期有两个生物相。原体存在于细胞外，无繁殖能力，传染性强；始体存在于细胞内，繁殖能力强，但无传染性。衣原体进入机体后，原体吸附于易感的柱状上皮细胞及移行上皮细胞，在细胞内形成吞噬体，原体在吞噬体内变成始体，进行繁殖，继而转化为原体，随感染细胞的破坏而释放出来，再感染周围细胞。衣原体感染后，机体产生体液免疫及细胞免疫，免疫反应具有防御及保护作用，但同时也可导致免疫损伤。衣原体感染的主要病理改变是慢性炎症造成的组织损伤，形成瘢痕，可能与衣原体外膜上的热休克蛋白 60 及脂多糖诱导的迟发型变态反应有关。

三、临床表现

多发生在性活跃人群，潜伏期为 1～3 周，临床特点是无症状或症状轻微，患者不易察觉，病程迁延，常并发上生殖道感染。临床表现因感染部位不同而异。

1. 宫颈炎

宫颈炎中 20%～40% 由 CT 感染引起。可有阴道分泌物异常，非月经期或性交后出血。体检可发现宫颈接触性出血（脆性增加）、宫颈管黄色黏液脓性分泌物、宫颈红肿、充血。拭子试验阳性（将白色棉拭子插入宫颈管，取出后肉眼可见变为黄绿色），涂片做革兰染色 ≥30 WBC/HPF 提示为阳性。

2. 尿道炎

尿道炎常同时伴有衣原体宫颈炎。女性衣原体尿道炎的特点是症状不明显或无症状。当有症状时，约有 50% 的患者出现排尿困难、尿频、尿急。

3. 子宫内膜炎

子宫内膜先有或同时伴有衣原体宫颈炎。临床可表现为下腹痛或不正常的阴道出血。

4. 输卵管炎/盆腔炎

输卵管炎/盆腔炎如未治疗或治疗不当，部分患者可上行感染而发生盆腔炎，常为亚急性。表现为下腹痛、深部性交痛、阴道异常出血、阴道分泌物异常等。体检可发现下腹部压痛、附件压痛、宫颈举痛、发热等。病程经过通常为慢性迁延性。远期后果包括输卵管性不孕、异位妊娠和慢性盆腔痛。

四、诊断及鉴别诊断

由于沙眼衣原体感染无特征性临床表现，临床诊断较困难，常需实验室检查确诊。

1. 细胞学检查

临床标本涂片后，行 Giemsa 染色，显微镜下在上皮细胞内找到包涵体，方法简单、价廉，但敏感性及特异性低,WHO不推荐作为宫颈沙眼衣原体感染的诊断手段。

2.沙眼衣原体培养

沙眼衣原体培养为诊断沙眼衣原体感染的金标准,敏感性和特异高,但耗时、费钱、需要一定的实验设备,限制了临床应用。

取材时注意先用1个棉拭子擦去宫颈口的黏液及脓液,再用另1个棉拭子伸到宫颈管内转动或用小刮匙刮取细胞,放入试管中送检。

3.沙眼衣原体抗原检测

沙眼衣原体抗原检测应用针对沙眼衣原体外膜蛋白或脂多糖的抗体检测抗原,是目前临床常用的方法,包括:①直接免疫荧光法,敏感性80%～85%,特异性95%左右;②酶联免疫吸附试,敏感性60%～80%,特异性97%～98%。

4.沙眼衣原体核酸检测

PCR及LCR(连接酶链反应)敏感性高,细胞培养阴性时亦能检出衣原体DNA,但应防止污染而致的假阳性。

5.血清抗体检测

对诊断无并发症的生殖道感染价值不大,但在输卵管炎或盆腔炎时血清抗体明显升高,方法有补体结合试验、酶联免疫吸附实验(ELISA)及免疫荧光法。

五、治疗

CT的治疗目的是防止产生合并症、并发症,阻断进一步传播,缓解症状。由于CT具有独特的生物学性质,要求抗生素具有较好的细胞穿透性,所用的抗生素疗程应延长或使用半衰期长的抗生素。目前用于治疗口服的药物主要有四环素类、大环内酯类和喹诺酮类。在使用阿奇霉素或多西环素治疗CT后,不需要再进行治疗后培养,除非有症状存在或怀疑CT的再感染,因为其治愈率可达95%。采用红霉素治疗时,因此药的治愈率低,需要在治疗后3个星期再复查。

1.尿道炎、宫颈炎

尿道炎、宫颈炎选用以下药物:多西环素100 mg,口服,每日2次,共服7～10 d;阿奇霉素1 g顿服;氧氟沙星300 mg,口服,每日2次,共服7～14 d;红霉素500 mg,口服,每日4次,共服7～14 d;米诺环素100 mg,口服,每日2次,连服7～14 d。

2.盆腔炎(PID)

盆腔炎(PID)根据病情轻重而定,重症患者需住院治疗。

(1)轻症PID:①头孢曲松钠250 mg,肌内注射,联合多西环素100 mg,口服,每日2次,共14 d;②氧氟沙星400 mg,口服,每日2次,共14 d。联合克林霉素450 mg,口服,每日4次;或甲硝唑500 mg,口服,每日2次,共14 d。

(2)重症PID:所选药物应能覆盖3种主要病原体,即淋菌、沙眼衣原体和厌氧菌。①头孢西丁2 g,静脉注射,每6 h 1次;或头孢替坦2 g,静脉注射,每12 h 1次。联合多西环素100 mg,静脉注射或口服,每12 h一次。在患者情况允许的条件下,头孢替坦或头孢西丁的治疗不应短于1周。对治疗72 h内临床症状改善者,在治疗1周时酌情考虑停止肠道外治疗,并继之以口服多西环素治疗100 mg,每日2次,加甲硝唑500 mg,口服,每日2次,总疗程为14 d;②克林霉素900 mg,静脉注射,每8 h 1次。联合庆大霉素,负荷量2 mg/kg,静脉注射,然后 1.5 mg/kg,静脉注射,每 8 h 1 次。患者临床症状改善后 24 h 可停止肠道外治疗,继以口服治疗,即多西环素 100 mg,口服,每日 2 次;或克林霉素 450 mg,口服,每日 4 次,连续 14 d 为一疗程。

六、随访

以阿奇霉素或多西环素治疗的患者,在完成治疗后一般无须进行微生物学随访。有下列情况时考虑做微生物学随访:症状持续存在;怀疑再感染;未依从治疗;无症状感染;红霉素治疗后。

判断治愈试验的时间安排:抗原检测试验为疗程结束后的 2 周;核酸扩增试验为疗程结束后的 3～4 周。若症状消失,病原体检查阴性,是为临床治愈。对于女性患者,建议在治疗后 3～4 个月再次进行 CT 检测,以发现可能的再感染,防止盆腔炎和其他并发症的发生。

第三章 子宫内膜异位性疾病

子宫内膜异位症(endometriosis,EMT)和子宫腺肌病,两者均为异位子宫内膜引起的疾病,临床上常可并存,但发病机制及组织发生学不完全相同,临床表现也存在差异。

第一节 子宫内膜异位症

子宫内膜异位症就是具有生长功能的子宫内膜组织(腺体和间质)出现在子宫腔被覆内膜及宫体肌层以外的其他部位。子宫内膜异位症虽为良性病变,但具有类似恶性肿瘤的特点,可远处转移和种植生长。异位内膜可出现在身体的不同部位,多位于盆腔内的卵巢、宫骶韧带、子宫下部后壁浆膜面以及覆盖直肠子宫陷凹、乙状结肠的腹膜层和阴道直肠隔,其中,以侵犯卵巢者最为常见。宫颈、阴道、外阴亦有受波及者。也可出现在身体的其他部位如脐、膀胱、肾、输尿管、肺、胸膜、乳腺、淋巴结、手、臂、大腿等处,但较为罕见。

子宫内膜异位症是目前常见的妇科疾病之一。有 10%～15% 的生育年龄妇女患有子宫内膜异位症。

25%～35% 不孕症患者合并有子宫内膜异位症。20%～90% 的慢性盆腔痛患者和40%～60% 的痛经患者与此病有关。一般仅见于生育年龄妇女,以 25～45 岁妇女多见。

一、发病机制

子宫内膜异位症的发病机制尚未完全阐明,目前主要有 3 种学说。

1.子宫内膜种植学说

(1)经血逆流:Sampson 最早提出妇女在经期子宫内膜腺上皮和间质细胞可随经血逆流,经输卵管进入腹腔,种植于卵巢和邻近的盆腔腹膜,并在该处继续生长和蔓延,形成盆腔子宫内膜异位症。剖宫取胎术后继发腹壁切口内膜异位症或分娩后会阴切口出现内膜异位症,也可能是术时将子宫内膜带至切口直接种植所致。目前经血逆流内膜种植学说已得到人们的公认,但尚无法解释盆腔外的子宫内膜异位症。

(2)淋巴及静脉播散学说:不少学者在盆腔淋巴管、淋巴结和盆腔静脉中发现子宫内膜组织,因而提出子宫内膜可通过淋巴或静脉播散。远离盆腔部位的器官,如肺、手或大腿的皮肤和肌肉发生的子宫内膜异位症可能就是通过淋巴或静脉播散的。

(3)医源性种植:剖宫产术后继发腹壁切口内膜异位症或阴道分娩后会阴切口出现内膜异位症,可能是术时将子宫内膜带至切口直接种植所致。

2.体腔上皮化生学说

卵巢表面,上皮、盆腔腹膜都是由胚胎期具有高度化生潜能的体腔上皮分化而来。Meyer提出上述由体腔上皮分化而来的组织,在反复受到经血、慢性炎症或持续卵巢激素刺激后,均可被激活而衍化为子宫内膜样组织而形成子宫内膜异位症。此学说无充分的临床或实验依据。

3.诱导学说

有的学者认为未分化的腹膜组织在内源性生物化学因素诱导下可发展成为子宫内膜组织。该学说实际上是体腔上皮化生学说的延伸。

子宫内膜发生异位后,能否形成子宫内膜异位症可能还与下列因素有关。①遗传因素:子宫内膜异位症患者一级亲属的发病风险是无家族史者的 7 倍。该病可能受多遗传因素的影响。有资料表明,生育年龄妇女的内膜异位症与系统性红斑狼疮(SLE)、黑色素瘤及某些 HLA 抗原有关,与雌激素受体基因的多态性及孕激素也有关。此外,某些患者的染色体出现非整倍体(11,16,17)及某些染色体长短臂和杂合性的缺失。②免疫因素:子宫内膜异位症的发生和发展可能与患者免疫力低下、清除盆腔活性子宫内膜细胞能力减低有关。子宫内膜异位症的发生也可能与免疫耐受有关。③炎症:也有证据表明子宫内膜异位症与亚临床腹膜炎症有关。④在位内膜的特性:有研究结果发现,在位子宫内膜的特性与子宫内膜异位症的发生密切相关,并提出在位内膜决定论,即不同人经血逆流或经血中的内膜碎片能否在"异地"黏附、侵袭、生长,在位内膜是关键,是发生内膜异位症的决定因素。

二、病理

子宫内膜异位症的主要病理变化为异位子宫内膜随卵巢激素的变化而发生周期性出血,伴有周围纤维组织增生并形成粘连,在病变区出现紫褐色斑点或小泡,最后发展为大小不等的紫蓝色实质结节或包块。

1.巨检

(1)卵巢:卵巢子宫内膜异位症最为多见。约有 80% 的患者病变仅累及一侧卵巢,而 50% 的患者同时波及双侧卵巢。病变的早期在卵巢的表面上皮及皮层中可见紫褐色斑点或小泡。随着病变的发展,卵巢内的异位内膜因反复出血而形成单个或多个囊肿,其中以单个多见,称为卵巢子宫内膜异位囊肿。囊肿内为暗褐色黏糊状陈旧血液,状似巧克力样液体,故又称卵巢巧克力囊肿。囊肿的大小不一,一般直径多为 5~6 cm,最大者直径可达 25 cm。当囊肿增大时,整个卵巢表面呈灰蓝色。由于经期囊肿内出血增多,囊内压力增高,囊壁可出现小的裂隙并有极少量的血液渗漏至卵巢表面,但裂隙随即被漏出物所引起的腹膜局部炎性反应和组织纤维化所闭合,这导致卵巢与其邻近的子宫、阔韧带或乙状结肠等紧密粘连,因此,卵巢多固定在盆腔内,无法活动。手术时若将卵巢强行与其周围组织游离,囊壁往往会破裂,流出黏稠的暗褐色陈旧性血液。上述卵巢与周围器官或组织紧密粘连是卵巢子宫内膜异位囊肿的临床特征之一,借此可与其他出血性卵巢囊肿相鉴别。

(2)宫骶韧带、直肠子宫陷凹和子宫后壁下段:这些部位亦为子宫内膜异位症的好发部位,这是由于它们处于盆腔后部较低或最低处,与经血中的内膜碎屑接触机会最多。在病变的早期,宫骶韧带、直肠子宫陷凹或子宫后壁下段有散在紫褐色出血点或颗粒状散在结节。随病变的发展,子宫后壁与直肠前壁粘连,直肠子宫陷凹变浅,甚至完全消失。严重者直肠子宫陷凹内的异位内膜向直肠阴道隔发展,在隔内形成包块,并向阴道后穹隆或直肠腔凸出,但极少穿透阴道或直肠黏膜层。

(3)宫颈:内膜异位累及宫颈者较少。病灶位于表浅的黏膜面或深部间质内。浅表者多系子宫内膜直接种植所致,在宫颈表面可见暗红色或紫蓝色小颗粒,经期略增大,容易被误诊为宫颈腺囊肿。深部病灶可能是直肠子宫陷凹异位灶直接蔓延而来,在宫颈剖面可见紫蓝色小点或含陈旧血液的小囊腔。

(4)输卵管:直接累及黏膜者较少,偶尔可在其管壁浆膜层见到紫褐色斑点或小结节。输卵管常与周围病变组织粘连,甚至可因粘连和扭曲而影响其正常蠕动,但管腔多是通畅的。

(5)腹膜:早期病变除在盆腔内见到典型的色素沉着的子宫内膜异位病灶外,还可在一些早期病例发现无色素的早期子宫内膜异位腹膜病灶,其中有白色混浊灶、火焰状红色灶、腺样息肉灶和卵巢下粘连等。这些无色素灶发展为典型的色素灶需 6~24 个月。

(6)深部浸润型内膜异位症:指病灶浸润深度≥5 mm 的内膜异位症,常见于宫骶韧带、直肠子宫陷凹、阴道穹隆、直肠阴道隔等。

2.镜下检查

在病灶中见到子宫内膜上皮、内膜腺体或腺样结构、内膜间质及出血。但异位内膜反复出血后,上述典型的组织结构可能被破坏而难以发现,以致出现临床和病理不一致的现象,也就是临床表现极典型,但内膜异位的组织病理特征极少。由于内膜异位的出血来自间质内血管,所以在镜检时能找到少量内膜间质细胞即可确诊本病。如临床表现和手术时肉眼所见十分典型,即使镜检下仅能在卵巢的囊壁中发现红细胞或含铁血黄素的巨噬细胞等出血证据,亦应诊断为子宫内膜异位症。而无色素的早期子宫内膜异位病灶在镜下一般可见到典型的异位内膜组织。异位内膜虽然可随卵巢周期变化而有增生和分泌改变,但其改变不一定与子宫内膜同步,且往往仅表现为增生期改变,这可能与异位内膜周围组织纤维化导致血供不足有关。肉眼正常的盆腔腹膜,而在镜下发现了子宫内膜的腺体和间质称为镜下子宫内膜异位症。有报道在正常腹膜活检中,有 10%～15% 的妇女有镜下内膜异位症。镜下子宫内膜异位症可能在子宫内膜异位症的组织发生和治疗后复发方面起重要作用。子宫内膜异位症一般极少发生恶变。

三、临床表现

1.症状

常见症状是下腹痛、痛经、性交不适和不孕。有 20% 的患者无明显不适症状。

(1)痛经和持续下腹痛:子宫内膜异位症的典型症状是继发性痛经,多随局部病变加重而逐渐加剧。疼痛多位于下腹深部及腰骶部,以盆腔中部为多,可放射至阴道、会阴、肛门或大腿。疼痛常于月经来潮前 1~2 d 开始出现,并持续至整个月经期,以经期第 1 天最剧。偶有腹痛时间与月经不同步者。少数晚期患者长期下腹痛,至经期更剧。而疼痛的程度与病灶大小并不一定成正比。

(2)月经异常:15%～30% 的患者有经量增多、经期延长或经前点滴出血。这可能与卵巢无排卵、黄体功能不足或同时合并有子宫腺肌病或子宫肌瘤等有关。

(3)不孕:子宫内膜异位症患者不孕率高达 40%。可能与盆腔环境的改变影响精子和卵子的结合及盆腔、输卵管、卵巢的粘连影响受精卵或胚胎的输送有关。

(4)性交痛:多见于直肠子宫陷凹有异位病灶或因病变导致子宫后倾固定的患者,以月经来潮前性交疼痛更明显。一般表现为深部性交痛。

(5)急腹痛:较大的卵巢子宫内膜异位囊肿出现大的破裂时,囊内液体流入盆腹腔可引起剧烈腹痛,伴恶心、呕吐和肛门坠胀。多发生在经期前后或经期,其症状类似输卵管妊娠破裂。

(6)其他特殊症状:肠道内膜异位症患者可出现腹痛、腹泻或便秘,甚至有周期性少量便血。严重者可因直肠或乙状结肠受压而出现肠梗阻症状。若异位内膜侵犯膀胱肌壁,则可在经期出现尿痛和尿频。若异位内膜侵犯和压迫输尿管时,可出现一侧腰痛和血尿,极少见。此外,任何部位有内膜异位种植和生长时,均可在病变部位出现周期性疼痛、出血或块物增大。剖宫取胎术后的腹壁瘢痕中的子宫内膜异位病灶,术后经期出现腹部瘢痕疼痛,并可在瘢痕深部扪到剧痛的包块,月经干净后疼痛缓解,下次经期又发作。随着时间的延长,包块会逐渐增大,腹痛亦逐渐加剧。

2.体征

一般腹部检查均无明显异常。典型的盆腔子宫内膜异位症在盆腔检查时,可发现子宫多后倾固定,直肠子宫陷凹、宫骶韧带或子宫后壁下段等部位可扪及触痛性结节,在子宫的一侧或双侧附件处可扪及与子宫相连的囊性偏实包块,往往有轻压痛。若病变累及直肠阴道隔,可在阴道后穹隆扪及隆起的小结节或包块,甚至看见紫蓝色斑点。巨大的卵巢子宫内膜异位囊肿可在腹部扪及囊块。囊肿破裂时可出现腹膜刺激征。

四、诊断

凡育龄妇女有继发性痛经进行性加重和不孕史,盆腔检查扪及盆腔内有触痛性结节或子宫旁有不活动的囊性包块,即可初步诊断为子宫内膜异位症。但临床上尚需借助下列辅助检查,特别是腹腔镜检查和活组织检查方能最后确诊和确定分期。

1.影像学检查

阴道和腹部 B 超是鉴别卵巢子宫内膜异位囊肿和直肠阴道隔内膜异位症的重要手段。B超可显示卵巢子宫内膜异位囊肿的位置、大小和形状,囊肿壁较厚,粗糙不平,与周围脏器特别是与子宫粘连,囊肿内呈囊性、混合性或实性,以囊性最为多见。囊肿的回声图像无特异性,因此不能单纯根据 B 超图像确诊。盆腔 CT 及 MRI 的诊断价值与 B 超相当,但费用较高。

2.CA125 值测定

子宫内膜异位症患者血清 CA125 值可能升高。血清 CA125 测定可用于监测内膜异位症的治疗效果和复发情况,若药物或手术治疗有效,CA125 值下降,复发时又升高。

3.腹腔镜检查

在腹腔镜下对可疑病变进行活检即可确诊。它是目前诊断子宫内膜异位症的最佳方法,特别是对盆腔检查和 B 超检查均无阳性发现的不育或腹痛患者更是唯一手段。此外,腹腔镜检查亦有助于子宫内膜异位症的临床分期。

五、鉴别诊断

1.卵巢恶性肿瘤

患者一般情况较差,病情发展较快,腹痛、腹胀多为持续性,且常有腹腔积液。B超显示包块多为实性或混合性,形态多不规则。腹腔镜检查或剖腹探查可鉴别。

2.盆腔炎性包块

盆腔炎性包块以往多有急性盆腔感染和反复感染发作史,且平时亦有腹部隐痛,不仅限于经期,可伴有发热和白细胞增高等,抗感染治疗有效。

3.子宫腺肌病

痛经症状与子宫内膜异位症相似,甚至更加剧烈。子宫多呈对称性增大,较正常子宫硬。经期检查子宫压痛明显。常与子宫内膜异位症并存。

六、临床分期

子宫内膜异位症的分期方案甚多,现多采用 1985 年美国生育学会(AFS)提出的"修正子宫内膜异位症分期法"。此法需经腹腔镜检查或剖腹探查确诊,并要求详细观察和记录内膜异位病灶的部位、数目、大小、深度和粘连程度,最后用评分法表达。

七、治疗

应根据患者的年龄、症状、病变部位和范围以及对生育要求等情况进行全面考虑。轻度患者可先行期待疗法;有生育要求的轻度患者先行药物治疗,重度患者行保守手术;无生育要求的年轻重度患者采用保留卵巢功能手术,术后激素巩固治疗;无生育要求的较年长的重度患者可考虑行根治性手术。

1. 期待疗法

病变轻微、无症状或症状轻微患者,一般可每数月随访 1 次。经期有轻微疼痛时,可给予前列腺素合成酶抑制剂(如吲哚美辛、奈普生、布洛芬或双氯芬酸钠等)对症治疗。希望生育的患者,应做不孕的各项检查(如输卵管通液试验或子宫输卵管碘油造影),特别是在腹腔镜下行输卵管亚甲蓝液通液试验,必要时解除输卵管粘连扭曲,促使尽早受孕。一旦妊娠,病变组织多坏死、萎缩,分娩后症状可缓解,甚至完全消失,且不再复发。

2. 药物治疗

常用的药物疗法是用性激素治疗从而导致患者较长时间闭经。性激素治疗的主要目的是抑制雌激素合成,使异位种植的子宫内膜萎缩或切断下丘脑-垂体-卵巢轴的刺激和出血周期。但对较大的卵巢子宫内膜异位囊肿、特别是卵巢包块性质尚未明确者,则不宜用性激素治疗。目前临床采用的各种性激素治疗方法如下。

(1)口服避孕药:此疗法适用于轻度子宫内膜异位症患者。避孕药为低剂量高效孕激素和炔雌醇的复合片。它是最早用于治疗子宫内膜异位症的激素类药物。长期连续服用避孕药 9 个月造成类似妊娠的人工闭经,称为假孕疗法。使子宫内膜和异位内膜萎缩,缓解痛经和减少经量。可连续应用或周期应用,连续应用的疗效比较肯定。用法一般是每日 1 片,连续用 6～12 个月。

(2)孕激素:孕激素是治疗内膜异位症的首选药物。可造成子宫内膜脱落和萎缩,费用较低,不良反应也小。常用的制剂有:甲羟孕酮每日口服 30 mg;炔诺酮每日口服 5 mg;甲地孕酮每日口服 40 mg 等。亦可采用甲羟孕酮避孕针 150 mg 肌内注射,每月 1 次;或羟孕酮 250 mg 肌内注射,每 2 周 1 次。

以上药物一般应持续 6 个月。应用左炔诺孕酮宫内缓释系统 1 年也可取得较好效果。以上药物的不良反应有恶心、体质量增加、水钠潴留、不规则点滴出血等。若有点滴出血,可短期(7 d)加服妊马雌酮 0.625 mg 或己烯雌酚 0.5 mg 以抑制突破性出血。一般停药数月后,月经可恢复正常,痛经缓解,受孕率增加。

(3)达那唑:为合成的 17α-炔孕酮衍生物,能阻断 GnRH 的合成和释放,直接抑制甾体激素的合成,增加雌二醇和孕激素的代谢,最终形成高雄激素和低雌激素环境而不利于异位子宫内膜的生长。用药后闭经又可预防盆腔腹膜形成新的种植病灶,故称为假绝经疗法。达那唑还能影响患者机体的免疫功能,因此,对合并有自身免疫性疾病患者的治疗有效果。用法为 200 mg,每日 2～3 次,从月经第 1 天开始,持续用药 6 个月。若痛经不缓解或不出现闭经时,可加大剂量至 200 mg,每日 4 次。其不良反应有恶心、体质量增加、乳房缩小、痤疮、皮脂增加、多毛、头痛、潮热、性欲减退、阴道萎缩、肌痛性痉挛、情绪不稳定等,但其发生率低,症状多不严重,患者一般能耐受。但声音低沉不能恢复。达那唑不宜用于已有肝功能损害、高血压、心力衰竭、肾功能不全、妊娠等患者。达那唑适用于轻度及中度子宫内膜异位症痛经明显的患者。一般在停药后 4~6 周后月经恢复,但此时内膜仍不健全,最好在月经恢复正常 2 次后再考虑受孕。

(4)孕三烯酮:是 19-去甲睾酮甾体类药物,有抗孕激素、抗雌激素和抗性腺效应。该药能直接和间接增加游离睾酮水平,减少性激素结合球蛋白水平,降低血清雌二醇水平至早卵泡期水平,减少 LH 均值,并抑制 LH 和 FSH 峰值。用法每周仅需用药 2 次,每次 2.5 mg,于月经第 1d 开始服药,连续用药 6 个月。服药后 50%~100%患者发生闭经。疗效与达那唑相近,但不良反应远较达那唑低,对肝功能影响较小。孕妇忌服。

(5)孕激素受体调节剂:米非司酮可以抑制子宫内膜异位症,无雌激素样影响,也没有用 GnRH-a 治疗导致骨质丢失的危险,但长期疗效有待证实。用法:每日口服 25~100 mg。

(6)促性腺激素释放激素激动剂(GnRH-a):天然的促性腺激素释放激素(GnRH)为下丘脑分泌和脉冲式释放至门脉循环以调节垂体 LH 和 FSH 的短效十肽。GnRH-a 为人工合成的十肽类化合物,作用与天然的 GnRH 相同,能够促进垂体细胞释放 LH 和 FSH,其活性较天然的 GnRH 高数十倍至 100 倍。长期连续应用 GnRH-a,垂体 GnRH 受体被耗尽,将对垂体产生相反的降调作用,即垂体分泌的促性腺激素减少,从而导致卵巢分泌的激素显著下降,出现暂时性绝经,故称为"药物性卵巢切除"。

目前临床上应用的多为亮丙瑞林缓释剂或戈舍瑞林缓释剂。用法为月经第 1 天皮下注射亮丙瑞林 3.75 mg 或戈舍瑞林 3.6 mg,每隔 28 d 再注射 1 次,共 3~6 次。用药第 2 个月后一般可闭经。其疗效与达那唑、孕激素治疗相近,均可缓解痛经症状。不良反应主要为雌激素过低所引起的潮热、阴道干燥、性欲减退及骨质丢失等绝经症状。一般认为骨质丢失,可在停药后逐渐恢复正常。现主张为防止骨质丢失如连续用药 3 个月以上,给予反加疗法,即同时给予妊马雌酮 0.625 mg 加甲羟孕酮 2 mg 每日 1 次或 17-a 异炔诺酮 2.5 mg 每日 1 次。

3.手术治疗

手术治疗的目的:①明确诊断及进行临床分期;②清除异位内膜病灶及囊肿;③分离粘连及恢复正常解剖结构;④治疗不孕;⑤缓解和治疗疼痛等症状。适用于:①药物治疗后症状不缓解,局部病变加剧或生育功能仍未恢复者;②较大的卵巢内膜异位囊肿,特别是迫切希望生育者。手术方式有保留生育功能手术、保留卵巢功能手术和根治性手术。手术可采用腹腔镜或剖腹手术。腹腔镜手术既可确诊子宫内膜异位症,又可在镜下清除病灶、分离粘连、卵巢囊肿剔除和卵巢成形术以及卵巢、输卵管和子宫切除术等。剖腹手术适用于腹腔镜条件不具备或非常复杂的手术,如粘连严重、病灶广泛、有多次手术史者。

(1)保留生育功能手术:适用于年轻有生育要求的患者,特别是采用药物治疗无效者。应尽量切净或破坏异位内膜病灶,但保留子宫、双侧或一侧、至少部分卵巢组织。术后复发率约占 40%。

(2)保留卵巢功能手术:适用于年龄在 45 岁以下且无生育要求的重症患者。将盆腔内病灶及子宫予以切除,保留至少一侧卵巢或部分卵巢。术后复发率约占 5%。

(3)根治性手术:适用于 45 岁以上的重症患者。将子宫、双侧附件及盆腔内所有异位子宫内膜病灶予以切除和清除。术后不用雌激素补充治疗者,几乎不复发。子宫周围严重粘连无法切除子宫者,可保留子宫,仅切除双侧卵巢或双侧附件,此手术又称去势手术。

4.药物与手术联合治疗

手术治疗前先用药物治疗 3 个月以使子宫内膜异位灶缩小、软化,从而缩小手术范围和有利于手术操作。术后可给予药物治疗 2～3 个月,以降低术后复发率。对于手术不彻底或术后疼痛不能缓解者,术后给予 3～6 个月的药物治疗。

5.其他特殊治疗

(1)疼痛的治疗:有 74% 的轻、中度患者手术治疗后疼痛症状可缓解。药物治疗效果不佳的重度患者 80% 可通过手术治疗缓解疼痛。术后应用 GnRH-a 6 个月可减轻疼痛或推迟疼痛的复发。术后应用低剂量(每日 100 mg)达那唑 12 个月也可明显降低疼痛程度。

(2)不孕的治疗:药物治疗对提高妊娠率无明显帮助。手术治疗则能提高术后妊娠率,治疗效果主要取决于病变的程度。术后 1 年内的妊娠率最高,2 年内不能妊娠者,再妊娠机会很少。要求妊娠者,术后应行促排卵等治疗,争取尽早妊娠。保留生育功能手术后仍不能妊娠者,可考虑应用辅助生育技术即体外受精和胚胎移植技术。

(3)青春期内膜异位症:轻度患者如有手术指征可清除病灶后连续用低剂量口服避孕药预防复发。重症患者术后应先用药物治疗 6 个月,然后再连续用低剂量口服避孕药。16 岁以上、性成熟的青春期患者才允许用 GnRH-a 治疗,一般主张同时加用反加疗法治疗。

八、预防

1.防止经血倒流

先天性生殖道畸形如阴道横隔、残角子宫、处女膜无孔、宫颈闭锁或后天性炎性阴道狭窄、宫颈管粘连等所引起的经血潴留,应及时手术治疗,以免经血逆流入腹腔。此外,经期一般不做盆腔检查,若有必要,应避免过于用力挤压子宫。

2.避免手术操作所引起的子宫内膜异位

进入宫腔内的经腹手术,特别是孕中期剖宫取胎术,均应以纱布垫保护好子宫切口周围的手术野,以防止宫腔内容物溢入腹腔或腹壁切口。缝合子宫壁时,应尽量避免缝针穿透子宫内膜层。关闭腹腔后,应用生理盐水洗净腹壁切口。月经来潮前禁止做各种输卵管通畅试验,以免将子宫内膜推注入腹腔。宫颈及阴道的手术包括宫颈电烙、激光和微波治疗以及整形术等,均应在月经干净后 3～7 d 内进行,以免再次月经来潮时脱落的子宫内膜种植在尚未愈合的手术创面上。进行人工流产负压吸宫术时,吸管应缓慢拔出,避免腔内外压差过大而致宫腔内血液和子宫内膜随负压被吸入到腹腔内的可能。

第二节　子宫腺肌病

子宫腺肌病(adenomyosis)是指子宫内膜腺体或间质存在于子宫肌层中,伴随周围肌层细胞的代偿性肥大和增生。多见于 30～50 岁的经产妇。以往认为它是内在性的子宫内膜异位症,而将非子宫肌层的子宫内膜异位症称为外在性子宫内膜异位症以示区别;现在认为,它是一种独立的疾病。子宫腺肌病发病率较高,对尸检和因病切除的子宫做连续切片检查发现,10％～47％ 子宫肌层中有子宫内膜组织。子宫腺肌病有 15％～40％ 合并盆腔子宫内膜异位症,35％～55％合并子宫平滑肌瘤,严重影响妇女的身心健康,逐渐受到人们的重视。

一、临床表现

(一)症状

1.月经异常

表现为月经过多、经期延长及不规则出血,也可表现为经前或经后少量阴道出血。绝经后妇女患本病可表现为绝经后阴道出血。其中,月经过多发生率为 40％～50％,表现为连续数个月经周期中月经期出血量多,一般＞800mL。原因:①子宫内膜面积增大;②肌层存在子宫内膜可影响子宫的正常收缩;③本病合并子宫内膜增生过长和(或)子宫肌瘤。

2.痛经

子宫腺肌病痛经的发生率为 15％～30％,常表现为逐渐加剧的进行性痛经,疼痛位于下腹正中,常于经前 1 周开始,直至月经结束。痛经的轻重不一,往往是痉挛性绞痛,有时伴有下坠感,难以忍受,常需服镇痛药。其轻重一般与内膜侵入子宫肌层深度呈正比,有时与病灶大小并无关系。子宫腺肌病患者的疼痛与以下因素相关:子宫受刺激引起收缩痛、与周围脏器腹膜粘连引起的牵拉痛、病变对周围神经末梢的刺激、子宫肌层内出血、反流进入盆腔经血的刺激、局部环境前列腺素(Prostaglandin,PG)升高,同时也与患者的痛阈值改变有关。

3.其他

约有 35％的患者可无任何临床症状。约有 7％的患者有性交痛。部分患者可能有不明原因的月经中期阴道出血和性欲减退。

(二)妇科检查

子宫呈均匀性增大,一般不超过孕 12 周子宫的大小,呈球形,或局部突起,质硬而伴有压痛,经期压痛尤为显著。子宫增大系因病灶占位所致,偶可见子宫正常大小甚至小于正常者。合并子宫内膜异位症者子宫活动度较差,合并子宫肌瘤者子宫不规则增大。

二、诊断

依据典型的进行性痛经和月经过多史、妇科检查子宫均匀增大或局限性隆起、质硬且有压痛可做出初步诊断,必要时可结合下列辅助检查协助诊断与鉴别诊断,确诊有赖于术后的病理学检查。

(一)超声检查

超声检查是协助诊断子宫腺肌病最常用也是首选的方法,但其诊断准确性与检查者技术水平有很大的关系。阴道超声较腹部超声诊断准确性高,子宫肌层内的小囊样回声是最特异的诊断指标,如果不合并子宫肌瘤,阴道超声诊断子宫腺肌病的准确性甚至可以和 MRI 媲美。子宫腺肌病分弥散型和局灶型,前者典型声像图表现如下。

(1)子宫均匀增大呈球形。

(2)子宫肌层内有多发散在的小囊样低回声反射。后者则表现为:子宫壁包块与子宫肌层界限不清,子宫肌层内可见小囊样低回声反射。多见于子宫后壁或子宫角处。此外,子宫大小可呈周期性变化,有月经期或月经前后子宫增大、以后逐渐变小的特点。经阴道彩色多普勒超声(TVCDS)观察,子宫肌壁间的异位病灶内呈星点状彩色血流信号,可探及低流速血流,病灶周围极少探及规则血流。经阴道三维能量图(3DCPA)检查,可见子宫病灶内血管增粗、紊乱,管壁光滑、清晰且为高速高阻动脉频谱;而子宫肌瘤的血流灌注呈球体网架结构,且为高速低阻动脉频谱。阴道超声能有效地区别子宫腺肌瘤和子宫肌瘤,前者常没有明显的缺损边界而出现的各种腔隙,后者则正好相反,其诊断子宫腺肌瘤的敏感性为82%,特异性为88.3%。

(二)磁共振成像(MRI)

MRI 检查无创伤,盆腔器官不受呼吸、心跳的影响,影像质量稳定,而且对软组织有高度的组织分辨率;又可以从横断面、冠状面、矢状面的任意方向进行扫描,所获得的影像几乎与大体标本的解剖断面相似。加之其成像不受骨、气体的干扰,也不受操作者技术或手法的影响,不用造影剂也可清晰显示血管,故国外已较早将 MRI 作为术前诊断子宫腺肌病的唯一的非损伤性方法。

Bazot 等报道,MRI 诊断子宫腺肌病的敏感度、特异度、阳性预测值和阴性预测值分别是77.5%、92.5%、83.8%和89.2%。MRI 诊断子宫腺肌病的特异度优于阴道超声,但对体积>12 孕周的子宫诊断准确率也较差。Ascher 等进行阴道超声和 MRI 对比检查分析,结果发现,MRI 诊断子宫腺肌病的准确性可达88.2%,而阴道超声只有52.9%。但国内由于 MRI 价格昂贵,目前尚未普遍推广,只是在应用超声等方法不能区别为子宫腺肌病和子宫肌瘤,而严重影响临床处理时,才考虑应用 MRI。

子宫腺肌病 MRI 特点为结合带弥散性或局灶性增宽,T_2 加权像上结合带内部出现局灶性高信号区,子宫内膜向周围伸出线样条纹。正常盆腔 MRI 矢状 T_2 加权像可清楚显示子宫内膜带状结构,在子宫内膜周边可见的低信号强度带,称为结合带(junctional zone,JZ)。正常人群结合带宽度有很大差异,在 2~8 mm。各学者用于诊断子宫腺肌病的结合带宽度为5~12 mm。

Kang 等发现,20 位正常临床志愿者子宫 MRI 检查结果中,有 8 位受试者至少有一处以上结合带宽度超过 5 mm。Reinhold 等的一项回顾性研究表明,如果以结合带宽度 5 mm 作为诊断标准,则敏感性为100%,但特异性仅为31%,但如果以 12 mm 为诊断标准,则敏感性93%、特异性91%。Kang 等在临床工作中的经验是,如果最大结合带厚度>12 mm,则高度怀疑为腺肌病患者;若结合带宽度<8 mm,则基本排除腺肌病可能;而当结合带的厚度为8~12 mm,若存在其他征象如结合带局部增宽、结合带边界不清、T_1 或 T_2 加权像上出现局灶性高信号时,亦可诊断腺肌病。

据报道,50%~88%的子宫腺肌病患者当中,T_2 加权像上低信号区域中可出现局灶性高信号,其组织病理学基础为异位的内膜腺体、囊状扩张的异位内膜腺体及其出血后的遗迹。在MRI 的 T_1 加权像上,异位子宫内膜腺体与周围肌层信号强度相等,仅偶尔出现与小面积出血相对应的局灶性高信号,因此,MRI 的 T_2 加权像对于子宫腺肌病的诊断价值更大。此外,部分患者中 T_2 加权像可以显示从内膜伸向肌层的高信号线样条纹,其可能代表基底层内膜向肌层的直接侵犯。

随着 MRI 技术的不断发展,脂肪抑制序列(fat suppression,FS)技术显像在 MRI 诊断中发挥了重要作用。FS 是在 MR 扫描过程中选择适当的回波时间,使人体中水与脂肪中的氢质子处于不同相位,得到脂肪抑制效果,使脂肪组织由高信号变为低信号,且增加非脂肪病变与正常组织的信号对比度,能更清楚地显示病变的边界,因而有利于病变经线的测量。

(三)计算机断层摄影(CT)

CT 对于子宫腺肌病临床诊断率不高,仅为 25%,但对子宫腺肌病和子宫肌瘤的鉴别诊断有很高的应用价值。CT 的主要表现为子宫体弥散性均匀性增大,子宫壁增厚,而且可见斑点状不强化状灶。平扫时增厚的子宫壁呈均匀软组织密度,CT 值为 50～70 HU,增强后子宫不均匀性略强化,比平扫值增加 20～40 HU。

(四)血清 CA125

血清 CA125 已被广泛用于子宫内膜异位症和卵巢癌的诊断和疗效观察,对子宫腺肌病诊断的应用价值报道不多。CA125 诊断子宫腺肌病常以血清 CA125＞35 kU/L 作为阳性判定标准。国内有学者报道,CA125 诊断子宫腺肌病阳性率可达 80% 以上,而且检测方便、价格适宜,不仅可用来协助诊断子宫腺肌病,还可作为子宫腺肌病疗效观察和复发预测的一项指标。

但应注意任何与中肾旁管有关的妇科疾病,如良性肿瘤、子宫内膜异位症及腹膜炎性反应等,均可引起 CA125 水平升高,约有 1% 的健康妇女,3% 的卵巢良性疾病(如卵巢囊肿等)和6% 非肿瘤患者(如早孕、肝疾病、腹膜炎和胸膜炎等)也会升高,故应用 CA125 诊断子宫腺肌病应慎重。

(五)宫腔镜及腹腔镜

宫腔镜检查子宫腔增大,有时可见异常腺体开口,并可除外子宫内膜病变。腹腔镜检查见子宫均匀增大,前后径更明显,子宫较硬,外观灰白或呈暗紫色,有时浆膜面突出紫蓝色结节。有条件时可行多点粗针穿刺活检确诊。

(六)病理检查

病理检查是确诊子宫腺肌病的金标准。

三、治疗

视患者症状、年龄及有无生育要求而定。对年龄较大且无生育要求者一般采用子宫切除术,可达到根除。但对年轻有生育要求者可试用药物治疗或保守性手术等。

(一)期待治疗

期待治疗用于无症状、无生育要求者。

(二)药物治疗

(1)症状较轻者,可口服非甾体抗炎药或口服避孕药等缓解症状。

(2)年轻、有生育要求和近绝经期患者,可试用达那唑、孕三烯酮或 GnRH-a 治疗。这些药物可通过抑制卵巢功能,使子宫内膜萎缩,造成人工绝经,症状缓解。但停药后症状亦复现。

(3)左炔诺孕酮宫内缓释系统(LNG-IUS)对缓解痛经、减少经量有较好疗效,但 5 年需更换。

(三)手术治疗

(1)年轻、有生育要求的局限性腺肌瘤患者,可试行病灶挖除术。

(2)对症状严重、无生育要求或药物治疗无效的患者可采用全子宫切除术,卵巢是否保留取决于卵巢有无病变和患者年龄。

第四章　妊娠滋养细胞疾病

妊娠滋养细胞疾病是一组来源于胎盘滋养细胞的疾病。根据组织学形态特征将其分为葡萄胎、侵蚀性葡萄胎、绒毛膜癌（简称绒癌）及胎盘部位滋养细胞肿瘤。侵蚀性葡萄胎、绒癌和胎盘部位滋养细胞肿瘤又统称为妊娠滋养细胞肿瘤。虽然妊娠滋养细胞疾病的组织学分类是需要的，但侵蚀性葡萄胎和绒癌在临床表现、诊断和处理原则等方面基本相同，且该组疾病多经化疗得以治愈，缺乏组织学证据，因此，国际妇产科联盟（FIGO）妇科肿瘤委员会 2000 年建议妊娠滋养细胞疾病的临床分类可不以组织学为依据，将侵蚀性葡萄胎和绒毛膜癌合称为妊娠滋养细胞肿瘤。由于胎盘部位滋养细胞肿瘤在临床表现、发病过程及处理上与其他妊娠滋养细胞肿瘤明显不同，故单列一类。

第一节　葡萄胎

一、概述

葡萄胎是由于妊娠后胎盘绒毛滋养细胞增生、间质水肿，而形成大小不一的水泡，水泡间借蒂相连成串，形如葡萄而得名，也称水泡状胎块。葡萄胎分为完全性葡萄胎和部分性葡萄胎两类，大多数为完全性葡萄胎。

二、相关因素

葡萄胎发生的确切原因，尚不完全清楚，但可能与下列因素有关。

1. 完全性葡萄胎

流行病学调查表明，发生率较高的是亚洲和拉丁美洲国家，如日本约 1 000 次妊娠可发生 2 次，而北美和欧洲国家每 1 000 次妊娠发生 0.6～1.1 次。据我国 23 个省、市、自治区的调查资料，平均每 1 000 次妊娠发生 0.78 次，其中浙江省最高为 1.39 次，山西省最低为 0.29 次。同一种族居住在不同地域，其葡萄胎的发生率也不相同，如居住在北非和东方国家的犹太人后裔的发生率是居住在西方国家的 2 倍，提示葡萄胎发生地域差异的原因除种族外，还有多方面因素。

高危因素之一可能是营养状况与社会经济因素。饮食中缺乏维生素 A 及其前体胡萝卜素和动物脂肪者发生葡萄胎的概率显著升高。另一高危因素是年龄，大于 35 岁和 40 岁妇女妊娠时葡萄胎的发生率分别是年轻妇女的 2 倍和 7.5 倍。相反，小于 20 岁妇女的葡萄胎发生率也明显升高，其原因可能与该两个年龄段容易发生异常受精有关。前次妊娠有葡萄胎史也是高危因素，有过 1 次和 2 次葡萄胎妊娠者，再次葡萄胎发生率分别为 1% 和 15%～20%。

根据细胞遗传学研究报道，完全性葡萄胎的染色体核型为二倍体，全部来自父系，其中 90% 为 46,XX，由一个细胞核基因物质缺失或失活的空卵与一个单倍体精子（23,X）受精，然后自身复制为二倍体（46,XX）。另有 10% 核型为 46,XY，是由一个空卵分别和两个单倍体精子（23,X 和 23,Y）同时受精而成。虽然完全性葡萄胎染色体基因均为父系，但其线粒体 DNA

仍来自母系。

目前认为,滋养细胞过度增生的主要原因是完全性葡萄胎染色体的孤雄来源,并可能与基因组印迹紊乱有关。基因组印迹指哺乳动物和人类的某些基因位点,其父源性和母源性等位基因的表达程度不同,即在一方的单等位基因表达时,另一方沉默。研究表明,必须由父母双亲染色体的共同参与才能确保基因组印迹的正常调控,而基因组印迹又是胚胎正常发育所必需的。但在完全性葡萄胎时,由于母系染色体参与调控的缺失,可引起印迹紊乱。

2.部分性葡萄胎

部分性葡萄胎的发生率比完全性葡萄胎的发生率要低很多。爱尔兰调查资料表明,部分性和完全性葡萄胎的发生率分别为 1 945 次妊娠 1 次和 695 次妊娠 1 次。有关部分性葡萄胎高危因素的流行病学调查资料较少,口服避孕药和不规则月经等可能是其高危因素,与年龄和饮食因素无关。根据细胞遗传学研究表明,部分性葡萄胎的核型 90% 以上为三倍体,若胎儿同时存在,其核型一般仍为三倍体。69,XXY 是最常见的核型,其余为 69,XXX 或 69,XYY,是由一个正常单倍体卵子和两个正常单倍体精子受精,或由一个正常单倍体卵子(精子)和一个减数分裂缺陷的双倍体精子(卵子)受精而成,多余的染色体均来自父系。已经证明,在完全性和部分性葡萄胎中,造成滋养细胞增生的主要原因是多余的父源基因物质。极少数部分性葡萄胎的核型为四倍体,但其形成机制尚不清楚。

三、病理

1.完全性葡萄胎

完全性葡萄胎大体检查为水泡状物,形如串串葡萄,直径数毫米至数厘米不等,其间有纤细的纤维素相连,血块及蜕膜碎片常混于其中。水泡状物占满整个宫腔,仔细检查仍不能发现胎儿及其附属物或胎儿痕迹。镜下见绒毛体积增大,轮廓规则,滋养细胞增生,间质水肿和间质内胎源性血管消失。

2.部分性葡萄胎

部分性葡萄胎仅部分绒毛变为水泡,常合并胚胎或胎儿,但胎儿多已死亡,极少合并足月儿,且常伴发育迟缓或多发性畸形。镜下见绒毛大小不等,大多呈扇形,轮廓不规则,滋养层基质内陷明显,部分间质水肿,滋养细胞增生程度较轻,间质内可见胎源性血管及其中的有核红细胞。此外,还可见胚胎或胎儿。

四、临床表现

完全性葡萄胎患者常具有以下典型症状。

1.停经后阴道流血

停经后阴道流血是最常见的症状,大部分患者在停经 2~4 个月后(平均为孕 12 周)出现不规则阴道流血,淋漓不尽,开始量少,随后逐渐增多,且常因葡萄胎组织自蜕膜剥离,使母体血管破裂而出现反复大量流血。有时可自然排出水泡状组织,此时出血往往汹涌,而腹痛并不十分明显。流血时间长又未及时诊治者,可能导致贫血及继发感染。

2.子宫异常增大、变软

约有 2/3 葡萄胎患者的子宫大于相应月份的正常妊娠子宫,质地极软,主要原因是由于绒毛水肿及宫腔积血。由于扩大的宫腔内充满增生的滋养细胞,患者常伴 HCG 显著升高。约有 1/3 患者的子宫大小与停经月份相符。极少数患者子宫小于停经月份,可能与水泡退行性变、停止发展有关。

3.卵巢黄素化囊肿

卵巢黄素化囊肿一般没有明显症状,偶因急性扭转而致急性腹痛。黄素化囊肿在清除胎块后,随着 HCG 水平下降,在 2～4 个月内自行消退。

4.妊娠呕吐及子痫前期征象

葡萄胎时出现妊娠呕吐比正常妊娠早,持续时间长,且症状严重。葡萄胎在孕 24 周前就可能发生高血压、水肿、蛋白尿等妊娠期高血压病的征象,子宫增大迅速者更是明显。1/4 葡萄胎患者可能发展为子痫前期,但发展为子痫十分少见。

5.甲状腺功能亢进现象

约有 1/10 的葡萄胎患者合并轻度甲状腺功能亢进(甲亢),主要表现为心动过速、皮肤温热及震颤,血浆 T_3、T_4、TSH 浓度上升,但仅约 2％ 的葡萄胎患者出现明显的甲亢体征,且葡萄胎清除后症状迅速消失。有人认为葡萄胎患者的甲亢症状是由血清中或葡萄胎组织中含有的绒毛膜促甲状腺激素作用的结果。

6.滋养细胞肺栓塞

2％ 患者出现急性呼吸窘迫,多在大子宫(子宫体积大于孕 16 周子宫大小)葡萄胎排空宫腔后发生。主要原因是滋养细胞栓塞肺血管,一般经积极心血管及呼吸功能支持治疗后,在72 h 内恢复。部分性葡萄胎可有完全性葡萄胎表现的大多数症状,但程度相对较轻,主要表现为停经后阴道流血,少见的是子宫大于停经月份,更多的是子宫小于停经月份,无黄素化囊肿出现,因此容易被误诊为不全流产或过期流产,诊断常通过刮宫标本的组织学检查来确立。

五、诊断

1.临床表现

有闭经,多数在闭经 2～3 个月时或个别更迟些时出现阴道流血。出血量可大可小,呈间断性,多数情况下子宫大于停经月份。子宫达 4～5 个月妊娠大小时,孕妇感觉不到胎动,触不到胎块,也听不到胎心音。仔细检查阴道流血中,若发现有水泡状胎块,则可确诊。

2.辅助检查

(1)腹部 B 超:可见子宫内可能出现大小不等的暗区,是由宫腔内积血所致。还能发现胎儿及(或)胎盘,即除有雪花状光片外,还可能有胎儿及(或)胎盘影像。B 超诊断无任何创伤,确诊率高,是确诊葡萄胎的主要辅助检查。

(2)血 HCG 测定:HCG 的准确定量试验是诊断及随访葡萄胎的重要检查。HCG 在正常妊娠开始时量少,在孕 8～10 周时达高峰,随后逐渐下降。孕 100 d 后,HCG 明显下降。在双胎或多胎妊娠时 HCG 量比单胎高。在葡萄胎 HCG 量比正常值高很多,且持续为高水平状态。在正常非孕妇女血清 HCG 量＜75 U/mL,β－HCG＜20 U/mL。正常妊娠妇女血清HCG 高峰值中位数在 100 000 U/mL 以下,最高值达 210 000 U/mL,而葡萄胎患者血清HCG 值远高于 200 000 U/mL。结合临床和 B 超,单项 HCG 高值,可确诊为葡萄胎。如做阶段性随诊定量检查 HCG,若在孕 14 周后 HCG 值仍为高值,则诊断可更为明确。葡萄胎排除8 周以上,仔细刮宫确定腔内无葡萄胎残留,没有黄素化囊肿存在,血清 HCG 仍维持在 1 000U/mL 以上或还上升,有发生恶性变的可能。HCG 值在 1 000 U/mL 以下而又有黄素化囊肿存在时,需仔细检查有无转移病变存在,或有可能由于卵巢黄素化囊肿所致,需要紧密随访。

如黄素化囊肿消退,伴随 HCG 下降,则按良性葡萄胎继续随访。

(3)X 线检查:目前很少用 X 线技术诊断葡萄胎。

六、鉴别诊断

1.流产

葡萄胎患者虽也常表现有流产现象,但其子宫往往大于正常孕周;且妊娠试验阳性,滴定度较高,故不难鉴别。葡萄胎患者的子宫也有不特别增大或在早期增大不明显的情况,此时往往易与先兆流产混淆。但是葡萄胎患者妊娠试验滴定度始终高于先兆流产。B 超检查可明确鉴别。

2.羊水过多症

羊水过多症多发生在妊娠晚期,急性羊水过多症多发生在妊娠中晚期,可出现呼吸困难、无阴道流血等症状。而葡萄胎很少有呼吸困难,但有反复阴道流血。B 超检查可用于鉴别两者。

3.子宫体肌瘤合并妊娠

子宫肌瘤在孕前查出者,不难鉴别。肌瘤合并妊娠一般没有阴道流血。双合诊时可能查到肌瘤存在于宫体某部分。B 超检查可以鉴别。

4.双胎妊娠

单卵双胎并有羊水过多及先兆流产时与葡萄胎鉴别最为困难。不但临床表现两者极相似,妊娠试验滴定度亦高于正常,常导致误诊。然而双胎妊娠一般无阴道流血,超声检查可确诊。

七、治疗

1.清除宫腔内容物

葡萄胎确诊后应及时清除宫腔内容物。但由于葡萄胎子宫大而软,易发生子宫穿孔,一般采用吸刮术,手术较安全,且能较快排空宫腔,子宫增大至妊娠 6 个月左右大小,仍可使用负压吸引。手术应注意在输液、配血准备下进行,充分扩张宫颈管,选用大号吸管吸引,待子宫缩小后轻柔刮宫,刮出物选取宫腔内及近种植部位的组织分别送病理检查。术时使用缩宫素静脉滴注加强宫缩以减少术中失血及发生子宫穿孔的可能,但需在宫口扩大后给药,以防滋养细胞压入宫壁血窦,导致肺栓塞或转移。子宫大于妊娠 12 周者,一般吸刮 2 次,第二次刮宫在 1 周后进行,两次刮出物均需送病理检查。

2.子宫切除术

年龄超过 40 岁者,葡萄胎恶变率较年轻妇女高 4～6 倍,处理时可直接行子宫切除术、保留附件;若子宫大小超过孕 14 周,则应考虑先吸出葡萄胎组织再切除子宫。但是单纯切除子宫只能消除病变侵入局部的危险,不能防止转移的发生。

3.黄素化囊肿的处理

因囊肿可自行消退,一般不需处理,即使并发扭转,在 B 超或腹腔镜下穿刺排液后多可自然复位。若扭转时间较长,血运恢复不良,则需剖腹行患侧附件切除术。

4.预防性化疗

完全性葡萄胎的恶变率在我国为 14.5%,对高危患者宜行预防性化疗。主要的高危因素有:①年龄大于 40 岁;②葡萄胎排出前 HCG 值异常升高(>100 000 U/L);③葡萄胎清除后,

HCG下降曲线不呈进行性下降,而是降至一定水平后即持续不降,或始终处于高值;④子宫明显大于停经月份;⑤黄素化囊肿直径>6 cm;⑥第二次刮宫仍有滋养细胞高度增生;⑦无条件随访者。化疗药物一般选用氟尿嘧啶或放线菌素D单药化疗,多疗程化疗至HCG转为阴性,预防性化疗一般不用于部分性葡萄胎。

5.随访

定期随访是早期发现持续性或转移性滋养细胞肿瘤的重要手段。葡萄胎清除后应每周1次做HCG定量测定直至连续3次阴性,以后每个月一次,共6个月,然后再每2个月一次,共6个月,自第一次阴性后共计1年。随访内容除每次必须监测HCG外,还应注意有无异常阴道流血、咳嗽、咯血及其他转移灶症状,并做妇科检查、盆腔B超及X线胸片检查等重要辅助检查。葡萄胎处理后应避孕1年,最好用阴茎套或口服避孕药。

八、预后

完全性葡萄胎具有局部侵犯或远处转移的潜在危险。研究证实,葡萄胎排空宫腔后发生侵犯子宫或转移的概率分别为15%及4%,其中,具有高危因素病例较低危病例的发生率约高出10倍。凡有显著滋养细胞增生的临床征象可视为高危因素,主要的高危因素有:①β-HCG>100 000 IU/L;②子宫明显大于相应孕周大小,黄素化囊肿直径>6 cm。此外,年龄>40岁者有1/3以上发生葡萄胎后滋养细胞肿瘤。葡萄胎组织学分级对判断预后的价值有限,仅能作为临床参考。对预测预后极为重要的是葡萄胎清理宫腔后HCG的消退规律,β-HCG正常回归曲线是稳定下降,平均在清宫后8周降至不可测出水平,最长不应超过12~14周。持续性葡萄胎是指葡萄胎完全排空后3个月,HCG仍持续阳性,未降至正常范围。其中少数患者经过一定时期可自行转为正常,但多数在不久后即出现血HCG浓度上升,或出现肺或阴道转移,则可确定已发生恶变。

第二节　妊娠滋养细胞肿瘤

妊娠滋养细胞肿瘤(GTN)50%继发于葡萄胎,另外一半则继发于流产、足月妊娠或异位妊娠。继发于葡萄胎排空后半年以内的妊娠滋养细胞肿瘤的组织学诊断多数为侵蚀性葡萄胎(invasive mole,IM),而一年以上者多数为绒毛膜癌(choriocarcinoma),半年至1年者,绒癌和侵蚀性葡萄胎均有可能,但一般来说时间间隔越长,绒癌可能性越大。继发于流产、足月妊娠、异位妊娠者为绒癌。侵蚀性葡萄胎恶性程度一般不高,预后较好。绒癌恶性程度高,现由于诊断技术及化学治疗的进展,绒癌患者的预后已得到极大的改善,治愈率可达90%以上。

一、病理

(一)侵蚀性葡萄胎

1.巨检

巨检可见子宫肌壁内有大小不等、深浅不一的水泡状组织,宫腔内可有或没有原发病灶。

当侵蚀病灶接近子宫浆膜层时,子宫表面可见紫蓝色结节。侵蚀较深时可穿透子宫浆膜层或阔韧带。

2.镜检

镜检可见侵入肌层的水泡状组织的形态与葡萄胎相似,绒毛结构及滋养细胞增生和分化不良。但绒毛结构也可退化,仅见绒毛阴影。

(二)绒癌

绝大多数绒癌原发于子宫,但也有极少数可原发于输卵管、卵巢、宫颈、阔韧带等部位。

1.巨检

肿瘤常位于子宫肌层内,也可突向宫腔或穿破浆膜,单个或多个,大小不一,无固定形态,与周围组织分界清,质地软而脆,海绵样,暗红色,伴出血坏死。

2.镜检

绒癌镜下特点是可见大量细胞滋养细胞和合体滋养细胞,但不形成绒毛或水泡状结构,成片高度增生,排列紊乱,并广泛侵入子宫肌层并破坏血管,造成出血坏死。肿瘤中不含间质和自身血管,瘤细胞靠侵蚀母体血管而获取营养物质。

二、临床表现

(一)无转移滋养细胞肿瘤

大多数继发于葡萄胎后,仅少数继发于流产或足月产后。

1.不规则阴道流血

在葡萄胎排空、流产或足月产后,有持续的不规则阴道流血,量多少不定。也可表现为一段时间的正常月经后再停经,然后又出现阴道流血。

2.子宫复旧不全或不均匀性增大

常在葡萄胎排空后4~6周子宫未恢复到正常大小,质地偏软。也可因肌层内病灶部位和大小的影响,表现出子宫不均匀性增大。

3.卵巢黄素化囊肿

由于HCG的持续作用,在葡萄胎排空、流产或足月产后,两侧或一侧卵巢黄素化囊肿可持续存在。

4.腹痛

一般无腹痛,但当子宫病灶穿破浆膜层时可引起急性腹痛及其他腹腔内出血症状。若子宫病灶坏死继发感染也可引起腹痛及脓性白带。黄素化囊肿发生扭转或破裂时也可出现急性腹痛。

5.假孕征象

由肿瘤分泌的HCG及雌、孕激素的作用,表现为乳房增大、乳头及乳晕着色,甚至有初乳样分泌,外阴、阴道、宫颈着色,生殖器官变软。

(二)转移性滋养细胞肿瘤

滋养细胞肿瘤主要经血行播散,转移发生早而且广泛。最常见的转移部位是肺,其次是阴道以及盆腔、肝和脑等。

转移性滋养细胞肿瘤可以同时出现原发灶和转移灶症状,但也有不少患者原发灶消失而转移灶发展,仅表现为转移灶症状,如首发症状可以表现为脑转移所致的中枢神经系统症状,若不注意常会误诊。

1.肺转移

转移瘤较大或者广泛时可表现为胸痛、咳嗽、咯血及呼吸困难。这些症状常呈急性发作，但也可呈慢性持续状态达数月之久。在少数情况下，可因肺动脉滋养细胞瘤栓形成，造成急性肺梗死，出现肺动脉高压和急性肺功能衰竭。但多数情况下当肺转移灶较小时可无任何症状，仅靠胸部 X 线片或 CT 做出诊断。

2.阴道转移

转移灶常位于阴道前壁下段，呈紫蓝色结节，破溃时引起不规则阴道流血，甚至大出血。一般认为系宫旁静脉逆行性转移所致。

3.肝转移

肝转移为不良预后因素之一，表现为上腹部或肝区疼痛，若病灶穿破肝包膜，可出现腹腔内出血，导致死亡。

4.脑转移

脑转移预后凶险，为主要的致死原因。脑转移的形成可分为 3 个时期，首先为瘤栓期，表现为一过性脑缺血症状，如猝然跌倒、暂时性失语、失明等。继而发展为脑瘤期，即瘤组织增生侵入脑组织形成脑瘤，出现头痛、喷射样呕吐、偏瘫、抽搐直至昏迷。最后进入脑疝期，因脑瘤增大及周围组织出血、水肿，造成颅内压进一步升高，脑疝形成，压迫生命中枢、最终死亡。

5.其他转移

其他转移包括脾、肾、膀胱、消化道、骨等，其症状视转移部位而异。

三、诊断

(一)临床诊断

根据葡萄胎排空后或流产、足月分娩、异位妊娠后出现不规则阴道流血和(或)转移灶及其相应症状和体征，应考虑滋养细胞肿瘤的可能，结合 HCG 测定及相应影像学等检查，常可做出滋养细胞肿瘤的诊断。

1.血 HCG 测定

对于葡萄胎后滋养细胞肿瘤，HCG 水平是主要的诊断依据，影像学证据并非必要。凡符合下列标准中的任何一项且排除妊娠物残留或再次妊娠即可诊断为滋养细胞肿瘤。

(1)葡萄胎清宫后每周 HCG 测定 4 次呈平台状态(±10%)，并持续 3 周或更长时间，即 1 d、7 d、14 d、21 d。

(2)HCG 测定 3 次升高(>10%)，并至少持续 2 周或更长时间，即 1 d、7 d、14 d。

(3)HCG 水平持续异常达 6 个月或更长。非葡萄胎后滋养细胞肿瘤的诊断标准为：足月产、流产和异位妊娠后 4 周血 HCG 仍持续高水平，或一度下降后又上升，已排除妊娠物残留或再次妊娠。

2.胸部 X 线片

胸部 X 线片是诊断肺转移的重要检查方法。肺转移的最初 X 线征象为肺纹理增粗，以后发展为片状或小结节阴影，典型表现为棉球状或团块状阴影。

3.CT 和磁共振检查

CT 对发现肺部较小病灶和脑等部位的转移灶有较高的诊断价值。磁共振主要用于脑、肝和盆腔病灶的定位诊断。

4. 超声检查

子宫可正常大小或不同程度增大，肌层内可见异常回声区。彩色多普勒超声可显示丰富的血流信号和低阻力型血流频谱。

（二）组织学诊断

虽然组织学证据对于滋养细胞肿瘤的诊断并非必需，但一旦有了组织学证据，则以组织学诊断为金标准。在组织病理标本中如在子宫肌层内或子宫外转移灶组织中见到绒毛或退化的绒毛阴影，则诊断为侵蚀性葡萄胎。若仅见成片滋养细胞浸润及坏死出血，未见绒毛结构者，则诊断为绒癌。

四、临床分期

目前国内外普遍采用 FIGO 妇科肿瘤委员会于 2000 年审定并于 2002 年颁布的临床分期，该分期包括解剖学分期和预后评分系统两部分，是制订治疗方案和评估预后的重要依据，其中规定预后评分总分≤6 分为低危，≥7 分为高危。临床诊断时应结合解剖分期与预后评分，如一患者为绒癌脑转移，预后评分为 16 分，则诊断时应标注为绒癌Ⅳ：16。该分期与评分系统客观地反映了滋养细胞肿瘤患者的实际情况，在疾病诊断的同时更加简明地指出了患者除分期之外的病情轻重及预后危险因素，有利于患者治疗方案的选择及对预后的评估。

五、治疗

治疗原则以化疗为主、手术和放疗为辅的综合治疗。在制订治疗方案以前，应做出正确的临床分期及预后评分，并评估治疗耐受性，以达到分层和个体化治疗。

（一）化疗

可用药物很多，目前常用的一线化疗药物有甲氨蝶呤（MTX）、氟尿嘧啶（5-Fu）、放线菌素-D（Act-D）或国产放线菌素 D（更生霉素）（KSM）、环磷酰胺（CTX）、长春新碱（VCR）、依托泊苷（足叶乙苷）（VP-16）等。低危患者首选单一药物化疗，而高危患者首选联合化疗。

1. 单一药物化疗

低危 GTN 单药化疗失败的相关因素如下。

（1）初治前血 HCG＞10 000 IU/L。

（2）年龄＞35 岁。

（3）FIGO 评分＞4 分。

（4）子宫病灶较大以及伴阴道转移。

有上述单药化疗失败因素者，可以直接选用联合化疗。

2. 联合化疗

方案繁多，其中首选 EMA-CO 方案和以氟尿嘧啶为主的联合化疗方案。

3. 极高危滋养细胞肿瘤的治疗

在 2015 版 FIGO 指南中提到了极高危妊娠滋养细胞肿瘤的概念，是指预后评分≥12 分、合并肝、脑或全身广泛转移的患者，通常对一线联合化疗反应较差，可以直接选用 EP-EMA 等二线补救化疗方案，可能会产生较好的治疗反应和效果，也可以用于复发或晚期患者。

对于极其严重的病例，上述标准的二线补救化疗可能会引起严重的骨髓抑制导致出血、败血症,甚至多器官功能衰竭等。因此,刚开始治疗时可以采用低剂量较弱的化疗方案,如:VP-16(100 mg/m²),顺铂(20 mg/m²),d 1~2,每周一次,重复 1~3 周;待病情缓解后,再转为上述标准化疗。国内医院常用于标准化疗前较弱的方案为 AE 方案:放线菌素 D 500 μg,d 1~3;VP-16(100 mg/m²),d 1~3。

4.疗效评估

在每一疗程结束后,应每周一次测定血 HCG,结合妇科检查、超声、胸片、CT 等检查来评价疗效。

5.毒副反应防治

化疗主要的毒副反应为骨髓抑制,其次为消化道反应、肝功能损害、肾功能损害及脱发等。用药期间严密观察,注意防治。

6.停药指征

低危患者的停药指征为:HCG 每周测定 1 次,连续 3 次阴性后至少给予 1~2 个疗程的巩固化疗,而对于化疗过程中 HCG 下降缓慢和病变广泛者通常给予 2~3 个疗程的化疗。对高危患者 HCG 连续 3 次阴性后再巩固 3~4 个疗程。

(二)手术

手术主要作为辅助治疗,对控制大出血等各种并发症、消除耐药病灶、减少肿瘤负荷和缩短化疗疗程等方面有一定作用,在一些特定的情况下应用。手术方式有子宫切除、子宫病灶挖除、肺叶切除术以及急诊开颅手术等。

(三)放射治疗

随着化疗药物治疗的进展,放射治疗对该肿瘤的应用价值已日渐局限。但在某些情况下,放射治疗仍有一定的作用,特别是对顽固性耐药病灶的治疗、预防转移灶出血及减轻疼痛等方面效果尚可。有文献报道,对脑转移及肝转移患者,采用全脑或全肝照射,约 50% 的患者可获痊愈。

六、随访

治疗结束后应严密随访血 HCG:治疗结束后的第一个月内,每周测定一次 HCG 水平;第 2~3 个月,每 2 周测定一次;第 4~9 个月,每月测定一次;第 10~15 个月,每 2 个月测定一次。此后,每 3 个月测定一次,共三年;从第三年以后每半年测定一次,共五年;5 年后每年监测一次,直至终生。对于有生育要求者,于化疗停止 1 年后可解除避孕。

第五章　女性生殖内分泌疾病

第一节　性早熟

性发育开始的年龄受地域、种族和遗传等因素的影响。男孩 10 岁前、女孩 8 岁前出现第二性征为性早熟(precocious puberty)。由于下丘脑-垂体-性腺轴功能提前活动,引起第二性征提前出现者称为促性腺激素释放激素(GnRH)依赖性性早熟,又称为中枢性或真性性早熟。由于某些原因引起第二性征过早出现而无性腺成熟者称为非 GnRH 依赖性性早熟,又称为外周性或假性性早熟。根据患者性早熟的表现与其性别是否一致,还可分为同性性早熟和异性性早熟。同性性早熟是指女性患者出现女性性早熟的表现或男性患者出现男性性早熟的表现。异性性早熟是指男性患者出现女性化或女性患者出现男性化表现。

一、病因和发病机制

GnRH 依赖性性早熟有下丘脑-垂体-性腺轴的整体发动,最终发育完善至具有生育能力,其病因可以是中枢神经系统肿瘤或其他器质性病变。若未发现中枢器质性病变则称之为特发性中枢性性早熟。非 GnRH 依赖性性早熟可见于性腺或肾上腺肿瘤以及摄入外源性性激素,还见于性腺自主性病变,包括性激素分泌细胞促性腺激素受体变异使受体自主性激活所致家族性男性性早熟(家族性高睾酮血症)、多发性骨纤维营养不良(McCune-Albright 综合征,女孩多见,常伴甲状腺、肾上腺及垂体病变)等。

二、临床表现

(一)真性性早熟

特发性性早熟多见于 4～8 岁的女孩。首先出现乳腺发育,继而外生殖器发育、阴道分泌物增多、阴毛生长,随后月经来潮。男孩则首先出现睾丸和阴茎增大,阴茎勃起和排精,并出现阴毛、痤疮和变声。患儿骨骼生长加速,骨骺提前融合,故身高暂时高于同龄儿童,但成年后则矮于正常人。颅内肿瘤所致性早熟多见于男孩,先出现性早熟表现,待病情发展到一定阶段才出现中枢占位症状。

(二)假性性早熟

临床表现与真性性早熟相似,但乳晕及小阴唇往往有明显色素沉着。先天性肾上腺皮质增生可引起男孩假性性早熟,但睾丸并不增大。McCune-Albright 综合征多见于女性患者,除性早熟外患者还伴有单侧或双侧多发性骨纤维结构不良,同侧肢体皮肤有片状棕褐色色素沉着(牛奶咖啡斑)。若色素沉着边缘整齐,则单一骨受累;若色素沉着边缘不整齐,则多块骨受累。患儿常伴有多种内分泌腺功能异常,如结节性甲状腺肿伴甲亢、结节性肾上腺皮质增生伴皮质醇增多症、生长激素分泌过多和高泌乳素血症等。性早熟是由卵巢黄体化的滤泡囊肿自主性产生过多的雌激素所致。

三、实验室和辅助检查

(一)血清性腺激素测定

实验室和辅助检查包括 E_2、睾酮、FSH、LH 和 HCG 等。对于 LH 和 FSH 升高同时伴有睾酮(在男性)和 E_2(在女性)高于正常者要考虑真性性早熟,促性腺激素升高是由于下丘脑-垂体-性腺轴的提前活动所致,也可由产生促性腺激素的中枢神经系统肿瘤所致。前者促性腺激素水平高于正常,后者则非常显著高于正常。对于只有睾酮或 E_2 升高而无促性腺激素升高者要多注意睾丸和卵巢的检查。

(二)肾上腺功能测定

血尿皮质醇、24 h 尿 17-羟和 17-酮皮质类固醇的检查对肾上腺皮质增生所致的性早熟有重要的价值。

(三)性腺功能试验

GnRH 激发试验,以 GnRH 3 μg/kg 皮下或静脉注射,于注射前和注射后 30 min、60 min、90 min、120 min 分别抽血测定 LH 和 FSH,如 LH 峰值≥13 mU/mL(女孩)或 16 mU/mL(男孩),提示为 GnRH 依赖性性早熟,LH/FSH>1 更有意义。

LH 不升高或显著低水平则提示为非 GnRH 依赖性。在发育早期,GnRH 激发,可呈假阴性,应予注意。

(四)特殊检查

X 线片测骨龄,股骨和其他部位的 X 线片可除外骨纤维异常增生症。颅脑 CT、MRI 用于高度怀疑颅脑肿瘤者。女孩盆腔超声检查,卵巢增大,容积>1 mL,提示卵巢发育,若发现多个直径≥4 mm 的卵泡则意义更大,提示卵巢处于功能活动状态。孤立性、直径>9 mm 的卵泡常为卵巢囊肿。疑有肾上腺或卵巢肿瘤者,可行相应部位的 B 超、CT 或 MRI 检查。

(五)其他检查

性染色体检查对于鉴别先天性肾上腺皮质增生和两性畸形有一定意义。阴道涂片有明显雌激素影响者多提示真性性早熟。原发性甲状腺功能减退症患儿可发生性早熟,伴生长迟缓的 GnRH 依赖性性早熟应检查 T_3、T_4 和 TSH 以助鉴别。

四、诊断和鉴别诊断

(一)诊断

性早熟的诊断并不太困难。若需确定性早熟的病因,则需要详细地询问病史,以区分是真性或假性性早熟,例如有无使用雄激素、绒毛膜促性腺激素、误服避孕药史,有无神经系统症状如头痛、视力障碍和行为改变等,有无性早熟家族史。男性有遗精史,女性有周期性阴道出血者多提示真性性早熟。对于出生时就有性早熟表现者,应追问患儿母亲妊娠期的服药史,特别是使用激素类药物的历史,然后进行相应检查,查找病因。

(二)鉴别诊断

1. 良性乳腺发育过早

良性乳腺发育过早见于 6 个月到 3 岁女孩,仅出现单侧或双侧乳腺组织增生,无阴道出血和生长速率加快等青春期症候,也无雌激素过多的证据,必须排除服用或涂抹含雌激素制剂的病史。患儿应每6～12 个月复诊追踪检查,以确定乳腺发育过早不是由于性早熟所致。该病预后良好。

2.肾上腺早熟

肾上腺早熟男、女性均可见，女性多见。虽有阴毛生长，但无乳腺发育，其他周身检查均正常。该病预后良好。

五、治疗

主要治疗目的是改善成年期身高，防止月经初潮早期（女孩）和防止因性征早现所引致心理及社会问题。治疗措施包括抑制性激素分泌，阻抑骨龄进展、防止骨骺过早愈合，使成年后身材不至于过矮。

（一）药物治疗

1.GnRH 类似物（GnRH-a）

GnRH 类似物是目前治疗真性性早熟的最有效药物。GnRH-a 保留了 GnRH 的生物活性，对垂体前叶 GnRH 受体有更强的亲和力且不易被降解，半衰期较长，因此优于天然 GnRH。GnRH 类似物持续作用于受体，从而产生 GnRH 受体的降调节，使垂体 LH 分泌细胞对 GnRH 敏感性减弱，阻断受体后负反馈机制激活通路使 LH 分泌受抑，性激素水平显著下降。这一作用可逆，停药后下丘脑-垂体-性腺轴功能可恢复正常。

现多采用 GnRH-a 的缓释剂型，如亮丙瑞林（Leuprorelin）或达菲瑞林（Diphereline），二者用法相同。每次 $50\sim60\ \mu g/kg$ 皮下注射，首次剂量较大，2 周后加强注射 1 次（尤其出现初潮者），以后每 4 周 1 次，间歇期不长于 5 周。

2.酮康唑（Ketoconazole）

大剂量可抑制激素合成过程中 17、20 碳链酶活性，抑制睾酮合成，用于治疗非 GnRH 依赖性性早熟。建议剂量为每天 $4\sim8\ mg/kg$，分 2 次服用。本品对肝有毒性，停药后可逆转。

3.其他药物

螺内酯能抑制性激素合成而抑制发育进程，但治疗后 $1\sim3$ 年会发生药效脱逸。螺内酯有雄激素受体拮抗作用，对高睾酮血症的性征有控制作用。

（二）手术治疗

肿瘤确诊后应尽早手术治疗。下丘脑-垂体-松果体部位肿瘤可采用 γ 刀治疗，经照射治疗后瘤体显著缩小，性早熟症状明显消退，患儿预后大为改观。卵巢囊肿部分会自发消退，可随访观察后再决定手术与否。

第二节　围绝经期综合征

围绝经期综合征（climacteric syndrome）是指妇女在自然绝经前或因其他原因丧失卵巢功能，而出现一系列性激素减少所致的症状，包括自主神经功能失调的表现。

一、病因及病理生理

更年期的变化包括两个方面：一是卵巢功能衰退，此时期卵巢逐渐趋于排卵停止，雌激素分泌减少,体内雌激素水平低落;二是机体老化,两者常交织在一起。神经血管功能不稳定的综合征主要与性激素水平下降有关,但发生机制尚未完全阐明。

二、诊断

(一)临床表现

主要根据患者的自觉症状,而无其他器质性疾病。

(1)血管舒缩综合征:潮热、面部发红、出汗,瞬息即过、反复发作。

(2)精神神经症状:情绪不稳定、易激动,自己不能控制,忧郁,失眠,精力不集中等。

(3)生殖道变化:外阴与阴道萎缩,阴道干燥疼痛,外阴瘙痒。子宫萎缩、盆底松弛导致子宫脱垂及阴道膨出。

(4)尿频、尿急或尿失禁;皮肤干燥、弹性消失;乳房萎缩、下垂。

(5)心血管系统:胆固醇、三酰甘油和致动脉粥样化脂蛋白增高,抗动脉粥样硬化脂蛋白降低,可能与冠心病的发生有关。

(6)全身骨骼发生骨质疏松。

(二)鉴别诊断

必须排除心血管、神经精神和泌尿生殖器各处的病变;潮热、出汗、精神症状、高血压等需与甲状腺功能亢进症和嗜铬细胞瘤相鉴别。

(三)辅助检查

1.血激素测定

FSH 及 LH 增高、雌二醇下降。

2.X 线检查

脊椎、股骨及掌骨可发现骨质疏松。

三、治疗

(一)一般治疗

加强卫生宣教,解除不必要的顾虑,保证劳逸结合与充分的睡眠。轻症者不必服药治疗,必要时可选用适量镇静药,如地西泮 2.5～5 mg/d 或氯氮䓬 10～20 mg/d 睡前服,谷维素 20 mg,每天 3 次。

(二)性激素治疗

绝经前主要用孕激素或雌孕激素联合调节月经异常;绝经后用替代治疗。

1.雌激素

对于子宫已切除的妇女,可单纯用妊马雌酮 0.625 mg 或 17β-雌二醇 1 mg,连续治疗 3 个月。

对于存在子宫的妇女,可用尼尔雌醇片每次 5 mg,每月 1 次,症状改善后维持量1～2 mg,每月 2 次,对稳定神经血管舒缩活动有明显的疗效,而对子宫内膜的影响少。

2.雌激素、孕激素序贯疗法

雌激素用法同上,后半期加用 7～10 d 炔诺酮,每天 2.5～5 mg 或黄体酮6～10 mg,每天 1 次或甲羟孕酮 4～8 mg,每天 1 次,可减少子宫内膜癌的发生率。但周期性子宫出血的发生率高。

3.雌激素、雄激素联合疗法

妊马雌酮 0.625 mg 或 17-β-雌二醇 1 mg,每天 1 次,加甲睾酮 5~10 mg,每天 1 次,连用 20 d,对有抑郁型精神状态患者较好、且能减少对子宫内膜的增生作用,但有男性化作用,而且常用雄激素有成瘾可能。

4.雌激素替代治疗(HRT)应注意的几点

(1)HRT 应该是维持围绝经期和绝经后妇女健康的全部策略(包括关于饮食、运动、戒烟和限酒)中的一部分。在没有明确应用适应证时,比如雌激素不足导致的明显症状和身体反应,不建议使用 HRT。

(2)绝经后 HRT 不是一个给予标准女性的单一的疗法,HRT 必须根据临床症状,预防疾病的需要,个人及家族病史,相关试验室检查,女性的偏好和期望做到个体化治疗。

(3)没有理由强制性限制 HRT 使用时限。她们也可以有几年时间中断 HRT,但绝经症状可能会持续许多年,她们应该给予最低有效的治疗剂量。是否继续 HRT 治疗取决于具有充分知情权的医患双方的审慎决定,并视患者特殊的目的或对后续的风险与收益的客观评估而定。只要女性能够获得症状的改善,并且了解自身情况及治疗可能带来的风险,就可以选择 HRT。

(4)使用 HRT 的女性应该至少 1 年进行一次临床随访,包括体格检查,更新病史和家族史,相关试验室和影像学检查,与患者进行生活方式和预防及减轻慢性病策略的讨论。

(5)总体来说,在有子宫的所有妇女中,全身系统雌激素治疗中应该加入孕激素,以防止子宫内膜增生或是内膜癌。无子宫者,无须加用孕激素。用于缓解泌尿生殖道萎缩的低剂量阴道雌激素治疗,可被全身吸收,但雌激素还达不到刺激内膜的水平,无须同时给予孕激素。

(6)乳腺癌与绝经后 HRT 的相关性程度还存在很大争议。但与 HRT 有关的可能增加的乳腺癌风险是很小的(少于每年 0.1%),并小于由生活方式因素如肥胖、酗酒所带来的风险。

(7)禁忌证,如血栓栓塞性疾病、镰状细胞贫血、严重肝病、脑血管疾病、严重高血压等。

第三节　高催乳素血症

高催乳素血症是一种下丘脑-垂体-性腺轴功能失调的疾病,以血液中催乳素升高为其主要表现,可以由多种原因而引起,部分是病理性的,另一部分则为可逆的功能失调。

一、机制

过高催乳素抑制因子(PIF)直接作用于乳腺细胞催乳素抑制因子受体,刺激乳汁生成及分泌。同时过多的催乳素抑制因子经反馈作用于下丘脑相应受体,增加多巴胺等的分泌,抑制垂体促性腺激素分泌,从而导致不排卵和闭经。因此,也常称为“闭经泌乳综合征”。15%~25%的继发性闭经及部分原发性闭经患者中有高催乳素血症;闭经合并异常泌乳者 80%有高催乳素血症。但高催乳激素血症患者中约 5%仍有正常月经周期。

高催乳激素血症患者,多数情形下均能找到明显病因。某些生理情况下也可导致血清催乳激素水平升高,如夜间睡眠时(凌晨1~6点)、卵泡晚期和黄体期、妊娠期、哺乳期、产褥期、低血糖、运动和应激刺激、性交等。

二、病因

高催乳激素血症常见病因如下。

1.下丘脑疾病

颅咽管瘤、神经胶质瘤等可压迫第三脑室,阻断催乳素抑制因子对催乳激素分泌的抑制作用,促使催乳激素大量分泌;下丘脑炎症或头部放疗等可影响催乳素抑制因子的分泌或运送,也可导致血催乳激素升高。

2.垂体疾病

蝶鞍内的腺垂体各种腺细胞可发生催乳激素腺瘤、生长激素腺瘤、促甲状腺激素腺瘤、促肾上腺皮质激素腺瘤等,其中以催乳激素腺瘤最常见,占40%~70%。约1/3以上的高催乳激素血症患者存在垂体微腺瘤,约75%的女性垂体瘤患者存在高催乳激素血症。空蝶鞍综合征也可使血催乳激素增高。

3.特发性高催乳激素血症

特发性高催乳激素血症是指血清催乳激素水平明显升高,但未发现确定的垂体或中枢神经系统疾病,也无任何增加血清催乳激素水平的其他病因。可能系下丘脑垂体功能紊乱,引起催乳激素分泌细胞弥散性增生及过度分泌所致。诊断前应排除器质性疾患,该类患者血催乳激素多为2.73~4.55 nmol/L (60~100 μg/L),部分患者数年后发现存在垂体微腺瘤。

4.药物性原因

吩噻嗪类镇静药如氯丙嗪、奋乃静、舒必利等,及止吐药如甲氧氯普胺(灭吐灵),可直接与多巴胺受体结合,消耗多巴胺受体,阻断多巴胺的作用,促使催乳激素分泌及释放。利血平、甲基多巴等抗高血压药物,可促进去甲肾上腺素合成及释放,耗竭多巴胺,造成催乳激素升高。长期采用口服避孕药可影响下丘脑—垂体催乳激素细胞增生与分泌,而引起高催乳激素血症。鸦片类药物可抑制多巴胺转换,促进催乳激素释放。组织胺 H_2 受体拮抗剂——西咪替丁(甲氰咪胍),可促进催乳激素分泌。

5.其他原因

其他原因如原发性甲状腺功能低下、肾功能不全、异位催乳激素分泌、胸壁疾病或乳腺慢性刺激等。

三、临床表现

1.溢乳

高催乳素 PRL 促使催乳细胞分泌亢进,在非妊娠与哺乳期出现溢乳,或断奶数月仍有乳汁分泌。轻者须挤压乳房才有液体溢出,重者自觉内衣有乳渍,分泌的乳汁可以似清水状,初乳样微黄或呈乳白色液体,其性状与正常乳汁相仿。

2.闭经

垂体催乳细胞分泌亢进,随着旁分泌作用常表现为垂体促性腺分泌功能减退,所以卵巢合成类固醇激素的功能也减少,出现低促性腺与低性腺功能的闭经。高催乳素血症患者可以表现为月经稀发,随后闭经,常经检查时才发现有乳汁溢出。但有一些患者仅有闭经而无溢乳,血中 PRL 是升高的,可能这种 PRL 的分子结构不属于小 PRL 型,故不出现促使乳汁分泌功能。

3.头痛、头胀

部分高催乳素血症患者是由于垂体催乳细胞肿瘤而引起,当肿瘤直径小于 10 mm 时称微腺瘤,一般无明显头痛、头胀症状,如催乳细胞瘤的直径大于 10 mm(巨腺瘤)时,能表现头痛与头胀。

4.视野缺损

肿瘤压迫视交叉神经,可以出现视野缺损的症状。

5.不孕

轻度高 PRL 者仍可以排卵,基础体温显示卵泡期延长,黄体期缩短,孕酮(黄体酮)水平低下,导致黄体功能不全的表现,因此不容易怀孕,即使受精也不容易着床,常出现临床前流产或化学妊娠。

四、诊断

1.病史

重点了解月经史、婚育史、闭经和溢乳出现的始因、诱因、全身疾病及引起高催乳激素血症相关药物治疗史。凡有月经紊乱及不育、溢乳、头痛、眼花及视觉障碍、性功能改变者,应考虑高催乳激素血症的可能。

2.体格检查

注意有无肢端肥大、黏液性水肿等征象;检查乳房大小和形态、有无肿块和炎症溢乳(双手轻挤压乳房),注意溢出物性状和量;妇科检查了解性器官和性征有无萎缩和器质性病变。

3.辅助检查

(1)血中 PRL 值测定:是最主要的诊断方法,取血应在空腹及安静状态下,上午 9:00～11:00 时。因受脉冲波动及应激影响,必要时应复查 PRL 以确定有无高 PRL。放免法测定血中 PRL 值超过 1.4 nmol/L(30μg/L)时才能诊断本病。垂体腺瘤时 PRL 值较高。

(2)血清促甲状腺素(TSH)及 T_3、T_4 的测定:排除甲状腺功能低下。

(3)CT 或 MRI 的蝶鞍摄影:血中 PRL 值＞2.73nmol/L(60μg/L)或伴头痛、视力障碍、偏盲等疑有垂体病变时应建议患者做 CT 或 MRI 的蝶鞍摄影。

(4)眼科检查:包括视力、视野、眼压、眼底检查,以确定有无颅内肿瘤压迫征象。

五、治疗

治疗前应全面、详细地分析各种情况,以确定患者是否需要治疗,并选择合适的治疗方法,垂体微腺瘤无症状者可不急于治疗,治疗的指征为:①出现不孕、排卵障碍及溢乳等典型症状;②垂体病变;③出现视野缺损或其他颅神经受损的体征。垂体 PRL 瘤治疗的目的是纠正高 PRL 引起的症状,缩小瘤体解除压迫,保护垂体功能。

1.病因治疗

甲状腺功能低下导致的高 PRL 血症,可给予甲状腺素治疗,药物引起的可停用引起 PRL 升高的药物,对垂体肿瘤患者可采用药物治疗,辅以手术或放射治疗。

2.药物治疗

(1)溴隐亭:是目前国内外治疗高催乳素血症首选方案。是第一代半合成的麦角胺碱衍生物,可兴奋多巴胺 D_1、D_2 受体,与多巴胺受体亲和力强,在细胞膜上模拟多巴胺作用,有效地抑制 PRL 的合成分泌。服药 2.5 mg 抑制 PRL 分泌效果可达 12 h。70%～80% PRL 患者经治疗血 PRL 可达正常水平,80%～90%的闭经患者可恢复月经并排卵,80%患者溢乳消失,妊娠率高达 80%。即使血 PRL 未达正常,卵巢功能也可能恢复。给药宜从小剂量开始,一般开始药量为 1.25 mg/d,逐渐增加至 2.5 mg,每日 2 次,到 7.5 mg/d,并定期测定 PRL 值,找到一个能维持 PRL 正常水平的量,并持续服用。经如此治疗 3 个月如仍无排卵可追加使用氯米芬(克罗米芬)或应用 HMG-HCG 治疗法。溴隐亭的不良反应主要是胃肠道反应,剂量较大时可有眩晕、体位性低血压、头痛、嗜睡与便秘等,一般在用药几天后自行消失。但是,约 12% 的患者因不良反应而不能耐受有效治疗量。对这部分患者可阴道给药。溴隐亭从阴道能 100%吸收,且可避免肝脏首过作用,半衰期可延长,故使用剂量小,每晚置入阴道 1 片 (2.5 mg)即可,且对精子活动无影响。

(2)卡麦角林和培高利特:是新开发的麦角制剂,而不良反应明显减少,喹高利特(诺果宁)是非麦角衍生物的多巴胺激动剂,作为二线用药用于溴隐亭耐药或不耐受者。

3.手术治疗

手术治疗主要针对 PRL 大腺瘤、生长迅速、药物控制不满意、出现压迫症状者。手术方式多采用经蝶窦途径。手术成功率决定于肿瘤的大小、手术者的经验和技巧。手术复发率高约 20%,仍需辅以药物治疗。对垂体功能的影响:大腺瘤术前功能正常者 20%术后功能减低,术前功能不正常者术后 1/3 功能改善,1/3 恶化。术后发病率为 0.4%～3%,有视力障碍、下丘脑损伤、脑脊液漏等。

4.放射治疗

放射治疗催乳素瘤有垂体功能减退的不良反应,发生率达 93%,因此目前只作为对手术反应不佳的患者的辅助治疗。三维定位的 γ 刀或直线加速器放疗定位更精确,疗效提高,并发症减少。

第四节　功能失调性子宫出血

正常月经是下丘脑-垂体-卵巢轴生理调节控制下的周期性子宫内膜剥脱性出血。日常月经的周期、持续时间、月经量呈现明显的规律性和自限性。当机体受到内部和外部各种因素诸如精神过度紧张、情绪变化、环境气候改变、营养不良、贫血、代谢紊乱、甲状腺、肾上腺功能异常等影响时,均可通过中枢神经系统引起下丘脑-垂体-卵巢轴功能调节异常,导致月经失调。

功能失调性子宫出血(DUB)简称功血,是由下丘脑-垂体-卵巢轴功能失调,而非器质性病变引起的异常子宫出血。按发病机制可分为无排卵性和排卵性功血两大类,前者占 70%～80%,多见于青春期和绝经过渡期妇女后者占 20%～30%,多见于育龄期妇女。

一、病因

正常月经是基于排卵后黄体生命期结束,雌激素和孕激素撤退,使子宫内膜功能层皱缩坏死而脱落出血。无排卵性功血好发于青春期和绝经过渡期，也可以发生于生育期。在青春期，下丘脑-垂体-卵巢轴激素间的反馈调节尚未成熟，大脑中枢对雌激素的正反馈作用存在缺陷，FSH 呈持续低水平，无促排卵性 LH 陡直高峰形成而不能排卵；在绝经过渡期，卵巢功能不断衰退，卵巢对垂体促性腺激素的反应性低下，卵泡发育受阻而不能排卵；生育期妇女有时因应激等因素干扰，也可发生无排卵，因卵巢不排卵，导致子宫内膜受单一雌激素刺激且无孕酮对抗下持续增生，发生雌激素突破性出血或雌激素水平下降而发生撤退性出血。

二、病理

1.子宫内膜增生症

（1）单纯型增生：镜下特点是腺体密集、腺腔囊性扩大，腺上皮为单层或假复层，细胞呈高柱状，无异型性；间质也有增生，发展为子宫内膜腺癌的概率约为 1%。

（2）复杂型增生：腺体增生明显，出现背靠背现象。腺上皮高度增生，致使间质减少。腺上皮细胞呈复层排列，但细胞无不典型性改变。发展为子宫内膜腺癌的概率约为 3%。

（3）不典型增生：指腺体增生并有细胞不典型。表现为腺上皮细胞增生，层次增多，排列紊乱，核深染，见分裂象，核浆比例增加。此类改变不属于功血范畴。

2.增生期子宫内膜

子宫内膜形态表现与正常月经周期中的增生期内膜无区别，只是在月经周期后半期甚至月经期仍表现为增生期形态。

3.萎缩型子宫内膜

子宫内膜萎缩菲薄，腺体少而小，腺管狭而直，腺上皮为单层立方形或低柱状细胞，间质少而致密，胶原纤维相对增多。

三、临床表现

月经周期紊乱，完全没有规律，短者数天即出血，长者可数月闭经；月经期长短不一，有时甚至数月不断；月经量多少不一，多者血流如注，且伴有血块涌出，重症时，表为失血性贫血，甚至循环衰竭；少量出血可呈淋漓状，甚至点滴状出血。从整个病史看，以经常不规则出血、血量多为主。因此，贫血是常见症状，病程长者可呈现神疲力乏、面色苍白、心情紧张。

四、诊断

1.病史

详细了解异常子宫出血的类型、发病时间、病程经过、出血前有无停经史及以往治疗经过。

2.辅助检查

（1）血凝功能测试：血小板计数，出、凝血时间，凝血酶原时间，活化部分凝血酶原时间等。

（2）血红蛋白、血红细胞计数及血细胞比容：了解患者贫血情况。

（3）妊娠试验：有性生活史者应行妊娠试验，以排除妊娠及妊娠相关疾病。

（4）超声检查：可了解子宫大小、形状，宫腔内有无赘生物，子宫内膜厚度等。

（5）诊断性刮宫：简称诊刮。有助于鉴别诊断和排出子宫内膜病变。

（6）宫腔镜检查：在宫腔镜直视下选择病变区进行活检，较盲取内膜的诊断价值高，尤其可排除早期子宫内膜病变，如子宫内膜息肉、子宫黏膜下肌瘤、子宫内膜癌等。

（7）基础体温测定（BBT）：基础体温呈单相型，提示无排卵。

(8)生殖激素测定:酌情检查黄体生成素、卵泡刺激素、雌激素、孕激素、雄激素,可显示卵泡期水平,无直接证实诊断的价值。

(9)阴道脱落细胞涂片检查:一般表现为中、低度雌激素影响。

(10)宫颈黏液结晶检查:经前检查出现羊齿植物叶状结晶提示无排卵。

(11)宫颈细胞学检查:巴氏分类法或 TBS 报告系统,用于排除宫颈癌及其癌前病变。

五、鉴别诊断

诊断功血,必须排出各种器质性病变。

1.全身性疾病

首先必须排除由全身性疾病引起的出血,如血液病、肝肾衰竭、甲状腺功能亢进或减退等。可以通过查血常规、肝功能,以及根据甲状腺病变的临床表现和甲状腺激素的测定来做出鉴别诊断。

2.生殖器官感染

生殖器官感染,如急性阴道炎或急、慢性子宫内膜炎、子宫肌炎等。妇科检查可有宫体压痛等。

3.生殖器官肿瘤

生殖器官肿瘤,如子宫内膜癌、宫颈癌、滋养细胞肿瘤、子宫肌瘤、卵巢肿瘤等。一般通过盆腔检查、B 超、诊刮及相关特殊检查等鉴别。

4.其他

性激素类药物使用不当,生殖道损伤等。

六、治疗

(一)一般治疗

贫血者应补充铁剂、维生素 C 和蛋白质,严重贫血者需输血。流血时间长者给予抗生素预防感染。出血期间应加强营养,避免过度劳累和剧烈运动,保证充分休息。

(二)药物治疗

药物治疗为功血的一线治疗方法。青春期及生育期无排卵性功血以止血、调整周期、促排卵为主;绝经过渡期功血以止血、调整周期、减少经量、防止子宫内膜病变为治疗原则。

1.止血

(1)大量出血:要求 6~8 h 内见效,24~48 h 内出血基本停止。大剂量雌激素可迅速促使子宫内膜生长,短期内修复创面而止血。适用于出血时间长、量多、血红蛋白<80 g/L 的青春期和生育期患者,对存在血液高凝状态或有血栓性疾病史的患者应禁用。主要药物为苯甲酸雌二醇、结合雌激素及戊酸雌二醇:①苯甲酸雌二醇:初始剂量 3~4 mg/d,分 2~3 次肌内注射,若出血明显减少,则维持;若出血量未见减少,则加量,也可从 6~8 mg/d 开始,每日最大量一般不超过 12 mg。出血停止 3 d 后开始减量,通常以每 3 d 递减 1/3 量为宜。②结合雌激素:25 mg,静脉注射,可 4~6 h 重复 1 次,一般用药 2~3 次;次日应给予结合雌激素 3.75~7.5 mg/d,口服,并按每 3 d 递减 1/3 量为宜,也可在 24~48 h 内开始用口服避孕药。③口服结合雌激素(倍美力)每次 1.25 mg 或戊酸雌二醇(补佳乐)每次 2 mg,每 4~6 h 1 次,血止 3 d 后按每 3 d 递减 1/3 量为宜。血止后血红蛋白增加至 90 g/L 以上均必须加

用孕激素。

孕激素使增殖的子宫内膜转变为分泌期子宫内膜,且有稳定溶酶体膜的作用进而止血。适用于育龄期或绝经过渡期患者,也适用于血液病患者:①炔诺酮(妇康片):止血效果好,但用药期间对肝功能影响较大。用法:5 mg,每8 h 1 次,流血应在3 d内停止,随后减量,每3 d减少1/3药量,直至维持在2.5～5 mg/d,到止血后20 d停药。同时可加用少量雌激素。如果出血量非常多,开始可用5～10 mg,每3 h 1 次,共2～3 次,然后改用每8 h 1 次。②甲羟孕酮:对内膜作用略逊于炔诺酮,不良反应亦较轻,对肝功能影响小。用法:6～10 mg,每8 h 1 次,出血较多可用10 mg,每3 h 1 次,共2～3 次后改用每8 h 1 次。递减法同炔诺酮,维持量4～6 mg/d。若出现突破性出血或加服炔雌醇0.005 mg或己烯雌酚0.125 mg,每日1 次。

(2)少量出血:使用最低有效剂量性激素,以减少药物不良反应。采用孕激素占优势的口服避孕药,如去氧孕烯炔雌醇片(妈富隆)、复方孕二烯酮片(敏定偶)或复方醋酸环丙孕酮(达英-35)。用法为每次1～2片,每日2～3次,血止3 d后逐渐减量至每日1片,维持至出血停止后21 d周期结束。

2.调整周期

使用性激素人为地控制流血的周期及减少出血量是治疗月经失调的一项过渡措施。其目的在于:①使患者本身的下丘脑-腺垂体-卵巢轴暂时抑制一段时期,停药后可能出现反跳,恢复正常月经的内分泌调节。②性激素直接作用于生殖器官,使子宫内膜发生周期性变化,按期剥脱,并且出血量也不致太多。常用方法有:①雌、孕激素序贯法:即人工周期,适用于青春期功血患者。己烯雌酚1 mg,每晚1 次,于月经第6 天开始,连服20 d,于用药的第11 天开始加用黄体酮10 mg,肌内注射,每日1 次,共10 d,即两药同时用完,停药后3～7 d出现撤药性出血。连用3 个周期。②雌、孕激素合并法:己烯雌酚0.5 mg、甲羟孕酮(安宫黄体酮)4 mg,每晚1 次,于月经第6 天开始,连服20 d停药后出现撤药性出血,血量较少。连用3 个周期。也可选用口服避孕药Ⅰ号或Ⅱ号。此法适用于更年期功血或育龄期有避孕要求的功血患者。③孕、雄激素合并法:常用于更年期功血以减少撤药性出血量。自预计下1 次出血前8 d开始,每日肌内注射黄体酮10 mg和丙酸睾酮10～25 mg,共5 d。④全周期孕激素适用于雌激素水平较高(血中雌激素>370 pmol/mL)者,于月经周期或药物撤退性出血第5～25 d,选择炔诺酮2.5 mg、甲地孕酮4 mg或安宫黄体酮5 mg,每日1 次,连服22 d。治疗时间长短,可根据子宫内膜病理报告而确定,一般不得短于3 个周期。内膜增生过长,疗效不得少于6～9 周期,然后再根据治疗后内膜检查结果,制订治疗方案。

(三)手术治疗

1.刮宫术

刮宫术既有治疗又有诊断作用,刮宫后出血立即明显减少。可谓最快的止血方法。而且可做子宫内膜组织学检查。因此,对35 岁已婚者,病史稍长时,应做刮宫术。未婚者,为除外子宫内膜病变,亦应做刮宫术。刮宫术后应继续药物治疗。

2.宫腔镜

宫腔镜可在直视下检查和选择性活检,因此诊断准确,同时可做治疗。做子宫腔内操作,应严格掌握指征。

第五节　病理性闭经

闭经是常见的妇科症状,表现为从未来潮或月经异常停止。根据既往有无月经来潮,分为原发性闭经和继发性闭经两类。原发性闭经指年龄超过 16 岁、女性第二性征已发育,但月经未来潮,或年龄超过 14 岁仍无女性第二性征发育者。继发性闭经指正常月经周期建立后,月经停止 6 个月,或按自身原来月经周期计算停经 3 个周期以上者。其中以继发性闭经多见,约占闭经总数的 95%。值得注意的是,闭经是许多疾病的临床表现,而非一个独立疾病。

一、病因及分类

正常月经周期的建立有赖于下丘脑-垂体-卵巢轴的神经内分泌调节、子宫内膜对性激素的周期性反应以及生殖道的通畅,其中任何一个环节发生障碍均可导致闭经。引起闭经的疾病有:先天性、创伤性、感染性、内分泌失调、肿瘤及全身因素 6 大类。一般认为原发性闭经多由遗传学原因或先天发育缺陷引起;继发性闭经多考虑后天发生的疾病,根据控制正常月经周期的发生失调主要环节,可将病因分为以下几类。

1. 下丘脑性闭经

下丘脑性闭经最常见,以功能性原因为主。

(1)精神应激性:突然或长期的精神抑郁、紧张、忧虑、过度疲劳、情感变化、寒冷、环境改变、创伤等均可能引起神经内分泌障碍而导致闭经。

(2)体质量下降:如神经性厌食。中枢神经对体质量急剧下降极为敏感,1 年内体质量下降 10% 左右即使体质量仍在正常范围也可出现闭经。

(3)运动性闭经:初潮发生和月经的维持有赖于一定比例(17%～22%)的机体脂肪,若肌肉/脂肪比例增加或总体脂肪减少可使月经异常,甚至闭经。

(4)药物性闭经:长期应用甾体类避孕药或某些精神类药物,如吩噻嗪衍生物(奋乃静、氯丙嗪、利血平等),可引起继发性闭经。一般停药后 3～6 个月内可恢复月经。

(5)颅咽管瘤:较为罕见。瘤体增大可压迫下丘脑和垂体柄引起闭经。

2. 垂体性闭经

腺垂体器质性病变或功能失调,影响促性腺激素的分泌,而引起闭经。

(1)垂体梗死:如希恩综合征。

(2)垂体肿瘤:如催乳激素腺瘤、生长激素腺瘤、促甲状腺素腺瘤等。

(3)空蝶鞍综合征:表现为闭经和高催乳激素血症。

3. 卵巢性闭经

闭经的原因在卵巢,因不能使子宫内膜发生周期性变化而导致闭经。

(1)卵巢早衰:女性 40 岁前因卵巢内卵泡耗竭或医源性损伤而发生的卵巢功能衰竭,称卵巢早衰。以低雌激素及高促性腺激素为特征,表现为继发性闭经,常伴有绝经过渡期症状。

(2)卵巢功能性肿瘤:如卵巢支持-间质细胞瘤,卵巢颗粒-卵泡膜细胞瘤等。

(3)多囊卵巢综合征:表现为闭经、不孕、多毛和肥胖。

4. 子宫性闭经

因子宫内膜受破坏,或对卵巢激素不能产生正常反应而出现的闭经。

(1)Asherman 综合征：为子宫性闭经最常见的原因。多因过度刮宫损伤子宫内膜，导致宫腔粘连而闭经。宫颈上皮内瘤变行各种宫颈锥切术所致的宫颈管粘连、狭窄也可致闭经。

(2)子宫切除或子宫内膜破坏：如宫腔内放疗后，子宫内膜热球治疗术后。

5.其他

内分泌腺功能异常，如甲状腺、肾上腺、胰腺等功能紊乱也可引起闭经。如肾上腺皮质功能亢进时的柯兴氏综合征，肾上腺皮质功能减退时的艾迪生氏（阿狄森氏）病、甲状腺功能减退、糖尿病等，均可通过下丘脑影响垂体功能而引起闭经。

二、诊断

1.病史

详细询问月经史，包括初潮年龄、月经周期、经期、经量和闭经期限及伴随症状等。发病前有无任何导致闭经的诱因，如精神因素、环境改变、体质量增减、剧烈运动，各种疾病及用药情况等。已婚妇女需询问其生育史及产后并发症史。原发性闭经应询问第二性征发育情况，了解生长发育史，有无先天性缺陷或其他疾病及家族史。

2.体格检查

注意全身发育状况，有无畸形。测量体质量、身高，四肢与躯干比例，五官生长特征。观察精神状态、智力发育、营养和健康情况。妇科检查应注意内、外生殖器的发育，有无先天性缺陷、畸形，腹股沟区有无肿块，女性第二性征如毛发分布、乳房发育是否正常，乳房有无乳汁分泌等。其中第二性征的检查有助于鉴别原发性闭经的病因，缺乏女性第二性征提示该患者从未受过雌激素的刺激。

3.辅助检查

已婚妇女闭经须首先排除妊娠，通过病史及体格检查对闭经的病因及病变部位有初步了解，在此基础上再通过有选择的辅助检查明确诊断。

(1)垂体功能检查：①测定血中 FSH、LH 的含量：正常值 FSH 为 5～40 IU/L，LH 为 5～25 IU/L，排卵时最高值为正常时的 3 倍。如 FSH、LH 均低于正常值，表示垂体功能低下。如 FSH、LH 高于正常水平，提示卵巢功能低下。②垂体兴奋试验：静脉推注 LH-RH 后，测定血中 LH 含量变化。如 LH 值高于推注 LH-RH 前的 2～4 倍，提示垂体功能良好。如不升高或升高很少，说明病变可能在垂体。③蝶鞍摄片：疑有垂体肿瘤时，可做蝶鞍摄片。肿瘤较大而影响蝶鞍骨质及鞍腔者，X 线片即可辨认。如肿瘤微小，需做蝶鞍多向断层摄片或电子计算机断层检查。④其他如 CT、MRI 等检查，除外垂体肿瘤。

(2)卵巢功能检查：①基础体温测定：如呈双相型，提示虽无月经来潮，而卵巢功能正常，有排卵和黄体形成。②阴道脱落细胞检查：观察表、中、底层细胞的百分比，表层细胞百分率越高，反映雌激素水平越高。③宫颈黏液检查：涂片如见羊齿状结晶，羊齿状结晶越明显、越粗，反映雌激素作用越强；如见成排的椭圆体，提示在雌激素作用基础上，有孕激素影响。④血雌、孕激素含量测定：如血中雌、孕激素含量低，提示卵巢功能异常或衰竭。

(3)子宫功能检查：①诊断性刮宫：适用于已婚妇女，用以了解子宫腔的大小、宫颈或宫腔有无粘连以及子宫内膜情况，刮出物送病检，有助于子宫内膜结核的诊断与了解性激素的水平。在子宫镜直视下进行刮宫，可提高诊断的准确性。②子宫输卵管碘油造影：有助于诊断生殖系统的发育不良、宫腔粘连及生殖道结核等。③宫腔镜检：对疑有宫腔粘连者可在宫腔镜直视下明确有无粘连、粘连部位与范围,还可分离粘连进行治疗。④腹腔镜检查:可直接观察子宫、输卵管和卵巢等,需要时做活组织检查。⑤药物试验、孕激素试验、雌激素试验观察子宫内膜有无反应。

三、治疗

1.一般治疗

一般治疗包括调整饮食,加强营养,增强机体体质,改善全身健康状况等。

2.病因治疗

生殖道畸形者(如处女膜闭锁、阴道横隔或闭锁)、卵巢肿瘤等手术治疗。宫腔粘连者,于宫腔镜下分离粘连,放置宫内节育器。垂体肿瘤确诊后手术或药物治疗。

3.激素治疗

使用天然激素及其类似物或其拮抗剂,补充机体激素不足或拮抗剂过多,以恢复自身平衡达到治疗目的。

(1)性激素替代治疗:①雌激素替代治疗:适用于无子宫者。结合雌激素 0.625 mg/d,连用 21 d,停药 1 周重复给药。②雌激素、孕激素序贯疗法:适用于有子宫者。上述雌激素连服 21 d,最后 10 d 同时给予醋酸甲羟孕酮 6～10 mg/d。③孕激素疗法:适用于体内有一定内源性雌激素水平的闭经患者。于月经周期后半期口服醋酸甲羟孕酮 6～10 mg/d,共 10 d。

(2)诱发排卵:适用于有生育要求患者。①氯米芬:50～100 mg/d,于月经第 5 d 起服用,连用 5 d。适用于有一定内源性雌激素水平的无排卵者。②促性腺激素:如卵泡刺激素,适用于低促性腺激素闭经及氯米芬促排卵失败者。③促性腺激素释放激素(GnRH):适用于下丘脑性闭经。

(3)溴隐亭:治疗闭经溢乳综合征。初始量 1.25 mg/d,分 2 次服,如无明显反应可逐渐加量,最大剂量＜10 mg/d。

第六节 痛 经

经期及行经前后出现明显下腹痉挛性疼痛、坠胀或腰酸痛等不适,症状严重者影响生活和工作,称为痛经。据报道在全球女性中 80% 有不同程度痛经,其中约 3/4 影响工作。痛经仅发生在有排卵的月经周期,分为原发性和继发性两种,原发性痛经无盆腔器质性病变,常见于初潮后 6 个月至 1 年内或排卵周期建立初期,多为功能性痛经。继发性痛经是盆腔器质性疾病所引起的痛经,如子宫内膜异位症。本节仅讨论原发性痛经。

一、病因

引起痛经的因素很多,常见的有以下几种。

1.子宫的过度收缩及不正常收缩

虽然痛经患者子宫收缩压力与正常妇女基本相同(正常者压力约为 4.9 kPa),但子宫收缩持续时间较长,且往往不易完全放松,故发生因子宫过度收缩所致的痛经;痛经患者常有子宫不正常收缩,因此往往导致子宫平滑肌缺血,子宫肌肉的缺血又可引起子宫肌肉的痉挛性收缩,从而产生疼痛而出现痛经。

2.子宫因素

(1)子宫发育不佳容易合并血液供应异常,造成子宫缺血、缺氧而引起痛经。

(2)若妇女子宫位置极度后屈或前屈,可影响经血通畅而致痛经。

(3)子宫颈管狭窄使月经外流受阻,引起痛经。

3.妇科病

妇科病如子宫内膜异位症、盆腔炎、子宫腺肌病、子宫肌瘤等。子宫内放置节育器(俗称节育环)也易引起痛经。

4.遗传因素

女儿发生痛经与母亲痛经有一定的关系。

5.内分泌因素

月经期腹痛与黄体期孕酮升高有关。

6.子宫内膜以及月经血中前列腺素(PG)含量升高

前列腺素 E_2(PGE_2)作用于子宫肌纤维使之收缩引起痛经。患者子宫内膜组织中前列腺素含量较正常妇女明显升高。

7.其他因素

(1)部分妇女对疼痛过分敏感。

(2)少女初潮,心理压力大、久坐导致气血循环变差、经血运行不畅、爱吃冷饮食品等造成痛经。

(3)经期剧烈运动、受风寒湿冷侵袭等,均易引发痛经。

(4)空气不好,受某些工业或化学性质气味刺激,比如汽油、香蕉水等造成痛经。

二、鉴别诊断

对于正在发作的痛经,应注意与妇科及外科常见的急腹症相鉴别。

(1)异位妊娠:多有停经和不规则阴道流血史。妇科检查可发现宫颈举痛、摇摆痛,后穹隆触痛,有时可扪及附件区包块。后穹隆穿刺有时可抽出不凝血。尿妊娠试验阳性。B超宫内无妊娠囊,后穹隆有积液。

(2)急性阑尾炎:疼痛多位于右下腹,以麦氏点为剧。

(3)卵巢囊肿蒂扭转:有卵巢囊肿病史。多为下腹一侧突发性疼痛。查体可发现宫颈举痛,可扪及附件区包块,于囊肿蒂部压痛明显。B超可发现包块。

三、治疗

1.一般治疗

月经期避免剧烈运动和过度劳累,避免精神紧张,体质虚弱者应增强营养。必要时可予以镇痛、解痉类药物进行对症处理。

2.药物治疗

(1)抑制排卵药物:通过抑制下丘脑-垂体-卵巢轴,抑制排卵、抑制子宫内膜生长,降低前列腺素和加压素水平,从而缓解痛经程度。口服避孕药疗效可达 90% 以上。主要适用于要求避孕的患者。①雌激素:适用于子宫发育不良者,可促进子宫发育,使肌层变厚及血运增多。

给予己烯雌酚 0.25 mg,自月经周期第 5 天开始服用,每日 1 次,连服 22 d。连续 3~6 个周期。②孕激素:可抑制子宫收缩。常用炔诺酮 2.5~5 mg,每日 1 次,从月经周期第 5 天开始,连服 22 d,3~6 个周期;或甲孕酮 4~8 mg,每日 1 次,从经前 10 d 开始,连服 7 d;或黄体酮 10~20 mg,肌内注射,每日 1 次,从经前 7 d 开始,连续 5 d。③雌孕激素混合物:用于抑制排卵,使周期不再出现分泌期而减少子宫内膜前列腺素的合成,又降低子宫肌壁对前列腺素的敏感性,从而使疼痛缓解。并可限制螺旋动脉的发育而减少经血量。对痛经要求避孕或痛经合并经量多者尤适宜。用法:国产口服避孕药Ⅰ、Ⅱ号或复方 18 甲每日 1 片,月经第 5 天开始服 22 d 为一周期,连服 3~6 个周期,有效率达 80% 以上。④雄激素:适用于月经量多,痛经,中年以上的妇女。甲睾酮(甲基睾丸素)5 mg,每日 1 次,于经期第 10~14 d 开始,连服 10 d,可用 2~3 个周期;丙酸睾酮(丙酸睾丸酮)25 mg,肌内注射,每日 1 次,于经前 5~7 d 开始用。

(2)抑制子宫收缩药物:①前列腺素合成酶抑制剂:通过抑制前列腺素合成酶的活性,减少前列腺素 PG 的产生,防止过强子宫收缩和痉挛,降低子宫压力,从而达到治疗的目的,有效率为 60%~90%,适用于不要求避孕或对口服避孕药效果不好的原发性痛经患者。月经来潮或痛经出现后连续服药 2~3 d,吲哚美辛栓剂 100 mg 纳肛或吲哚美辛片剂 25 mg,每日 3~4 次口服。布洛芬(Ibuprofen)200~400 mg,每日 3~4 次;或酮洛芬 50 mg,每日 3~4 次。该类药物的主要不良反应为胃肠道症状及过敏反应,胃肠道溃疡者禁用。②钙拮抗剂:可干扰钙离子通过细胞膜,并阻止钙离子由细胞释放,降低子宫肌细胞周围的钙离子浓度,使子宫收缩减弱。常用硝苯地平 10 mg,每日 3 次,痛时舌下含服。主要不良反应为血压下降,心动过速,血管扩张性头痛及面部潮红。

3.手术治疗

(1)宫颈管扩张术:适用于已婚宫颈狭窄的患者。用扩张棒扩张宫颈管至 6~8 号,利于经血流畅。

(2)神经切除术:对顽固性痛经还可考虑经腹腔镜骶前神经切除手术治疗效果良好,但手术有一定的并发症。

第七节 经前期综合征

经前期综合征(PMS)是指月经前周期性发生的影响妇女日常生活和工作、涉及躯体精神及行为的综合征,月经来潮后可自然消失。伴有严重情绪不稳定者称为经前焦虑障碍(PM-DD)。本病多见于 25~45 岁妇女。正常妇女在月经前有精神和躯体不适的并不少见,据统计只有 3%~10% 的妇女在经前无不适;而 50%~70% 有轻度不适,20%~30% 有中重度不适,2%~10% 症状严重以致影响患者正常的生活和工作。

一、病因

经前期综合征的各种症状发生在排卵周期的特定时间即晚黄体期。严重的 PMS 都有明显的精神症状。近来,有关 PMS 病因和病理生理的研究涉及环境、激素、脑神经递质系统之间的相互作用,如卵巢激素学说、脑神经递质学说及精神社会因素、前列腺素作用和维生素 B_6 的缺陷等,并发展了这几种有关 PMS 病因的医学推测。

二、诊断

经前期综合征既没有能供诊断的特定症状,也没有特殊的实验室诊断指标。诊断的基本要素是确定经前出现症状的严重性及月经来潮后缓解的情况,不在经前发生的症状不属于经前期综合征。严重经前期综合征的识别是根据对患者工作、社交和日常活动等方面能力受损的程度。

1.症状

典型的经前期综合征症状常在经前 7～10 d 开始,逐渐加重,至月经前最后 2～3 d 最为严重,经潮开始后 4 d 内症状消失。另有一种不常见的情况,即月经周期中存在两个不相连接的严重症状期,一是在排卵前后,然后经历一段无症状期,于月经前 1 周再出现症状,为 PMS 的特殊类型。

2.精神症状

(1)焦虑:精神紧张,情绪波动,易怒,急躁失去耐心,微细琐事就可引起感情冲动乃至争吵、哭闹,不能自制。

(2)抑郁:没精打采,抑郁不乐,情绪淡漠,爱孤居独处,不愿与人交往和参加社会活动;失眠,注意力不集中,健忘,判断力减弱;害怕、失控,有时精神错乱、偏执妄想,产生自杀念头。

3.躯体症状

躯体症状包括水钠潴留、疼痛和低血糖症状。

(1)水潴留:常见症状是手足与眼睑水肿,有的感乳房胀痛及腹部胀满,少数患者有体质量增加。

(2)疼痛:可有头痛、乳房胀痛、盆腔痛、肠痉挛等全身各处疼痛症状。①经前头痛:为较常见的主诉,多为双侧性,但亦可单侧头痛;疼痛部位不固定,一般位于颞部或枕部。头痛症状于经前数日即出现,伴有恶心甚至呕吐,呈持续性或时发时愈,可能与间歇性颅内水肿有关。②乳房胀痛:经前感乳房饱满、肿胀及疼痛。以乳房外侧边缘及乳头部位为重;严重者疼痛可放射至腋窝及肩部,可影响睡眠。扪诊时乳头敏感、触痛,有弥散的坚实增厚感,但无局限性肿块感,经后症状完全消失。③盆腔痛:经前发生盆腔坠胀和腰骶部疼痛,持续至月经来潮后缓解,与前列腺素作用及盆腔组织水肿充血有关。④肠痉挛痛:偶有肠痉挛性疼痛,可有恶心、呕吐,临近经期可出现腹泻。

(3)低血糖症状:疲乏、食欲增加、喜甜食。头痛也可能与低血糖有关。

三、鉴别诊断

经前期综合征的症状主要为主观感觉,只有除外全身的或局部的器质性病变方可诊断。经前期综合征的精神症状易与精神障碍混淆,有时需精神科医生协助才能明确诊断。

四、治疗

1.心理疏导

给予安慰和精神支持,帮助患者正确认识疾病的性质及建立自信心。这种精神安慰治疗对一部分患者能产生良好的效果。

2.运动与饮食建议

患者多参加运动;指导合理膳食,增加饮食中糖类的比例,限制盐和红色肉类;控制烟酒、咖啡;补充维生素 E、维生素 B₆ 和微量元素镁。

3.药物治疗

(1)口服避孕药:为首选药物,因为排卵抑制后,各种症状几乎均可得到完全缓解。

(2)氟西汀:又称百忧解,具有抗抑郁和抗焦虑的药理作用,对情绪不稳定者有效,是治疗 PMS 的一线药物。从 LH 峰值出现后 2 d 开始用药,20 mg/d,连用 12 d。

(3)阿普唑仑:具有抗焦虑、抗抑郁和镇静作用,适用于重症患者。起始剂量为 0.25 mg,每日 2~3 次,逐渐增量,最大剂量为 4 mg/d,一直用到月经来潮的第 2~3 d。

(4)雌二醇:雌二醇贴片,每周期用 7 d,对头痛有效。

(5)溴隐亭:仅适用于有乳胀痛者,从小剂量开始,逐步增大剂量至 2.5 mg,每日 2 次。

(6)螺内酯:25 mg 口服,每日 2~3 次。对水肿及一些精神症状治疗有效。

(7)促性腺激素释放激素类似剂(GnRH-a):能彻底抑制下丘脑-垂体-卵巢轴的功能,使各种症状得到完全缓解,效果明显,适用于重症患者。缺点是价格昂贵;且长期使用可引起骨质疏松,需补充雌孕激素。补充激素时注意有无症状再现。

(8)达那唑:2 mg/d,能缓解乳房疼痛,对焦虑也有一定的疗效,但有雄激素特性和肝损害作用。只在其他治疗无效,且症状严重时使用。

第八节　多囊卵巢综合征

多囊卵巢综合征(polycystic ovarian syndrome,PCOS)于 1935 年由 Stein 和 Leverthal 首先报道,故又称 Stein-Leventhal 综合征。它是一种综合征,具有发病多因性、临床表现多样性的特点。虽有学者早年将此综合征定义为闭经、不育、多毛和肥胖,并一直沿用至今,但近年进一步认识其临床特征是雄激素过多和持续无排卵,因此,其治疗原则主要是针对此进行。

一、病理

1.卵巢的变化

典型病例可见双侧卵巢增大,表面光滑,色灰发亮,包膜增厚硬化,包膜下隐约可见许多直径<1 cm 的囊性卵泡,貌似珍珠串。光镜下可见皮质表层纤维化,细胞少,血管可能明显。包膜下存在很多闭锁卵泡和处于不同发育期的卵泡,但无成熟卵泡生成,也没有排卵迹象,但有很多外覆卵泡的卵泡内膜黄素化,有时卵巢间质可见黄素化间质细胞。

2.子宫内膜变化

子宫内膜变化主要表现为无排卵性子宫内膜。子宫内膜的组织学变化受卵巢分泌的雌激素水平影响,卵泡发育不良时,子宫内膜呈增生期;卵泡持续分泌少量或较大量雌激素时,可刺激内膜使其增生过长;更重要的是由于长期持续无排卵,仅有单一无对抗的雌激素作用,有时可能发生子宫内膜癌。

二、病理生理

多囊卵巢综合征由于卵巢、肾上腺、垂体、下丘脑及周围脂肪的内分泌活动异常导致雄激素过多和持续无排卵,其致病机理可能由于同时存在于卵巢和肾上腺中作为雄激素形成酶的细胞色素的功能失调。由于卵巢间质、卵泡膜细胞及颗粒细胞皆参与雄激素产生,且对 LH 反应敏感,故睾酮水平增加主要来源于卵巢。

虽然来源于肾上腺的脱氢表雄酮硫酸盐对 ACTH 刺激呈高反应性,但在多囊卵巢综合征病例中仅约半数增高。结果卵巢内高雄激素浓度抑制了卵泡成熟,引起发育中卵泡闭锁,不能形成优势卵泡,最终导致雌激素的正常分泌模式中断。很多小卵泡分泌雌激素,故多囊卵巢综合征患者同时存在高雄激素水平和高雌激素状态,但以雄激素过多占优势。多囊卵巢综合征时过多的雄激素主要是雄烯二酮和睾酮,其中游离睾酮增加最为明显;过多的雌激素主要是雌酮,是雄烯二酮在周围组织中经芳香化酶转化的结果,而雌二醇处于卵泡期水平。在多囊卵巢综合征发病中起重要作用的是下丘脑-垂体功能的紊乱,由于下丘脑弓状核脉冲分泌幅度增加,使多囊卵巢综合征患者基本上都有 LH 水平上升,但 FSH 并不与 LH 同步增加,这可能由于高雌激素水平和卵泡产生的抑制素协同的负反馈作用的结果。约 25% 的多囊卵巢综合征可出现高催乳激素血症,这可能为异常雌激素对垂体反馈所致。由于 LH 水平上升又促进卵巢及肾上腺分泌雄激素,于是进一步形成雄激素过多、持续无排卵的恶性循环。目前认为,多囊卵巢综合征病因可能与高胰岛素血症和胰岛素抵抗有关。

研究证明,胰岛素和胰岛素样生长因子 1 受体存在于卵巢中,对卵巢间质和卵泡皆有影响,可引起卵巢分泌雄激素,阻碍正常的卵泡发育。严重的胰岛素抵抗患者有时会发生雄激素过多、胰岛素抵抗和黑棘皮症,主要表现为高睾酮和高胰岛素水平,胰岛素抵抗的标志是黑棘皮症。胰岛素抵抗和代偿性高胰岛素血症与肥胖相关,多囊卵巢综合征肥胖患者 1/5 有葡萄糖不耐受或明显的糖尿病。

三、临床表现

主要由于持续无排卵和雄激素过多引起。

1. 月经失调

月经失调主要表现是闭经,绝大多数为继发闭经,闭经前常有月经稀发或过少。少数患者可出现闭经与月经过多相间出现。

2. 不孕

通常在初潮后发病,由于月经失调和无排卵所致,婚后伴有不孕。

3. 多毛

患者可出现不同程度的多毛,亚洲妇女多毛不及欧美患者显著。体毛丰盛,尤其是阴毛,常呈男性型分布。油脂性皮肤及痤疮也常见,都是由于体内雄激素积聚所导致。

4. 肥胖

肥胖为一重要特征,但其脂肪分布及体态并无特异性。肥胖是由于雄激素过多和未结合睾酮比例增加引起,同时也与雌激素的长期刺激有关。

5. 黑棘皮症

雄激素过多的另一体征是黑棘皮症,常在阴唇、颈背部、腋下、乳房下和腹股沟等处皮肤出现灰褐色色素沉着,呈对称性分布,皮肤增厚,轻抚时感觉软如天鹅绒。

6.双侧卵巢增大

比正常卵巢大 2～3 倍,包膜厚,质坚韧。

四、内分泌特征

1.雄激素过多

(1)主要为来自卵巢的雄烯二酮和睾酮,其次还有来自肾上腺的脱氢表雄酮(DHEA)和脱氢表雄酮硫酸盐(DHEAS)。

(2)性激素结合球蛋白减少,使未结合的游离雄激素增多,从而导致其活性增强。

2.雌酮过多

(1)多囊卵巢综合征时雌二醇(E_2)维持在相当于早、中卵泡期水平,而雌酮(E_1)明显增高。

(2)雌酮来源除与雌二醇的正常互相转化以外,大部分由雄烯二酮在外周组织经局部芳香化酶作用转化而来。

3.促性腺激素比值失常

(1)LH 值升高,常可达卵泡中期水平,可能由于卵巢和肾上腺的反馈异常,使下丘脑-垂体轴的脉冲式释放增加所致。

(2)FSH 值低,维持在卵泡早期水平,是由于没有对抗性雌激素和卵泡液中抑制素的协同作用所导致的。

(3)由于 LH、FSH 两种激素分泌皆呈脉冲式,而 LH 的半衰期短,故所测 LH/FSH 常低于此值。

4.胰岛素过多

(1)胰岛素高于生理水平,是由于机体存在胰岛素抵抗所致。

(2)高胰岛素血征与高雄激素并存,是胰岛素与胰岛素样生长因子 1 共同作用于卵泡膜细胞,促使合成雄烯二酮和睾酮的结果。

(3)胰岛素过多与黑棘皮症有关。

五、诊断

根据病史及临床表现,即使没有扪及增大的卵巢,也应怀疑多囊卵巢综合征。为明确诊断,可行下列辅助检查。

1.基础体温测定

基础体温测定表现为单相型,即月经周期后半期体温无升高。

2.B 超

B 超检查可在短时间内做出诊断。主要的影像特点是子宫小于正常;双侧卵巢均匀性增大,包膜回声增强,轮廓较光滑,内部回声强弱不均,可见卵巢边缘被多个大小不等的无回声区包绕,有时散在分布于卵巢内。

3.诊断性刮宫

于月经前数日或月经来潮 6 h 内行诊断性刮宫,子宫内膜呈增生期或增生过长,无分泌期变化。年龄较大的患者应常规行诊断性刮宫,以早期发现子宫内膜不典型增生或子宫内膜癌。

4.盆腔充气造影或盆腔双重造影

盆腔充气造影或盆腔双重造影见双侧卵巢增大,超过 1/4 的子宫阴影,但约有 1/3 病例的卵巢大小在正常范围内。目前此项检查基本上已被腹腔镜检查取代。

5.激素测定

(1)血清 FSH 值偏低而 LH 值升高。

(2)血清睾酮、双氢睾酮、雄烯二酮浓度增高,但睾酮水平通常不超过正常范围上限 2 倍。

(3)尿 17-酮皮质类固醇正常或轻度升高,17-羟皮质类固醇反映皮质醇的水平,正常时表明雄激素来源于卵巢,升高时提示肾上腺功能亢进。

(4)血清雌激素测定为正常值或稍增高,其水平恒定,无周期性变化,$E_1/E_2>1$。

(5)其他检查:多囊卵巢综合征尤其是肥胖患者,应测定空腹血糖及口服葡萄糖耐量试验(OGTT),有条件的则测定空腹胰岛素水平(正常<20 mU/L)及葡萄糖负荷后血清胰岛素最高浓度(正常<150 mU/L)。

6.腹腔镜检查

通过腹腔镜直接窥视,可见卵巢增大,表面光滑,呈灰白色,包膜增厚,有新生血管。包膜下显露多个卵泡,但没有排卵孔、血体或黄体等排卵征象。腹腔镜下取卵巢组织送病理检查,诊断即可确定。在诊断的同时可进行腹腔镜治疗。

六、鉴别诊断

1.卵泡膜细胞增生症

卵泡膜细胞增生症病理变化为卵巢皮质有一群卵泡膜细胞增生。临床和内分泌征象与多囊卵巢综合征患者相仿但更严重,本症患者与多囊卵巢综合征患者相比更肥胖,男性化更明显,睾酮水平也更高,可高达 5.2~6.9 nmoL/L。

2.卵巢男性化肿瘤

卵巢男性化肿瘤如睾丸母细胞瘤、门细胞瘤、肾上腺残基瘤均可产生大量雄激素,但当血清睾酮值>6.9 nmoL/L 时,即应排除此种类型肿瘤。然而男性化肿瘤多为单侧性、实性肿瘤,进行性增大明显,可做 B 超、CT 或 MRI 进行定位。

3.肾上腺皮质增生或肿瘤

当血清 17α 羟孕酮>18.2 时应与肾上腺皮质增生或肿瘤鉴别。肾上腺皮质增生患者对 ACTH 兴奋试验反应亢进,做地塞米松抑制试验时抑制率≤0.70;肾上腺皮质肿瘤患者则对这两项试验反应均不明显。

七、治疗

(一)一般治疗

肥胖者要加强锻炼和限制高糖、高脂饮食以减轻体质量,因脂肪堆积过多会加剧高胰岛素和高雄激素的程度,也是导致无排卵的重要因素之一。

(二)药物治疗

1.抗雄激素

(1)口服避孕药:周期疗法是一种简单和相对较安全的方法。口服避孕药使卵巢和肾上腺产生的雄激素浓度降低。避孕药中雌激素成分使性激素结合球蛋白浓度增加,结果使游离睾酮减少;孕激素成分通过抑制 LH 而减少卵巢产生雄激素。用药 6~12 个周期可抑制毛发生长并可以治疗痤疮,约 2/3 患者有效。

（2）醋酸环丙孕酮：为合成 17-羟孕酮衍生物，具有较强的抗雄激素作用，通过与睾酮和双氢睾酮竞争受体，并诱导肝酶加速血浆雄激素的代谢清除，从而降低雄激素的生物效应。目前多用达英-35（Diane-35），每片含醋酸环丙孕酮（CPA）2 mg、炔雌醇（EE）35 μg，做周期疗法，即于出血第 5 d 起，每日口服 1 片，连续 21 d，停药 7 d 后重复用药，共 3～6 个月。可对抗雄激素过多症状，且能调整月经周期。

（3）螺内酯：是人工合成的 17-螺内酯甾类化合物，近年发现其除利尿作用外，尚具有抑制卵巢和肾上腺生物合成雄激素，在毛囊竞争雄激素受体的作用。抗雄激素剂量为 50～200 mg/d，治疗多毛需要用药 6～9 个月。出现月经不规则者可与口服避孕药联合应用。

（4）促性腺激素释放激素激动剂（GnRH-a）：用大剂量抑制法使促性腺激素减少，从而减少卵巢合成激素。可用曲普瑞林，月经周期第 2d 肌内注射，每 28 d 1 次，共 6 个月。

（5）糖皮质激素：适用于雄激素过多为肾上腺来源或混合性来源者。常用地塞米松 0.25 mg/d，口服，即可有效抑制脱氢表雄酮硫酸盐浓度。剂量不宜超过 0.5 mg/d，以免过度抑制垂体-肾上腺轴功能。

2.诱发排卵

氯米芬为一线促排卵药物。患者诱发排卵时较易并发卵巢过度刺激综合征，必须加强预防措施：①HMG-HCG 不作为多囊卵巢综合征患者促排卵的首选方案；②多个卵泡达到成熟期或卵巢直径＞6 cm，不应加用 HCG。

（三）手术治疗

1.腹腔镜手术

腹腔镜手术适用于严重多囊卵巢综合征促排卵药物治疗无效者。在腹腔镜下对多囊卵巢用电凝或激光技术穿刺打孔，每侧卵巢打孔 4 个为宜，既能获得 90% 排卵率和 70% 妊娠率，又能减少粘连形成。

2.卵巢楔形切除术

剖腹探查时先确定诊断，然后将双侧卵巢楔形切除 1/3 组织，以降低雄激素水平，从而减轻多毛症状，提高妊娠率。术中应用显微外科技术以防止术后粘连。现已少用。

第六章　女性生殖器官损伤性疾病

第一节　子宫脱垂

一、临床分度与临床表现

（一）临床分度

我国采用1981年全国部分省、市、自治区"两病"科研协作组的分度，以患者平卧用力向下屏气时，子宫下降最低点为分度标准。将子宫脱垂分为3度。

Ⅰ度：轻型，宫颈外口距处女膜缘小于4 cm，未达处女膜缘；重型，宫颈外口已达处女膜缘，阴道口可见子宫颈。

Ⅱ度：轻型，宫颈已脱出阴道口外，宫体仍在阴道内；重型，宫颈及部分宫体脱出阴道口。

Ⅲ度：宫颈与宫体全部脱出阴道口外。

（二）临床表现

1.症状

Ⅰ度：患者多无自觉症状。

Ⅱ、Ⅲ度患者常有程度不等的腰骶区疼痛或下坠感。

Ⅱ度：患者在行走、劳动、下蹲或排便等腹压增加时有块状物自阴道口脱出，开始时块状物在平卧休息时可变小或消失。

Ⅲ度：患者多伴Ⅲ度阴道前壁脱垂，易出现尿潴留，还可发生压力性尿失禁。

2.体征

脱垂子宫有的可自行回缩，有的可经手还纳，不能还纳者常伴阴道前后壁脱出，长期摩擦可致宫颈溃疡、出血。Ⅱ、Ⅲ度子宫脱垂患者宫颈及阴道黏膜增厚角化，宫颈肥大并延长。

二、病因

分娩损伤，产后过早体力劳动，特别是重体力劳动；子宫支持组织疏松薄弱，如盆底组织先天发育不良；绝经后雌激素不足；长期腹压增加。

三、诊断

通过妇科检查结合病史很容易诊断。检查时嘱患者向下屏气或加腹压，以判断子宫脱垂的最大程度，并分度。

四、处理

1.支持疗法

加强营养，适当安排休息和工作，避免重体力劳动，保持大便通畅，积极治疗增加腹压的疾病。

2.非手术疗法

(1)放置子宫托:子宫托适用于各度子宫脱垂和阴道前后壁脱垂患者。

(2)其他疗法:其他疗法包括盆底肌肉锻炼、物理疗法和中药补中益气汤等。

3.手术疗法

手术疗法适用于国内分期Ⅱ度及以上子宫脱垂或保守治疗无效者。

(1)阴道前、后壁修补术:其适用于Ⅰ、Ⅱ度阴道前、后壁脱垂患者。

(2)曼氏手术:曼氏手术包括阴道前后壁修补、主韧带缩短及宫颈部分切除术。适用于年龄较轻、宫颈延长、希望保留子宫的Ⅱ、Ⅲ度子宫脱垂伴阴道前、后壁脱垂患者。

(3)经阴道子宫全切术及阴道前后壁修补术:其适用于Ⅱ、Ⅲ度子宫脱垂伴阴道前、后壁脱垂、年龄较大、无须考虑生育功能的患者。

(4)阴道纵隔形成术或阴道封闭术:其适用于年老体弱不能耐受较大手术,不需保留性交功能者。

(5)阴道、子宫悬吊术:阴道、子宫悬吊术可采用手术缩短圆韧带,或利用生物材料制成各种吊带,以达到悬吊子宫和阴道的目的。

第二节 阴道脱垂

阴道脱垂包括阴道前壁脱垂与阴道后壁脱垂。

一、阴道前壁脱垂

阴道前壁脱垂常伴有膀胱膨出和尿道膨出,以膀胱膨出为主。

(一)病因病理

阴道前壁的支持组织主要是耻骨尾骨肌、耻骨膀胱宫颈筋膜和泌尿生殖膈的深筋膜。

若分娩时,上述肌肉、韧带和筋膜,尤其是耻骨膀胱宫颈筋膜、阴道前壁及其周围的耻尾肌过度伸张或撕裂,产褥期又过早从事体力劳动,使阴道支持组织不能恢复正常,膀胱底部失去支持力,膀胱及与其紧连的阴道前壁上 2/3 段向下膨出,在阴道口或阴道口外可见,称为膀胱膨出。

膨出的膀胱随同阴道前壁仍位于阴道内,称Ⅰ度膨出;膨出部暴露于阴道口外称Ⅱ度膨出;阴道前壁完全膨出于阴道口外,称Ⅲ度膨出。

若支持尿道的耻骨膀胱宫颈筋膜严重受损,尿道及与其紧连的阴道前壁下 1/3 段则以尿道外口为支点,向后向下膨出,形成尿道膨出。

(二)临床表现

轻者可无症状。重者自觉下坠、腰酸,并有块物自阴道脱出,站立时间过长、剧烈活动后或腹压增大时,阴道"块物"增大,休息后减小。仅膀胱膨出时,可因排尿困难而致尿潴留易并发尿路感染,患者可有尿频、尿急、尿痛等症状。膀胱膨出合并尿道膨出时,尿道膀胱后角消失,在大笑、咳嗽、用力等增加腹压时,有尿液溢出,称张力性尿失禁。

（三）诊断及鉴别诊断

诊断及鉴别诊断主要依靠阴道视诊及触诊,但要注意是否合并尿道膨出及张力性尿失禁。患者有上述自觉症状,视诊时阴道口宽阔,伴有陈旧性会阴裂伤。阴道口突出物在屏气时可能增大。

若同时见尿液溢出,表明合并膀胱膨出和尿道膨出。触诊时突出包块为阴道前壁,柔软而边界不清。

如用金属导尿管插入尿道膀胱中,则在可缩小的包块内触及金属导管,可确诊为膀胱或尿道膨出,也除外阴道内其他包块的可能,如黏膜下子宫肌瘤、阴道壁囊肿、阴道肠疝、肥大宫颈及子宫脱垂(可同时存在)等。

（四）预防

正确处理产程,凡有头盆不称者及早行剖宫产术,避免第二产程延长和滞产;提高助产技术,加强会阴保护,及时行会阴侧切术,必要时手术助产结束分娩;产后避免过早参加重体力劳动;提倡做产后保健操。

（五）治疗

轻者只需注意适当营养和缩肛运动。严重者应行阴道壁修补术;因其他慢性病不宜手术者,可置子宫托缓解症状,但需日间放置、夜间取出,以防引起尿瘘、粪瘘。

二、阴道后壁脱垂

阴道后壁脱垂常伴有直肠膨出。阴道后壁脱垂可单独存在,也可合并阴道前壁脱垂。

（一）病因病理

经阴道分娩时,耻尾肌、直肠-阴道筋膜或泌尿生殖膈等盆底支持组织由于长时间受压而过度伸展或撕裂,如在产后未能修复,直肠支持组织削弱,导致直肠前壁向阴道后壁逐渐脱出,形成伴直肠膨出的阴道后壁脱垂。

若较高处的耻尾肌纤维严重受损,可形成子宫直肠陷凹疝,阴道后穹隆向阴道内脱出,内有肠管,称肠膨出。

（二）临床表现

轻者无明显表现,严重者可感下坠、腰酸、排便困难,甚至需要用手向后推移膨出的直肠方能排便。

（三）诊断与鉴别诊断

检查可见阴道后壁呈球形膨出,肛诊时手指可伸入膨出部,即可确诊。

（四）预防

同阴道前壁脱垂。

（五）治疗

轻度者不需治疗,重者需行后阴道壁及会阴修补术。

第三节　子宫损伤

一、子宫穿孔

子宫穿孔多发生于流产刮宫,特别是钳刮人工流产手术时,但诊断性刮宫、安放和取出宫腔内节育器均可导致子宫穿孔。

(一)病因

1.术前未做盆腔检查或判断错误

刮宫术前未做盆腔检查或对子宫位置、大小判断错误,即盲目操作,是子宫穿孔的常见原因之一。特别是当子宫前屈或后屈,而探针,吸引头或刮匙放入的方向与实际方向相反时,最易发生穿孔。双子宫或双角子宫畸形患者,早孕时误在未孕侧操作,亦易导致穿孔。

2.术时不遵守操作常规或动作粗暴

初孕妇宫颈内口较紧,强行扩宫,特别是跳号扩张宫颈时,可能发生穿孔。此外,如在宫腔内粗暴操作,过度搔刮或钳夹子宫某局部区域,均可引起穿孔。

3.子宫病变

以往有子宫穿孔史、反复多次刮宫史或剖宫产后瘢痕子宫患者,当再次刮宫时均易发生穿孔。子宫绒癌或子宫内膜癌累及深肌层者,诊断性刮宫或宫腔镜检查时,可导致或加速其穿孔或破裂。

4.萎缩子宫

当体内雌激素水平低落,如产后子宫过度复旧或绝经后,子宫往往小于正常,且其肌层组织脆弱、肌张力低,探针很容易直接穿透宫壁,甚至可将节育器(IUD)直接放入腹腔内。

5.强行取出嵌入肌壁的 IUD

IUD 已嵌入子宫肌壁,甚至部分已穿透宫壁时,如仍强行经阴道取出,有引起子宫穿孔的可能。

(二)临床表现

绝大多数子宫穿孔均发生在人工流产手术,特别是大月份钳刮手术时。子宫穿孔的临床表现可因子宫原有状态、引起穿孔的器械大小、损伤的部位和程度,以及是否并发其他内脏损伤而有显著不同。

1.探针或 IUD 穿孔

凡探针穿孔,由于损伤小,一般内出血少,症状不明显,检查时除可扪及宫底部有轻压痛外,余无特殊发现。产后子宫萎缩,在安放 IUD 时,有时可穿透宫壁将其直接放入腹腔而未察觉,直至以后 B 超随访 IUD 或试图取出 IUD 失败时方始发现。

2.卵圆钳、吸管穿孔

卵圆钳或吸管所致穿孔的孔径较大,特别是当穿孔后未及时察觉仍反复操作时,常伴急性内出血。穿孔发生时患者往往感突发剧痛。腹部检查,全腹均有压痛和反跳痛,以下腹部最为明显,但肌紧张多不显著,如内出血少,移动性浊音可为阴性。妇科检查宫颈剧痛和宫体压痛均极显著。如穿孔部位在子宫峡部一侧,且伤及子宫动脉的下行支时,可在一侧阔韧带内扪及血肿形成的块状物;但也有些患者仅表现为阵发性颈管内活跃出血,宫旁无块状物扪及,宫腔内亦已刮净而无组织残留。子宫绒癌或葡萄胎刮宫所导致的子宫穿孔,多伴有大量内、外出血,患者在短时间内可出现休克症状。

3.子宫穿孔并发其他内脏损伤

人工流产术发生穿孔后未及时发现,仍用卵圆钳或吸引器继续操作时,往往夹住或吸住大网膜、肠管等,以致造成内脏严重损伤。如将夹住的组织强行往外牵拉,患者顿感刀割或牵扯样上腹剧痛,术者亦多觉察往外牵拉的阻力极大,有时可夹出黄色脂肪组织、粪渣或肠管,严重者甚至可将肠管内黏膜层剥脱拉出。因肠管黏膜呈膜样,故即使夹出亦很难肉眼辨认其为何物。肠管损伤后,其内容物溢入腹腔,迅速出现腹膜炎症状。如不及时手术,患者可因中毒性休克死亡。如穿孔位于子宫前壁,伤及膀胱时可出现血尿。当膀胱破裂,尿液流入腹腔后,则形成尿液性腹膜炎。

(三)诊断

凡经阴道宫腔内操作出现下列征象时,均提示有子宫穿孔的可能。

(1)使用的器械进入宫腔深度超过事先估计或探明的长度,并感到继续放入无阻力时。

(2)扩张宫颈的过程中,如原有阻力极大,但忽而阻力完全消失,且患者同时感到有剧烈疼痛时。

(3)手术时患者有剧烈上腹痛,检查有腹膜刺激征,或移动性浊音阳性;如看到夹出物有黄色脂肪组织、粪渣或肠管,更可确诊为肠管损伤。

(4)术后子宫旁有块物形成或宫腔内无组织物残留,但仍有反复阵发性颈管内出血者,应考虑在子宫下段侧壁阔韧带两叶之间有穿孔可能。

(四)预防

(1)术前详细了解病史和做好妇科检查,并应排空膀胱。产后 3 月哺乳期内和宫腔小于6 cm者不放置 IUD。有剖宫产史、子宫穿孔史或哺乳期受孕而行人工流产术时,在扩张宫颈后即可注射子宫收缩剂,以促进子宫收缩变硬,从而减少损伤。

(2)经阴道行宫腔内手术是完全凭手指触觉的"盲目"操作,故应严格遵守操作规程,动作轻柔,安全第一,务求做到每次手术均随时警惕有损伤的可能。

(3)孕 12～16 周而行引产或钳刮术时,术前 2 d 分 4 次口服米菲司酮共 150 mg,同时注射利凡诺 100 mg 至宫腔,以促进宫颈软化和扩张。一般在引产第 3 天,胎儿胎盘多能自行排出,如不排出时,可行钳刮术。钳刮时先取胎盘,后取胎体,如胎块长骨通过宫颈受阻时,忌用暴力牵拉或旋转,以免损伤宫壁。此时应将胎骨退回宫腔最宽处,换夹胎骨另一端则不难取出。

(4)如疑诊子宫体绒癌或子宫内膜腺癌而需行诊断性刮宫确诊时,搔刮宜轻柔。当取出的组织足以进行病理检查时,则不应再做全面彻底的搔刮术。

(五)治疗

手术时一旦发现子宫穿孔,应立即停止宫腔内操作。然后根据穿孔大小、宫腔内容物干净与否、出血多少和是否继续有内出血、其他内脏有无损伤、以及妇女对今后生育的要求等而采取不同的处理方法。

(1)穿孔发生在宫腔内容物已完全清除后,如观察无继续内、外出血或感染,3 d 后即可出院。

(2)凡穿孔较小者(用探针或小号扩张器所致),无明显内出血,宫腔内容物尚未清除时,应先给予麦角新碱或缩宫素以促进子宫收缩,并严密观察有无内出血。如无特殊症状出现,可在7～10 d 后再行刮宫术;但若术者刮宫经验丰富,对仅有部分宫腔内容物残留者,可在发现穿孔后避开穿孔部位将宫腔内容物刮净。

（3）如穿孔直径大，有较多内出血，尤其合并有肠管或其他内脏损伤者，则不论宫腔内容物是否已刮净，应立即剖腹探查，并根据术时发现进行肠修补或部分肠段切除吻合术。子宫是否切开或切除，应根据有无再次妊娠要求而定。已有足够子女者，最好做子宫次全切除术；希望再次妊娠者，在肠管修补后再行子宫切开取胎术。

（4）其他辅助治疗：凡有穿孔可疑或证实有穿孔者，均应尽早经静脉给予抗生素预防和控制感染。

二、子宫颈撕裂

子宫颈撕裂（laceration of uterine cervix）多发生于产妇分娩时，一般均在产后立即修补，愈合良好。但中孕人流引产时亦可引起宫颈撕裂。

（一）病因

多因宫缩过强但宫颈未充分容受和扩张，胎儿被迫强行通过宫颈外口或内口所致。一般见于无足月产史的中孕引产者。加用缩宫素特别是前列腺素引产者发生率更高。

（二）临床表现

临床上可表现为以下 3 种不同类型。

1. 宫颈外口撕裂

宫颈外口撕裂与一般足月分娩时撕裂相同，多发生于宫颈 6 点或 9 点处，长度可由外口处直达阴道穹隆部不等，常伴有活跃出血。

2. 宫颈内口撕裂

内口尚未完全扩张，胎儿即强行通过时，可引起宫颈内口处黏膜下层结缔组织撕裂，因黏膜完整，故胎儿娩出后并无大量出血，但因宫颈内口闭合不全以致日后出现习惯性流产。

3. 宫颈破裂

凡裂口在宫颈阴道部以上者为宫颈上段破裂，一般同时合并有后穹隆破裂，胎儿从后穹隆裂口娩出。如破裂在宫颈的阴道部为宫颈下段破裂，可发生在宫颈前壁或后壁，但以后壁为多见。裂口呈横新月形，但宫颈外口完整。患者一般流血较多。窥阴器扩开阴道时即可看到裂口，甚至可见到胎盘嵌顿于裂口处。

（三）预防和治疗

（1）凡用依沙吖啶（利凡诺）引产时，不应滥用缩宫素特别是不应采用米索前列醇加强宫缩。引产时如宫缩过强，产妇诉下腹剧烈疼痛，并有烦躁不安，而宫口扩张缓慢时，应立即肌内注射哌替啶 100 mg 及莨菪碱 0.5 mg 以促使子宫松弛，已加用静脉注射缩宫素者应尽速停止滴注。

（2）中孕引产后不论流血多少，应常规检查阴道和宫颈。发现撕裂者立即用人工合成可吸收缝线修补。

（3）凡因宫颈内口闭合不全出现晚期流产者，可在非妊娠期进行手术矫正，但疗效不佳。现多主张在妊娠 14～19 周期间用 10 号丝线前后各套 2 cm 长橡皮管绕宫颈缝合扎紧以关闭颈管。待妊娠近足月或临产前拆除缝线。

第四节 压力性尿失禁

压力性尿失禁(SUI)指腹压突然增加导致的尿液不自主流出,但不是由逼尿肌收缩压或膀胱壁对尿液的张力压所引起。其特点是正常状态下无遗尿,而腹压突然增高时尿液自动流出。也称真性压力性尿失禁、张力性尿失禁、应力性尿失禁。

一、病因

压力性尿失禁分为两型。90%以上为解剖型压力性尿失禁,为盆底组织松弛引起。盆底组织松弛的原因主要有妊娠与阴道分娩损伤、绝经后雌激素水平降低等。最为广泛接受的压力传导理论认为压力性尿失禁的病因在于盆底支持结构缺损而使膀胱颈/近端尿道脱出于盆底外。因此,咳嗽时腹腔内压力不能被平均地传递到膀胱和近端的尿道,导致增加的膀胱内压力大于尿道内压力而出现漏尿。

不足10%的患者为尿道内括约肌障碍型,为先天发育异常所致。

二、临床表现

几乎所有的下尿路症状及许多阴道症状都可见于压力性尿失禁。腹压增加下不自主溢尿是最典型的症状,而尿急尿频,急迫性尿失禁和排尿后膀胱区胀满感亦是常见的症状。80%的压力性尿失禁患者伴有阴道膨出。

三、分度

有主观分度和客观分度。客观分度主要基于尿垫试验,临床常用简单的主观分度。

Ⅰ级尿失禁:只发生在剧烈压力下,如咳嗽、打喷嚏或慢跑时。

Ⅱ级尿失禁:发生在中度压力下,如快速运动或上下楼梯时。

Ⅲ级尿失禁:发生在轻度压力下,如站立时,但患者在仰卧位时可控制尿液。

四、诊断

无单一的压力性尿失禁的诊断性试验。以患者的症状为主要依据,压力性尿失禁除常规体格检查、妇科检查及相关的神经系统检查外,还需相关压力试验、指压试验、棉签试验和尿动力学检查等辅助检查,排除急迫性尿失禁、充盈性尿失禁及感染等情况。

1. 压力试验

患者膀胱充盈时,取截石位检查。嘱患者咳嗽的同时,医师观察尿道口。如果每次咳嗽时均伴随着尿液的不自主溢出,则可提示SUI。延迟溢尿,或有大量的尿液溢出提示非抑制性的膀胱收缩。如果截石位状态下没有尿液溢出,应让患者站立位时重复压力试验。

2. 指压试验

检查者把中示指放入阴道前壁的尿道两侧,指尖位于膀胱与尿道交接处,向前上抬高膀胱颈,再行诱发压力试验,如压力性尿失禁现象消失,则为阳性。

3. 棉签试验

患者仰卧位,将涂有利多卡因凝胶的棉签置入尿道,使棉签头处于尿道膀胱交界处,分别测量患者在静息时及Valsalva动作(紧闭声门的屏气)时棉签棒与地面之间形成的角度。在静息及做 Valsalva 动作时该角度差小于 15°为良好结果,说明有良好的解剖学支持;如角度差大于 30°,说明解剖学支持薄弱;15°～30°时,结果不能确定。

4. 尿动力学检查

尿动力学检查包括膀胱内压测定和尿流率测定,膀胱内压测定主要观察逼尿肌的反射以及患者控制或抑制这种反射的能力,膀胱内压力的测定可以区别患者是因为非抑制性逼尿肌收缩还是 SUI 而引起的尿失禁。尿流率测定可以了解膀胱排尿速度和排空能力。

5. 尿道膀胱镜检查和超声检查

尿道膀胱镜检查和超声检查可辅助诊断。

五、鉴别诊断

急迫性尿失禁在症状和体征上最易与压力性尿失禁混淆,可通过尿动力学检查来鉴别明确诊断。

六、治疗

1. 非手术治疗

用于轻、中度压力性尿失禁治疗和手术治疗前后的辅助治疗。非手术治疗包括盆底肌肉锻炼、盆底电刺激、膀胱训练、α-肾上腺素能激动剂(alpha-adrenergic agonist)和阴道局部雌激素治疗。30%～60%的患者经非手术治疗能改善症状,并治愈轻度的压力性尿失禁。产后进行 Kegel 锻炼对产后尿失禁的妇女有所帮助。

2. 手术治疗

压力性尿失禁的手术方法很多,有 100 余种。目前公认的金标准术式为耻骨后膀胱尿道悬吊术和阴道无张力尿道中段悬吊带术。因阴道无张力尿道中段悬吊带术更为微创,现已成为一线手术治疗方法。压力性尿失禁的手术治疗一般在患者完成生育后进行。

(1)耻骨后膀胱尿道悬吊术:手术操作在腹膜外(Retzius 间隙)进行,缝合膀胱颈和近端尿道两侧的筋膜至耻骨联合(Marshall- Marchetti- Krantz 手术)或 Cooper 韧带(Burch 手术)而提高膀胱尿道连接处的角度。Burch 手术应用稍多,有开腹途径、腹腔镜途径和"缝针法"。手术适用于解剖型压力性尿失禁。手术后 1 年治愈率为 85%～90%,随着时间推移会稍有下降。

(2)阴道无张力尿道中段悬吊带术:除解剖型压力性尿失禁外,尿道内括约肌障碍型压力性尿失禁和合并有急迫性尿失禁的混合性尿失禁也为该手术适应证。悬吊带术可用自身筋膜或合成材料。合成材料的悬吊带术现已成为一线治疗压力性尿失禁的方法,术后 1 年治愈率在 90%左右,最长术后 11 年随诊的治愈率在 70%以上。

以 Kelly 手术为代表的阴道前壁修补术方法简单,通过对尿道近膀胱颈部折叠筋膜缝合达到增加膀胱尿道阻力作用,一直为治疗压力性尿失禁的主要术式。但解剖学和临床效果均较差,术后 1 年治愈率约 30%,并随时间推移而下降,目前已不再作为治疗压力性尿失禁的有效术式。

第七章 女性生殖器官发育异常

第一节 阴道发育异常

一、处女膜闭锁(无孔处女膜)

阴道是由阴道板腔道化后形成。当阴道末端未能形成孔道而未与前庭相通时,可遗留一层膜,即成为无孔处女膜,也称处女膜闭锁。亦有膜上有多个小孔,称筛状处女膜,经血可由膜上小孔流出。婚后影响性生活时可能发现,亦可能性生活时自动破裂。

(一)临床表现

在女婴及幼童时,被忽略而漏诊。青春期后,第二性征发育,而无月经初潮,却伴有周期性下腹痛,因经血不能外流,积存在阴道与宫腔内。当阴道积血达到一定体积时,可压迫膀胱而导致尿频及排尿困难。压迫直肠可有肛门坠胀。外阴视诊可见一层蓝紫色黏膜膨突出阴道口。肛诊时在盆腔较低部位可触及一张力较大的囊性包块。腹部尚可触及子宫坐在囊性包块之上,压痛明显。

(二)诊断与鉴别诊断

根据病史、症状和体征,较易确诊,但须与阴道部分闭锁鉴别。前者仅有一层蓝紫色薄膜膨隆在阴道口。而阴道部分闭锁是在近阴道口处有部分阴道闭锁,闭锁部较厚而长。其上段仍为正常阴道,阴道内的积血包块较处女膜闭锁者高。肛诊积血包块离阴道口有一定距离。在手术处理上,前者较易切开,而后者需整形手术。在术前必须鉴别,做好手术准备。

(三)治疗

以冷刀或 CO_2 激光刀切开处女膜,排净阴道内积血,以生理盐水冲洗。薄膜切开后即自行消失,膜厚时伤口切缘需要以 3-0 肠线缝合止血,并防止伤口粘连闭合。

二、阴道闭锁

尿生殖窦的窦阴道球未正常发育而使阴道部分闭锁,Ⅰ型阴道闭锁,即阴道下段闭锁,阴道上段及宫颈、子宫体均正常。Ⅱ型阴道闭锁,即阴道完全闭锁,多并发宫颈发育不良,子宫体发育不良或子宫畸形。

(一)临床表现

由于下段阴道闭锁,经血引流亦受阻,故其症状与处女膜闭锁相同。但在体征上,闭锁部分较长,阴道积血包块较高、且阴道口无蓝紫色膨隆。肛检包块与阴道口有一定的距离。

(二)诊断

根据症状和体征,不难诊断。要注意与处女膜闭锁鉴别。

(三)治疗

阴道闭锁部分需手术切开以引流经血。由于阴道闭锁部分较厚,故在切开过程中应准确掌握方向,稍向前偏或后偏即有损伤尿道或直肠的可能。有时甚至因迷失方向而不易进入闭锁部位以上的阴道腔。应选择在行经期进行手术,此时阴道内积血较多,并有一定张力,解剖标记较清楚,较易寻找并安全进入阴道腔。

手术切开闭锁的部分后,其组织即向四周分开,腔壁上有切缘的创面。若创面较大,需用组织覆盖,预防瘢痕狭窄,如新鲜羊膜覆盖创面,形成一层纤维支架,便于阴道前庭黏膜及闭锁以上的阴道腔壁正常黏膜向创面移行,加速创面表皮化而愈合。若创面不大,亦可将切缘上下黏膜缝合。若切口边缘距离大而勉强缝合,则有可能裂开。总之,需注意缝合后阴道长度,应考虑术后能有一宽畅的阴道,满足性生活的要求。

三、阴道横隔

双侧中肾管融合后与泌尿生殖窦相连接处若未贯通,或阴道板腔道化时在不同部位未完全腔化贯通,阴道可有横隔形成。垂直融合异常都可以看作是阴道横隔,从而可以分为阻塞性的和非阻塞性的。横隔可位于阴道内任何水平,最常位于中部或上 1/3 部。厚者约 1 cm,也可很薄。隔上有孔者为不完全性横隔。不完全性横隔较为多见。

(一)临床表现

因多数横隔为不完全性横隔,中间有孔,且部位较高,不影响性生活,经血亦可流出,故一般无症状。若横隔较低时可能性生活不满意。隔上孔极小时,可能经血引流不畅而长期淋漓不净,甚至继发感染而有臭味分泌物。若在妊娠前未做详细阴道检查则分娩时可能影响胎先露下降。在个别情况,当第二产程产力很强,胎头下降快,而横隔较坚硬时,胎头将遇阻力而发生脑出血。因此,阴道横隔的症状可因不同类型而有很大的差别。

(二)诊断

根据症状及详细盆腔检查,不难明确诊断。当横隔无孔且位于阴道顶端,接近宫颈时,应了解有无宫颈先天性闭锁。B超或 MRI 检查可有助诊断。

(三)治疗

大多数横隔为不完全性,部位高而无症状,可能影响分娩。若影响生育诊断后亦应手术切开。探针进入隔后腔作为指引,横行切开,因横隔组织一般较软,切开后,隔即退缩消失。当横隔为完全性而隔后腔有积血时,其处理与阴道处女膜闭锁相同。

四、先天性无阴道

双侧副中肾管融合后若发育不全,其末端未向尾端伸展形成先天性无阴道。常合并无子宫或痕迹子宫。仅极少数患者有发育正常的子宫。此类患者卵巢一般均正常。

(一)临床表现

在青春发育期,第二性征乳房发育好,若无子宫或子宫内膜,将无月经来潮,亦无腹痛。若有子宫发育不全而有子宫内膜时,仍可有经血淤积而周期性腹痛。

妇科检查可见外阴发育正常,但无阴道开口,或在阴道口处有一凹陷或短盲端。肛检盆腔正中、偏左或偏右有小子宫。若有正常子宫内膜亦可积有经血,子宫稍增大,并伴有压痛。

(二)诊断

根据病史及检查即可确诊。有时并无子宫,也可有轻度排卵性周期性腹痛,B超检查及基础体温(BBT)测定可予鉴别。BBT 测定有双相体温者有排卵功能,体温下降而有腹痛者有内膜反应。此类患者常合并泌尿系统畸形，应常规行双肾 B 超。若不予以注意，可能出现误诊或漏诊。曾有将盆腔肾误诊为卵巢肿瘤，更有甚者在开腹后尚未能辨认清楚，而将盆腔肾误认为卵巢肿瘤切除。

（三）治疗

人工阴道成形术，即在膀胱直肠之间分离一腔道约 8 cm 长，并用各种不同组织覆盖腔道四壁，用纱布填塞，使组织紧贴四壁而生长。7～10 d 后，覆盖的组织生长良好，即可换用硬质模型，保持阴道不塌陷，并防止组织挛缩。人工阴道成形术的关键是必须一次成功。用来覆盖腔侧壁的组织有下列几种。

1. 取自身皮肤做游离皮片移植

皮片存活率高。但需要取皮，且形成的皮肤阴道较干且涩，性交不甚满意。

2. 新鲜羊膜移植

手术操作简单安全。覆盖的羊膜生长率高，以电镜超微结构检查，证实羊膜支架有向鳞状上皮化生现象。故 3～6 个月后，最后形成的阴道与自然阴道相似，柔软润滑。本法手术操作虽简单，但可因顶端黏膜生长缺陷而继发感染，形成肉芽而经年不愈。覆盖的羊膜层上仍留有不少蜕膜层，对腔壁上皮化不利，导致手术失败。

3. 盆腔壁腹膜

经腹部与阴道双途径手术或单从阴道手术拉下腹膜覆盖创面。有经验的手术者认为，此法并不复杂且损伤小。成形后的阴道壁柔软润滑。

4. 乙状结肠移植

游离一段保持血运的乙状结肠移植至成形的阴道腔。手术较复杂，对患者的损伤较大，目前较少应用此术式，成形后的阴道，近期内肠液分泌过多，甚不方便。但术后阴道不挛缩。

人工阴道成形术的手术时间最好选择在已有结婚对象并对其疾病有所了解，婚前半年手术。

五、阴道纵隔

阴道纵隔为双侧副中肾管融合时其纵隔未消失或消失不全所致。可分为完全性或不完全性阴道纵隔。此类畸形常合并各种类型的子宫及宫颈畸形。可有双宫颈双子宫，单宫颈双子宫或正常宫颈正常子宫。

（一）临床表现

一般无症状，多因其他妇科疾病行妇科检查时发现。有的迟至分娩时，胎儿先露受阻方始发现。

（二）诊断

从妇科检查的体征表现即可初诊阴道纵隔。为明确是否合并子宫畸形或泌尿系统畸形，可行子宫造影及 B 超检查。

（三）治疗

完全阴道纵隔将阴道一分为二，不影响性生活，可不手术。部分阴道纵隔影响性生活或分娩时阻碍胎先露下降，可切开并以肠线缝合创面。

六、阴道斜隔

阴道纵隔末端偏离中线向一侧倾斜与阴道侧壁融合，形成双阴道，一侧与外界相通，另一侧为阴道腔盲端,常合并双子宫。一侧子宫经血引流通畅,另一侧子宫经血积存阴道盲腔内。由于多数斜隔上有孔,经血尚可缓慢向外排出。如斜隔上无孔,则无法引流经血而积存于同侧阴道盲端或子宫内。

(一)临床表现

1.有孔斜隔

阴道盲腔内经血虽可排出,但仍引流不畅,使经期延长,经血淋漓不净。积血继发感染时,可有脓性白带。病程拖延日久,可发生上行感染,如子宫内膜炎、输卵管炎,甚至形成盆腔脓肿。

2.无孔斜隔

阴道盲腔内经血无法引流。在阴道一侧壁形成囊性包块。其特点是包块部位很低,在阴道下端。若经血量多,包块可达到一定体积,同时亦可合并子宫积血并有痛经。有时可伴膀胱症状。

3.同侧肾阙如

多数阴道斜隔伴有同侧肾阙如。

(二)诊断

阴道斜隔无闭经现象,阴道侧壁无肿块时检查无特殊明显体征,不易考虑到生殖道畸形的诊断。有孔斜隔,其隔上的孔一般很小,被藏在阴道黏膜皱襞中,不易被发现。其主要症状是经血淋漓不净,后期有腥臭白带。常被误诊为功血或阴道宫颈炎。选择行经期仔细进行盆腔检查,可触及阴道一侧的侧壁稍有隆起及囊性感。以手指挤压侧壁的囊性部分,有血或分泌物自小孔溢出。再以探针探入小孔,进入囊腔,即可明确诊断。

B超检查可见有双子宫或双宫颈畸形,亦可常伴有一侧肾阙如。无孔斜隔因经血引流阻塞,症状和体征较明显,不难诊断。但亦有误将阴道盲腔的囊性包块诊断为卵巢肿瘤而错误进行腹部手术的病例。卵巢肿瘤部位较高,常能活动。而阴道侧腔内积血,包块部位低而固定。B超检查亦可发现双子宫双宫颈畸形,一侧宫腔积血及同侧肾阙如,将更有助于诊断。用针穿刺侧壁后的囊性包块,抽出黑紫色黏稠血液,即可确诊。

(三)治疗

应行斜隔切开术,充分暴露宫颈,效果较好。切口需达盲腔最顶部,使盲腔充分敞开。若切口小,或切口未达最顶部,可能引流不畅,不能彻底解除症状。切缘创面应缝合止血,同时可防止再粘连愈合,形成盲腔。

第二节　宫颈发育异常

一、概述

先天性宫颈畸形有两种类型:先天性宫颈不发育(又称无宫颈)和先天性宫颈发育不全(又称宫颈闭锁)。前者宫颈完全阙如,后者有宫颈组织,但为实性而未管道化或仅部分管道化。

二者均有正常阴道,亦可合并先天性无阴道。常有正常的子宫体与子宫内膜。

二、临床表现

(一)症状

无宫颈或宫颈闭锁时,经血引流阻塞,表现为闭经,周期性腹痛,逐渐加重,经血可倒流进入盆腔,发生子宫内膜异位症或卵巢巧克力囊肿。

(二)体征

(1)宫颈部分闭锁有阴道者,盆腔检查可完全正常。因宫颈中央可能有小孔,外观与正常宫颈无异。待多次月经量积存子宫内,则有子宫增大并有压痛,或宫旁可触及内膜异位囊肿。此时以探针探宫颈管,始发现探针不能深入,宫颈部分闭锁。

(2)宫颈完全闭锁而有阴道者,盆腔检查则见阴道顶端为光滑盲端,子宫触诊正常。易与阴道横隔混淆。

(3)无宫颈而有子宫和阴道者,盆腔检查亦可见阴道顶端为光滑盲端。触诊感到其上方为子宫。由于子宫下段与宫颈之间界限常不清楚,易将子宫下段误认为宫颈。单凭盆检不易诊断宫颈是否阙如。

三、诊断

不同类型的宫颈畸形可表现为闭经或周期性腹痛。

四、鉴别诊断

阴道横隔,不易区别是否有宫颈。B超及MRI对子宫畸形的诊断极有帮助,尤以MRI可分辨子宫体的形状,并可将宫体、宫颈及阴道各段进行区别。对于一些诊断很困难的病例,可在腹腔镜或剖腹手术下结合影像学诊断进行鉴别。

五、治疗

宫颈畸形的治疗,主要在子宫与阴道之间,手术塑造一个宫颈管道,使经血引流通畅,并希望能受孕生育。过去的治疗,手术近期效果好,经血得以引流。但塑造后的管道往往挛缩,加之有时经血阻塞而不通,须再次手术,有时又再次失败,最后不得已而切除子宫。因此,手术成功的报道极少。宫颈闭锁应在闭锁的宫颈上手术塑造一管道,并植皮使管道创面表皮化,同时放置支撑物6个月,度过皮瓣挛缩期,保持管道通畅。"无宫颈"畸形,迄今尚无手术成功的报道,对此类宫颈畸形,建议直接切除子宫。

第三节　子宫发育异常

一、分类

子宫是由双侧苗勒氏管的中段发育形成。可出现各种不同程度的发育异常而形成不同类型的子宫畸形。子宫畸形的分类有多种。

(一)不发育型

先天性无子宫及子宫发育不全多合并先天性无阴道。

(二)单角子宫和残角子宫

一侧副中肾管发育成单角子宫,而另一侧副中肾管完全未发育和未能形成管道。单角子宫受孕后,流产发病率为 33%,早产发病率为 17%~29%。残角子宫为一侧副中肾管发育正常,另一侧发育不全形成残角子宫。

残角子宫者常伴该侧泌尿道畸形。残角子宫可与正常子宫腔不相通,亦有二者间相通者。残角子宫内膜可无功能或为有功能内膜,后者则引起宫腔积血。残角子宫若有宫腔和内膜,又与子宫不通,则由于其经血不能引流可有痛经。

(三)双子宫

两侧副中肾管发育后完全未融合,各自发育而形成两个子宫和两个宫颈,左右侧子宫各有单一的输卵管和卵巢。多为双阴道或单阴道,少数一侧为阴道斜隔,双子宫多合并阴道纵隔及双宫颈,易于早期发现。

(四)双角子宫和鞍状子宫

两侧副中肾管大部分融合后中隔消失,但宫底部融合不全,导致子宫角部各有一角突出,称双角子宫。若仅为宫底部轻度融合不全,表现为宫底部向宫腔内轻度内陷,形似马鞍,称鞍状子宫。建议对此类畸形子宫常规行宫颈内口环扎术。

(五)纵隔子宫

双侧苗勒氏管已完全融合,只是融合后的纵隔未消失,或仅部分消失。子宫外观正常,腔内遗留纵隔,将子宫体分为两个腔。若纵隔完全未被吸收,称完全纵隔;若纵隔部分吸收消失,称不全纵隔,以后者多见。此种类型流产或早产率高,几乎比双角子宫高 1 倍。因纵隔血运差,胎盘着床于纵隔时,血供不足将使胎儿流产或早产。

(六)T 形小宫腔

在胚胎期其母曾服用己烯雌酚者,可能出现子宫腔畸形。表现为宫腔小,T 形,有时合并宫腔边缘不规则。流产及早产发病率分别为 27%与 28%。

二、诊断

(一)病史及临床表现

根据子宫畸形的程度而有不同的临床表现。有些子宫畸形患者可无任何症状,月经、生育均无异常表现,仅在体检或妇科手术时偶被发现,但亦有些患者表现为月经异常、痛经、性生活困难、不孕、习惯性流产。

(二)妇科检查

妇科检查时注意有无双阴道、双宫颈,子宫大小、形态、位置有无异常。

(三)超声和核磁共振成像检查

超声和核磁共振成像检查对诊断子宫畸形有一定价值。始基子宫超声图像仅见小实质子宫,无宫腔;幼稚子宫则显示子宫各径线均小;双子宫患者超声呈现典型的"眼镜征";鞍状子宫见宫底部稍向下凹陷,呈马鞍形;纵隔子宫者子宫外形正常,宫体较宽,见左右两侧子宫内膜。

（四）子宫输卵管碘油造影

子宫输卵管碘油造影是诊断子宫畸形的主要方法。子宫畸形时，造影剂按子宫腔形态充盈，可清晰显示出各种类型的异常。双阴道、双宫颈、双子宫时应将造影剂分别注入两侧宫腔。

（五）腹腔镜和宫腔镜

腹腔镜可直接观察子宫形态，宫腔镜主要用于诊断宫腔内畸形，必要时二者可联合应用。

（六）静脉肾盂造影

生殖器官畸形患者应常规做此项检查，以排除泌尿系统畸形。

三、治疗

（一）内分泌治疗

幼稚子宫（子宫发育不良）者可试用内分泌治疗。

（二）手术矫治

1. 子宫纵隔切除

近年来多采用宫腔镜手术，或腹腔镜监护下宫腔镜切除子宫纵隔。

2. 子宫吻合手术

双角子宫有反复流产者，除外其他非子宫畸形所致流产原因，可行子宫吻合术。手术可使宫腔扩大，预防流产或早产的发病率。

3. 残角子宫切除术

残角子宫妊娠，残角子宫有功能内膜致经血潴留者，非孕期确诊为残角子宫者（除非残角子宫为实性、无内膜、无症状者），均须行残角子宫切除，同时切除同侧输卵管，以免以后发生异位妊娠。

第八章 女性生殖系统肿瘤

第一节 子宫肌瘤

一、概述

子宫肌瘤(myoma of uterus)由平滑肌和结缔组织组成,又称子宫平滑肌瘤(leiomyoma of uterus),是女性生殖系统最常见的肿瘤。多见于30~50岁妇女。

二、病因

子宫肌瘤确切病因尚未明了。因肌瘤好发于生育年龄,青春期前少见,绝经后萎缩或消退,提示其发生可能与女性性激素相关。生物化学检测证实肌瘤中雌二醇向雌酮转化明显低于正常肌组织;肌瘤中雌激素受体浓度明显高于周边肌组织,故认为肌瘤组织局部对雌激素的高敏感性是肌瘤发生的重要因素之一。此外研究证实孕激素有促进肌瘤有丝分裂活动、刺激肌瘤生长的作用。细胞遗传学研究显示25%~50%子宫肌瘤存在细胞遗传学的异常,包括12号和17号染色体长臂片段相互换位、12号染色体长臂重排、7号染色体长臂部分缺失等。分子生物学研究结果提示子宫肌瘤是由单克隆平滑肌细胞增生而成,多发性子宫肌瘤是由不同克隆细胞形成。

三、病理

(一)大体

大体为球形或不规则形实性结节,可单个或多个生长于子宫任何部位。一般为白色、质硬,切面为漩涡状结构。肌瘤本身无包膜,但肌瘤组织可压迫周围的子宫肌纤维而形成假包膜,使肌瘤与子宫肌层分界清楚,容易剥出。血管从外穿入假包膜内供给肌瘤营养。

(二)镜下

主要由梭形平滑肌细胞和不等量纤维结缔组织所构成。细胞大小均匀、呈栅栏状或漩涡状排列。因切面的不同,细胞核可呈圆形或杆状,染色较深。

(三)变性

肌瘤可引起各种退行性变或恶变。

1. 玻璃样变(hyaline degeneration)

玻璃样变又称透明变性,最常见。肌瘤组织因局部血供不足水肿变软,剖面漩涡状结构消失,溶成玻璃样透明结构。

2. 囊性变(cystic degeneration)

玻璃样变继续发展,肌细胞坏死液化,形成大小不等的囊腔,内含胶冻样或无色液体。

3. 红色变(red degeneration)

红色变多见于妊娠期和产褥期,可能是肌瘤血管破裂或退行性变引起溶血,血红蛋白渗入肌瘤内。切面暗红色,如半熟牛肉状,质软、腥臭,漩涡状结构消失。

4.恶性变

主要为肉瘤变(sarcomatous change),发生率为 0.4%～0.8%。多发生于年龄较大的妇女。肌瘤在短期内迅速增大,或伴有阴道不规则流血。组织变软、质脆,切面灰黄色,似生鱼肉状。

此外,肌瘤还可发生脂肪变性、钙化等,均较少见。

三、分类

按肌瘤所在部位的不同可分宫体和宫颈肌瘤。肌瘤最初均起源于子宫肌层,向不同方向生长而形成下列三种类型。各种类型可单独存在,也可同时并存。

(一)肌壁间肌瘤

肌壁间肌瘤最常见,位于子宫肌层内,周围被正常肌层包绕。

(二)浆膜下肌瘤

突起在子宫表面,肌瘤表面仅覆盖少许肌层或浆膜层。可仅有一蒂与子宫相连。若蒂断裂肌瘤脱落在盆、腹腔内继续生长,称寄生性肌瘤或游走性肌瘤。肌瘤向阔韧带内生长,称阔韧带内肌瘤。

(三)黏膜下肌瘤

向宫腔内生长,肌瘤表面仅覆盖子宫内膜。黏膜下肌瘤易形成蒂,肌瘤突出于宫腔内,甚至延伸至阴道。

四、临床表现

(一)症状

有些患者可无症状,终身未被发现。症状的轻重主要取决于肌瘤的生长部位、大小、有无变性和并发症。

1.月经改变

月经改变是最常见的症状。肌壁间肌瘤主要表现为经量增多、经期延长,周期正常或缩短。黏膜下肌瘤主要表现为经量增多、经期延长、周期紊乱、不规则出血或经后淋漓不尽。浆膜下肌瘤则很少引起子宫出血。

2.腹部肿块

当肌瘤较大时,患者自觉下腹部实性肿块,活动度差。

3.阴道排液

肌瘤可引起白带增多。若肿瘤发生坏死合并感染,则有持续性或不规则阴道流血和恶臭脓血样液排出。

4.压迫症状

肌瘤压迫膀胱可引起尿频、排尿困难、尿潴留等。压迫直肠可致里急后重、便秘、大便不畅等。阔韧带肌瘤压迫输尿管可引起输尿管扩张、肾盂积水等。

5.疼痛

肌瘤可引起下腹坠胀、腰背酸痛等。肌瘤合并感染、红色变性或浆膜下肌瘤蒂扭转时可出现剧痛并伴有发热。

6. 不孕和流产

肌瘤向宫腔内生长或引起宫腔变形可妨碍精子通过、孕卵着床和胚胎发育,因而引起部分患者不孕或流产。

7. 贫血

长期月经过多或不规则阴道流血可导致失血性贫血。

(二)体征

若肌瘤较大可在下腹部扪及质硬、圆形或不规则形实性结节状肿物。妇科检查时可发现子宫增大、表面有单个或多个不规则结节突起或有蒂与子宫相连的实性活动肿物。带蒂的黏膜下肌瘤突出于阴道内,用阴道窥器即可在阴道内见到表面光滑的红色结节。当组织坏死或合并感染时,肌瘤表面有渗出物覆盖并有恶臭味。

五、诊断及鉴别诊断

根据病史、症状和体征,诊断多无困难。借助 B 超、子宫输卵管碘油造影、宫腔镜、腹腔镜、CT、MRI 等方法可明确诊断并与其他疾病相鉴别。子宫肌瘤需与下列疾病鉴别:妊娠子宫、卵巢肿瘤、子宫内膜异位症、盆腔炎性肿块、畸形子宫、子宫内膜癌、宫颈癌等。根据停经史、HCG 和 B 超检查可与妊娠子宫鉴别;根据症状、体征、影像学检查和腹腔镜可与卵巢肿瘤、子宫内膜异位症、盆腔炎性肿块、畸形子宫鉴别;借助宫腔镜和活检可鉴别子宫黏膜下肌瘤与子宫内膜癌。带蒂的黏膜下肌瘤可借助活检与宫颈癌鉴别。

六、治疗

(一)随访观察

无症状肌瘤一般不需治疗,特别是近绝经期妇女。绝经后肌瘤多可萎缩或逐渐消失。每 3～6 个月随访一次。

(二)药物治疗

适用于症状轻、近绝经年龄或全身情况不宜手术者。

1. 促性腺激素释放激素类似物(GnRH-a)

抑制 FSH 和 LH 分泌,降低雌二醇到绝经水平,缓解症状并抑制肌瘤生长使其萎缩,但停药后又逐渐增大到原来大小。应用指征如下。

(1)缩小肌瘤以利于妊娠。

(2)术前治疗控制症状、纠正贫血。

(3)术前应用缩小肌瘤,降低手术难度,或使阴式手术成为可能。

(4)对近绝经妇女,提前过渡到自然绝经,避免手术。常用药物有亮丙瑞林(Leuprorelin)每次 3.75 mg,或戈舍瑞林(Goserelin)每次 3.6 mg。每月皮下注射 1 次。不宜长期用药,用药 6 个月以上可产生绝经期综合征,骨质疏松等不良反应,可用反加疗法。

2. 其他

米非司酮(Mifepristone,RU486),12.5 mg/d 口服,作为术前用药或提前绝经使用。但不宜长期使用,以防其拮抗糖皮质激素的不良反应。

(三)手术治疗

手术适应证:①月经过多继发贫血,药物治疗无效;②严重腹痛、性交痛或慢性腹痛、有蒂肌瘤扭转引起的急性腹痛;③有膀胱、直肠压迫症状;④能确定肌瘤是不孕或反复流产的唯一原因;⑤肌瘤生长较快,怀疑有恶变。

手术可经腹、经阴道或宫腔镜及腹腔镜下手术。术式如下。

1.肌瘤切除术(myomectomy)

肌瘤切除术适用于希望保留生育功能的患者。可经腹或腹腔镜下切除肌瘤,黏膜下肌瘤可经阴道或宫腔镜下切除。使用腹腔镜肌瘤粉碎器时应该在密闭取物袋里进行。肌瘤切除术后有 50% 的复发机会,约 1/3 的患者需要再次手术。

2.子宫切除术

年龄较大、不要求保留生育功能或疑有恶变者可行子宫切除术。术前应宫颈刮片细胞学检查排除宫颈恶性病变。

(四)其他治疗

其他治疗如子宫动脉栓塞术、射频消融等。

七、子宫肌瘤合并妊娠

子宫肌瘤合并妊娠并不常见,占肌瘤患者的 0.5%～1%,妊娠的 0.3%～0.5%。

(一)妊娠对子宫肌瘤的影响

妊娠由于性激素的变化和盆腔血液供应丰富,可促使肌瘤快速生长和变性,常为红色变性。临床表现为肌瘤迅速增大,剧烈腹痛、发热、血白细胞升高等。

(二)肌瘤对妊娠和分娩的影响

黏膜下肌瘤可妨碍受精卵着床而引起早期流产。大的肌壁间肌瘤可引起子宫腔变形和压迫,也可导致流产或胎位异常。若肌瘤位置较低,可妨碍胎儿先露部进入骨盆造成难产。产后则肌瘤可妨碍子宫收缩而导致产后大出血。

(三)处理

发生红色变性时应保守治疗,使用止痛、抗感染、安胎药物。肌瘤造成产道梗阻者应做剖宫产。术中是否同时切除肌瘤,需根据肌瘤大小、部位和患者情况而定。

第二节 宫颈上皮内瘤变

宫颈上皮内瘤变(cervical intraepithelial neoplasia,CIN)是与宫颈浸润癌密切相关的一组癌前病变,它反映宫颈癌发生发展中的连续过程。随着分子生物学发展和临床研究深入,发现CIN 并非是单向的病理生理学发展过程,而是具有两种不同的结局。一种是病变常自然消退,很少发展为浸润癌;另一种是病变具有癌变潜能,可能发展为浸润癌。CIN 常发生于25～35 岁的妇女,而宫颈癌则多见于 40 岁以上的妇女。

一、病因

近二十余年的研究表明,HPV 感染是 CIN 发生、发展中最重要的危险因素。流行病学调查发现,CIN 与性生活紊乱、吸烟密切相关。其他的危险因素包括性生活过早(<16 岁)、性传播疾病、经济状况低下、口服避孕药和免疫抑制等。

(一)HPV 感染

90%以上 CIN 有 HPV 感染,而正常宫颈组织中仅为 4%。早期 HPV 感染时,病变的宫颈上皮变成典型的挖空细胞。在这些细胞中可见大量的 HPV DNA 和病毒壳抗原。HPV 不适应在未成熟的细胞中生长,随着 CIN 病变严重,HPV 复制减少,病毒壳抗原消失。但具有转录活性的 HPV DNA 片段可整合到宿主 DNA 中,产生 E6、E7 癌蛋白。癌蛋白可与宿主细胞的细胞周期调节蛋白 P53、RB 等相结合(E6 蛋白与 P53 结合,E7 蛋白和 RB、P107 和 cyclin A 结合),导致细胞周期控制失常,发生恶性转化。HPV 感染多不能持久,常自然被抑制或消失。许多 HPV 感染妇女并无临床症状。临床上可见许多 CIN(轻度宫颈鳞状上皮内瘤变)自然消退。当 HPV 感染持久存在时,在一些其他因素(如吸烟、使用避孕药、性传播疾病等)作用下,可诱发 CIN。

目前已知 HPV6、11、42、43、44 属低危型,一般不诱发癌变;而 HPV16、18、31、33、35、39、45、51、52、56 或 58 属高危型,高危型 HPV 亚型产生两种癌蛋白:E6 和 E7 蛋白。CIN1 主要与 6、11、31、35 有关,常为多亚型 HPV 的混合感染,病变由多克隆细胞增生而成、病灶常局限在宫颈阴道部。若为高危型 HPV 感染,则病变由单克隆细胞增生所致。CIN2 和 CIN3 主要与 HPV16、18、33 及 58 有关,常为单一亚型 HPV 感染,病变由单克隆细胞增生而成,可扩展至宫颈管内。染色体杂合子丢失(loss of heterozygosity,LOH)研究发现,CIN1 LOH 发生率较低,而 CIN2 和 CIN3 常伴 LOH。

(二)宫颈组织学的特殊性

宫颈上皮是由宫颈阴道部鳞状上皮和宫颈管柱状上皮组成。宫颈组织学的特殊性是宫颈上皮内瘤样变的病理学基础。

1.宫颈阴道部鳞状上皮

由深至浅可分为 3 个带(基底带、中间带及浅表带)。基底带由基底细胞和旁基底细胞组成。基底细胞和旁基底细胞含有表皮生长因子受体(EGFR)、雌激素受体(ER)及孕激素受体(PR)。基底细胞为储备细胞,无明显细胞增生表现。但在某些因素刺激下可以增生成为不典型鳞状细胞,或分化为成熟鳞状细胞,但不向柱状细胞分化。旁基底细胞为增生活跃的细胞,偶见核分裂象。中间带与浅表带为完全不增生的分化细胞,细胞渐趋死亡。

2.宫颈管柱状上皮

柱状上皮为分化良好细胞,而柱状上皮下细胞为储备细胞,具有分化或增生能力,通常在病理切片中见不到。柱状上皮下储备细胞的起源有两种不同的看法:①直接来源于柱状细胞;②来源于宫颈鳞状上皮的基底细胞。

3.移形带及其形成

宫颈鳞状上皮与柱状上皮交接部,称为鳞柱状交接部或鳞柱交接。根据其形态发生学变化,鳞柱状交接部又分为原始鳞柱状交接部和生理鳞柱状交接部。

胎儿期,来源于泌尿生殖窦的鳞状上皮向上生长,至宫颈外口与宫颈管柱状上皮相邻,形成原始鳞柱状交接部。青春期后,在雌激素作用下,宫颈发育增大,宫颈管黏膜组织外翻(假性糜烂),即宫颈管柱状上皮及其下的间质成分到达宫颈阴道部,导致原始鳞柱状交接部外移;在阴道酸性环境或致病菌的作用下,宫颈阴道部外翻的柱状上皮被鳞状上皮替代,形成新的鳞柱状交接部,称为生理鳞柱状交接部。原始鳞柱状交接部和生理性鳞柱状交接部之间的区域称移行带区。在移行带形成过程中,新生的鳞状上皮覆盖宫颈腺管口或伸入腺管将腺管口堵塞,腺管周围的结缔组织增生或形成瘢痕压迫腺管,使腺管变窄或堵塞,腺体分泌物潴留于腺管内形成囊肿,称为宫颈腺囊肿。宫颈腺囊肿可作为辨认转化区的一个标志。绝经后雌激素水平下降,宫颈萎缩,原始鳞柱状交接部退回至宫颈管内。

在移行带形成过程中,其表面被覆的柱状上皮逐渐被鳞状上皮所替代。替代的机制有以下两种方式。

(1)鳞状上皮化生:当鳞柱交界位于宫颈阴道部时,暴露于阴道的柱状上皮受阴道酸性影响,柱状上皮下未分化储备细胞开始增生,并逐渐转化为鳞状上皮,继之柱状上皮脱落,而被复层鳞状细胞所替代,此过程称鳞状上皮化生。化生的鳞状上皮偶可分化为成熟的角化细胞,但一般均为大小形态一致,形圆而核大的未成熟鳞状细胞,无明显表层、中层、底层3层之分,也无核深染、异型或异常分裂象。化生的鳞状上皮既不同于宫颈阴道部的正常鳞状上皮,镜检时见到两者间的分界线;又不同于不典型增生,因而不应混淆。宫颈管腺上皮也可鳞化而形成鳞化腺体。

(2)鳞状上皮化:宫颈阴道部鳞状上皮直接长入柱状上皮与其基底膜之间,直至柱状上皮完全脱落而被鳞状上皮替代,称鳞状上皮化。多见于宫颈糜烂愈合过程中。愈合后的上皮与宫颈阴道部的鳞状上皮无区别。移形带成熟的化生鳞状上皮对致癌物的刺激相对不敏感。但未成熟的化生鳞状上皮代谢活跃,在一些物质(例如 HPV、精子及精液组蛋白等)的刺激下,可发生细胞分化不良,排列紊乱,细胞核异常,有丝分裂增加,形成宫颈上皮内瘤样变。

二、临床表现

宫颈鳞状上皮内瘤变无特殊症状。偶有阴道排液增多,伴或不伴臭味。也可有接触性出血,发生在性生活或妇科检查(双合诊或三合诊)后出血。体征可无明显病灶,宫颈可光滑或仅见局部红斑、白色上皮,或宫颈糜烂表现。

三、诊断

CIN 诊断应遵循"三阶梯式"诊断程序——细胞学、阴道镜及组织病理学检查。

(一)宫颈细胞学检查

宫颈细胞学检查为最简单的 CIN 辅助检查方法,可发现早期病变。凡婚后或性生活过早的青年应常规做宫颈刮片细胞学检查,并定期复查(每1~3年1次)。宫颈细胞学检查存在一定的漏诊及误诊率。炎症可导致宫颈鳞状上皮不典型改变,故应按炎症治疗3~6个月后再重复检查。目前,国内宫颈细胞学检查的报告形式采用两种分类法:传统的巴氏5级分类与 the Bethesda System 分类(简称 TBS 分类)。巴氏5级分类法虽然简单,但其各级之间的区别无严格的客观标准,不能很好地反映癌前病变,并受检查者主观因素影响较大,假阴性率高(>20%)。为使细胞学、组织病理与临床处理较好地相结合,1988年美国制订了 TBS 命名系统,并于2001年进行了修改,目前国外多采用此分类法。若发现异常细胞(巴氏分类Ⅱ级及Ⅱ级以上或 TBS 中异常上皮细胞)应做阴道镜检查,进一步明确诊断。

(二)HPV 检测

高危型 HPV DNA 筛查可作为宫颈细胞学检查异常分流,及宫颈病变治疗后病灶残留、复发判定、疗效评估与随诊。HPV DNA 第 2 代杂交捕获试验（HC-Ⅱ）是当前应用较为广泛的 HPV 检测技术，快速导流杂交芯片技术可进行 HPV 感染的分型。

（三）阴道镜检查

阴道镜检查可了解病变区血管情况。注意宫颈移行带区内醋酸白色上皮、毛细血管形成的极细红点、异形血管；由血管网围绕的镶嵌白色或黄色的上皮块。在上述病变区域活检，可以提高诊断的准确性。阴道镜不能了解宫颈管的病变情况，应刮取宫颈管内组织或用宫颈管刷取材做病理学检查。阴道镜检查也可能会漏诊重要病变，若未发现 CIN 2、CIN 3，则应随访。

（四）宫颈活组织检查

宫颈组织活检为诊断 CIN 的最可靠方法。任何肉眼可见病灶均应做单点或多点活检。如无明显病灶，可选择宫颈移行带 3 点、6 点、9 点、12 点处活检，或阴道镜指引下在碘试验不染色区取材，提高确诊率。但对于以下情况应采取宫颈诊断性锥形切除术：①阴道镜检查无法看到病变的边界或未见到鳞柱交界部位；②主要病灶位于宫颈管内；③宫颈细胞学检查为高度鳞状上皮内病变（HSIL），而阴道镜下活检为阴性或 CIN1；④宫颈管内组织所得病理报告为异常或不能肯定；⑤疑为宫颈腺癌。

四、治疗

CIN 处置应做到个体化，综合考虑疾病情况（CIN 级别、部位、范围、HPV DNA 检测）、患者情况（年龄、婚育状况、随访条件）及技术因素。

（一）高危型 HPV 感染，但宫颈细胞学阴性

6 个月后复查细胞学；1 年后复查细胞学和高危型 HPV DNA。随访期间，可采用中成药阴道栓剂（如保妇康栓剂）治疗。

（二）ASC-US，ASC-H 及 AGC

进一步做阴道镜及宫颈活组织检查或≥35 岁的非典型腺细胞（AGC）患者需行子宫内膜活组织检查。9%～19% 的非典型鳞状细胞（ASC）患者伴有 CIN2 或 CIN3。若阴道镜及病理检查结果排除其他的病变，则可在半年或 1 年后复查。

（三）CIN1

60%～85%CIN1 会自然消退，目前 CIN1 的治疗趋于保守。

（1）先前细胞学结果为无明确意义的非典型鳞状细胞（ASC-US）、高度非典型鳞状细胞（ASC-H）或 LSIL 的 CIN1，建议每 12 个月检测 HPV DNA 或每 6～12 个月复查宫颈细胞学。

（2）先前细胞学结果为 HSIL 而组织学诊断为 CIN1 者，如果阴道镜检查满意而且宫颈管取材阴性者可选择行诊断性切除术，也可选择每隔 6 个月行阴道镜检查和细胞学检查进行观察。

若 CIN1 持续至少 2 年，可以继续随访，亦可治疗。若选择治疗，并且阴道镜检查满意，可以采用切除或消融疗法。若阴道镜检查不满意。CIN 累及宫颈管或者患者以前接受过治疗，建议做诊断性锥形切除术。

（四）CIN2、CIN3

CIN2 病变比 CIN3 更具异质性，长期随访发现，其消退的可能性更大，但 CIN2 和 CIN3 的组织学区分极为困难。因此，为提高安全性，故采用 CIN2 作为开始治疗的起端。

阴道镜检查满意、组织学诊断的 CIN2、CIN3 者可以采用切除或者消融疗法。复发的 CIN2、CIN3 者建议行诊断性锥形切除术。

阴道镜检查不满意者，不可以实施消融疗法，建议行诊断性切除术。除了特殊情况（妊娠），对 CIN2、CIN3 妇女，不应采用定期细胞学和阴道镜检查进行观察。

不宜将全子宫切除术作为 CIN2、CIN3 的首要的或初始的治疗方法。

治疗后随访：CIN2、CIN3 治疗后，可以间隔 6～12 个月检测 HPV DNA。也可以单独采用细胞学或者联合使用细胞学和阴道镜检查进行随访，每两次间隔 6 个月。

五、妊娠合并宫颈鳞状上皮内瘤变

妊娠期间，雌激素过多使柱状上皮外移至宫颈阴道部，移行带区的基底细胞出现不典型增生，可类似原位癌病变；同时妊娠期免疫功能可能低下，易患病毒感染，妊娠合并 CIN 常由 HPV 感染所致。大部分患者为 CIN1，仅约 14％ 为 CIN2、CIN3。目前无依据表明妊娠期间 CIN 比非孕期更易发展为宫颈浸润癌。

绝大多数病变均于产后自行缓解或无进展，因此，一般认为妊娠期 CIN 可予保守性处理。无浸润性病变或妊娠已属晚期的妊娠患者可以间隔 ≥12 周进行阴道镜和细胞学检查，分娩 6 个月后，再做评估。若病变进展，或者细胞学提示为浸润性癌时，建议再次活检。只有疑及浸润癌时，才建议行诊断性锥形切除术。

第三节　子宫内膜癌

子宫内膜癌是发生于子宫内膜的一组上皮性恶性肿瘤，又称子宫体癌，绝大多数为腺癌，为女性生殖道常见恶性肿瘤之一，占女性生殖道恶性肿瘤的 20％～30％。近年来，发病率有明显上升趋势，并有年轻化的趋势。

一、发病病因

病因不十分清楚，目前认为子宫内膜癌可能有两种发病类型。绝大多数为雌激素依赖型，其发生可能是在长期无孕激素拮抗的雌激素持续暴露下，子宫内膜增生过长，逐渐进展为腺瘤增生及不典型增生，直至内膜癌。另一种是非雌激素依赖型，发病与雌激素无明确关系，其侵袭性强，恶性程度高，易早期转移，预后不良，多见于老年体瘦妇女。

子宫内膜癌的高危人群主要有：糖尿病、高血压病史者；肥胖、不孕不育、初潮早、延迟绝经妇女；多囊卵巢综合征患者；患有分泌雌激素的卵巢肿瘤患者（颗粒细胞瘤、卵泡膜细胞瘤）；雌激素替代治疗者；乳腺癌术后采用他莫昔芬等激素治疗者；临床上有异常月经的妇女；子宫肌瘤有不规则出血者；有内膜癌家族史，多发癌及重复癌倾向者（乳腺癌、卵巢癌等）；遗传性非息肉病性大肠癌的患者。

二、诊断步骤

根据患者的病史、症状和体征，常提示临床医生高度警惕子宫内膜癌。确诊内膜癌的依据是组织病理学检查。

1. 临床表现

(1)症状：早期无明显症状，以后出现阴道流血、阴道排液、疼痛等。①阴道流血：这是子宫内膜癌最常见和最早出现的症状，多表现为不规则出血、出血量时多时少。未绝经妇女可能出现月经量多、持续时间延长；绝经后妇女出现绝经后出血，其绝经时间愈长，内膜癌的可能性愈大。②阴道排液：子宫内膜癌组织坏死、脱落，可引起渗液经由阴道排出，可呈米汤样混有血液，合并感染则为脓血性，伴有恶臭。③下腹疼痛及其他：多发生在晚期患者，由于肿瘤浸润周围组织或压迫神经可引起下腹及腰骶部疼痛，并可向腿部放射。晚期可出现贫血、消瘦及恶病质等相应症状。

(2)体征。①全面查体：早期患者可无临床症状。但很多患者同时合并肥胖、高血压和(或)糖尿病；长期出血患者可继发贫血；合并宫腔积脓者可有发热；晚期患者可触及腹部包块，出现下肢水肿或恶病质状态，可于锁骨上、腹股沟等处触及肿大或融合的淋巴结等转移灶。②妇科检查：排除阴道、宫颈病变的出血及炎性感染引起的排液。早期盆腔检查多正常，晚期可有子宫增大变软、附件肿物及远处转移的体征。

应重视阴道出血、排液等症状。有以上症状妇女均应考虑有无子宫内膜癌的可能性，并应及时进行妇科检查。

2. 辅助检查

(1)细胞学检查：可通过宫腔刷、宫腔吸引涂片等方法获取子宫内膜标本，但操作较复杂，阳性也不能作确诊依据，故应用价值不高。

(2)阴道彩超检查：了解子宫大小、宫腔内有无赘生物、内膜厚度、肌层有无浸润、附件肿物大小及性质等。

(3)分段诊刮：确诊或排除子宫内膜癌的重要方法，对于围绝经期阴道大量出血或出血淋漓不尽的患者，分段诊刮还可以起到止血的作用。要注意应将宫颈管刮出物及宫腔刮出物分别送病检。

(4)宫腔镜检查：在宫腔镜指示下直接对可疑部位进行活检，能有效避免漏诊，提高诊断准确性。对于宫腔镜检查是否可导致子宫内膜癌播散尚有争议，目前大部分研究认为宫腔镜检查不会影响子宫内膜癌的预后，即使这样仍建议对高度怀疑子宫内膜癌者实施宫腔镜检查时操作应轻柔，在不影响视野的情况下尽量降低膨宫压力和液体流量，缩短检查时间。

(5)MRI、CT、淋巴造影等检查：有条件者可选用 MRI、CT 和淋巴造影检查及血 CA125 检测。MRI、CT 对淋巴结转移诊断价值相同，但 MRI 对宫颈受累及肌层浸润深度的预测准确度优于 CT。

(6)子宫内膜癌标本雌、孕激素受体检查：有条件时行免疫组化检查，检测相应的生物学标记，用以指导治疗与判断。

3. 病理

(1)巨检：不同组织学类型的子宫内膜癌肉眼无显著差别。大体可分为弥散型和局限型两种。前者病变可累及全部或大部分内膜，后者病灶局限，易浸润子宫肌层。

(2)镜检。①内膜样腺癌：占 80%～90%，镜下见内膜腺体增多，大小不一，排列紊乱，呈明显背靠背现象。分化差的腺癌则腺体少，结构消失，成劣性癌块。按腺癌分化程度分为 3 级：Ⅰ级(高分化，G1)，Ⅱ级(中分化，G2)，Ⅲ级(低分化或未分化，G3)。分级越高，分化越差，恶性程度越高。②腺癌伴鳞状上皮分化：有时腺癌组织中含鳞状上皮成分，根据其中鳞状上皮成分的良恶性分为腺棘癌、腺癌伴鳞状上皮不典型增生和鳞腺癌等；③浆液性癌：为非雌激素依赖型内膜癌中最主要的病理类型，占所有内膜癌的 $1\%\sim9\%$。细胞异型性明显，可呈乳头状或簇状生长。恶性程度高，易伴有深肌层浸润和远处转移，预后极差。有些患者甚至原发病灶极小似已有广泛腹腔甚至远处转移。④透明细胞癌：肿瘤呈实性片状、管状或乳头状结构，镜下见多量大小不等的背靠背排列的小管，内衬透明的鞋钉状细胞，表现为胞浆稀少，核大并突入腔内。

4.临床分期

目前国际上广泛采用国际妇产科联盟（FIGO）制订并于 2009 年重新修订的手术-病理分期。对于个别无法进行手术分期者，采用 FIGO 1971 年制订的临床分期。

三、治疗

以手术切除为主，辅以放射治疗、化疗及孕酮类抗雌激素制剂等。

1.手术治疗

手术治疗为首选方法：Ⅰ期患者做筋膜外全子宫及双侧附件切除术，术中视子宫或冰冻切片病理检查结果决定是否切除盆腹腔淋巴结。盆腔及腹主动脉旁淋巴结清扫术或取样术适用于具有下列情况之一者：①特殊病理类型（如浆液性乳头状腺癌、透明细胞癌、鳞癌、未分化癌等）；②子宫内膜样腺癌 G3；③肉眼观肌层浸润深度 $\geqslant 1/2$；④癌灶累及宫腔 $>50\%$ 或子宫下段及峡部受累。Ⅱ期应做广泛性全子宫切除及双侧附件切除术，盆腔及腹主动脉旁淋巴结清扫术。术后应根据病情选择补充放疗和（或）化疗。临床Ⅲ、Ⅳ期患者，已发生局部转移、侵蚀和（或）远处转移，为明确临床分期，缩小瘤体，减灭肿瘤细胞，可用肿瘤细胞减灭术，为放疗、化疗提供条件。

2.放疗

放疗是减少盆腔与阴道残端复发的有效措施。分为腔内照射及体外照射。术后放疗是内膜癌重要的术后辅助治疗方法，适用于深肌层浸润、G3、淋巴结转移、盆腔残留病灶的患者。

3.化疗

化疗是晚期或复发内膜癌综合治疗措施之一，亦可用于术后有复发高危因素患者的治疗。常用化疗药物有顺铂、紫杉醇、阿霉素、环磷酰胺、氟尿嘧啶等。单一药物的有效率为 25% 左右，目前子宫内膜癌的治疗多倾向于以铂类为基础的多药联合治疗。联合用药目前常用的方案是 TP 方案（紫杉醇＋顺铂），其次是 AP（阿霉素＋顺铂）方案。

4.孕激素治疗

孕激素受体阳性的晚期、复发癌，子宫内膜不典型增生患者可采用孕激素治疗。孕激素以高效、大剂量、长期应用为宜，常用制剂有甲羟孕酮、己酸孕酮等，应用 12 周时需行宫腔镜及组织病理学检查初次评定疗效。

长期服用可有体质量增加、水钠潴留、药物性肝损害、血栓性静脉炎、肺栓塞等不良反应。肝肾功能不全、严重心功能不全、有血栓病史者、糖尿病未控制好的患者、精神抑郁者不建议使用。采用激素治疗应密切随访。

5.抗雌激素制剂治疗

抗雌激素制剂治疗可先用他莫昔芬 2 周，使孕激素受体含量上调后再用孕激治疗，或与孕激素同时应用。

6.抗癌中药治疗

抗癌中药治疗可作为综合治疗的措施之一,适用于一些不适合手术和放、化疗或手术后复发的患者。

四、健康宣教

子宫内膜癌的预防主要针对与发病有关的危险因素:①开展防癌宣传普查,加强卫生医学知识教育,有更年期异常出血、阴道排液、合并肥胖、高血压或糖尿病的妇女,要提高警惕、及时就医、早期诊断;②治疗癌前病变,对子宫内膜有增生过长,特别是有不典型增生患者,应积极给予治疗,严密随诊。疗效不好者及时手术切除子宫。若患者已有子女,或无生育希望或年龄较大者,可不必保守治疗,直接切除子宫。③严格掌握雌激素使用的指征,更年期妇女使用雌激素进行转化治疗,应在医生指导下使用,同时应用孕激素以定期转化子宫内膜。

第四节　子宫肉瘤

子宫肉瘤是一组临床少见的女性生殖器官恶性肿瘤,占妇科恶性肿瘤的 1%,占子宫恶性肿瘤的 2%~4%。其恶性程度较高,且有早期远处转移的倾向,预后差,多见于绝经前后的妇女。

一、发病病因

子宫肉瘤确切病因不明,可能与月经初潮、年龄、是否生育、肥胖等因素有关。可继发于子宫平滑肌瘤。

二、诊断步骤

1.临床表现

(1)阴道不规则出血:为最常见的症状,量多少不等。

(2)腹痛:亦是较常见的症状。由于子宫迅速增大或瘤内出血、坏死等令患者腹部胀痛或隐痛。

(3)腹部包块:多见于子宫平滑肌肉瘤,包块迅速增大,若肉瘤向阴道内生长、常感阴道内有块状物突出。

(4)阴道分泌物增多:可为浆液性、血性或白色,合并感染时可为脓性、伴有恶臭。

(5)压迫症状:若肿瘤较大,可压迫膀胱或直肠出现刺激症状,压迫静脉可出现下肢水肿。

(6)晚期患者可有消瘦、贫血、发热、全身衰竭或出现肺、脑转移相应症状。

2.体格检查

妇科检查:子宫增大,外形不规则,质地偏软,宫颈口有息肉或肌瘤样肿块,呈紫红色,极易出血。晚期肉瘤可累及骨盆侧壁,子宫固定不动,也可有腹腔转移甚至远处转移,不过腹腔积液较少见。

3. 辅助检查

(1)超声检查:可以显示子宫肿瘤内部结构、边缘情况以及低阻血流信号等。

(2)诊断性刮宫:对子宫平滑肌肉瘤诊断率低,对子宫内膜间质肉瘤及子宫恶性中胚叶混合瘤有一定的诊断价值。

(3)术中剖视标本:子宫肉瘤术前诊断较困难。术中剖视若发现肌瘤与肌层界限不清,旋涡状结构消失,呈生鱼肉样,组织糟脆则应送快速冰冻切片,但仍依靠术后石蜡病理确诊。

4. 病理

根据子宫肉瘤来源于子宫肌层、肌层内结缔组织和内膜间质,主要有 3 种病理类型:子宫平滑肌肉瘤、子宫内膜间质肉瘤、腺肉瘤或癌肉瘤。

5. 临床分期

FIGO(2009 年)新的分期标准,将子宫肉瘤的分期分为 3 个部分:子宫平滑肌肉瘤、子宫内膜间质肉瘤、腺肉瘤或癌肉瘤。

三、治疗

1. 手术治疗

子宫肉瘤以手术治疗为主,Ⅰ期和Ⅱ期行全子宫及双侧附件切除术。子宫内膜间质肉瘤和癌肉瘤应行盆腔淋巴结切除术,必要时行腹主动脉旁淋巴结活检。Ⅲ期及Ⅳ期行手术、放疗、化疗等综合治疗。

2. 术后化疗或放疗

根据病情早晚,术后化疗或放疗有可能提高疗效。目前对肉瘤化疗效果较好的药物有顺铂、阿霉素、异环磷酰胺等,常用三药联合方案。子宫恶性中胚叶混合瘤和高度恶性子宫内膜间质肉瘤对放疗较敏感。

3. 激素治疗

低度恶性子宫内膜间质肉瘤含雌孕激素受体,对孕激素治疗有一定效果,常用醋酸甲羟孕酮或甲地孕酮,以大剂量、高效为宜。

四、健康宣教

由于肉瘤的早期发现与诊断较为困难,故对绝经期前后的妇女,最好每半年做一次盆腔检查及其他辅助检查。

任何年龄的妇女,如有阴道异常分泌物或下腹不适,宜及时就诊。

第五节　子宫颈癌

子宫颈癌(cervical cancer,简称宫颈癌)是最常见的妇科恶性肿瘤。我国每年新增宫颈癌病例约 13.5 万,占全球发病数量的 1/3。宫颈癌以鳞状细胞癌为主,高发年龄为 50~55 岁。近 40 年由于宫颈细胞学筛查的普遍应用,使宫颈癌和癌前病变得以早期发现和治疗,宫颈癌的发病率和病死率已有明显下降。但是,近年来宫颈癌发病有年轻化的趋势。

一、组织发生和发展

宫颈转化区为宫颈癌好发部位。目前认为宫颈癌的发生、发展是由量变到质变,由渐变到突变的过程。在转化区形成过程中,宫颈上皮化生过度活跃,加上外来物质刺激(如人乳头瘤病毒感染、精液组蛋白及其他致癌物质),未成熟的化生鳞状上皮或增生的鳞状上皮细胞可出现间变(dysplasia)或不典型的表现,即不同程度的不成熟或分化不良,核异常有丝分裂象增加,形成宫颈上皮内病变。随着宫颈上皮内病变的继续发展,突破上皮下基底膜,浸润间质,则形成宫颈浸润癌。一般从宫颈上皮内病变发展为浸润癌需 10～15 年,但约 25％在 5 年内发展为浸润癌。

二、病理

(一)宫颈鳞状细胞癌(squamous cell carcinoma,SCC)

宫颈鳞状细胞癌占宫颈癌 80％～85％,以具有鳞状上皮分化(即角化)、细胞间桥,而无腺体分化或黏液分泌为病理诊断要点。多数起源于鳞状上皮和柱状上皮交接处移行带区的非典型增生上皮或原位癌。老年妇女宫颈鳞癌可位于宫颈管内。

1.巨检

镜下早期浸润癌及极早期宫颈浸润癌肉眼观察常类似宫颈糜烂,无明显异常。随病变发展,可有以下 4 种类型。

(1)外生型:最常见,癌灶向外生长呈乳头状或菜花样,组织脆,易出血。癌瘤体积较大,常累及阴道,较少浸润宫颈深层组织及宫旁组织。

(2)内生型:癌灶向宫颈深部组织浸润,宫颈表面光滑或仅有轻度糜烂,宫颈扩张、肥大变硬,呈桶状;常累及宫旁组织。

(3)溃疡型:上述两型癌组织继续发展合并感染坏死,脱落后形成溃疡或空洞,似火山口状。

(4)颈管型:指癌灶发生于宫颈管内,常侵入宫颈及子宫下段供血层或转移至盆腔淋巴结。

2.显微镜检

(1)镜下早期浸润癌:指在原位癌基础上镜检发现小滴状,锯齿状癌细胞团突破基底膜,浸润间质,诊断标准见临床分期。

(2)宫颈浸润癌:指癌灶浸润间质范围已超出镜下早期浸润癌,多呈网状或团块状浸润间质。根据癌细胞分化程度可分为:Ⅰ级,高分化鳞癌(角化性大细胞型),大细胞,有明显角化珠形成,可见细胞间桥,瘤细胞异型性较轻,少或无不正常核分裂象(<2/HPF);Ⅱ级,中分化鳞癌(非角化性大细胞型),大细胞,少或无角化珠,细胞间桥不明显,异型性明显,核分裂象较多(2～4/HPF);Ⅲ级,低分化鳞癌即小细胞型,多为未分化小细胞,无角化珠及细胞间桥,细胞异型性明显,核分裂象多见(>4/HPF),常需做免疫组织化学检查(如细胞角蛋白等)及电镜检查确诊。

(二)宫颈腺癌(adenocarcinoma)

宫颈腺癌占宫颈癌 15％～20％,近年来其发病率有上升趋势。

1.巨检

大体形态与宫颈鳞癌相同。来自宫颈管内,浸润管壁;或自颈管内向宫颈外口突出生长;

常可侵犯宫旁组织;病灶向宫颈管内生长时,宫颈外观可正常但因宫颈管向宫体膨大,宫颈管形如桶状。

2.显微镜检

主要组织学类型有3种。

(1)黏液腺癌:最常见,来源于宫颈管柱状黏液细胞,镜下可见腺体结构,腺上皮细胞增生呈多层,异型性明显,可见核分裂象,腺癌细胞可呈乳突状突入腺腔。可分为高、中、低分化腺癌,随分化程度降低腺上皮细胞和腺管异型性增加,黏液分泌量减少,低分化腺癌中癌细胞呈实性巢、索或片状,少或无腺管结构。

(2)宫颈恶性腺瘤:又称微偏腺癌(MDC),属高分化宫颈内膜腺癌。腺上皮细胞无异型性,但癌性腺体多,大小不一形态多变,呈点状突起伸入宫颈间质深层,常伴有淋巴结转移。

(三)宫颈腺鳞癌

宫颈腺鳞癌较少见,占宫颈癌 3%～5%。是由储备细胞同时向腺癌和鳞状上皮非典型增生鳞癌发展而形成。癌组织中含有腺癌和鳞癌两种成分。两种癌成分的比例及分化程度均可不同,低分化者预后极差。

(四)其他病理类型

少见病理类型如神经内分泌癌、未分化癌、混合性上皮/间叶肿瘤、间叶肿瘤、黑色素瘤、淋巴瘤等。

三、转移途径

转移途径主要为直接蔓延及淋巴转移,血行转移少见。

(一)直接蔓延

直接蔓延最常见,癌组织局部浸润,向邻近器官及组织扩散。向下累及阴道壁,向上由宫颈管累及宫腔;癌灶向两侧扩散可累及主韧带及阴道旁组织直至骨盆壁;晚期可向前、后蔓延侵及膀胱或直肠,形成癌性膀胱阴道瘘或直肠阴道瘘。癌灶压迫或侵及输尿管时,可引起输尿管阻塞及肾积水。

(二)淋巴转移

癌灶局部浸润后累及淋巴管,形成瘤栓,并随淋巴液引流进入局部淋巴结经淋巴引流扩散。淋巴转移一级组包括宫旁、宫颈旁、闭孔、髂内、髂外、髂总、骶前淋巴结;二级组为腹股沟深浅、腹主动脉旁淋巴结。

(三)血行转移

血行转移极少见,晚期可转移至肺、肝或骨骼等。

四、分期

子宫颈癌的分期是临床分期,国际妇产科联盟(FIGO)最新的分期于 2009 年更新。分期应在治疗前进行,治疗后分期不再更改。

五、临床表现

早期宫颈癌常无症状和明显体征,宫颈可光滑或与慢性宫颈炎无区别;宫颈管癌患者,宫颈外观正常亦易漏诊或误诊。病变发展后可出现以下症状和体征。

(一)症状

1.阴道流血

早期多为接触性出血,发生在性生活后或妇科检查后;后期则为不规则阴道流血。出血量多少根据病灶大小、侵及间质内血管情况而变化;晚期因侵蚀大血管可引起大出血。年轻患者也可表现为经期延长,经量增多;老年患者则常以绝经后出现不规则阴道流血就诊。一般外生型癌出血较早,量多;内生型癌则出血较晚。

2.阴道排液

多数有阴道排液增多,可为白色或血性,稀薄如水样或米泔状,有腥臭。晚期因癌组织坏死伴感染,可有大量泔水样或脓性恶臭白带。

3.晚期症状

根据癌灶累及范围,可出现不同的继发症状。邻近组织器官及神经受累时,可出现尿频尿急、便秘、下肢肿胀、疼痛等症状;癌肿压迫或累及输尿管时可引起输尿管梗阻、肾积水及尿毒症;晚期患者可有贫血、恶病质等全身衰竭症状。

(二)体征

宫颈上皮内病变和镜下早期浸润癌肉眼观局部均无明显病灶,宫颈光滑或为轻度糜烂。随宫颈浸润癌生长发展可出现不同体征。外生型者宫颈可见息肉状、菜花状赘生物,常伴感染,质脆易出血;内生型表现为宫颈肥大,质硬,颈管膨大;晚期癌组织坏死脱落形成溃疡或空洞伴恶臭。阴道壁受累时可见阴道穹隆消失及赘生物生长;宫旁组织受累时,三合诊检查可扪及宫颈旁组织增厚、缩短、结节状、质硬或形成冷冻盆腔。

六、诊断

根据病史和临床表现,尤其有接触性阴道出血者,通过"三阶梯"诊断程序,或对宫颈肿物直接进行活体组织检查可以明确诊断。病理检查确诊为宫颈癌后,应由两名有经验的妇科肿瘤医生通过详细全身检查和妇科检查,确定临床分期。根据患者具体情况进行胸部 X 线片检查、静脉肾盂造影、膀胱镜及直肠镜检查、超声检查和 CT、MRI、PET 等影像学检查评估病情。

(一)宫颈细胞学检查

宫颈细胞学检查是宫颈癌筛查的主要方法,应在宫颈转化区取材,行染色和镜检。临床宫颈细胞学诊断的报告方式主要为巴氏五级分类法和 The Bethesda System(TBS)系统分类。巴氏五级分类法是 1943 年由 G. N. Papanicolaou 提出,曾作为宫颈细胞学的常规检查方法在我国部分基层医院细胞室沿用至今,是一种分级诊断的报告方式。TBS 系统是近年来提出的描述性细胞病理学诊断的报告方式,也是世界卫生组织和美国细胞病理学家积极提倡的规范细胞学诊断方式。巴氏Ⅲ级及以上或 TBS 分类中有上皮细胞异常时,均应重复刮片检查并行阴道镜下宫颈活组织检查。

(二)人乳头瘤病毒(human papilloma virus,HPV)检测

因 HPV 感染是导致宫颈癌的主要病因,目前国内外已经将检测 HPV 感染作为宫颈癌的一种筛查手段。其作为初筛手段可浓缩高危人群,比通常采用的细胞学检测更有效。具有高危因素和己烯雌酚暴露史或细胞学结果≥ASC-US 的年轻妇女应进行 HPV-DNA 检测,同时建议 HPV-DNA 初筛检测应从 25～30 岁开始。对未明确诊断意义的不典型鳞状上皮细胞或腺上皮细胞(atypical squamous cells of undetermined significance,ASC-US),应用 HPV 检测

亦可进行有效的分流。

（三）碘试验

正常宫颈阴道部鳞状上皮含丰富糖原，碘溶液涂染后呈棕色或深褐色，不能染色区说明该处上皮缺乏糖原，可为炎性或有其他病变区。在碘不染色区取材行活检，可提高诊断率。

（四）阴道镜检查

宫颈细胞学检查巴氏Ⅱ级以上、TBS分类上皮细胞异常，均应在阴道镜下观察宫颈表面病变状况，选择可疑癌变区行活组织检查，提高诊断准确率。

（五）宫颈和宫颈管活组织检查

宫颈和宫颈管活组织检查为宫颈癌及其癌前病变确诊的依据。宫颈无明显癌变可疑区时，可在移行区3点、6点、9点、12点4处取材或行碘试验、阴道镜观察可疑病变区取材做病理检查；所取组织应包括一定间质及邻近正常组织。若宫颈有明显病灶，可直接在癌变区取材。宫颈细胞学阳性但宫颈光滑或宫颈活检阴性，应用小刮匙搔刮宫颈管，刮出物送病理检查。

（六）宫颈锥切术

宫颈细胞学检查多次阳性，而宫颈活检阴性；或活检为高级别宫颈上皮内病变需确诊者，均应做宫颈锥切送病理组织学检查。宫颈锥切可采用冷刀切除、环状电凝切除（LEEP）或冷凝电刀切除术；宫颈组织应做连续病理切片（24～36张）检查。

七、鉴别诊断

应与有临床类似症状或体征的各种宫颈病变鉴别，主要依据是活组织病理检查。

（一）宫颈良性病变

宫颈柱状上皮异位、息肉、宫颈内膜异位、宫颈腺上皮外翻和宫颈结核性溃疡等。

（二）宫颈良性肿瘤

宫颈黏膜下肌瘤、宫颈管肌瘤、宫颈乳头瘤。

（三）宫颈转移性肿瘤

子宫内膜癌宫颈转移应与原发性宫颈癌相鉴别，同时应注意原发性宫颈癌可与子宫内膜癌并存。

八、治疗

应根据临床分期、年龄、全身情况结合医院医疗技术水平及设备条件综合考虑，制订治疗方案，选用适宜措施，重视首次治疗及个体化治疗。主要治疗方法为手术、放疗及化疗，应根据具体情况配合应用。

（一）手术治疗

手术治疗主要用于ⅠA～ⅡA的早期患者，其优点是年轻患者可保留卵巢及阴道功能。

1. ⅠA1期

对于无淋巴管脉管浸润（lymphatic vascular invasion，LVSI）者无生育要求可选用筋膜外全子宫切除术，对要求保留生育功能者可行宫颈锥形切除术（术后病理应注意检查切缘）；有淋巴管脉管浸润者无生育要求建议行改良广泛性子宫切除术和盆腔淋巴结清扫术±腹主动脉旁淋巴结取样术，有生育要求者则建议行锥切术或广泛性宫颈切除术及盆腔淋巴结清扫术±腹主动脉旁淋巴结清扫术。

2.ⅠA2~ⅡA期

选用广泛性子宫切除术及盆腔淋巴结清扫术,必要时行腹主动脉旁淋巴清扫或取样,年轻患者卵巢正常者可予保留。近年来,对ⅠA1~ⅠB1期,肿瘤直径＜2 cm的未生育年轻患者可选用广泛子宫颈切除术及盆腔淋巴结清扫术,保留患者的生育功能。

(二)放射治疗

放射治疗适用于ⅡB晚期、Ⅲ、Ⅳ期患者,或无法手术患者。包括近距离放疗及体外照射。近距离放疗采用后装治疗机,放射源为^{137}铯、^{192}铱等;体外照射多用直线加速器、^{60}Co等。近距离放疗用以控制局部原发病灶;腔外照射则以治疗宫颈旁及盆腔淋巴结转移灶。早期病例以局部近距离放疗为主,体外照射为辅;晚期则体外照射为主,近距离放疗为辅。

(三)手术及放疗联合治疗

手术及放疗联合治疗,对于局部病灶较大,可先做放疗待癌灶缩小后再手术。手术治疗后有盆腔淋巴结阳性,宫旁组织阳性或手术切缘阳性等高危因素者,可术后补充盆腔放疗＋顺铂同期化疗±阴道近距离放疗;阴道切缘阳性者,阴道近距离放疗可以增加疗效。

(四)化疗

(1)宫颈癌灶＞4 cm的手术前化疗,目的是使肿瘤缩小,便于手术切除。

(2)与放疗同步化疗,现有的临床试验结果表明,以铂类为基础的同步放化疗较单纯放疗能明显改善ⅠB~ⅣA期患者的生存期,使宫颈癌复发危险度下降了40％~60％,死亡危险度下降了30％~50％。

(3)不能耐受放疗的晚期或复发转移的患者姑息治疗。常用的一线抗癌药物有顺铂、卡铂、紫杉醇、吉西他滨、托泊替康。常用联合化疗方案有顺铂＋紫杉醇,卡铂＋紫杉醇,顺铂＋托泊替康和顺铂＋吉西他滨。用药途径可采用静脉或动脉灌注化疗。

第六节　卵巢肿瘤

卵巢肿瘤(ovarian tumor)是常见的妇科肿瘤,由于卵巢位于盆腔深部,早期病变不易发现,一旦出现症状多属晚期,应高度警惕。卵巢上皮性肿瘤好发于50~60岁的妇女,5年生存率一直徘徊于30％~40％,病死率居妇科恶性肿瘤首位,已成为严重威胁妇女生命和健康的主要肿瘤。卵巢生殖细胞肿瘤多见于30岁以下的年轻女性,恶性程度高,由于有效化疗方案的应用,使卵巢恶性生殖细胞肿瘤的治疗效果有了明显的提高,病死率从90％降至10％。

卵巢组织成分非常复杂,是全身各脏器原发肿瘤类型最多的器官,不同类型卵巢肿瘤的组织学结构和生物学行为都存在很大的差异。除组织类型繁多外,尚有良性、交界性和恶性之分。卵巢亦为胃肠道恶性肿瘤、乳腺癌、子宫内膜癌等的常见转移部位。

一、组织学分类

最常用的分类是世界卫生组织(WHO)的卵巢肿瘤组织学分类。该分类于1973年制订,

2003 年修改,2014 年再次修订。主要的组织学分类如下。

1. 上皮性肿瘤

上皮性肿瘤占原发性卵巢肿瘤的 50%～70%,其恶性类型占卵巢恶性肿瘤的 85%～90%。来源于卵巢表面的生发上皮,而生发上皮来自原始的体腔上皮,具有分化为各种苗勒氏管上皮的潜能。若向输卵管上皮分化,形成浆液性肿瘤;向宫颈黏膜分化,形成黏液性肿瘤;向子宫内膜分化,形成子宫内膜样肿瘤。

2. 生殖细胞肿瘤

生殖细胞肿瘤占卵巢肿瘤的 20%～40%。生殖细胞来源于生殖腺以外的内胚叶组织,在其发生、移行及发育过程中,均可发生变异,形成肿瘤。生殖细胞有发生多种组织的功能。未分化者为无性细胞瘤,胚胎多能者为胚胎癌,向胚胎结构分化为畸胎瘤,向胚外结构分化为内胚窦瘤、绒毛膜癌。

3. 性索间质肿瘤

性索间质肿瘤约占卵巢肿瘤的 5%。性索间质来源于原始体腔的间叶组织,可向男女两性分化。性索向上皮分化形成颗粒细胞瘤或支持细胞瘤;向间质分化形成卵泡膜细胞瘤或间质细胞瘤。此类肿瘤常有内分泌功能,故又称功能性卵巢肿瘤。

4. 继发性肿瘤

继发性肿瘤占卵巢肿瘤的 5%～10%,其原发部位多为胃肠道、乳腺及生殖器官。

二、临床表现

1. 卵巢良性肿瘤

早期肿瘤较小,多无症状,常在妇科检查时偶然发现。肿瘤增至中等大时,感腹胀或腹部扪及肿块,边界清楚。妇科检查在子宫一侧或双侧触及球形肿块,多为囊性,表面光滑、活动与子宫无粘连。若肿瘤长大充满盆、腹腔即出现压迫症状,如尿频、便秘、气急、心悸等。腹部膨隆,肿块活动度差,叩诊呈实音,无移动性浊音。

2. 卵巢恶性肿瘤

早期常无症状,可在妇科检查发现。主要症状为腹胀、腹部肿块及腹腔积液,症状的轻重决定于如下几个方面。

(1)肿瘤的大小、位置、侵犯邻近器官的程度。

(2)肿瘤的组织学类型。

(3)有无并发症。肿瘤若向周围组织浸润或压迫神经,可引起腹痛、腰痛或下肢疼痛;若压迫盆腔静脉,出现下肢水肿;若为功能性肿瘤,产生相应的雌激素或雄激素过多症状。晚期可表现消瘦、严重贫血等恶病质征象。三合诊检查在阴道后穹隆触及盆腔内硬结节,肿块多为双侧,实性或半实性,表面凹凸不平,不活动,常伴有腹腔积液。有时在腹股沟、腋下或锁骨上可触及肿大淋巴结。

三、并发症

1. 蒂扭转

蒂扭转为常见的妇科急腹症,约 10% 卵巢肿瘤并发蒂扭转。好发于瘤蒂长、中等大、活动度良好、重心偏于一侧的肿瘤(如畸胎瘤)。常在患者突然改变体位时,或妊娠期和产褥期子宫大小、位置改变时发生蒂扭转。卵巢肿瘤扭转的蒂由骨盆漏斗韧带、卵巢固有韧带和输卵管组成。发生急性扭转后静脉回流受阻,瘤内极度充血或血管破裂瘤内出血,致使瘤体迅速增大,后因动脉血流受阻,肿瘤发生坏死变为紫黑色,可破裂和继发感染。其典型症状是突然发生一侧下腹剧痛,常伴恶心、呕吐甚至休克,系腹膜牵引绞窄引起。妇科检查扪及肿物张力大,压痛,以瘤蒂部最明显。有时不全扭转可自然复位,腹痛随之缓解。蒂扭转一经确诊,应尽快行剖腹手术,术时应在蒂根下方钳夹后再将肿瘤和扭转的瘤蒂切除,钳夹前不可将扭转回复,以防栓塞脱落。

2.破裂

约3%卵巢肿瘤会发生破裂,破裂有自发性和外伤性两种。自发性破裂常因肿瘤生长过速所致,多为肿瘤浸润性生长穿破囊壁;外伤性破裂常因腹部受重、分娩、性交、妇科检查及穿刺等引起。其症状轻重取决于破裂口大小、流入腹腔囊液的性质和数量。小囊肿或单纯浆液性囊腺瘤破裂时,患者仅感轻度腹痛;大囊肿或成熟畸胎瘤破裂后,常致剧烈腹痛、伴恶心呕吐,有时导致腹腔内出血、腹膜炎及休克。妇科检查可发现腹部压痛、腹肌紧张,可有腹腔积液征,原有肿块摸不到或扪及缩小张力低的肿块。疑有肿瘤破裂应立即剖腹探查,术中应尽量吸净囊液,并涂片行细胞学检查,清洗腹腔及盆腔,切除标本应行仔细的肉眼观察,尤需注意破口边缘有无恶变并送病理学检查。

3.感染

感染较少见,多因肿瘤扭转或破裂后引起,也可来自邻近器官感染灶如阑尾炎扩散。临床表现为发热、腹痛、肿块及腹部压痛、反跳痛、腹肌紧张及白细胞升高等。治疗应先应用抗生素抗感染,后行手术切除肿瘤。若短期内感染不能控制,宜急诊手术。

4.恶变

卵巢良性肿瘤可发生恶变,恶变早期无症状,不易发现。若发现肿瘤生长迅速,尤其双侧性,应考虑恶变。近年来,子宫内膜异位囊肿恶变引起临床高度关注,因此,确诊为卵巢肿瘤者应尽早手术明确性质。

四、诊断

病理学是诊断卵巢肿瘤的标准。临床表现和相关的辅助检查有助于诊断。卵巢肿瘤无特异性症状,常于体检时发现。根据患者的年龄、病史及局部体征等特点可初步确定是否为卵巢肿瘤,并对良、恶性进行评估。术前常用的辅助诊断方法如下。

1.影像学检查

(1)超声:能检测肿块部位、大小、形态,提示肿瘤性质,鉴别卵巢肿瘤、腹腔积液和结核性包裹性积液,超声检查的临床诊断符合率>90%。通过彩色多普勒超声扫描,能测定卵巢及其新生组织血流变化,有助于诊断。

(2)胸部、腹部X线片:对判断有无胸腔积液、肺转移和肠梗阻有诊断意义。卵巢畸胎瘤,腹部X线片可显示牙齿及骨质,囊壁为密度增高的钙化层,囊腔呈放射透明阴影。

(3)CT检查:可清晰显示肿块形态,良性肿瘤多呈均匀性吸收,囊壁薄,光滑;恶性肿瘤轮廓不规则,并向周围浸润或伴腹腔积液;CT还可显示有无肝、肺结节及腹膜后淋巴结转移。

(4)磁共振成像(MRI):MRI具有较高的软组织分辨度,在判断子宫病变的性质、评估肿瘤局部浸润的程度、周围脏器的浸润、有无淋巴转移、有无肝脾转移和确定手术方式有重要参考价值。

(5)PET-CT 检查:正电子发射计算机断层显像(PET-CT)是将 PET 与 CT 完美融为一体的现代影像学检查。由 PET 提供病灶详尽的功能与代谢等分子信息,而 CT 提供病灶的精确解剖定位,一次显像可获得全身各方位的断层图像,具有灵敏、准确、特异及定位精确等特点,可一目了然地了解全身整体状况,达到早期发现病灶和诊断疾病的目的。PET-CT 更有助于复发卵巢癌的定性和定位诊断。

2.肿瘤标志物

不同类型卵巢肿瘤有相对较为特殊标志物,可用于辅助诊断及病情监测。

(1)CA125:80%卵巢上皮癌患者 CA125 水平高于正常值;90%以上患者 CA125 水平的高低与病情缓解或恶化相一致,可用于病情监测,敏感性高。

(2)人附睾蛋白 4(HE4):是一种新的卵巢癌肿瘤标志物。正常生理情况下,HE4 在卵巢癌组织和患者血清中均高度表达,可用于卵巢癌的早期检测、鉴别诊断、治疗监测及预后评估。88%的卵巢癌患者都会出现 HE4 升高的现象。与 CA125 相比,HE4 的敏感度更高、特异性更强,尤其是在疾病初期无症状表现的阶段。HE4 与 CA125 两者联合应用,诊断卵巢癌的敏感性可增加到 92%,并将假阴性结果减少 30%,大大增加了卵巢癌诊断的准确性。

(3)CA199 和 CEA 等肿瘤标志物在卵巢上皮癌患者中也会升高,尤其对卵巢黏液性癌的诊断价值较高。

(4)AFP:对卵巢内胚窦瘤有特异性价值,对未成熟畸胎瘤、混合性无性细胞瘤中含卵黄囊成分者有协助诊断意义。

(5)HCG:对于原发性卵巢绒癌有特异性。

(6)性激素:颗粒细胞瘤、卵泡膜细胞瘤可产生较高水平雌激素。

3.腹腔镜检查

腹腔镜检查可直接观察肿块状况,对盆腔、腹腔及横膈部位进行窥视,并在可疑部位进行多点活检,抽吸腹腔液行细胞学检查。

4.细胞学检查

腹腔积液或腹腔冲洗液找癌细胞对Ⅰ期患者进一步确定分期及选择治疗方法有意义,若有胸腔积液应做细胞学检查确定有无胸腔转移。

五、鉴别诊断

1.卵巢良性肿瘤的鉴别诊断

(1)卵巢瘤样病变:滤泡囊肿和黄体囊肿最常见。多为单侧,直径<5 cm,壁薄,暂行观察或口服避孕药,2～3 个月内自行消失,若持续存在或长大,应考虑为卵巢肿瘤。

(2)输卵管卵巢囊肿:为炎性囊性积液,常有不孕或盆腔感染史,两侧附件区条形囊性肿块,边界较清,活动受限。

(3)子宫肌瘤:浆膜下肌瘤或肌瘤囊性变易与卵巢实体瘤或囊肿混淆。肌瘤常为多发性,与子宫相连,检查时肿瘤随宫体及宫颈移动。超声检查可协助鉴别。

(4)妊娠子宫:妊娠早期或中期时,子宫增大变软,峡部更软,三合诊时宫体与宫颈似不相连,易将宫体误认为卵巢肿瘤。但妊娠妇女有停经史,做 HCG 测定或超声检查即可鉴别。

(5)腹腔积液:大量腹腔积液应与巨大卵巢囊肿鉴别,腹腔积液常有肝病、心脏病史,平卧时腹部两侧突出如蛙腹,叩诊腹部中间鼓音,两侧浊音,移动性浊音阳性;超声检查见不规则液性暗区,液平面随体位改变,其间有肠曲光团浮动,无占位性病变。巨大囊肿平卧时腹部中间隆起,叩诊浊音,腹部两侧鼓音,无移动性浊音,边界清楚;超声检查见圆球形液性暗区,边界整齐光滑,液平面不随体位移动。

2.卵巢恶性肿瘤的鉴别诊断

(1)子宫内膜异位症:子宫内膜异位症形成的粘连性肿块及直肠子宫陷凹结节与卵巢恶性肿瘤很难鉴别。前者常有进行性痛经、月经多,经前不规则阴道流血等。超声检查、腹腔镜检查是有效的辅助诊断方法,必要时应剖腹探查确诊。

(2)结核性腹膜炎:常合并腹腔积液,盆腹腔内形成粘连性肿块。但多发生于年轻、不孕妇女,伴月经稀少或闭经。多有肺结核史;有消瘦、乏力、低热、盗汗、食欲缺乏等全身症状。妇科检查肿块位置较高,形状不规则,界限不清,不活动。叩诊时鼓音和浊音分界不清。胸部 X 线片检查、结核菌素试验等可协助诊断,必要时行剖腹探查取材行活体组织检查确诊。

(3)生殖道以外的肿瘤:需与腹膜后肿瘤、直肠癌、乙状结肠癌等鉴别。腹膜后肿瘤固定不动,位置低者使子宫、直肠或输尿管移位。直肠癌和乙状结肠癌多有相应的消化道症状,超声检查、钡剂灌肠、乙状结肠镜检等有助于鉴别。

(4)转移性卵巢肿瘤:与卵巢原发恶性肿瘤不易鉴别。对于双侧性、中等大、肾形、活动的实性肿块,应疑为转移性卵巢肿瘤,有消化道癌、乳癌病史者,更要考虑转移性卵巢肿瘤诊断。若患者有消化道症状应做胃镜检查,此外,要排除其他可能的原发肿瘤。如未发现原发性肿瘤病灶,应做剖腹探查。

(5)慢性盆腔炎:有流产或产褥感染病史,有发热、下腹痛,妇科检查附件区有肿块及组织增厚、压痛、片状块物达盆壁。用抗生素治疗症状缓解,块物缩小。若治疗后症状、体征无改善,或块物增大,应考虑为盆腔或卵巢恶性肿瘤可能。超声检查有助于鉴别。

六、恶性肿瘤的转移途径

卵巢恶性肿瘤的转移特点是外观局限的肿瘤,可在腹膜、大网膜、腹膜后淋巴结、横膈等部位有亚临床转移。主要通过直接蔓延及腹腔种植,瘤细胞可直接侵犯包膜,累及邻近器官,并广泛种植于盆腹膜及大网膜、横膈、肝表面。淋巴道也是重要的转移途径,有以下 3 种方式。

(1)沿卵巢血管经卵巢淋巴管向上到腹主动脉旁淋巴结。

(2)沿卵巢门淋巴管达髂内、髂外淋巴结,经髂总至腹主动脉旁淋巴结。

(3)偶有沿圆韧带入髂外及腹股沟淋巴结。横膈为转移的好发部位,尤其右膈下淋巴丛密集,故最易受侵犯。血行转移少见,晚期可转移到肺、胸膜及肝。

七、卵巢恶性肿瘤临床分期

卵巢恶性肿瘤临床分期现多采用 FIGO 2013 年手术-病理分期,用以估计预后和比较疗效。

八、治疗

治疗应以手术为主,辅以化疗或放疗。

1.手术治疗

(1)分期手术:早期(FIGO Ⅰ～Ⅱ期)卵巢上皮癌应行全面分期手术。以纵形切口为宜,长度应达到肿瘤能完整全部切除,并能暴露肝区及横幅等处以完成必要的检查或转移瘤的切除,故一般均需达脐上三指。开腹后如有腹腔积液应尽量吸出送检癌细胞;如无腹腔积液,不论临床分期如何,均需用300 mL生理盐水分别注入盆腔右及左结肠旁沟等处,冲洗液即刻送检找癌细胞。手术探查时应上达横膈,必要时做活检。继而检查肝、脾、大网膜、肠管、肠系膜、腹腔腹膜壁层及后腹膜,尤其是后穹隆等处,这些部位与盆腔卵巢肿瘤涉及范围有关。大网膜需切除,大网膜全切或部分切除;是否做全子宫双附件或一侧附件切除,根据病变及患者是否需保留生育功能来决定。腹主动脉旁及盆腔淋巴结,多需在后腹膜打开后方能查清,可疑转移者应送病检。只有详细探查及病理检查结果证实后,才能真正判断临床分期。

(2)保留生育功能的手术:对上皮性卵巢癌患者,年轻渴望生育符合下列情况可考虑只做单侧附件切除。高分化或交界性(除外透明细胞癌或移行细胞癌)、Ⅰa期、对侧卵巢外观正常或活检阴性、腹腔细胞学阴性、高危转移区域(子宫直肠窝、结肠旁沟、肠系膜、大网膜、腹膜后淋巴结等)探查活检均阴性,且能按要求随诊。

性索间质肿瘤Ⅰa期年轻患者可行单侧附件切除或确定分期手术,Ⅰa/b期已完成生育功能的患者,行确定分期手术。

恶性生殖细胞瘤保留生育功能手术适应证,可不受期别限制,对Ⅱ、Ⅲ、Ⅳ期者,只要子宫及对侧附件未受累,仍可保留其生育功能,即仅切除患侧附件,同时行全面分期手术,术后给予化疗。

(3)肿瘤细胞减灭术:适用于晚期卵巢癌,理想的肿瘤细胞减灭术可以明显改善患者预后。术式与全面分期手术相同,主要包括:①充分够大腹壁直切口。②腹腔冲洗液或腹腔积液癌细胞检查。③全面探查盆腹腔,特别注意大网膜、横膈、消化道、肝脾等,估计上腹腔病灶切除的可能性,对决定盆腔肿瘤切除范围很重要。如横结肠下可切除网膜全部病灶,则行结肠下网膜切除术;如病灶已波及胃、结肠、网膜,则应从胃大弯下缘切除全部大网膜。④全子宫双附件及盆腹腔转移灶尽量切除。⑤肠转移瘤处理应积极而又谨慎,若仅是盆底和直肠前壁浅表浸润,可将盆腔侧腹膜沿直肠前壁剪开,使子宫直肠窝腹膜自直肠前壁分离,连同子宫及盆腔内植入癌灶一起切除。但是晚期患者直肠、乙状结肠的转移灶常与原发灶粘连成较大肿块,浸润较深,此种情况可将盆腔肿瘤及肠转移灶整块切除,行部分肠管切除及吻合术。若切除肠管过多或位置过低而吻合困难者,应考虑造瘘术。小肠转移灶常为多发性浅表小结节,较易从肠壁上剥离,若呈弥散性颗粒,很难切除干净,多需依赖化疗。若为孤立转移灶,可行小肠部分切除及端-端吻合术。若肠管广泛转移致整个肠管变形、僵硬,或肠系膜广泛转移,显然无法手术。若有肠梗阻则需行造瘘术,但需注意梗阻肠段是否为多部位,应仔细检查选择造瘘部位。⑥阑尾切除,尤其在黏液性卵巢癌应切除,其他组织类型是否各期均行切除,尚有争议。⑦腹主动脉旁及盆腔淋巴结清扫。一般说来腹膜后及腹主动脉旁淋巴结应作为手术一部分,但不少人主张早期应做淋巴清扫,如已属晚期广泛转移,腹膜后淋巴结已完全固定,很难完成这部分手术。

2.化疗

化疗是主要的辅助治疗方法。恶性卵巢肿瘤术后常需化疗,以杀灭术中无法发现的微小转移灶或手术无法切除的残留病灶。术前化疗可缩小肿瘤,为手术创造更好的条件。常用化疗药物有顺铂、卡铂、环磷酰胺、异环磷酰胺、紫杉醇、长春新碱、依托泊苷、阿霉素等。常用化疗方法有静脉化疗或静脉化疗加腹腔内化疗。通常需6~8个疗程。

(1)腹腔内化疗:药物可直接作用于肿瘤,局部浓度明显高于血浆浓度,能有效地控制腹腔积液,使种植病灶缩小或消失,不良反应较全身用药轻。具体方法:腹腔穿刺成功后,先向腹腔内滴入生理盐水 500 mL（腹腔积液在 1 000 mL 以上可不必滴入），滴速应大于 150 滴/分钟，然后将顺铂 100 mg/m² 溶于 1 000 mL 生理盐水中，滴入腹腔。

为降低顺铂的肾毒性，无论静脉或腹腔用药都应进行"水化"，常规 3 d，从化疗前一天开始，每天输液量 3 000 mL 以上，静脉用呋塞米和 20 ％甘露醇，保证每小时尿量达 100 mL 以上，24 h 尿量达 2500 mL 以上，同时静脉滴注硫代硫酸钠 4 g/m²。

（2）卵巢上皮癌常用联合化疗方案：①PC 方案：顺铂（P）50 mg/m²，环磷酰胺（C）600 mg/m²，每个疗程静脉滴注 1 次，间隔 4 周重复 1 次；②PP 方案：紫杉醇（P）135 mg/m²，顺铂（P）70 mg/m²，每个疗程静脉滴注 1 次，间隔 4 周重复 1 次。

3.放疗

无性细胞瘤对放疗最敏感，即使晚期病例也能取得较好的疗效。颗粒细胞瘤中度敏感。主要采用⁶⁰Co 或直线加速器做体外照射，适用于残留病灶直径小于 2 cm，无腹腔积液，无肝肾转移者。

第七节　输卵管肿瘤

输卵管恶性肿瘤远较良性肿瘤多见，其中以输卵管癌最常见，其他如绒毛膜癌，恶性中胚叶混合瘤，肉瘤等都极其罕见。输卵管恶性肿瘤分为原发性和继发性，后者远多于前者，约占90％。继发性输卵管恶性肿瘤多由其他女性生殖道恶性肿瘤，如卵巢癌、子宫内膜癌，偶尔也可由子宫颈癌转移而来，而非生殖系统肿瘤转移到输卵管的极少见，如胃肠道或乳腺癌等仅偶见报道。本节将主要介绍原发于输卵管的恶性肿瘤。

一、原发性输卵管癌

原发性输卵管癌（primary fallopian tube carcinoma，PFTC）十分少见，占全部妇科癌症0.3％～1.9％。其发生率排列于子宫颈癌、宫体癌、卵巢癌、外阴癌和阴道癌之后，而列居末位。然而如卵巢恶性肿瘤一样，由于部位隐匿，恶性度高，危害甚为严重。

（一）病理

1.巨检

输卵管肿大，类似输卵管积水、积脓或输卵管囊肿，肿瘤大小可以从输卵管稍有增粗至超过胎儿头大小，多数直径在 5～10 cm。伞端闭锁，浆膜面光滑，常与周围组织粘连。癌瘤多发生于输卵管壶腹部。晚期可侵犯整个输卵管，癌瘤可穿出浆膜层或从伞端突出。切面管壁稍厚，腔内充满灰白色乳头状或颗粒状癌组织。常合并有继发感染和坏死，腔内容物混浊或呈脓样液体。病变多为单侧，双侧者占1/3。

2.镜下检查

组织学形态主要为乳头状腺癌。分化好的以乳头为主。分化差的癌组织主要形成实性片块、巢、索状，伴或不伴灶性腺管形成。分化中等的以乳头和腺样结构混合而成。多数输卵管癌为中分化或低分化癌。

组织结构多类似于卵巢的乳头状浆液性腺癌,可找到砂粒体。此外,肿瘤的多种类型,如子宫内膜样癌、腺棘癌、腺鳞癌、鳞癌、透明细胞癌、移行细胞癌及黏液性乳头状癌等均有报道。癌细胞有明显异形性,核仁明显,核分裂活跃和癌性上皮细胞排列的极向紊乱,层次增多等。

(二)临床表现

1. 发病年龄

发病年龄在 18～88 岁,常见于 40～65 岁,平均 55 岁。

2. 不育史

有不育史者占 33%～60%。

3. 症状

(1)阴道排液:阴道流水是输卵管癌患者最常见的症状,排出的液体为淡黄色或血水样稀液,量多少不一,排液一般无气味,但个别有恶臭。液体可能由于输卵管上皮在癌组织的刺激下产生的渗液,由于输卵管伞端常常闭锁或被癌瘤阻塞而通过管腔自阴道流出。如肿瘤有坏死出血,则液体呈血性水样。据文献报道有患者间歇性阴道大量排液后,痉挛性腹痛减轻,盆腔包块缩小,被称为外溢性输卵管积水。这是输卵管癌最具特征的症状,但只有 5% 的患者有此表现。

(2)阴道出血:阴道不规则出血亦是常见症状之一,出血与排液可解释为同一来源,当肿瘤坏死侵破血管,血液可流入子宫经阴道排出。

(3)腹痛:表现为腹部疼痛,一般不重,常表现为一侧下腹间断性钝痛或绞痛,钝痛可能与肿瘤发展,分泌物聚积,使输卵管壁承受压力有关,绞痛可能是由于输卵管企图排出其内容而增加输卵管蠕动所致。如出现剧烈腹痛,则多系并发症引起。

(4)下腹或盆腔包块:仅有部分患者自己能在下腹部触及包块,而以腹块为主诉者更属少数。肿块可以为肿瘤本身,亦可并发输卵管积水或广泛盆腔脏器粘连形成。

(5)其他:由于病情发展,肿块长大,压迫附近器官或广泛转移的结果,可出现排尿不畅,部分肠梗阻的症状,以至恶病质,均为晚期的表现。

4. 体征

(1)盆腔检查:由于输卵管癌多合并炎症粘连,盆腔检查时常与附件炎性肿物相似。肿物可为实性、囊性或囊实性,位于子宫一侧或后方,有的深陷于子宫直肠窝内,多数活动受限或固定不动。

(2)腹腔积液:较少见。腹腔积液发生率为 10% 左右。

(三)诊断与鉴别诊断

术前明确诊断十分困难,通常的术前诊断是卵巢癌或者盆腔炎性包块。

1. 临床特征

三联征:阴道排液、腹痛和盆腔包块。同时存在的病例较少。

二联征:阴道排液和盆腔包块。诊断率提高。

2. 辅助诊断

(1)阴道细胞学检查:由于输卵管与宫腔相通,从输卵管脱落的癌细胞理论上应比卵巢癌更容易经阴道排出,因此,涂片中找到癌细胞的机会也应较高。如临床具备输卵管癌二联征,阴道涂片阳性,而子宫颈和子宫内膜检查又排除癌症存在者,应考虑为输卵管癌的诊断。

(2)子宫内膜检查:对绝经后阴道出血或不规则阴道出血、阴道排液者,经一次全面的分段诊刮，详细探查宫腔，除外黏膜下肌瘤，如子宫颈及子宫内膜病理检查阴性，有助于输卵管癌的诊断。如病检发现癌，首先考虑子宫内膜癌，但不能除外输卵管癌宫腔转移。

(3)B超和CT扫描：有助于明确诊断和术前估计分期。

(4)血清CA125测定：有助于诊断，但无特异性。

(5)腹腔镜检查：为明确诊断。但对晚期病变播撒到盆腹腔器官及卵巢，并有粘连，腹腔镜检查不易与卵巢癌相鉴别。

3.鉴别诊断

(1)附件炎性肿物：原发性输卵管癌与输卵管积水或输卵管卵巢囊肿，均可表现为活动受限的附件囊肿，盆腔检查时很难区别，且两者均可有长期不育的病史。但是如果患者有阴道排液，则应多考虑为输卵管癌。有时两者在剖腹后仍难分辨。因此，当发现肿物壁厚或部分实性感时，应在标本取下后立即切开，如在输卵管腔内看到乳头状组织应送冰冻检查，以利于诊断。

(2)卵巢肿瘤：症状相似，不规则阴道出血，输卵管癌可有或无排液。盆腔检查：如为卵巢良性肿物，一般多活动，而输卵管癌所形成的肿块常较固定，表面结节感，而且在病变尚未穿出管壁之前，表面较光滑。此外，如患者有腹腔积液征，则须多考虑为卵巢恶性肿瘤。当两者均进入晚期，伴有广泛的盆腹腔种植转移时，根据体检几乎无法鉴别。

(3)子宫内膜癌：症状易混淆。一般内膜癌没有子宫外的肿块，通过刮宫病理即可确诊。当病变进入晚期，输卵管癌可侵及宫腔内膜并扩散至附件而无法鉴别。

总之，原发性输卵管癌的诊断标准应非常严格，即在诊断原发性输卵管癌时，卵巢和子宫内膜外观大致正常；当卵巢和子宫也存在恶性病灶时应通过它们的大小和分布来判断是转移灶还是原发灶。由于输卵管癌中由卵巢和子宫癌直接扩散转移而来者占9/10，故当鉴别原发输卵管癌时应参考下列诊断标准：如果卵巢、输卵管均有肿瘤，输卵管肿瘤大；如果输卵管黏膜受累，应该表现为乳头型；如果输卵管壁完全受累，镜下应该可以见到输卵管上皮从良性到恶性的转化区；此外，卵巢和子宫应该正常或者有比输卵管少的病变。

(四)治疗

1.手术治疗

手术治疗是最主要的治疗方法，手术原则相同于卵巢癌的肿瘤细胞减灭术或者肿瘤大块切除术，包括全子宫、双附件、大网膜及阑尾切除术，对于盆腔内一切转移和种植的病变尽可能全部切除，使残存肿瘤<2 cm。由于原发输卵管癌可直接转移到腹主动脉旁淋巴结，亦可由圆韧带转移到腹股沟淋巴结。因此，手术应同时行腹膜后淋巴结切除，以达到正确的临床分期和术后辅助治疗的指导目的。

2.化疗

化学治疗多作为术后辅助治疗。输卵管癌和卵巢癌的形态学和生物学特征十分相似，病变发展也在腹腔内扩散及通过腹膜后淋巴结转移。大多数学者应用的化疗药物与卵巢上皮性癌基本相同。化疗方案首选紫杉醇联合卡铂作为一线化疗药物。也可以选择顺铂为主的多药剂联合化疗方案。对铂类耐药的患者，近年已有人报道应用紫杉醇治疗有效，也可作为原发输卵管癌的一线化疗药物。

3.放射治疗

放射治疗主要用于术后的辅助治疗。近年来由于顺铂联合化疗的明显疗效，较少应用放疗。肠道并发症较为多见。至于腹腔内灌注放射性同位素，理论上应对分布较广，体积较小的盆腹腔残存瘤或腹腔冲洗液细胞学阳性的患者可起到抑制效果。但对于腹腔内明显粘连时，同位素的应用可产生肠损伤，限制了它的使用。

4.激素治疗

输卵管上皮在胚胎学和组织发生学上与子宫内膜相似，对卵巢的雌、孕激素有周期性的反应。由于此肿瘤有时孕激素受体滴度是高的，有文献报道用长效孕激素治疗，但目前尚难评估孕激素的治疗作用。

二、原发性输卵管绒毛膜癌

原发性输卵管绒毛膜癌罕见，多由输卵管妊娠的滋养层细胞演变而来，更罕见于异位的胚性残余或具有形成恶性畸胎瘤潜能的未分化胚细胞。

（一）病理

1.巨检

输卵管表面呈暗红色或紫红色。肿瘤小者为一稍大的输卵管，大者为输卵管与周围组织粘合成不规则的肿块，表面有暗红色结节。切面见充血、水肿、管腔扩张，腔内充满坏死组织及血块。

2.镜下检查

镜下检查见朗格汉斯细胞及合体滋养细胞增生，失去绒毛形态，癌瘤所在处有广泛出血和坏死。

（二）临床表现

1.发病年龄

原发性输卵管绒毛膜癌多见于生育年龄妇女，平均发病年龄约为 30 岁。

2.症状

输卵管绒癌由于所在部位关系，能较早出现输卵管妊娠的症状。而来源于异位胚性残余者还可出现性早熟征，如生长过快、乳房增大、月经来潮等。

3.特征

子宫颈举痛明显，子宫大小正常或稍大，附件可触及不规则柔软之肿块，活动度差。

（三）诊断与鉴别诊断

血或尿 HCG 测定可发现 HCG 滴度增高，并有助于病情监测。肺部 X 线片有助于确定转移病灶。CT 有助于诊断。

原发性输卵管绒毛膜癌应与子宫内膜癌，附件炎性肿块，卵巢肿瘤和异位妊娠相鉴别。

（四）治疗

原发性输卵管绒毛膜癌的治疗可参照子宫恶性滋养细胞肿瘤的治疗原则。但不同的是由于本病术前诊断困难，故为明确诊断，多先经手术病理确诊，然后予以化疗或放疗。手术范围以明确诊断和去除病灶为目的，不必过大，因本病对化疗十分敏感。

第九章 病理妊娠

第一节 异位妊娠

一、病因

(一)输卵管炎症

输卵管炎症是输卵管妊娠最常见病因,可分为输卵管黏膜炎和输卵管周围炎。输卵管黏膜炎症造成管腔粘连、狭窄、不完全性堵塞,纤毛损伤而影响受精卵在管腔内正常运行。输卵管周围炎,病变累及输卵管的浆膜层或肌层,使输卵管周围粘连、输卵管扭曲、管壁僵硬、影响输卵管肌层的蠕动。两种情况均可造成受精卵运行受阻。轻者造成输卵管妊娠,重者管腔完全堵塞,造成不孕症。

(二)输卵管手术史

输卵管绝育史及手术史,输卵管妊娠发生率为 $10\%\sim20\%$。尤其是腹腔镜下电凝输卵管及硅胶环套术绝育,可因输卵管漏或再通而导致输卵管妊娠。

(三)输卵管发育不良及功能异常

输卵管过长、过细、肌层发育不良、黏膜纤毛缺损,输卵管痉挛或蠕动异常,均影响受精卵运行而致输卵管妊娠。

(四)辅助生殖技术

近年由于辅助生殖技术的应用,使输卵管妊娠发生率增加。

(五)避孕失败

宫内节育器避孕失败,发生输卵管妊娠概率增加。

(六)其他

盆腔肿瘤,如卵巢肿瘤、子宫肌瘤压迫输卵管,使输卵管发生狭窄或扭曲而造成受精卵运行受阻。

二、病理

(一)输卵管妊娠的结局

输卵管管腔狭小,管壁很薄,肌层远不如子宫肌壁厚,妊娠时不能形成完整的蜕膜层,不能适应胚胎的生长发育,当输卵管妊娠发展到一定时期,将发生以下结局。

1.输卵管妊娠流产

输卵管妊娠流产多发生于输卵管壶腹部妊娠,发病多在妊娠 8 周左右,由于输卵管管壁形成蜕膜不完整,发育中的囊胚向管腔突出,最终突破包膜而出血。囊胚与管壁分离,进入输卵管管腔。若囊胚完整剥离通过输卵管伞端进入腹腔,称完全流产,出血一般不多。若囊胚部分剥离,一部分排入腹腔,一部分附着于管壁形成不全流产。滋养细胞继续侵蚀输卵管管壁,而管壁肌层收缩力差,不易止血,血液充满管腔,在输卵管内形成血肿。由于反复出血,血液经伞端流出,形成盆、腹腔积血,多积于子宫直肠陷窝形成盆腔血肿。

2.输卵管妊娠破裂

输卵管妊娠破裂多见于输卵管峡部妊娠,发病多在 6 周左右。当绒毛侵蚀输卵管管壁时,可穿透管壁,导致输卵管妊娠破裂。输卵管肌层血管丰富,出血量多。输卵管妊娠破裂所致出血较输卵管妊娠流产剧烈,短时间内由于失血过多致休克。如反复出血,在盆腔内与腹腔内形成血肿。输卵管间质部妊娠时,因管腔周围肌层较厚,妊娠可长达 12～16 周才发生破裂。由于血管丰富,一旦破裂,出血极为严重,可危及生命。

3.陈旧性宫外孕

输卵管流产或破裂,若长期反复内出血形成的盆腔血肿不消散,血肿机化变硬并与周围组织粘连,临床上称陈旧性宫外孕。

4.继发腹腔妊娠

输卵管流产或破裂后,排入腹腔内的囊胚多数死亡。极少数存活的囊胚及附着绒毛排入腹腔后,重新种植于腹腔脏器获得营养,可继续生长发育形成继发腹腔妊娠。若排入阔韧带则形成阔韧带妊娠。

(二)子宫的变化

输卵管妊娠与正常妊娠一样,滋养细胞分泌 HCG 维持黄体生长,在大量甾体激素作用下,子宫增大,变软,月经停止来潮,子宫内膜呈蜕膜反应。若胚胎死亡,滋养细胞活力消失,HCG 及甾体激素水平下降,子宫内膜失去了激素的支持作用,蜕膜发生退行性变和坏死,形成小片脱落,阴道少量出血。蜕膜完整从宫壁剥离,随阴道出血排出,呈三角形,称为蜕膜管型。

三、临床表现

输卵管妊娠在未破裂或流产前,除停经、早孕反应外,没有明显的临床症状,偶有一侧下腹胀痛不适。一旦破裂或流产则出现明显的临床表现,病情的轻重取决于孕卵着床部位及妊娠时间。

(一)症状

1.停经

停经时间长短取决于受精卵的着床部位。壶腹部妊娠停经多为 8 周左右,峡部妊娠停经多为 6 周左右,间质部妊娠停经多为 12～16 周。有 20%的患者无停经史,将不规则阴道出血误认为月经来潮。

2.腹痛

腹痛为本病就诊的主要症状。当输卵管妊娠破裂或流产时患者突感下腹部一侧呈撕裂样疼痛,伴恶心、呕吐,当血液积于子宫直肠陷凹,可伴有肛门坠胀感。随着出血的增多,血液由下腹部流向全腹,疼痛可由下腹部向全腹部扩散,血液刺激膈肌时,可引起肩胛部放射痛。

3.阴道出血

阴道出血多为不规则点滴出血,少于月经量,色暗红或深褐色,阴道出血可伴有蜕膜管型或蜕膜碎片排除,一般在病灶去除后阴道出血停止。

4.昏厥与休克

腹部剧烈疼痛及腹腔内的急性出血,轻者出现昏厥,重者由于失血过多,出现失血性休克。

出血越多症状越重,但与阴道出血不成正比。

5.腹部包块

输卵管流产或破裂时所形成的血肿时间较长,由于形成的包块较大或位置较高者,腹部可触及。

(二)体征

1.一般情况

失血多时呈贫血貌,大量出血者可以出现面色苍白,脉细数,血压下降,尿量减少等休克征象。体温一般正常。

2.腹部检查

下腹部有明显的压痛、反跳痛,尤以患侧为剧,腹肌稍紧张。若出血较多时,叩诊有移动性浊音。个别患者若反复出血并积聚,形成血块,下腹部可触及包块。

3.盆腔检查

阴道内可见少量血液,后穹隆饱满,有触痛。宫颈着色,呈紫蓝色。宫颈剧痛或摇摆痛明显,将宫颈轻轻上抬或左右摇动时,引起剧烈疼痛,此为输卵管妊娠的主要体征之一。子宫稍大(与停经月份不符)较软。出血多时,检查子宫有漂浮感。患侧附件区或子宫后侧方,或在子宫直肠陷凹方向可触及一不规则、边界不清、触痛明显的包块。病程时间长,包块机化较硬,边界渐清楚。

四、诊断

输卵管妊娠未发生流产或破裂时症状不明显,常需借助辅助检查。近年来国外对异位妊娠的诊断重点放在破裂前诊断及破裂前治疗,这样既减轻了患者的痛苦,同时也减少了因输血而造成的交叉感染。国内文献报道认为血 β-HCG、孕酮和腹部 B 超检查对未破裂前诊断均有一定的参考价值。输卵管妊娠一旦破裂或流产,有明显的症状、体征,诊断一般不困难。

(一)血 β-HCG 测定

β-HCG 测定是早期诊断异位妊娠的重要方法。异位妊娠体内 HCG 水平通常较宫内妊娠低,因此需要用灵敏度高的放射免疫法或酶联免疫法测定血 β-HCG。对保守治疗疗效评定有重要意义。对 β-HCG 阴性,但症状明显者仍不能完全排除异位妊娠。

(二)超声诊断

应用 B 超检查对诊断异位妊娠有一定帮助。一般停经 5～6 周,若宫腔内未见孕囊,而在宫旁见低回声区或见到孕囊,提示有宫外妊娠可能;停经 7 周后 B 超提示子宫增大,宫腔空虚,在宫旁可见低回声区,见胚芽及原始心管搏动,则可确诊异位妊娠。当输卵管妊娠破裂或流产后,B 超查出腹腔内及子宫直肠陷凹内有无回声暗区,说明腹腔有积液,对诊断异位妊娠有一定价值。

(三)阴道后穹隆穿刺

阴道后穹隆穿刺是一种既简单又可靠的诊断方法,因子宫直肠陷凹为盆腔最低点,即使出血不多,也可积于此处。其方法用 18 号或 20 号穿刺针,自阴道后穹隆刺入直肠子宫陷凹内,而后回抽。若抽出暗红色不凝固血,可诊断腹腔内有积血;若抽出血液鲜红、放置 10 min 内自然凝固,可能穿刺针头误入血管;若血肿位置较高抽不出血液,可结合临床症状、体征做出诊断。后穹隆穿刺阴性者不能否定输卵管妊娠存在,需进一步做其他检查。

(四)腹腔镜检查

目前腹腔镜检查视为异位妊娠诊断的金标准,而且可以在确诊的同时进行治疗。腹腔镜检查适用于尚未破裂或流产的早期患者,大量出血或休克患者禁做腹腔镜检查。腹腔镜下可见患侧输卵管肿大,表面紫蓝色,腹腔内可见少量出血或无出血。

(五)子宫内膜病理检查

很少依靠诊断性刮宫进行异位妊娠的诊断。只适合于阴道出血多的患者,主要目的是排除宫内妊娠流产。将宫腔排除物或刮出物送病理检查,切片中见到绒毛,可诊断宫内妊娠,仅见蜕膜未见绒毛有助于异位妊娠的诊断。

五、鉴别诊断

输卵管妊娠应与以下疾病相鉴别。

(1)流产:临床上早期异位妊娠最易与流产相混淆,有时尚需与宫内妊娠相鉴别。超声可见宫内妊娠囊。

(2)黄体破裂:因急腹症及腹腔内出血易混淆。血 β-HCG 测定正常。

(3)急性出血性输卵管炎及急性附件炎、急性盆腔炎。

(4)卵巢囊肿蒂扭转。

(5)急性阑尾炎。

(6)其他急腹症:如急性胃肠炎等。

六、治疗

治疗包括期待治疗、药物疗法和手术治疗。

(一)期待治疗

腹痛轻微、出血少;输卵管妊娠未破裂或流产;随诊可靠;输卵管妊娠包块直径<3 cm;血 β-HCG<1 000 U/L。在期待治疗过程中应注意生命体征、腹痛变化并定期进行 B 超和血 β-HCG监测,若有病情变化及时改为药物治疗或手术治疗。

(二)药物治疗

化学药物治疗适用于早期异位妊娠,要求保留生育能力的年轻患者。符合条件:无药物治疗禁忌证;输卵管妊娠病灶直径<3 cm;输卵管妊娠未破裂或流产;无明显内出血;血 β-HCG<2 000 U/L。常用药物:①全身用药:甲氨蝶呤(MTX)0.4 mg/(kg·d),肌内注射,5 d 为 1 个疗程;②局部用药:在 B 超引导下将 MTX 药物直接注入妊娠囊内,以杀胚治疗,防止破裂出血。

近年来阴道 B 超已被广泛应用,可经阴道穿刺抽吸出胚胎,而后向孕囊内注入药物。用药后观察 HCG 下降情况,若用药后 2 周,β-HCG 下降连续 3 次阴性,症状消失,B 超见不到妊娠征象说明化疗药物有效。若治疗后,病情无缓解或症状加重者应立即采取手术治疗。

(三)手术治疗

手术治疗适应证为出血多、休克的急症患者,在积极纠正休克的同时急诊手术。手术方法有两种:一种是切除患侧输卵管;另一种是保留患侧输卵管,即保守性手术。

1.输卵管切除术

输卵管妊娠多采用输卵管切除术,方法为打开腹腔后,提出病变输卵管,用卵圆钳钳夹出血部位,暂时控制出血。输血、输液待血压回升后,切除病变侧输卵管,酌情处理对侧输卵管。对输卵管间质部妊娠应争取在破裂前手术,避免因突发破裂致大出血休克,危及生命。手术方法是将患侧子宫角并输卵管切除,必要时行子宫切除术。

2.保守性手术

保守性手术适合于需保留生育功能的年轻妇女,特别是以往有对侧输卵管切除术或病变者。

手术方法:根据受精卵着床部位不同,处理方法也不同。壶腹部妊娠可切开输卵管,清除胚胎及管腔内积血后,再缝合;伞端妊娠可将胚胎挤出;峡部妊娠行病变段切除后,行端-端吻合术。手术后应检查输卵管其他部位有无梗阻或狭窄,以预防和避免再次出现异位妊娠。

3.腹腔镜手术

腹腔镜手术是近年治疗异位妊娠的主要方法。可以在腹腔镜下穿刺输卵管妊娠囊,吸出囊液后药物注入 MTX 50 mg,或者腹腔镜下输卵管切除术。

第二节　自然流产

自然状态(非人为目的造成)发生的流产称为自然流产。在所有临床确认的妊娠中,自然流产的发生率约为15%。发生在12周以前的流产定义为早期流产,妊娠12周至不足28周的流产定义为晚期流产。

一、病因

(一)遗传因素

遗传基因缺陷是自然流产的最主要的原因,早期流产时染色体异常者占50%~60%。染色体异常可表现为数目异常和结构异常。①染色体数目异常:多见三体、单体、三倍体等;②染色体结构异常:如染色体断裂、缺失和易位等。染色体异常多数会发生流产,即便极少数发育成胎儿,出生后也都发生某些功能异常或合并畸形,流产物表现为胚胎退化或消失,称为孕卵枯萎。

(二)母体因素

1.孕妇全身性疾病

孕妇患有流行性感冒、伤寒、肺炎等急性传染病,细菌毒素或病毒通过胎盘进入胎儿体内,使胎儿中毒死亡,高热可促进子宫收缩而引起流产。弓形体病、单纯疱疹,人支原体及解脲支原体、巨细胞病毒感染均可导致流产。孕妇患有重度贫血、心力衰竭、慢性肾炎和高血压等慢性病,可因胎盘梗死及子宫内缺氧而致胎儿死亡,导致流产。孕妇营养不良,特别是维生素缺乏以及汞、铅、乙醇中毒均可引起流产。

2.生殖器官疾病

孕妇因子宫畸形(如双角子宫、纵隔子宫、子宫发育不良等),宫腔粘连,盆腔肿瘤,尤其是黏膜下肌瘤等均可影响胎儿的生长发育而导致流产。宫颈内口松弛或宫颈深度裂伤可引起胎膜破裂而发生晚期流产。

3.内分泌功能失调

黄体功能不足往往影响蜕膜、胎盘而发生流产。甲状腺功能低下者及未控制的糖尿病,也可能因胚胎发育不良而流产。

4.外伤

妊娠期特别是妊娠早期,孕妇的腹部受到外力的撞击、挤压以及孕妇跌倒或参加重体力劳动、剧烈体育运动、性交,腹部手术如阑尾炎或卵巢囊肿手术均可引起子宫收缩而发生流产。

5.不良习惯

过量吸烟、酗酒、过量饮用咖啡或海洛因等毒品亦可致胎儿先天性畸形或流产。

(三)胎盘内分泌功能不足

胎儿在母体内生长发育,主要通过胎盘将母体的营养物质和氧输送到胎儿,如果胎盘发育不良或出现疾病,胎儿得不到营养物质和氧而停止生长引起流产。

(四)环境因素

外界不良刺激有化学性的和物理性的。化学因素主要有镉、有机汞、铅、二溴氯丙烷、镍、乙烯基氯、氯丁二烯、滴滴涕、农药等。物理因素主要是放射物质、噪声和振动、高温、微波等。

(五)免疫因素

胚胎及胎儿与母体间存在复杂而特殊的免疫学关系,这种关系使胚胎及胎儿不被排斥。若母儿双方免疫不适应,则可引起母体对胎儿的排斥而致流产。近年研究发现流产夫妇间HLA-DR 抗原相同的频率约占 84.6%,其抗原相容性可引起流产。在 ABO 血型不合的夫妇中,约 20% 的妊娠发生流产,且以 O 型母亲居多。当丈夫为 Rh(-),妻子为 Rh(-)时,Rh(+)胎儿可因母体产生的抗体进入胎儿体内使胎儿受损而最终致流产。

另外,约 70% 的抗心磷脂抗体阳性者发生流产和胎死宫内,围生儿存活率约为 14%。流产妇女中抗精子抗体的阳性率高达 50% 以上。抗子宫内膜抗体能引起子宫内膜免疫病理损伤而影响孕卵着床,也可引发生早期流产。

(六)男性因素

据临床观察,男性菌精症占 10%～15%。男性生殖道内无症状的感染精液中,即含有一定数量的细菌、病毒、沙眼衣原体、解脲支原体等,可削弱受孕妇女的孕育能力,而致胚胎流产。活动的精子在受精时也会将细菌带去,这就会干扰精卵结合与着床。所带细菌多为粪链球菌、白色葡萄球菌、大肠埃希菌、厌氧性细菌等。

二、临床表现

自然流产的主要症状为停经后出现阴道流血和腹痛。孕 12 周前发生的流产,开始时绒毛与蜕膜剥离,血窦开放,出现阴道流血;剥离的胚胎及血液刺激子宫收缩,排出胚胎,产生阵发性下腹部疼痛。当胚胎完全排出后,子宫收缩,血窦闭合,出血停止,所以早期自然流产的全过程为先出现阴道流血,而后出现腹痛。晚期流产的临床过程与早产及足月产相似,胎盘继胎儿娩出后娩出,通常出血不多,所以,晚期流产的全过程为先出现腹痛(阵发性子宫收缩),后出现阴道流血。自然流产时检查子宫大小、宫颈口是否扩张以及是否破膜,根据妊娠周数及流产过程不同而异。

三、临床类型

自然流产按发展的不同阶段,分为以下几种临床类型。

(一)先兆流产

先兆流产指妊娠 28 周前,先出现少量阴道流血,常为暗红色或血性白带,无妊娠物排出,相继出现阵发性下腹痛或腰背痛。妇科检查宫颈口未开,胎膜未破,子宫大小与停经周数相符。经休息及治疗,症状消失,可继续妊娠;若阴道流血量增多或下腹痛加剧,可发展为难免流产。

(二)难免流产

难免流产指流产不可避免。在先兆流产基础上,阴道流血量增多,阵发性下腹痛加剧,或出现阴道流液(胎膜破裂)。妇科检查宫颈口已扩张,有时可见胚胎组织或胎囊堵塞于宫颈口内,子宫大小与停经周数相符或略小。

(三)不全流产

难免流产继续发展,部分妊娠物排出体外,尚有部分残留于宫腔内或嵌顿于宫颈口处,影响子宫收缩,导致大量出血,甚至发生失血性休克。妇科检查见宫颈口已扩张,宫颈口有妊娠物堵塞及持续性血液流出,子宫小于停经周数。

(四)完全流产

完全流产指妊娠物已全部排出,阴道流血逐渐停止,腹痛逐渐消失。妇科检查宫颈口已关闭,子宫接近正常大小。

此外,流产还有三种特殊情况。

1. 稽留流产

稽留流产指胚胎或胎儿已死亡,滞留宫腔内尚未自然排出者。胚胎或胎儿死亡后子宫不再增大反而缩小,早孕反应消失。若已到中期妊娠,孕妇腹部不见增大,胎动消失。妇科检查宫颈口未开,子宫较停经周数小,质地不软,未闻及胎心。

2. 习惯性流产

连续自然流产 3 次或以上者称为习惯性流产,近年国际上常用复发性流产取代习惯性流产,改为连续 2 次的自然流产。每次流产多发生于同一妊娠月份,其临床经过与一般流产相同。

早期流产常见原因为胚胎染色体异常、免疫因素异常、黄体功能不足、甲状腺功能低下。晚期流产常见原因为子宫畸形或发育不良、宫颈内口松弛、子宫肌瘤等。宫颈内口松弛者于妊娠后,常于妊娠中期,胎儿长大,羊水增多,宫腔内压力增加,胎囊自宫颈内口突出,宫颈管逐渐缩短、扩张。患者多无自觉症状,一旦胎膜破裂,胎儿迅速排出。

3. 流产感染

流产过程中,若阴道流血时间长,有组织残留于宫腔内或非法堕胎等,有可能引起宫腔感染,严重时感染可扩展到盆腔、腹腔甚至全身,并发盆腔炎、腹膜炎、败血症及感染性休克等,称流产感染。

四、诊断及鉴别诊断

自然流产诊断多无困难。根据病史及临床表现多可确诊,仅少数需行辅助检查。确定流产后,还应确定自然流产的临床类型及有无流产合并症,以决定处理方法。

(一)病史

应询问患者有无停经史和反复流产史,有无早孕反应、阴道流血,应询问阴道流血量及持续时间,有无腹痛,腹痛部位、性质、程度,有无阴道排液及妊娠物排出。了解有无发热、阴道分泌物有无臭味,以协助诊断有无流产感染。

(二)查体

有无贫血外观,测量体温、血压、脉搏,在消毒情况下进行妇科检查,注意子宫的位置、大小、形态、硬度;注意宫颈口是否扩张,羊膜囊是否膨出,宫颈口内有无妊娠物;子宫大小与停经周数的符合度;双侧附件有无压痛、增厚或包块。子宫颈口有无糜烂出血,有无子宫颈息肉,并需鉴别流血是否来自宫腔。

(三)辅助检查

1.B超检查

对疑为先兆流产者,可根据妊娠囊的形态、有无胎心搏动及胎动,确定胚胎或胎儿是否存活,以指导正确的治疗方法。不全流产及稽留流产等均可借助B超检查加以确定。

2.激素测定

血孕酮水平及绒毛膜促性腺激素动态测定可协助判断先兆流产的预后。早期自然流产应与异位妊娠及葡萄胎、功能失调性子宫出血及子宫肌瘤等鉴别。

五、处理

(一)先兆流产

临床上以保胎为治疗原则,约60%的先兆流产经恰当治疗有效。绝对卧床休息,待症状消失后适当活动。尽量避免一切能引起子宫收缩的刺激,如阴道检查、性生活等。减少患者不必要的思想紧张和顾虑。注意足够的营养。必要时给以对胎儿危害小的镇静药,如苯巴比妥(鲁米那)0.03～0.06 g,每日3次。保持大便通畅,如便秘,可服用缓泻药,如通便灵每日1～2粒。

黄体功能不足者可给予黄体酮20 mg,每日1～2次肌内注射,或绒毛膜促性腺激素或烯丙雌醇(多力妈)等早期应用。其次,维生素E每日100 mg口服有利于孕卵的发育,甲状腺功能低下患者可应用小剂量甲状腺片。经过两周治疗,如阴道流血停止,B超提示胚胎存活,可继续妊娠。

若临床症状加重,B超检查发现胚胎发育不良,β绒毛膜促性腺激素持续不升或下降,表明流产不可避免,应终止妊娠。此外,对先兆流产患者的心理治疗也很重要,要使其情绪安定,增强信心。

(二)难免流产

难免流产一旦确诊,应尽早使胚胎及胎盘组织完全排出。早期流产应及时行刮宫术,对妊娠物应仔细检查,并送病理检查。晚期流产时,子宫较大,出血较多,可用缩宫素10～20 U加入5%葡萄糖液500 mL中静脉滴注,促进子宫收缩。当胎儿及胎盘排出后检查是否完全,必要时刮宫以清除宫腔内残留的妊娠物。

(三)不全流产

不全流产一经确诊,应及时行刮宫术或钳刮术,以清除宫腔内残留组织。出血多有休克者应同时输血输液,并给予抗生素预防感染。

(四)完全流产

完全流产症状消失,B超检测宫腔内无残留物,如无感染,一般不需特殊处理。

(五)稽留流产

稽留流产处理较困难。因胎盘组织有时机化,与子宫壁紧密粘连,造成刮宫困难。稽留时间过长,可能发生凝血功能障碍,导致弥散性血管内凝血,造成严重出血。处理前,应检查血常规、出凝血时间、血小板计数、血纤维蛋白原、凝血酶原时间、凝血块收缩试验及血浆鱼精蛋白副凝试验(3P试验)等,并做好输血准备。若凝血功能正常,口服炔雌醇 1 mg,每日 2 次,或口服己烯雌酚 5 mg,每日 3 次。连用 5 d 以提高子宫肌对缩宫素的敏感性。子宫小于 12 孕周者,可行刮宫术,术中肌内注射缩宫素,若胎盘机化并与宫壁粘连较紧,手术应特别小心,防止子宫穿孔,一次不能刮净,可于 5~7 d 后再次刮宫。子宫大于 12 孕周者,应静脉滴注缩宫素(5~10 U 加于 5%葡萄糖液内),也可用前列腺素或依沙吖啶(雷夫奴尔)等进行引产,促使胎儿、胎盘排出。如凝血功能障碍,应尽早使用肝素、纤维蛋白原及输新鲜血等,待凝血功能好转后,再行引产或刮宫。

(六)习惯性流产

染色体异常夫妇应于孕前进行遗传咨询,确定是否可以妊娠。在孕前应进行卵巢功能检查、夫妇双方染色体检查与血型鉴定及丈夫的精液检查,女方尚需进行生殖道检查,包括有无肿瘤、宫腔粘连,并做子宫输卵管造影及宫腔镜检查,以确定子宫有无畸形与病变,有无宫颈内口松弛等。宫颈内口松弛者应在妊娠前行宫颈内口修补术,或于孕 14~18 周行宫颈内口环扎术,术后定期随诊,提前住院,待分娩发动前拆除缝线,若环扎术后有流产征象,治疗失败,应及时拆除缝线,以免造成宫颈撕裂。原因不明的习惯性流产妇女,当有怀孕征兆时,可按黄体功能不足给以黄体酮治疗,每日 10~20 mg 肌内注射,或绒毛膜促性腺激素 3 000 U,隔日肌内注射一次。确诊妊娠后继续给药直至妊娠 10 周或超过以往发生流产的月份,并嘱其卧床休息,禁性生活,补充维生素 E 及心理疗法。

近年来发现习惯性流产与人类组织相容性抗原(HLA)及抗磷脂抗体关系密切。夫妇间组织相容性抗原相似性频率越高,流产率亦越高,其中以 DR 抗原相似的流产率最高,有研究者对不同原因的习惯性流产患者行主动免疫治疗,将丈夫或他人的淋巴细胞在女方前臂内侧或臀部做多点皮内注射,妊娠前注射 2~4 次,妊娠早期加强免疫 1~3 次,妊娠成功率可达70%~90%。在治疗方面,Lubbe 建议用泼尼松及小剂量阿司匹林治疗。泼尼松每日口服40 mg,阿司匹林每日口服 75 mg,连续至分娩为止。

(七)流产感染

治疗原则为积极控制感染,尽快清除宫内残留物。若阴道流血不多,应用广谱抗生素2~3 d,待控制感染后再行刮宫。若阴道流血量多,静脉滴注抗生素及输血的同时,用卵圆钳将宫腔内残留组织夹出,使出血减少,切不可用刮匙全面搔刮宫腔,以免造成感染扩散。术后应继续给予广谱抗生素,待感染控制后再行彻底刮宫。若已合并感染性休克者,应积极抢救休克。若感染严重或腹盆腔有脓肿形成,应行手术引流,必要时切除子宫。

第三节　早　产

早产是指妊娠满 28 周至不满 37 足周间分娩者称早产,此时娩出的新生儿称早产儿,出生体质量多在 2 500 g 以下,各器官发育尚不够成熟。早产占分娩总数的 5%～15%。其中约75%围生儿死亡与早产有关,据报道,约有 1/4 存活早产儿遗留智力障碍或神经系统后遗症。因此防治早产是降低围生儿病死率和患病率的关键。

一、原因

(一)生殖道感染

生殖道感染如 B 族溶血性链球菌、沙眼衣原体、支原体的感染。绒毛膜羊膜炎是早产最常见的原因。

(二)胎膜早破

胎膜早破是造成早产的重要原因。约 1/3 早产伴发胎膜早破。

(三)子宫膨胀过度及胎盘因素

子宫膨胀过度及胎盘因素如羊水过多、多胎妊娠、前置胎盘、胎盘早剥等。

(四)妊娠合并症与并发症

妊娠合并症与并发症如妊娠期高血压病、妊娠期肝内胆汁淤积症、妊娠合并心脏病、慢性肾炎、病毒性肝炎、急性肾盂肾炎、急性阑尾炎、严重贫血、重度营养不良等。

(五)生殖器官异常

生殖器官异常如宫颈内口松弛、纵隔子宫、双角子宫等。

(六)其他

其他如外伤、过度劳累、性生活不当、吸烟、酗酒等。

二、高危因素

早产的高危因素有:①早产史或晚期流产史;②生殖系统发育畸形;③年龄<18 岁或>40 岁;④患有全身疾病和妊娠并发症;⑤体质量过轻;⑥无产前保健,经济状况差;⑦吸烟或酗酒;⑧孕期长期站立,特别是每周站立超过 40 h;⑨有生殖道感染或性传播感染高危史或合并性传播疾病;⑩多胎妊娠或助孕技术后妊娠。

三、临床表现

早产的临床表现与足月临产相似。先为不规则宫缩并常伴有少许阴道流血或血性分泌物,以后可发展为规则宫缩。若发生胎膜早破出现阴道流水,则妊娠不能继续。

四、诊断

若妊娠满 28 周至不满 37 足周,出现 10 min 一次的规则宫缩,部分患者可伴有少量阴道流血或阴道流液,可诊断先兆早产。但应与妊娠晚期出现的生理性子宫收缩相区别。生理性子宫收缩一般不规则、无痛感,且不伴有宫颈管消退等改变。若出现规律宫缩,10 min 超过3 次,持续 30 s 以上,伴宫颈管缩短≥75%,宫口扩张 2 cm 以上,诊断为早产临产。以往有晚期流产、早产史及产伤史的孕妇容易发生早产。

预测早产的方法:近年来采用阴道 B 超检查宫颈长度、宫颈内口漏斗形成情况;阴道后穹隆棉拭子检测胎儿纤维连接蛋白(fFN)预测早产发生。若宫颈长度<3 cm,宫颈内口漏斗形成伴宫颈缩短情况,fFN 阳性,则早产风险增大。

五、治疗

治疗原则:若胎儿存活,无胎儿窘迫、胎膜未破,应设法抑制宫缩,尽可能使妊娠继续维持;若胎膜已破,早产已不可避免时,应尽力设法提高早产儿的存活率。

(一)卧床休息

取左侧卧位,可减少自发性宫缩,增加子宫血流量,增加胎盘对氧、营养和代谢物质的交换。

(二)宫缩抑制剂

1.硫酸镁

镁离子直接作用于子宫平滑肌细胞,拮抗钙离子促进子宫收缩的作用,能松弛子宫平滑肌。常用方法为:25%硫酸镁 16 mL 加入 5%葡萄糖液 100~250 mL 中,在 30~60 min 内缓慢静脉滴注,然后用 25%硫酸镁 20~40 mL,加入 5%葡萄糖液 500 mL 中,以每小时 1~2 g 速度静脉滴注直到宫缩停止。用药过程中注意呼吸,每分钟不少于 16 次,膝反射是否存在以及尿量。

2.β 肾上腺素受体激动剂

此类药物能激动子宫平滑肌中的 β 受体,抑制子宫平滑肌收缩,减少子宫的活动,延长妊娠期。主要不良反应有母、儿心率增快,血压下降,血糖升高,血钾降低等,故对糖尿病、心脏病、重度高血压等患者慎用或不用。目前常用的药物如下。

(1)利托君:150 mg 加于 5%葡萄糖液 500 mL,稀释为 0.3 mg/mL 的溶液行静脉滴注,开始时以 0.05 mg/min 的速度静脉滴注,逐渐增量至 0.15~0.35 mg/min 滴速,48 h 内滴完。静脉滴注时左侧卧位,以减少低血压危险。待宫缩抑制后至少持续滴注 12 h,再改为口服 10 mg,每日 4 次。

(2)沙丁胺醇:口服 2.4~4.8 mg,通常首次 4.8 mg,以后每 8 h 口服 2.4~4.8 mg,直到宫缩抑制时停药。

3.钙拮抗剂

钙通道阻滞剂使细胞内 Ca^{2+} 浓度下降,从而抑制子宫平滑肌收缩,常用硝苯地平 5~10 mg,舌下含服,每日 3 次;应用不超过 3 d。应密切注意孕妇心率及血压的变化。已用硫酸镁者慎用。心脏病、低血压和肾脏病禁忌。

4.前列腺素合成酶抑制剂

前列腺素合成酶抑制剂可通过减少前列腺素的合成或抑制前列腺素的释放以减少宫缩。常用药物为吲哚美辛,开始 25 mg,每 8 h 口服 1 次,24 h 后改为每 6 h 1 次。由于这类药物可通过胎盘抑制胎儿前列腺素的合成和释放,使胎儿体内前列腺素减少,如果在 34 周以后应用可能引起胎儿动脉导管收缩,过早关闭而致胎儿血循环障碍,肾血流量减少,羊水过少等严重不良反应。因此,此类药物已较少应用,必要时仅能短期(不超过 1 周)服用。

5.镇静剂

镇静剂不能有效抑制宫缩,可抑制新生儿呼吸,故临产后忌用。若孕妇过于紧张,可作为辅助药物。

（三）控制感染

感染是早产的重要诱因，应用抗生素治疗早产可能有益。特别适用于阴道分泌物培养 B 族链球菌阳性或羊水细菌培养阳性、泌尿道感染及胎膜早破的先兆早产。

（四）糖皮质激素

糖皮质激素以促进胎肺成熟，降低新生儿呼吸窘迫综合征、脑室出血、降低新生儿病死率，并不增加感染率。

1. 应用指征

妊娠未满 34 周、7d 内有早产分娩可能者；孕周＞34 周但有胎肺未成熟证据者；妊娠期糖尿病血糖控制不满意者。

2. 方法

可在分娩前用地塞米松 5 mg，肌内注射，每天 2～3 次，连用 2 d；或倍他米松 12 mg，肌内注射，每天 1 次，连用 2 d。紧急时经静脉推注地塞米松 10 mg。若妊娠合并糖尿病，可用羊膜腔注射地塞米松 10 mg 1 次。多疗程应用可能对胎儿神经系统发育产生一定的影响，所以不推荐产前多疗程应用。

（五）分娩时机的选择

(1) 对于不可避免的早产，应停用一切宫缩抑制剂。

(2) 当延长妊娠的风险大于胎儿不成熟的风险时，应选择及时终止妊娠。

(3) 妊娠＜34 周时根据个体情况决定是否终止妊娠；如有明确的宫内感染则应尽快终止妊娠。

(4) 对于妊娠＞34 周的患者可以顺其自然。

（六）分娩方式的选择

1. 剖宫产术

应与孕妇和家属充分沟通后做出决定。在估计早产儿有存活的可能性时，若存在剖宫产指征可行剖宫产术结束分娩。

2. 阴道分娩

应密切观察产程及监测胎心。慎用吗啡、哌替啶等可能抑制胎儿呼吸的镇静剂；产程中应给孕妇吸氧；第二产程常规行会阴侧切术，缩短第二产程；出生后早产儿肌内注射维生素 K_1 10 mg，每日 1 次，预防早产儿颅内出血等。

六、预防

预防早产是降低围生儿病死率的重要措施之一。

(1) 规范产前检查，指导孕期卫生，加强营养，避免精神刺激，禁止孕晚期性交。具有高危因素者应在孕 20～24 周行 B 超检查宫颈长度、宫颈内口漏斗形成情况，阴道后穹隆棉拭子检测 fFN 进行早产风险预测。

(2) 加强对高危妊娠的管理，积极治疗妊娠合并症。

(3) 及时诊断和治疗生殖道感染，预防胎膜早破。

第四节　妊娠剧吐

约有半数以上妇女在怀孕早期会出现早孕反应,包括头晕、疲乏、嗜睡、食欲不振、偏食、厌恶油腻、恶心、呕吐等。症状的严重程度和持续时间因人而异,多数在孕 6 周前后出现,8～10 周达到高峰,孕 12 周左右自行消失。少数孕妇早孕反应严重,频繁恶心呕吐,不能进食,以致发生体液失衡及新陈代谢障碍,甚至危及孕妇生命。

一、病因

妊娠剧吐的病因迄今未明,可能与以下几种因素有关。

(一)内分泌因素

1. 绒毛膜促性腺激素

因早孕反应出现和消失的过程恰与孕妇血中绒毛膜促性腺激素水平上升和下降的时间相吻合;葡萄胎或多胎妊娠的孕妇,血中绒毛膜促性腺激素水平显著升高,其早孕反应亦较严重甚至出现妊娠剧吐,且此类患者的妊娠一旦终止后,呕吐即不复发生,因而说明内分泌系统的改变可能是引起妊娠剧吐的主要因素。

2. 促肾上腺皮质激素(ACTH)或肾上腺皮质激素

如肾上腺皮质功能低下则其皮质激素分泌不足,从而使体内水及糖类代谢紊乱,出现恶心呕吐等消化道症状,而且应用促肾上腺皮质激素或皮质激素治疗时,症状可明显改善,故亦认为肾上腺皮质功能降低也与妊娠剧吐有一定关系。

3. 促甲状腺激素(TSH)

甲状腺功能亢进常合并妊娠剧吐。约 1/3 妊娠剧吐患者血清蛋白结合碘及三碘甲状腺原氨酸树脂摄取试验增高,约 2/3 有血甲状腺素浓度增高,保守治疗妊娠剧吐过程中血甲状腺素也逐渐恢复正常,故认为甲状腺功能亢进可能与本病发病有关。

(二)绒毛异物反应

孕早期胎盘绒毛碎屑持续进入母体血流,异物可导致母体发生剧烈变态反应,引起一系列自主神经系统功能紊乱症状。

(三)精神-神经因素

临床上观察到有些神经系统功能不稳定、精神紧张型孕妇,妊娠剧吐较为多见,说明此病可能与大脑皮质与皮质下中枢功能失调,以致丘脑下部自主神经功能紊乱有关。

二、临床表现

妊娠剧吐多见于第一胎孕妇。初为一般早孕反应,但逐日加重,至停经 8 周左右发展为妊娠剧吐,表现为反复呕吐,失眠,全身乏力,随即滴水不进,呕吐频繁,呕出物中有胆汁或咖啡样物质。由于严重呕吐和长期饥饿,引起失水及电解质紊乱以及脂肪代谢的中间产物——酮体积聚,尿中出现酮体,形成代谢性酸中毒。患者明显消瘦,嘴唇燥裂,舌干苔厚,皮肤失去弹性,呼吸呈醋酮味。严重者脉搏增速,体温上升,血容量减少,血细胞比容上升,血压下降,甚至肝、肾功能受损,出现黄疸,血胆红素和转氨酶增高,尿中有蛋白和管型,血液中尿素氮和肌酐增高,眼底视网膜出血,最后患者意识模糊而呈昏睡状态。

三、诊断与鉴别诊断

根据病史及临床表现诊断并不困难,但首先要明确是否妊娠,如已肯定为妊娠,亦需排除由消化系统、泌尿系统、神经系统及传染病所引起的呕吐。亚急性或慢性肠梗阻绞痛亦常伴有急、慢性呕吐。妊娠期肾盂肾炎,尤其肾盂尿潴留时常引起与妊娠剧吐相似的反复呕吐,此外脑膜炎、脑肿瘤、尿毒症等均可出现呕吐。因此对个别不能用妊娠剧吐解释的重症患者,必须仔细与内外科疾患鉴别。而妊娠末期高血压突然发生呕吐,则常为先兆子痫。可根据以往病史及发病情况,结合所表现的体征(包括全身性及局部性)及有关检验予以鉴别。在确诊妊娠剧吐后,需根据临床表现判定其严重程度,对重症者需进行下列检查。

1.血液检查

查血常规及血细胞比容,以助了解有无血液浓缩,有条件者可行全血黏度及血浆黏度检查。钾、钠、氯及二氧化碳结合力或血气分析以了解电解质、血液 pH、碱储备及酸碱平衡情况。另亦需测血清胆红素、肝肾功能、血酮体等。

2.尿液检查

每日计算尿量,测尿比重、尿酮体,做尿三杯试验。

3.心电图检查

此项检查尤为不可忽视,可及时帮助发现有无低血钾或高血钾及心肌情况。

四、临床分类

(一)晨吐

晨吐为妊娠早期最常见的一种情况,在清晨可有恶心及流涎或轻度呕吐,但尚不影响日常生活。

(二)中度呕吐

中度呕吐为恶心呕吐加重,且不局限于晨间,但经药物对症治疗及饮食指导,如吃流质或半流质及低脂饮食,适当休息,则症状多可缓解。

(三)恶性呕吐

恶性呕吐为持续恶心呕吐,导致酸中毒及电解质平衡失调,或肝功能异常,需住院治疗以控制代谢紊乱。此型发病率不高,为(1∶350)～(1∶250),但需住院治疗。

五、治疗

(一)轻度妊娠呕吐

轻度妊娠呕吐一般不需特殊治疗。唯需了解患者对妊娠有无思想顾虑,注意其精神状态,多予精神鼓励,并根据患者的喜好,给予富含糖类、维生素及含适量蛋白质易消化的食物,分次进食,并应避免高脂肪的食品。晨吐较剧者则在床上进早餐,食后继续卧床 30 min 再起床。在两餐之间进蛋糕、饼干、馒头及藕粉等点心。另外,由于烹饪时的气味易诱发和加剧呕吐,故患者在未恢复健康之前,尽可能不进厨房。可应用小剂量镇静药如地西泮(安定)、苯巴比妥(鲁米那),溴化钠/溴化钾/溴化铵(三溴合剂)等及维生素 B_1、维生素 B_6 和维生素 C 等。

(二)严重呕吐或伴有脱水、酮尿症

严重呕吐或伴有脱水、酮尿症均需住院治疗。治疗原则:①调整精神神经状态,做细致的

思想解释工作,开始时严格卧床休息、禁食,应用安定镇静药物;②及时纠正脱水、缺盐;③静脉滴注高热量液体,纠正饥饿状态及克服新陈代谢障碍。

在住院 24 h 内应予禁食,静脉滴注生理盐水、10%葡萄糖液及林格溶液,补液量最少 3 000 mL/24 h。每日输入盐最少含氯化钠 9 g(钠 155 mmol),氯化钾 6 g(钾 80 mmol)。在输入液体内同时加入维生素 B_6 100～200 mg 及维生素 C 1 000～2 000 mg,肌内注射维生素 B_1 50～100 mg。怀疑低盐综合征(少尿,尿液中无钠及钾)时,暂时不宜补钾。为了使患者安静,在第 1～2 d 输液中,可加入强止吐药,如三氟拉嗪、异丙嗪等。如每日尿量达 1 500 mL、尿含氯化钠 2～3 g,标志入液量及盐分足够。或可根据临床表现略估计液体量:轻度脱水者应输入液量等于体质量之 4%(每千克体质量 40 mL),中度脱水为体质量之 6%(每千克体质量 60 mL),重度脱水为体质量之 8%(每千克体质量 80 mL)。如存在代谢性酸中毒、二氧化碳结合力下降、碳酸氢钠浓度低,则可输入乳酸钠溶液或碳酸氢钠溶液。一般先补充应补总量的 1/3～1/2,待复查二氧化碳结合力后,确定再次补充量。出现黄疸时应注射盐酸精氨酸 15～20 g,溶于 5%葡萄糖液 500～1 000 mL 以降低血氨水平,防止发展成肝性昏迷。贫血较重或营养很差者,也可输血或静脉滴注必需氨基酸 500 mL/d,连续数日,以补充能量。

在治疗期间必须定时化验血清电解质及二氧化碳结合力等,以利观察治疗效果。一般在治疗 2～3 d 后,病情大多迅速好转,尿量增加、症状缓解。待呕吐停止后,即可试进少量流质饮食,以后逐渐增加进食量,调整静脉输液量,而后可渐停静脉补液。一般在入院后 5～10 d 内多可明显好转。在此期间,医护人员对患者的关心、安慰及鼓励是很重要的。少数病例经保守治疗无效时,可试加用肾上腺皮质激素,如氢化可的松 200～300 mg 加入 5%葡萄糖 500 mL 内静脉缓滴。地塞米松较氢化可的松强 30 倍,而水钠潴留极微,每日可用 20～30 mg,稀释后静脉滴注。但氢化可的松可能引起胎儿畸形,在妊娠 8～9 周慎用,亦仅限于严重病例。

经上述积极治疗后,若病情不见好转,反而出现下列情况,应从速终止妊娠,给予治疗性流产:①持续黄疸;②持续蛋白尿;③体温升高,持续在 38 ℃以上;④心率每分钟超过 120 次;⑤谵妄或昏睡;⑥视网膜出血;⑦多发性神经炎及神经体征。

六、预防和健康教育

(一)加强孕前保健

孕前应有健康的心理社会环境,对妊娠有充分的思想准备,积极乐观,避免妊娠后因恐惧、紧张而引起妊娠剧吐。

如果双方,尤其是女方刚刚受过较大精神打击,工作学习过于紧张疲劳,生活条件困难如居住拥挤、经济拮据、家庭不和等情况下,均不宜妊娠,因以上不良条件可诱发妊娠剧吐或妊娠期高血压病。

(二)加强孕早期保健

早孕反应为生理现象,如未发展为病理情况,由于孕妇食欲不佳,可嘱少食多餐,解除心理顾虑,正确对待妊娠反应,注意保持营养均衡,以顺利度过反应期。如果呕吐较重,应尽早补充营养及液体,不要等待尿酮体出现。如果出现尿酮体阳性,则应积极治疗,使之尽早消失。

第五节　前置血管

脐带帆状附着(又称脐带胎膜附着)时,脐带管在羊膜和绒毛之间进入胎盘,当此种血管通过子宫下段或跨越子宫颈内口,处于胎先露之下时,称为血管前置。脐带帆状附着较为罕见。多见于双胎妊娠,约9倍于单胎者,也常见于流产。

一、病因

由于子宫内膜创伤、感染等原因,常致胎盘附着位置异常,且多附着于子宫下段。为摄取营养,胎盘的叶状绒毛偏向一侧生长发育,而脐带附着部位不能随之移位。其附着部位因营养不良发生萎缩而变为平滑绒毛膜,最终形成脐带帆状附着。故也有人认为脐带帆状附着由前置胎盘演变而来的。

二、病理机制

脐带帆状附着时,附着于胎膜的血管被其周围的胶原纤维坚实地固定在平滑绒毛膜上,这种解剖特点是使前置血管容易发生破裂的主要原因。

由于脐带血管位于胎先露的下方,胎先露下降时,压迫前置的血管,可以阻断血流,致胎儿缺血缺氧,发生宫内窒息甚至死亡。阴道检查、胎膜破裂等可致前置血管断裂,突然发生阴道流血,胎儿可因失血而立即死亡。帆状附着的脐带常含一条动脉,常合并胎儿畸形。

三、临床表现

在分娩前或分娩中,人工或自然破膜后,立即发生阴道流血,伴有急剧的胎儿窘迫,是血管前置的临床特征。有的孕妇在破膜时,血管受压,但并不同时发生阴道流血,而待子宫颈扩张到一定程度致血管断裂时,才出现阴道出血。阴道流血一般突然出现,量不很多,多在300 mL以内,随着胎儿先露下降压迫血管或胎盘娩出,多可自然止血,孕妇失血症状多不显著。

四、诊断要点及方法

血管前置的诊断,除可能有子宫腔及内膜病史外,主要依据如下。

1.临床特征

主要是破膜后突发阴道流血,引起胎儿宫内窒息甚至死亡,亦有虽未破膜,但受胎头下压而胎心出现异常者。

2.临床检查

在耻骨联合上方或两侧可听到血管杂音,胎先露下降时出现胎儿窘迫表现。阴道检查时如可触到胎膜上有搏动速率与胎心一致、缺乏弹力和韧性的固定条索状物,有助于诊断。

3.B超检查

B超检查在近子宫颈内口部位显示在胎盘附近有与脐带搏动一致的索条状低回声区,位置固定,不随体位改变。

4.羊膜镜检查

发现胎膜上有固定血管,也有助于诊断。但对可疑者,羊膜镜检查应慎用,以免撕裂血管,发生出血。

5.胎儿血的鉴定

胎儿血的鉴定是重要诊断手段,常用的方法如下。

(1)抗碱试验:根据胎儿血红蛋白(HBF)的抗碱特性,Ogita 提出快速而简单的鉴定方法:用待检的肝素化血 1 滴加 0.1 mmol/L 氢氧化钾 5 滴,振荡 2 min,加沉淀液(50%硫酸铵 400 mL加 10 mol/L 盐酸 1 mL)10 滴混合后,滴于滤纸上,形成直径 20 mm 左右的环。成人血因血红蛋白变性呈黄褐色,而胎儿血保持粉红色不变。也可取阴道血 1~2 mL,离心后取上清鲜红色液,按 5:1 加入 0.25%氢氧化钠液,仍呈鲜红色不变为阳性,表明血液来自胎儿;变为棕褐色为阴性,说明来自母体。

以上方法简便易行,可迅速做出诊断。

(2)阴道血涂片及血型检查:胎儿血中见有核红细胞,血型与母血血型不一致时可资鉴别。

(3)血细胞比容检查:有人测定婴儿头皮血的血细胞比容,平均为 51%,脐静脉的血细胞比容平均为 49%。检查标本可以得到时,血细胞比容低值可协助临床诊断胎儿有失血发生。

五、鉴别诊断

(一)前置胎盘

前置胎盘典型的症状是在妊娠中、晚期无明显原因的无痛性阴道流血。腹部检查时胎先露高浮,B 超检查可明确诊断。阴道血的检查为母血,可与血管前置的胎儿相区别。

若出血已达 400 mL 以上而胎心尚好者,血管前置可能性不大。

(二)脐带隐性脱垂

盆腔检查及 B 超检查时可见索状物,有与胎心一致的搏动,但位置不固定,可随体位改变,上推胎儿先露部时有移动,触诊时有弹力,具韧性。

六、救治原则与方法

血管前置一般对母体危险不大,救治措施主要针对胎儿及新生儿,以减少围生儿死亡。

(一)防止前置血管受压或血管断裂

在孕 37 周前,宜卧床休息,抬高臀部,向胎盘对侧取仰卧位,避免腹部用力,避免性生活及粗暴阴道检查,慎行人工破膜。严密观察胎先露高低、胎动及胎心变化,若明确诊断为血管前置,胎心尚好,估计生后可存活者,宜立即行剖宫手术,若胎儿已死,可取自然分娩。

(二)胎儿娩出后的处理

胎儿娩出后,继续给予吸氧、输血、输液、纠正酸中毒等治疗。延续断脐,尽量将脐带血挤向新生儿或抽脐血回输,是简便易行的补血方法。复苏后应继续进行监护。

第六节　妊娠期急性脂肪肝

一、概述

妊娠期急性脂肪肝(AFLP)是妊娠期母体肝脏严重的急性脂肪变性所致。多见于妊娠晚期,以凝血功能障碍、肝功能衰竭及明显肝脏脂肪浸润为特征。该病发生率为 $1/16\ 000\sim1/7\ 000$。起病急,病情重,有较高的母儿病死率,是严重的产科并发症。

二、发病机制

AFLP 的发病机制尚不十分清楚,但在初产妇、双胎及多胎妊娠时 AFLP 发病风险增加。胎儿性别为男性时,AFLP 的发生风险增高 3 倍。此外,病毒感染、药物(如四环素)、遗传因素、营养不良等均有可能通过损害线粒体脂肪酸氧化使 AFLP 发生风险增高。

(一)胎儿线粒体脂肪酸氧化异常

它是 AFLP 发病的主要学说。该学说认为,AFLP 是胎源性疾病,属于线粒体细胞病的一种。其特点为呕吐、低血糖、乳酸性酸中毒、氮质血症以及器官内小泡性脂肪沉积。异常的线粒体 β-氧化是其发病原因。长链 3-羟酰基辅酶 A 脱氢酶(LCHAD)是催化线粒体脂肪酸β-氧化的限速酶。胎儿 LCHAD 发生突变可导致 LCHAD 功能缺陷,引起胎儿脂肪酸积聚并进入母体循环,使母体肝细胞脂肪沉积和肝功能受损。在婴儿期,LCHAD 缺陷可导致非酮症低血糖、肝性脑病、心肌病、周围神经系统疾病以及猝死等。

(二)妊娠期激素水平增高与 AFLP 发病有关

妊娠妇女体内雌激素、肾上腺皮质激素、生长激素等均明显升高,可使脂肪酸代谢障碍,致使游离脂肪酸堆积于肝、脑、肾、胰腺等脏器,并对其造成损害。此外,研究还显示过量雌孕激素可使小鼠肝细胞内线粒体中链脂肪酸 β-氧化及三羧酸循环减少。

三、病理生理

AFLP 的基本病理生理变化是大量的脂质聚集在以肝脏为主的多个脏器内(包括肾脏、胰腺、脑组织和骨髓等),引起多脏器功能损害。

(一)肝脏

AFLP 患者肝脏内脂肪含量可高达 $13\%\sim19\%$。肝脏内过量的脂肪酸堆集导致产生大量的氨,引起肝性脑病;抑制肝糖原合成和糖异生,导致继发性低血糖,最终发生肝功能衰竭。

(二)肾脏

AFLP 患者的肾小管上皮会沉积大量的游离脂肪酸,引起肾小管的重吸收障碍,导致水钠潴留,进而出现高血压、蛋白尿、全身水肿等类似子痫前期的表现,随病情进展最终发生急性肾衰竭。

(三)胰腺

过多堆集的游离脂肪酸对胰腺有毒害作用,部分患者出现胰腺炎症状。

四、临床表现

(一)发病时间

平均起病孕周 35~36 周。但也有妊娠 22 周发病的报道。

(二)前驱症状

几乎所有患者起病前 1~2 周出现倦怠、全身不适,临床易忽视。

(三)消化道症状

恶心、呕吐(70%)、上腹不适(50%~80%)、厌食,部分患者(15%~50%)出现黄疸,呈进行性加深。通常无皮肤瘙痒。

(四)类似子痫前期的症状

约半数患者出现血压升高、蛋白尿、水肿。如处理不及时,病情继续进展,出现低血糖、凝血功能障碍、上消化道出血、急性胰腺炎、尿少、无尿和肾衰竭、腹腔积液、败血症、意识障碍、精神症状及肝性脑病,常于短期内死亡。容易发生胎儿窘迫、死胎、新生儿死亡等。

五、辅助检查

(一)实验室检查

1.血常规

白细胞显著升高、血小板减少。

2.肝、肾功能

转氨酶轻到中度升高(多数不超过 500 U/L);血清碱性磷酸酶、直接胆红素明显增高,可出现胆酶分离现象;低蛋白血症;尿酸、肌酐、尿素氮水平增高;低血糖;严重者出现乳酸性酸中毒。

3.血脂异常

低胆固醇血症,三酰甘油降低。

4.凝血因子减少

低纤维蛋白原血症、凝血酶原时间延长、抗凝血酶Ⅲ减少。

(二)影像学检查

1.超声检查

超声图像显示弥散性肝实质回声增强,呈现"亮肝"。

2.CT 检查

显示病变肝脏密度降低,肝脏 CT 值低于 40 HU 提示明显脂肪变性。

3.MRI

MRI 是检测细胞质内少量脂肪的敏感方法。

影像学检查具有一定假阴性率,故阴性结果不能排除 AFLP 的诊断。影像学检查的最主要意义在于排除其他肝脏疾病,如肝脏缺血、梗死、破裂和 Budd-Chiari 综合征。

(三)肝穿刺活检

AFLP 特征性的镜下改变是肝细胞小泡样脂肪变性,可表现为微小的胞质空泡或弥散性细胞质气球样变。约 50% 的病例可见到肝细胞炎症改变,但均不明显,无大片肝细胞坏死,肝小叶完整。

上述变化可在分娩后数天到数周内完全消失,AFLP 不会进展为肝硬化。

六、诊断

(一)诊断依据

发病于妊娠晚期,无其他原因解释的肝功能异常,终止妊娠后可完全恢复。AFLP 的诊断需排除病毒性肝炎、药物性肝损伤、妊娠期肝内胆汁淤积症、HELLP 综合征、胆道疾病等。

(二)病理诊断

肝穿刺活检是诊断 AFLP 的标准。但其为侵入性操作,仅适用于临床诊断困难,产后肝功能不能恢复,及在疾病早期、未出现 DIC 时需要明确诊断以作为终止妊娠指征的患者。

七、鉴别诊断

(一)病毒性肝炎

血清肝炎病毒标志物呈阳性,转氨酶升高更加明显,常超过 1 000 U/L,而尿酸水平通常正常,不会出现子痫前期症状。

(二)子痫前期

单纯子痫前期患者通常无黄疸及低血糖,如不合并胎盘早剥,极少发展成严重的凝血功能障碍,少见氮质血症。

(三)妊娠期肝内胆汁淤积症

孕妇一般情况好,无消化道症状,可有轻度黄疸,常伴有皮肤瘙痒,以血清总胆汁酸水平升高为主,无凝血功能障碍、低血糖及肾功能损害表现,无神经系统症状。

八、治疗

治疗原则:一旦确诊,迅速终止妊娠。加强支持治疗,维持内环境稳定。

(一)终止妊娠

1. 分娩前稳定母儿状态

纠正低血糖、电解质紊乱和凝血功能异常,控制高血压,监测生命体征,控制静脉液体和血制品的量;评估母体病情的变化,监测胎儿情况。

2. 终止妊娠方式

阴道试产适用于已临产、病情稳定者,没有胎儿窘迫,产程中需严密监护母儿状态。如估计不能短时间内经阴道分娩,应剖宫产终止妊娠。术前应纠正凝血功能障碍并采取预防产后出血的措施。

3. 手术麻醉方式

目前对 AFLP 剖宫产术中麻醉方式的选择尚无确定结论,但考虑到凝血功能异常时行椎管内阻滞麻醉有导致脊髓或硬膜外血肿形成的风险,一般倾向选择全身麻醉。

(二)对症支持处理

(1)疾病早期给予低脂、低蛋白、高碳水化合物饮食,保证能量供给;病情严重的患者无法进食时给予肠内、肠外营养。

(2)纠正凝血功能障碍主要依靠补充凝血因子及血小板。

(3)监测血糖水平,静脉输注葡萄糖防止低血糖。

(4)对于出现子痫前期症状者,可解痉、降压治疗。

(5)重症患者在围生期转入 ICU 监护。

(6)产后出血的处理:止血、继续纠正凝血功能障碍、补充血容量。

(7)肾功能不全的患者控制液体入量,警惕肺水肿的发生,纠正酸中毒、维持电解质平衡、纠正氮质血症,必要时血液透析。

(8)预防继发性感染,围手术期给予广谱而肝肾毒性低的抗生素。

(三)新生儿的监测

AFLP 产妇的新生儿存在线粒体内脂肪酸 β-氧化相关酶缺陷的可能,故应从出生后即给予密切监护,警惕低血糖、肝衰竭等发生。明确 LCHAD 缺陷者,推荐低长链脂肪酸饮食。

九、母儿预后

目前认为 AFLP 是一种胎源性疾病,在妊娠终止前病情不会缓解。过去,该病孕产妇病死率很高,随着早期诊断及治疗水平的提高,近年来 AFLP 产妇的病死率已经降低到 10% 以下。产后完全恢复需要数周,一般不留后遗症。

AFLP 围生儿病死率高达 50%,目前,及时终止妊娠改善了围生儿预后,病死率已降至 20% 左右。但由于线粒体内脂肪酸 β-氧化相关酶缺陷的可能性,这些新生儿应从出生后即给予密切监护。

第七节　母儿血型不合

一、概述

若胎儿血型与母体不同,当胎儿红细胞进入母体血液循环后,诱导母体的免疫系统产生针对胎儿红细胞抗原的抗体,抗体通过胎盘进入胎儿血液循环系统,与胎儿红细胞结合,使胎儿红细胞被破坏,导致胎儿或新生儿溶血性疾病。引起母儿血型不合溶血性疾病的血型以 ABO 血型和 Rh 血型最为常见。

二、病因及发病机制

(一)ABO 血型不合

ABO 血型不合是我国新生儿溶血病的主要原因,占 96% 左右。ABO 血型不合导致溶血往往在第一胎即可发生。因为 O 型血孕妇在妊娠前就有机会接触 ABO 血型的抗原。ABO 血型抗原主要来源于如下。

(1)肠道寄生菌中有血型抗原。

(2)某些免疫疫苗含有 ABO 血型的抗原。

(3)自然界中的植物或动物有 ABO 血型抗原存在。因此,在第一胎出现 ABO 血型不合时,就有可能产生 IgG 抗体,发生胎儿或新生儿溶血。

(二)Rh 血型不合

Rh 血型抗原共有 6 种,即 C 和 c、D 和 d、E 和 e。由于 D 抗原最早被发现,抗原性最强,故临床上凡是 D 抗原阳性者称为 Rh 阳性,无 D 抗原者称为 Rh 阴性。Rh 阴性血型存在人群和种族差异,我国汉族为 0.34%,而有些少数民族在 5% 以上(如塔塔尔族、乌孜别克族)。Rh 血型抗原的抗原性决定了溶血病的严重程度,以 D 抗原的抗原性最强,其次为 E 抗原,再次为 C、c 和 e 抗原,d 抗原的抗原性最弱。由于机体初次被抗原致敏的时间较长,产生的抗体以 IgM 为主;且自然界中极少存在 Rh 抗原,因此 Rh 血型溶血病很少发生在第一胎。在少量胎母输血的情况下,RhD 阳性胎儿的 RhD 阴性母亲将产生抗 D 抗体,这种免疫反应被称为"致敏",过程历时 5～16 周,不会危害母体和胎儿,然而再次妊娠时,即使仅有少量的 RhD 阳性胎儿红细胞进入母体循环,血液中的记忆 B 淋巴细胞遇到已识别的抗原就会产生大量 IgG 抗体,导致胎儿溶血。因此 Rh 血型溶血病很少发生在第一胎,仅有约 1% 的 Rh 溶血发生在第一胎。接近 90% 的同种免疫发生在分娩时的母胎输血,而 10% 是由于产前自发母胎输血,绝大多数发生在孕晚期。导致发生同种免疫的 Rh 阳性血量非常少,母胎输血仅需不到 0.1 mL 即可发生。其他引起 RhD 阴性母亲致敏的因素有人工流产、自然流产、先兆流产、异位妊娠等,或其他破坏绒毛膜蜕膜间隙的临床操作,如绒毛膜穿刺、羊膜腔穿刺和脐静脉穿刺等,均可引起 Rh(D)同种免疫的发生。孕晚期外倒转术无论成功与否,均可引起母胎输血,亦可引起 Rh(D)同种免疫的发生。

三、临床表现

(一)ABO 血型不合

ABO 血型不合溶血病的症状较轻。如妊娠期发现胎儿宫内溶血,B 超检查可见胎盘增厚、胎儿水肿、胎儿胸腔积液、腹腔积液及胎儿大脑中动脉血流速度异常等。虽然 ABO 血型不合的发生率高,但真正发生胎儿或新生儿溶血的病例不多,即使发生溶血,症状亦较轻,表现为轻、中度的贫血和黄疸,极少发生核黄疸和水肿。

(二)Rh 血型不合

Rh 血型不合溶血病往往发病早、病情重、病程长,发生胎儿贫血、水肿、心力衰竭等,新生儿晚期贫血、溶血性黄疸和核黄疸等,严重者甚至发生死胎或新生儿死亡。主要原因有:①由于母体产生大量抗胎儿红细胞的 IgG 抗体,进入胎儿体内,破坏大量胎儿红细胞,导致胎儿严重贫血,进而发生心力衰竭、全身水肿、胸腔积液、腹腔积液等;②新生儿期,由于溶血产生的大量胆红素不能及时从肝脏排除,新生儿黄疸加重;黄疸出现时间早,程度深;由于胆红素以未结合胆红素为主,可发生核黄疸。

四、诊断

母儿血型不合溶血病在妊娠期往往无明显的临床表现,少数患者可表现为羊水过多。确诊需要新生儿期的检查。

(一)妊娠期诊断

1.病史

曾分娩过黄疸或水肿新生儿史,有流产、早产、死胎史;曾接受过输血。

2.夫妇血型检查

有不良分娩史者再次妊娠前需进行血型检查。无高危因素的孕妇在初次产科检查时进行血型检查;若孕妇为 O 型或 Rh 阴性,配偶需要进行血型检查。

3.血型抗体测定

ABO 血型不合时,如果免疫抗 A 或抗 B 抗体滴度达到 1:64,可疑胎儿溶血;如果抗体滴度达到 1:512 高度怀疑胎儿溶血。但孕妇抗 A 或抗 B 滴度的高低与胎儿溶血程度不一定成正比,需要结合其他检测方法综合判断。Rh 血型不合时,抗 D 抗体滴度自 1:2 开始即有意义。抗 D 滴度达到 1:16,胎儿溶血情况加重,抗体滴度与胎儿溶血程度成正比。

4.羊水 $\Delta OD450$(光密度)测定

正常羊水呈无色透明,或混有少许乳白色胎脂;当胎儿溶血后羊水胆红素升高,且与溶血程度相关,羊水呈黄色。应用分光光度计,通过观察羊水在光密度为 450 mm(ΔOD450)的值计算,确定胎儿溶血程度,决定处理方案。

5.B 超

通过检测胎儿、胎盘、羊水情况,可对胎儿溶血严重程度做出判断。胎儿水肿、胎儿腹腔积液、羊水过多,往往提示胎儿严重溶血。一般 2～4 周检测一次,必要时每周一次。

目前,超声监测胎儿大脑中动脉收缩期峰值流速(middle cerebral artery peak systolic velocity,MCA-PSV)有取代羊水穿刺的趋势,胎儿贫血时血液分流以保障大脑用氧,心排血量增加和血液黏稠度降低导致血流速度加快。MCV 高于相应孕周的中值 1.5 倍以上预测中重度贫血,灵敏度达 100%,假阳性率为 12%,这项操作通常需要有丰富经验的医生来完成。

2015 年美国母胎医学学会指南提出了规范测量 MCA-PSV 的步骤:①胎儿休息一段时间之后,需要取蝶骨水平过胎儿头部横切面;②彩色多普勒显示 Willis 环;③选择邻近探头侧的 MCA 区域进行测量;④需要显示 MCA 的整体长度;⑤放大 MCA-PSV,使 MCA 占据屏幕图像大小的 50%;⑥MCA-PSV 测量段需要紧邻颈内动脉发出大脑中动脉处;⑦理想状态下,血流方向和超声束方向应尽可能平行于动脉的整体长度;⑧显示 MCA 流速波形,并测量 PSV 的最高点。一般建议在胎儿安静状态下测量,至少重复测量 3 次,并取最高流速作为临床参考。

6.电子胎心监护

妊娠 32 周起进行无应激试验(non-stress test,NST),如果出现正弦波,说明胎儿贫血缺氧。

7.脐带血管穿刺

有一定风险。一般在进行脐血管换血或输血的同时,取样检测胎儿血型、Rh 因子、血红蛋白、胆红素,监测溶血程度及治疗效果,指导进一步治疗。

8.母血中胎儿游离细胞 DNA 检测

母血中胎儿游离细胞 DNA 检测被应用于确定胎儿血型,准确率达 99%～100%。

(二)胎儿贫血诊断

不同孕周胎儿血红蛋白正常值和贫血的定义亦不同。正常血红蛋白为≥本孕周血红蛋白的 0.84 MoM,其中≥0.65～<0.84 MoM 为轻度贫血,≥0.55～<0.65 MoM 为中度,<0.55 MoM 为重度。筛查胎儿贫血的最理想方式是测量胎儿的 MCA-PSV。如测得 MCA-PSV≥1.5 MoM,则建议行脐静脉穿刺明确诊断。由于脐静脉穿刺后有可能需要胎儿宫内输血,建议考虑为胎儿贫血且可能需宫内输血的孕妇转诊至有诊疗经验的胎儿医学中心。

(三)新生儿溶血诊断

溶血症的胎儿生后表现皮肤苍白,迅速出现黄疸,发展迅速,多数在 24～48 h 内达高峰。易发生窒息,心率快,呼吸急促,继之口周青紫,心力衰竭。全身皮肤水肿,肝大,脾大,腹腔积液。通过检测脐带血确定血型、Rh 因子、胆红素、直接 Coombs 试验,检测新生儿外周血的血红蛋白、血细胞比容、网织红细胞及有核细胞计数,了解溶血和贫血程度。

五、治疗

母儿血型不合治疗包括妊娠期及新生儿期治疗。妊娠期治疗主要包括抑制母胎之间的免疫反应,防止或延缓胎儿溶血。适时终止妊娠防止胎儿宫内死亡,缓解新生儿溶血症,减少核黄疸的发生;新生儿期的处理包括及时阻止溶血的继续进展,防治核黄疸,纠正贫血。

(一)一般治疗

为提高胎儿的抵抗力,于妊娠早、中、晚期各进行 10 d 的综合治疗。包括 25% 葡萄糖液 40 mL 和维生素 C 500 mg 每日静脉注射各 1 次,维生素 E 100 mg 每日 1 次;同时可补充铁剂、叶酸、其他维生素等。口服苯巴比妥 10～30 mg,每日 3 次,以加强肝细胞葡萄糖醛酸转换酶的活性,提高胆红素的结合能力,减少新生儿核黄疸的发生。必要时,可以应用肾上腺糖皮质激素抑制孕妇的免疫反应,减少抗体的产生。

(二)孕妇血浆置换

在 Rh 血型不合孕妇妊娠中期(24～26 周),抗体滴度高,但胎儿水肿尚未出现时,可进行血浆置换术。300 mL 血浆可降低一个级别的抗体滴度,每周需要 10～15 L 血浆。此法较为安全,但需要的血量较多,花费大。

(三)宫内输血

1. 宫内输血的指征

虽然胎儿贫血的诊断以胎儿血红蛋白浓度为标准,但目前国际上胎儿宫内输血的指征均为血细胞比容<0.30。

2. 输血的途径

首选血管内输血。应根据胎盘位置、胎儿孕周决定。超声引导下脐静脉输血是应用最为广泛的途径。理想状态下,选择脐带插入胎盘处作为穿刺部位。但有时因后壁胎盘胎儿遮挡,可造成操作困难。如果采用游离段输血,推荐在操作前使用胎儿肌松药物,以免发生由胎动导致的穿刺针移位或血管撕裂等严重并发症。如果脐静脉穿刺困难,可选择行肝内静脉作为输血途径。如孕周过小(<20 孕周),血管内输血困难,可尝试应用腹腔内输血。

(四)终止妊娠时机与方式

随着妊娠进展,抗体产生越多,对胎儿危害越大。根据孕妇分娩史、血型不合类型、抗体滴度、胎儿溶血的严重程度、胎龄、胎盘功能等综合分析。轻度原则上不超过预产期,无其他剖宫产指征者可严密监护下阴道分娩;重度者一般经保守治疗维持妊娠达 32～33 周,可剖宫产终止妊娠,分娩前测定羊水中 L/S 比值,了解胎肺成熟度,同时给予地塞米松促胎肺成熟。胎儿娩出后尽快钳夹脐带,留 7～10 cm,用 1:5 000 呋喃西林包裹保湿,待换血时使用。

六、预防

(一)母胎 Rh 阴性血型不合的预防

(1)在可能致敏事件(potentially sensitizing event,PSE)发生 72 h 内尽早注射抗-D 免疫球蛋白;如果因故错过该时限,10 d 内注射可能仍具有一定保护作用。PSE 是指 RhD 孕产妇妊娠期间和分娩时因病理妊娠、侵袭性检查、宫内治疗性干预及分娩(包括经阴道分娩和剖宫产)等因素可能引起胎儿红细胞进入孕产妇血液循环,如果胎儿 RhD 血型为阳性,引起孕产妇产生免疫性抗-D 的所有事件。妊娠期的 PSE(具体事件):妊娠羊膜穿刺术、绒毛活检和脐带穿刺术;产前出血/妊娠期子宫(无痛性阴道)出血;胎头倒转术;腹部创伤(尖锐伤/钝器伤,开放伤/闭合伤);异位妊娠;葡萄胎吸引术;宫内死亡和死胎;宫内治疗性干预(宫内输血、宫内手术、嵌入分流术,激光治疗);分娩(正常分娩、器械助产或剖宫产,术中回收红细胞回输)。

(2)推荐所有未致敏的 RhD阴性孕妇均常规产前抗-D 预防(routine antenatal anti-D

prophylaxis,RAADP)注射,采用 28 周的单剂量或 28、34 周的双剂量方案均可。单次大剂量方案是在 28~30 周注射 1500 IU,双剂量方案是在 28 周和 34 周分别注射≥500 IU。建议首次 RAADP 注射前留取孕妇 28 周血液标本做血型鉴定和抗体筛查。孕龄 28 周后进入妊娠晚期,此时再次做血型鉴定和抗体筛查,并与既往试验结果相对照,既避免 RhD⁻ 孕妇因漏检或误检错过 RAADP,又避免 RhD阳 性孕妇接受不必要的预防注射。如果检出抗-D,应进一步确定抗体性质,若性质不明,预防注射照常进行,并每 2 周做抗体监测。

(二)母胎 Rh 阴性血型不合的孕期监测与处理

建议首次产检时即行孕妇血型监测,如为 Rh 阴性,建议行胎儿父亲血型检测,如为 Rh 阴性则孕期无须特殊处理,如为 Rh 阳性,告知胎儿在孕期有发生血型不合导致胎儿贫血、心力衰竭、水肿,甚至死胎、新生儿死亡等严重后果的可能性。建议所有 Rh 阴性孕妇首次就诊时,均应行间接 Coombs 试验,筛查有无抗 D 抗体。如果抗体超过临界值者,则孕妇已经致敏,再次致敏者抗体滴度不足以评估病情程度及胎儿溶血风险,故孕期不建议检查抗体滴度,16 孕周以后建议超声监测胎儿 MCA-PSV。对于抗体阴性者,孕期只需定期监测抗体水平,如滴度超过临界值,建议监测胎儿 MCA-PSV。MCA-PSV 超过 1.5 MoM 者,建议同时请不同的医师进行测量,如测量值相一致,建议行脐静脉穿刺术,同时做好宫内输血的准备,并做好输血后孕期胎儿的监测。

第八节　前置胎盘

一、概述

妊娠 28 周后,胎盘附着于子宫下段,下缘达到或覆盖宫颈内口,位置低于胎先露部,称为前置胎盘。前置胎盘是妊娠晚期严重并发症之一,也是妊娠晚期阴道流血最常见的原因。

二、病因

可能与下述因素有关。

(一)子宫内膜病变或损伤

多次流产及刮宫、产褥感染、剖宫产、子宫手术史、盆腔炎等引起子宫内膜损伤,是导致前置胎盘的常见因素。

(二)胎盘异常

胎盘面积过大、副胎盘等延伸至子宫下段;膜状胎盘大而薄扩展到子宫下段造成前置胎盘。

(三)受精卵滋养层发育迟缓

受精卵到达子宫腔后,滋养层尚未发育到可以着床的阶段,继续向下移,着床于子宫下段而发育成前置胎盘。辅助生殖技术、促排卵药物改变了体内性激素水平,使子宫内膜与胚胎发育不同步更加明显等,导致前置胎盘的发生。

三、分类

根据胎盘下缘与宫颈内口的关系,分为 4 类。

(一)完全性前置胎盘

完全性前置胎盘或称中央性前置胎盘,胎盘组织完全覆盖宫颈内口。

(二)部分性前置胎盘

胎盘组织部分覆盖宫颈内口。

(三)边缘性前置胎盘

胎盘下缘附着于子宫下段,下缘达到宫颈内口,但未超越宫颈内口。

(四)低置胎盘

胎盘下缘附着于子宫下段,胎盘边缘极为接近但未达到宫颈内口,边缘距离宫颈内口 < 20 mm。

胎盘下缘与宫颈内口的关系可因宫颈管消失、宫口扩张而改变。如临产前为完全性前置胎盘,临产后因宫口扩张而成为部分性前置胎盘。前置胎盘类型可因诊断时期不同而各异。目前临床上均依据处理前最后一次检查结果决定分类。

另外,妊娠中期超声检查发现胎盘接近或覆盖子宫颈内口时,称为胎盘前置状态。而有剖宫产史,此次为前置胎盘,且胎盘附着于子宫瘢痕处,则发生胎盘植入的危险增加,产时出血多,处理不恰当可危及生命,此种情况称为"凶险性前置胎盘"。

四、临床表现

(一)症状

典型症状为妊娠晚期或临产时,发生无诱因、无痛性反复阴道流血。由于妊娠晚期子宫下段逐渐伸展,宫颈管缩短,临产后宫缩使宫颈管消失成为软产道一部分,宫颈外口扩张,附着于子宫下段及宫颈内口的胎盘不能相应伸展而从其附着处剥离,血窦破裂出血。前置胎盘出血前无明显诱因,初次出血量一般不多,剥离处血液凝固后,出血停止;也有初次即发生致命性大出血而导致休克。由于子宫下段不断伸展,前置胎盘出血常反复发生,出血量也越来越多。阴道流血发生迟早、反复发生次数、出血量多少与前置胎盘类型有关。完全性前置胎盘初次出血时间多在妊娠 28 周左右,出血量多;边缘性前置胎盘出血多发生在妊娠晚期或临产后,出血量较少;部分性前置胎盘的初次出血时间、出血量及反复出血次数,介于两者之间。

(二)体征

患者一般情况与出血量有关,大量出血呈现面色苍白、脉搏增快微弱、血压下降等休克表现。腹部检查:子宫张力不高,无压痛,大小与妊娠周数相符。由于子宫下段有胎盘占据,影响胎先露部入盆,故胎先露高浮,常并发胎位异常。反复出血或一次出血量过多可使胎儿宫内缺氧,严重者胎死宫内。当前置胎盘附着于子宫前壁时,可在耻骨联合上方闻及胎盘血管杂音。临产时检查见宫缩为阵发性,间歇期子宫完全松弛。

五、诊断

(一)病史

妊娠晚期无痛性阴道流血,且既往有多次刮宫、分娩史,子宫手术史,以及辅助生殖技术或高龄孕妇、双胎等病史，有上述症状及体征，对前置胎盘的类型可做出初步判断。

（二）辅助检查

B 超检查可清楚显示子宫壁、胎盘、胎先露部及宫颈的位置，并根据胎盘下缘与宫颈内口的关系，确定前置胎盘类型。前壁的胎盘，膀胱充盈后有助于诊断。阴道 B 超虽然能更准确地确定胎盘边缘和宫颈内口的关系，但有诱致胎盘出血的风险，尤其在已有阴道出血时更应谨慎使用。B 超诊断前置胎盘时，必须注意妊娠周数。妊娠中期胎盘占据子宫壁一半面积，因此胎盘贴近或覆盖宫颈内口机会较多；妊娠晚期胎盘占据宫壁面积减少到 1/3 或 1/4，子宫下段形成及伸展增加宫颈内口与胎盘边缘间的距离，大部分胎盘可随宫体上移而成为正常位置胎盘。所以许多学者认为，妊娠中期 B 超检查发现胎盘前置者，不宜诊断为前置胎盘，而应称为"胎盘前置状态"。

磁共振（MRI）检查对于胎盘位于子宫后壁及合并羊水较少的前置胎盘的诊断优于超声，而且有助于了解胎盘植入的情况。

（三）产后检查胎盘和胎膜

产前出血者若经阴道分娩，应仔细检查胎盘胎儿面边缘有无血管断裂，有无副胎盘。若前置部位的胎盘母体面有陈旧性紫黑色血块附着，或胎膜破口距胎盘边缘距离 <2 cm，则为部分性前置胎盘、边缘性前置胎盘或低置胎盘的佐证。

六、鉴别诊断

前置胎盘应与 I 型胎盘早剥、脐带帆状附着、前置血管破裂、胎盘边缘血窦破裂、宫颈病变等产前出血相鉴别。结合病史，通过辅助检查及分娩后检查胎盘，一般不难鉴别。

七、对母儿影响

（一）产时、产后出血

附着于前壁的胎盘行剖宫产时，当子宫切口无法避开胎盘，则出血明显增多。胎儿娩出后，子宫下段肌组织菲薄，收缩力较差，附着于此处的胎盘不易完全剥离，且开放的血窦不易关闭，故常发生产后出血，量多且难于控制。

（二）植入性胎盘

子宫下段蜕膜发育不良，胎盘绒毛穿透底蜕膜，侵入子宫肌层，形成植入性胎盘，使胎盘剥离不全而发生产后出血。

（三）产褥感染

前置胎盘剥离面接近宫颈外口，细菌易经阴道上行侵入胎盘剥离面，加之多数产妇因反复失血而致贫血、体质虚弱，容易发生产褥期感染。

（四）围产儿预后不良

产妇出血量多可致胎儿窘迫，甚至缺氧死亡；为挽救孕妇或胎儿生命而提前终止妊娠，早产率增加，新生儿发病率和病死率高。

八、处理

原则是抑制宫缩、止血、纠正贫血和预防感染。根据阴道流血量、有无休克、妊娠周数、产次、胎位、胎儿是否存活、是否临产及前置胎盘类型等综合做出决定。

（一）期待疗法

适用于胎儿存活、妊娠<34周、胎儿体质量<2 000 g、阴道流血量不多、一般情况良好的孕妇。

1. 一般处理

取侧卧位，卧床休息，血止后方可轻微活动；禁性生活、阴道检查及肛查；密切观察阴道流血量；一般不采用阴道B超检查。胎儿电子监护仪监护胎儿宫内情况，包括胎心率、胎动等；为提高胎儿血氧供应，每日间断吸氧，每次20 min；采用口服或静脉用药、输血等纠正孕妇贫血。

2. 药物治疗

必要时给予地西泮等镇静剂；在安全的前提下尽可能延长孕周，抑制宫缩，以提高围产儿存活率；出血时间久，应用广谱抗生素预防感染；估计孕妇近日需终止妊娠者，若胎龄<34周，给予地塞米松促胎肺成熟。

妊娠35周以后，子宫生理性收缩频率增加，前置胎盘出血率随之上升，可适时终止妊娠。资料表明，孕36周以后择期终止妊娠，围产儿结局明显好于36周以上自然临产者。

3. 纠正贫血

补充铁剂，维持正常血容量，血红蛋白低于70 g/L时，应输血，目标是维持血红蛋白含量在110 g/L以上，血细胞比容在30%以上，增加母体储备，改善胎儿宫内缺氧情况。

4. 止血

在期待治疗过程中，常伴发早产。对于有早产风险的患者可酌情给予宫缩抑制剂，防止因宫缩引起的进一步出血，赢得促胎肺成熟的时间。常用药物有硫酸镁、β受体激动剂、钙通道阻滞剂、非甾体抗炎药、宫缩抑制剂等。在使用宫缩抑制剂的过程中，仍有阴道大出血的风险，应做好随时剖宫产手术的准备。

如患者阴道流血多，怀疑凶险性前置胎盘，而当地无医疗条件处理，先建立静脉通道，输血输液，在消毒条件下用无菌纱布进行阴道填塞、腹部加压包扎以暂时压迫止血，迅速转送到上级医院治疗。

（二）终止妊娠

1. 终止妊娠指征

（1）孕妇反复发生多量出血甚至休克者，无论胎儿成熟与否，为了母亲安全应终止妊娠。

（2）胎龄达孕36周以上，胎儿成熟度检查提示胎儿肺成熟者。

（3）胎龄在妊娠34～36周，出现胎儿窘迫征象，或胎儿电子监护发现胎心异常者，若同时胎肺未成熟则经促胎肺成熟处理。

（4）胎儿已死亡或出现难以存活的畸形，如无脑儿。

2. 剖宫产指征

（1）完全性前置胎盘，持续大量阴道流血。

（2）部分性和边缘性前置胎盘出血量较多，先露高浮，胎龄达孕36周以上，短时间内不能结束分娩，有胎心、胎位异常。术前积极纠正贫血、预防感染等，备血，做好处理产后出血和抢救新生儿的准备。

3. 阴道分娩

阴道分娩适用于边缘性前置胎盘或低置胎盘、枕先露、阴道流血不多、无头盆不称和胎位异常,估计在短时间内能结束分娩者。可在备血、输液条件下人工破膜,破膜后,胎头下降压迫胎盘前置部分而止血,并可促进子宫收缩加快产程。若破膜后胎先露部下降不理想,仍有出血或分娩进展不顺利,应立即改行剖宫产术。

九、预防

采取积极有效的避孕措施,减少子宫内膜损伤和子宫内膜炎的发生;避免多产、多次刮宫或引产,降低剖宫率,预防感染;计划妊娠妇女应戒烟、戒毒,避免被动吸烟;加强孕期管理,按时产前检查及正确的孕期指导,做到对前置胎盘的早期诊断,正确处理。

第九节　胎盘早剥

一、概述

妊娠 20 周后或分娩期,正常位置的胎盘在胎儿娩出前,部分或全部从子宫壁剥离称胎盘早剥。它是妊娠晚期严重并发症之一。由于起病急、发展快,处理不当可危及母儿生命。

二、病因

尚不清楚,可能与下述情况有关。

(一)孕妇血管病变

孕妇血管病变多发生于子痫前期、子痫、慢性高血压及慢性肾脏疾病的孕妇。因为其底蜕膜螺旋小动脉痉挛或硬化,引起远端毛细血管变性坏死甚至破裂出血,形成血肿,导致胎盘剥离。

(二)机械性因素

腹部外伤、外转胎位术、脐带过短或绕颈(体)、胎先露下降时牵拉脐带发生胎盘早剥。

(三)宫腔内压力骤减

如双胎妊娠分娩时第一胎儿娩出过快;羊水过多人工破膜后羊水流出过快,而使子宫骤然收缩,胎盘与子宫壁错位剥离。

(四)子宫静脉压突然升高

孕妇长时间仰卧位或坐位时,使子宫静脉压升高,导致蜕膜静脉床破裂而胎盘早剥。

三、病理

主要病理变化是底蜕膜出血并形成血肿,使胎盘从附着处分离。按病理类型可分为显性、隐性及混合性剥离 3 种。

如剥离面小,出血很快停止,临床多无症状。如继续出血,形成胎盘后血肿,胎盘剥离面随之扩大,血液冲开胎盘边缘沿胎膜与宫壁之间经宫颈管向外流出,称为显性剥离。如胎盘边缘仍附着于子宫壁或胎先露固定骨盆入口,血液积聚于胎盘与子宫壁之间,称隐性剥离。当出血达到一定程度时,血液终会冲开胎盘边缘及胎膜而外流,称为混合性出血。偶有出血穿破胎膜溢入羊水中成为血性羊水。

胎盘早剥发生内出血时,血液积聚于胎盘与子宫壁之间,随着胎盘后血肿压力的增加,血液浸入子宫肌层,引起肌纤维分离、断裂甚至变性,当血液渗透至子宫浆膜层时,子宫表面呈现紫蓝色淤斑,称子宫胎盘卒中,又称为库弗莱尔子宫。卒中后子宫收缩力减弱,易产后大出血。

四、临床表现及分度

根据病情严重程度,将胎盘早剥分为3度。

(一)Ⅰ度

Ⅰ度多发生于分娩期,胎盘剥离面小。

主要症状:常无腹痛或伴有轻微腹痛,贫血体征不明显。腹部检查:子宫软,胎盘剥离处局部轻压痛,子宫大小与孕周相符,胎位、胎心音清楚。产后检查胎盘母体面有陈旧血凝块才得以诊断。

(二)Ⅱ度

胎盘剥离面为胎盘面积1/3左右。

主要症状:突发持续性腹痛、腰酸或腰背痛,疼痛程度与胎盘后积血量成正比。无或少量阴道出血,贫血程度与阴道出血量不符。腹部检查:子宫大于孕周,宫底可不断升高,胎盘附着处压痛明显(胎盘附着子宫后壁则不明显);宫缩有间歇,胎位可扪及,胎儿存活。

(三)Ⅲ度

胎盘剥离面积超过胎盘的1/2,无凝血功能障碍为Ⅲa,有凝血功能障碍属Ⅲb。

主要症状:突发持续腹痛,患者可有恶心、呕吐、面色苍白、四肢湿冷、脉搏细数、血压下降等休克症状。休克程度与阴道出血量不符。腹部检查:子宫呈板样硬、压痛,胎位扪不清,胎心音多消失。

五、辅助检查

(一)超声检查

胎盘与宫壁之间液性低回声区;胎盘异常增厚或边缘裂开。若胎盘后血肿较大时,能见到胎盘胎儿面凸向羊膜腔。重型胎盘早剥时常伴胎心、胎动消失。当胎盘边缘已与子宫壁分离时,未形成胎盘后血肿,则见不到上述图像。

有时胎盘附着于子宫后壁,受B超探头探查深度影响也有假阴性结果,故B超诊断胎盘早剥有一定的局限性。

(二)实验室检查

主要了解贫血程度与凝血功能。

(1)血常规了解患者贫血程度。

(2)凝血功能检查:血纤维蛋白原<250 mg/L为异常,<150 mg/L考虑凝血功能障碍。

(3)病情较严重的胎盘早剥患者应检查肾功能与二氧化碳结合力。

六、诊断与鉴别诊断

根据病史、症状、体征和实验室检查诊断。Ⅰ度胎盘早剥临床表现不典型,应与前置胎盘相鉴别,B超可帮助诊断。Ⅱ度及Ⅲ度胎盘早剥临床表现较典型,应与先兆子宫破裂鉴别,子宫破裂时宫缩强烈,下腹疼痛拒按,腹部可见子宫病理缩复环,伴血尿。

临床上常见一些不典型胎盘早剥,易被忽略,而导致胎儿窘迫、胎死宫内、产后出血等风险,所以我们需对此类型胎盘早剥提高警惕。故需注意以下几点。

(1)高危因素:合并妊娠期高血压病者,先兆早产而长期卧床保胎者,羊水过多突然大量流水者,使用催产素者,腹部创伤或同房后阴道出血者。

(2)破水时颜色为血性或淡血性者。

(3)先兆早产按常规抑制宫缩治疗无效者。

(4)无其他异常并发症突发的胎心改变。

(5)B超显像胎盘较以前明显增厚者。

七、并发症

(一)弥散性血管内凝血(DIC)

子宫出血不凝或凝血块软,皮肤、黏膜出血,伴有死胎时更易发生,病死率较高。

(二)产后出血

子宫胎盘卒中和DIC时更易发生。大量出血导致休克、多脏器功能衰竭、垂体及肾上腺皮质坏死。

(三)急性肾衰竭

大量出血使肾灌注严重受损,导致肾皮质或肾小管缺血坏死。

(四)羊水栓塞

胎盘早剥时,羊水可经剥离面开放的子宫血管进入母血循环,羊水中有形成分形成栓子,栓塞肺血管导致羊水栓塞。

(五)胎儿宫内死亡

如胎盘早剥面积大,出血多,胎儿可因缺血缺氧而死亡。

八、治疗

(一)纠正休克

开放静脉通道、迅速补充血容量、改善血循环。最好输新鲜血,既可补充血容量,又能补充凝血因子,应使血细胞比容提到0.30以上,尿量>30 mL/h。

(二)及时终止妊娠

胎儿娩出前,胎盘剥离会继续加重。一旦确诊Ⅱ度或Ⅲ度胎盘早剥,应及时终止妊娠。根据病情、胎儿状况、产程进展等决定分娩方式。

1.阴道分娩

Ⅰ度患者一般情况良好,宫口已扩张,估计短时间内能经阴道分娩者,可人工破膜使羊水流出而缩小子宫腔容积,用腹带裹紧腹部压迫胎盘,使其不再继续剥离。注意观察心率、血压、宫底高度、阴道流血量、胎儿状况,病情加重或胎儿窘迫时应剖宫产。

2.剖宫产

适用于①Ⅱ度:不能在短时间内经阴道分娩者;②Ⅰ度:出现胎儿窘迫者;③Ⅲ度:病情恶化,胎儿已死,不能立即分娩者;④破膜后产程无进展者。剖宫产时注意促进子宫收缩,若出现难以控制的大出血,必要时行子宫次全切除术。

（三）并发症的处理

1. 凝血功能障碍

在迅速终止妊娠、阻断促凝物质继续进入母血循环的基础上，纠正凝血功能障碍。

（1）补充凝血因子：及时、足量输入新鲜血及血小板，可同时输注纤维蛋白原。每升新鲜冰冻血浆含纤维蛋白原3g，补充4g可使纤维蛋白原提高1g/L。

（2）肝素：DIC高凝阶段及早应用，禁止在有显著出血倾向或纤溶亢进阶段应用。

（3）抗纤溶药物：应在肝素化和补充凝血因子的基础上应用。常用药物有氨基己酸、氨甲环酸、氨甲苯酸等。

2. 肾衰竭

患者尿量＜30 mL/h，提示血容量不足，应补充血容量；若血容量已补足而尿量＜17 mL/h，予呋塞米20～40 mg，静脉推注，必要时可重复用药，通常1～2 d尿量可恢复正常。若尿量不增且尿素氮、肌酐、血钾进行性升高、二氧化碳结合力下降，提示肾衰竭。若出现尿毒症时，及时行透析治疗。

3. 产后出血

胎儿娩出后及时促进宫缩、按摩子宫等处理。若仍有不能控制的子宫出血，或不凝血，应补充凝血因子，必要时切除子宫。

第十节 羊水过多

一、概述

妊娠期间羊水量超过2000 mL，称为羊水过多。羊水过多的发生率为0.5%～1%。羊水量在数日内急剧增多，称为急性羊水过多；羊水量在数周内缓慢增多，称为慢性羊水过多。

二、病因

约1/3羊水过多的原因不明，称为特发性羊水过多。2/3羊水过多可能与胎儿畸形及妊娠合并症、并发症有关。

（一）胎儿疾病

胎儿疾病包括胎儿结构畸形、胎儿肿瘤、神经肌肉发育不良，以及代谢性疾病、染色体或遗传基因异常等。明显的羊水过多常伴有胎儿畸形。神经系统和消化道畸形是最常见的胎儿结构畸形。神经系统畸形主要是无脑儿、脊柱裂等神经管缺陷及全前脑等。因脑脊膜暴露，脉络丛组织增生，渗出液增加；抗利尿激素缺乏，导致尿量增多；中枢吞咽功能异常，胎儿无吞咽反射，导致羊水产生增加和吸收减少。消化道畸形主要是食管及十二指肠闭锁。胎儿不能吞咽羊水，导致羊水积聚而发生羊水过多。导致羊水过多的原因还有胎儿腹壁缺陷、膈疝、心脏畸形、先天性胸腹腔囊腺瘤、胎儿脊柱畸胎瘤等畸形，以及新生儿先天性醛固酮增多症（Bartter综合征）等代谢性疾病。18-三体综合征、21-三体综合征、13-三体综合征胎儿出现吞咽羊水障碍,也可引起羊水过多。

(二)多胎妊娠

双胎妊娠羊水过多的发生率约为 10%,是单胎妊娠的 10 倍,以单绒毛膜双胎居多,还可能并发双胎输血综合征。两个胎儿间的血液循环相互沟通,受血胎儿的循环血量多,尿量增加,导致羊水过多。

(三)胎盘脐带病变

胎盘绒毛血管瘤直径>1 cm 时,15%~30%合并羊水过多。巨大胎盘、脐带帆状附着也能导致羊水过多。

(四)妊娠合并症

妊娠期糖尿病的孕妇,羊水过多的发病率为 13%~36%。母体高血糖致胎儿血糖增高,产生高渗性利尿,并使胎盘胎膜渗出增加,导致羊水过多。母儿 Rh 血型不合,胎儿免疫性水肿、胎盘绒毛水肿影响液体交换,以及妊娠期高血压病、重度贫血,也可导致羊水过多。

三、诊断

(一)临床表现

1.急性羊水过多

急性羊水过多较少见,多发生在妊娠 20~24 周。羊水急速增多,子宫于数日内明显增大,产生一系列压迫症状。孕妇自觉腹部胀痛,行动不便,表情痛苦,因横膈抬高,出现呼吸困难,甚至发绀,不能平卧。检查见腹壁皮肤紧绷发亮,严重者皮肤变薄,皮下静脉清晰可见。巨大的子宫压迫下腔静脉,影响静脉回流,出现下肢及外阴部水肿或是静脉曲张。子宫明显大于妊娠月份,胎位不清,胎心遥远或听不清。

2.慢性羊水过多

慢性羊水过多较多见,多发生在妊娠晚期。数周内羊水缓慢增多,症状较缓和,孕妇多能适应,仅感腹部增大较快,临床上无明显不适或仅出现轻微压迫症状,如胸闷、气急,但能忍受。产检时宫高及腹围增加过快,测量子宫底高度及腹围大于同期孕周,腹壁皮肤发亮、变薄。触诊时感觉子宫张力大,有液体震颤感,胎位不清,胎心遥远。

(二)辅助检查

1.B 超检查

B 超检查是重要的辅助检查方法,不仅能测量羊水量,还可以了解胎儿情况,如无脑儿、脊柱裂、胎儿水肿及双胎等。B 超诊断羊水过多的标准有两个。

(1)羊水最大暗区垂直深度(amniotic fluid volume,AFV):AFV≥8 cm 诊断为羊水过多,其中 8~11 cm 为轻度羊水过多,12~15 cm 为中度羊水过多,>15 cm 为重度羊水过多。

(2)羊水指数(amniotic fluid index,AFI):以脐横线与腹白线作为标志线,将腹部划分为 4 个象限,4 个象限的羊水最大暗区垂直深度之和,即为羊水指数。AFI≥25 cm 诊断为羊水过多,其中 25~35 cm 为轻度羊水过多,36~45 cm 为中度羊水过多,>45 cm 为重度羊水过多。部分学者认为以 AFI 大于该孕周的 3 个标准差或大于第 97.5 百分位较为恰当。

2.胎儿疾病检查

需排除胎儿染色体异常时,可做羊水细胞培养,或采集胎儿脐带血细胞培养。作染色体核型分析或荧光定量 PCR 法快速诊断,了解染色体数目、结构有无异常,排除三体型染色体异常。同时可行羊水生化检查,若为胎儿神经管畸形(无脑儿、脊柱裂)、上消化道闭锁等,羊水中的甲胎蛋白可明显升高,平均值超过同期正常妊娠平均值 3 个标准差以上,有助于诊断。胎儿的血型物质随胎儿尿液和肺泡液进入羊水,可通过测定羊水中胎儿血型,预测胎儿有无溶血性疾病。还可运用 PCR 技术检测胎儿是否感染细小病毒 B19、梅毒、弓形虫、单纯疱疹病毒、风疹、巨细胞病毒等。

3.其他检查

母体糖耐量试验,Rh 血型不合者检查母体抗体滴定度。

四、对母儿的影响

(一)对母体的影响

羊水过多时子宫张力增高,孕妇易并发妊娠期高血压病。胎膜早破、早产发生率增加。突然破膜宫腔内压力骤然降低,易发生胎盘早剥。子宫肌纤维伸展过度可致产后子宫收缩乏力,产后出血发生率明显增多。

(二)对胎儿的影响

胎位异常、胎儿窘迫、早产增多。破膜时羊水流出过快可导致脐带脱垂。围产儿的病死率是正常妊娠的 7 倍。羊水过多的程度越重,围产儿的病死率越高。

五、处理

取决于胎儿有无畸形、孕周大小及孕妇自觉症状的严重程度。

(一)合并胎儿畸形

应及时终止妊娠。方法如下。

(1)人工破膜引产:宫颈评分>7 分者,破膜后多能自然临产,若 12 h 后仍未临产,可静脉滴注缩宫素诱发宫缩。破膜时需注意:行高位破膜,用穿刺针刺破胎膜 1~2 个小孔,使羊水缓慢流出,避免宫腔内压力骤然下降,以免发生胎盘早剥、血压骤降与休克;羊水流出过程中密切观察孕妇血压、心率变化。

(2)经羊膜腔穿刺放出适量羊水后,可采用注入依沙吖啶等方法引产。

(二)合并正常胎儿

应寻找病因,积极治疗糖尿病、妊娠期高血压病等母体疾病。母儿血型不合者,必要时可以行宫内输血治疗。

(1)对孕周<37 周、胎肺不成熟者,应尽量延长妊娠期。自觉症状轻者,注意休息,取左侧卧位以改善子宫胎盘循环,必要时给予镇静剂。每周复查 B 超以便了解羊水指数及胎儿生长情况。自觉症状严重者,可经腹羊膜腔穿刺放出适量羊水,缓解压迫症状,并可通过放出的羊水做卵磷脂/鞘磷脂(L/S)比值、羊水泡沫试验等确定胎肺成熟度。在 B 超监测下,避开胎盘部位以 15~18 号腰椎穿刺针,放羊水速度不宜过快,每小时约 500 mL,一次放羊水量不超过1 500 mL;注意严格消毒预防感染,密切观察孕妇血压、心率、呼吸变化,监测胎心,酌情给予镇静剂,预防早产。必要时 3~4 周后再次放羊水,以降低宫腔内压力。

羊水量反复增长,自觉症状严重者,妊娠≥34 周,胎肺已成熟,可终止妊娠;如胎肺未成熟,可在羊膜腔内注入地塞米松 10 mg 促胎肺成熟,24~48 h 后再考虑引产。

(2)前列腺素合成酶抑制剂(如吲哚美辛)有抗利尿作用。妊娠晚期羊水主要由胎儿尿液形成,吲哚美辛抑制胎儿排尿能使羊水量减少。用药期间每周做 1 次 B 超监测羊水量。需要注意的是,吲哚美辛可使胎儿动脉导管闭合,不宜长时间应用,孕周>34 周者也不宜使用。

(三)分娩期应警惕脐带脱垂和胎盘早剥的发生

若破膜后子宫收缩乏力,可静脉滴注低浓度缩宫素加强宫缩,密切观察产程。胎儿娩出后及时应用缩宫素,预防产后出血发生。

第十一节　羊水过少

一、概述

妊娠晚期羊水量少于 300 mL 者,称为羊水过少(oligohydramnios)。羊水过少的发生率为 0.4%~4%。羊水过少严重影响围产儿预后,羊水量少于 50 mL,围产儿病死率高达 88%,应高度重视。

二、病因

常见原因如下:

(一)胎儿畸形

胎儿畸形以胎儿泌尿系统畸形为主,如 Meckel-Gruber 综合征、Prune-Belly 综合征、胎儿肾缺如(Potter 综合征)、肾小管发育不全、输尿管或尿道梗阻、膀胱外翻等引起少尿或无尿,导致羊水过少。染色体异常、脐膨出、膈疝、法洛四联症、水囊状淋巴管瘤、小头畸形、甲状腺功能减低等也可引起羊水过少。

(二)胎盘功能减退

过期妊娠、胎儿生长受限和胎盘退行性变均能导致胎盘功能减退。胎儿慢性缺氧引起胎儿血液重新分配,为保障胎儿脑和心脏血供,肾血流量降低,胎儿尿生成减少,导致羊水过少。

(三)羊膜病变

某些原因不明的羊水过少与羊膜通透性改变,以及羊膜炎症、宫内感染有关。胎膜破裂,羊水外漏速度超过羊水生成速度,可导致羊水过少。

(四)母体因素

妊娠期高血压病可致胎盘血流量减少。孕妇脱水、血容量不足时,孕妇血浆渗透压增高,使胎儿血浆渗透压相应增高,尿液形成减少。

孕妇服用某些药物,如前列腺素合成酶抑制剂、血管紧张素转化酶抑制剂等有抗利尿作用,使用时间过长,可发生羊水过少。

三、临床表现及诊断

(一)临床表现

羊水过少的临床症状多不典型。孕妇于胎动时感腹痛,胎盘功能减退时常有胎动减少。

检查见宫高腹围较同期孕周小,合并胎儿生长受限更明显,有子宫紧裹胎儿感。子宫敏感,轻微刺激易引发宫缩。临产后阵痛明显,且宫缩多不协调。阴道检查时,发现前羊膜囊不明显,胎膜紧贴胎儿先露部,人工破膜时羊水流出量极少。

(二)辅助检查

1. B超检查

B超检查是最重要的辅助检查方法。妊娠晚期羊水最大暗区垂直深度(AFV)≤2 cm 为羊水过少,≤1 cm 为严重羊水过少。羊水指数(AFI)≤5 cm 诊断为羊水过少,≤8 cm 为羊水偏少。B超检查还能及时发现胎儿生长受限,以及胎儿肾阙如、肾发育不全、输尿管或尿道梗阻等畸形。

2. 羊水量直接测量

破膜时以容器置于外阴收集羊水,或剖宫产时用吸引器收集羊水。本方法缺点是不能早期诊断。

3. 电子胎心监护

羊水过少者的胎盘储备功能减低,无应激试验(NST)可呈无反应型。分娩时主要威胁是胎儿窘迫,子宫收缩致脐带受压加重,出现胎心变异减速和晚期减速。

4. 胎儿染色体检查

需排除胎儿染色体异常时,可做羊水细胞培养,或采集胎儿脐带血细胞培养。作染色体核型分析,荧光定量 PCR 法快速诊断。

四、对母儿的影响

(一)对孕妇的影响

手术分娩率和引产率均增加。

(二)对胎儿的影响

羊水过少时,围产儿发病率和病死率明显增高。轻度羊水过少时,围产儿病死率增高13 倍;重度羊水过少时,围产儿病死率增高 47 倍,死亡原因主要是胎儿缺氧和胎儿畸形。羊水过少如发生在妊娠早期,胎膜与胎体粘连造成胎儿畸形,甚至肢体短缺;如发生在妊娠中、晚期,子宫外压力直接作用于胎儿,容易引起胎儿肌肉骨骼畸形,如斜颈、曲背、手足畸形等;先天性无肾所致的羊水过少可引起 Potter 综合征(肺发育不全、长内眦、赘皮襞、扁平鼻、耳大位置低、铲形手及弓形腿等),预后极差,多数患儿出生后即死亡。

五、处理

根据胎儿有无畸形和孕周大小选择治疗方案。

(一)羊水过少合并胎儿畸形

一经确诊胎儿畸形,应尽早终止妊娠。可选用 B 超引导下经腹羊膜腔穿刺注入依沙吖啶引产。

(二)羊水过少合并正常胎儿

寻找与去除病因。增加补液量,改善胎盘功能,抗感染。嘱孕妇自行计数胎动,进行胎儿生物物理评分,B超动态监测羊水量及脐动脉收缩期最高血流速度与舒张期最低血流速度(S/D)的比值,电子胎心监护,严密监测胎儿宫内情况。

1.增加羊水量期待治疗

对妊娠未足月、胎肺不成熟者,可行增加羊水量期待治疗,延长妊娠期。有学者采用羊膜腔灌注液体法,以降低胎心变异减速发生率、羊水粪染率及剖宫产率。羊膜腔灌注并不能治疗羊水过少本身,且存在一定风险,不推荐作为常规治疗方法。

2.终止妊娠

对妊娠已足月、胎儿可以宫外存活者,应及时终止妊娠。合并胎盘功能不良、胎儿窘迫,或破膜时羊水少且严重胎粪污染者,估计短时间不能结束分娩者,应采用剖宫产术终止妊娠,以降低围产儿病死率。若胎儿贮备功能尚好,无明显宫内缺氧,人工破膜羊水清亮者,也可以阴道试产。若选择阴道试产,需密切观察产程进展,连续监测胎心变化,若有产程或胎心异常也可转为剖宫产。

第十二节　过期妊娠

一、病因

可能与下列因素有关。

1.雌、孕激素比例失调

正常妊娠足月分娩时,雌激素升高,孕激素降低。如果雌激素不能明显增高,导致孕激素占优势,抑制前列腺素及缩宫素的作用,可引起过期妊娠。

2.子宫收缩刺激反射减弱

部分过期妊娠胎儿较大,可导致头盆不称或胎位异常,胎儿先露部不能与子宫下段及宫颈密切接触,反射性子宫收缩减少,导致过期妊娠。

3.胎儿畸形

胎儿畸形如无脑儿垂体阙如,不能产生足够的促肾上腺皮质激素,胎儿肾上腺皮质萎缩,雌激素前身物质 16α-羟基硫酸脱氢表雄酮分泌不足,使雌激素生成减少,致过期妊娠。

二、病理

1.胎盘

过期妊娠的胎盘有两种病理类型。一种是胎盘功能正常,其形态学检查和镜检结果与足月妊娠胎盘相似。另一种类型是胎盘功能减退,病理表现为:①形态学检查可见胎盘母体面有片状或多灶性梗死及钙化,胎儿面及胎膜被胎粪污染,呈黄绿色。②光镜下可见合体细胞结节增多,其中部分断裂、脱落,绒毛间隙变窄,绒毛内血管床减少,绒毛间质纤维蛋白沉积。滋养层基底膜增厚,纤维素样坏死绒毛增加。还可见绒毛间血栓、胎盘梗死、胎盘后血肿增加等胎盘老化现象。③电镜检查下见合体细胞表面微绒毛明显减少,细胞内吞饮小泡减少,内质网空泡变。

2.羊水

正常妊娠 38 周后,羊水量随妊娠继续而逐渐减少,妊娠 42 周后羊水减少迅速,约 30％降至 300 mL 以下,羊水粪染率明显增高,是足月妊娠的 2～3 倍。

3.胎儿

过期妊娠胎儿的生长模式为:①大部分胎儿正常生长或超常生长,巨大儿发生率增加两倍。过期胎儿颅骨坚硬、适应变形差,易致难产。②少数胎儿因胎盘功能减退,胎盘血流灌注不足,胎儿缺氧及营养缺乏,不再继续生长,严重时胎儿体内脂肪及糖原耗竭,表现为胎儿过熟综合征(postmaturity syndrome),典型表现为:身体瘦长、皮下脂肪少;皮肤干燥松弛、起皱脱皮,脱皮尤以手心和脚心明显;头发和指(趾)甲过长,干瘦似“小老人”。有时胎儿可因宫内缺氧,肛门括约肌松弛,排出胎粪,使羊水、脐带、胎膜和皮肤粪染呈黄绿色,此时,围产儿病率和围产儿病死率增高。

三、对母儿影响

1.对母体影响

头盆不称、产程延长、颅骨钙化不易变形、巨大儿等均使手术产率及母体产伤率明显增加。

2.对围产儿影响

胎儿窘迫、新生儿窒息等围产儿疾病发病率及病死率均明显增高。

四、诊断

1.核实孕周

(1)以末次月经计算:对于平时月经规则、周期为 28～30 d 的孕妇,以末次月经第一日计算,停经≥42 周(≥294 d)尚未分娩者,应诊断为过期妊娠(即使对月经规则的女性,因排卵周期的个体差异,以末次月经计算孕周也具有不确定性)。

(2)根据排卵日计算:对于月经周期不规则(月经周期长或月经周期过短)、哺乳期受孕或末次月经记不清的孕妇可根据基础体温提示的排卵期推算预产期;辅助生殖者可根据超声检测排卵日推算预产期。若排卵后≥40 周(280 d)以上仍未分娩者,应诊断为过期妊娠。

(3)超声检查确定孕周:妊娠 20 周内超声检查对确定孕周有参考价值,尤其是孕 11～13 周＋6 天测量胎儿头臀径意义较大。

(4)其他:妊娠最初血、尿 HCG 增高时间、早孕反应出现时间、胎动开始时间等可供参考。

2.监测胎盘功能

(1)注意胎动:自我监测胎动变化,如胎动明显减少提示胎儿缺氧可能。

(2)电子胎心监护:应密切监护胎儿状况,以下情况提示胎儿缺氧、酸中毒:NST 呈反复性变异减速、正弦波形;CST(OCT)50％以上的宫缩后出现晚期减速;产时电子胎心监护胎心率基线变异缺失伴以下三种情况的任何一项:反复性晚期减速、反复性变异减速或胎儿心动过缓,或呈正弦波形。

(3)超声检查:检测脐血流 S/D 比值,观察羊水量、胎动、胎儿呼吸运动、胎儿肌张力,加上 NST 共 5 项进行生物物理评分。

(4)实验室检查:血清胎盘生长因子(placental growth factor,PLGF)的测定可帮助判断胎盘功能。

五、处理

原则上应尽快终止妊娠。妊娠 40 周以后胎盘功能逐渐下降,42 周以后明显下降,因此,在妊娠 41 周以后,即应考虑终止妊娠,尽量避免过期妊娠。过期妊娠的处理方法主要根据胎盘功能、胎儿大小及宫颈成熟度采用 Bishop 评分而定。

1.终止妊娠

如宫颈成熟且无胎儿窘迫表现可阴道分娩;如胎盘功能不良、头盆不称、胎儿窘迫、或合并其他高危因素以及合并症和并发症等应剖宫产终止妊娠。

2.引产

胎盘功能好,Bishop 评分<6 分提示宫颈不成熟,需要促宫颈成熟,方法包括:①前列腺素制剂促宫颈成熟,如可控释地诺前列酮栓、米索前列醇;②机械性促宫颈成熟,如低位水囊、Foley 导管、海藻棒等。当 Bishop 评分≥6 分提示宫颈成熟,可给予人工破膜术和(或)缩宫素引产。

3.产程中的处理

产程中密切监测胎儿状况,注意羊水量及羊水性状,做好新生儿复苏的准备。过期妊娠常伴有胎儿窘迫、羊水粪染。羊水粪染时首先评价新生儿有无活力,视情况气管插管及使用胎粪吸引管吸引胎粪,需要复苏的新生儿断脐后立即行脐动脉血气分析,及时处理和发现新生儿并发症,如酸中毒、低血糖等。

4.剖宫产

胎盘功能不良、头盆不称、胎儿窘迫、胎位异常、孕妇严重合并症和并发症(如心功能衰竭、重型肝肾疾病、重度子痫前期并发器官功能损害者等)以及引产失败者等应考虑剖宫产。

第十三节　多胎妊娠

一、定义

一次妊娠宫腔内同时有两个或两个以上胎儿称为多胎妊娠,以双胎妊娠多见,分为单卵双胎和双卵双胎。

(一)单卵双胎

单卵双胎是指一个受精卵分裂成两个独立的个体,受精卵发生分裂的时间不同,形成 4 种类型。

1.双羊膜囊、双绒毛膜单卵双胎

分裂发生在桑葚期(早期胚泡),相当于受精后 3 d 内,形成两个独立的受精卵、两个羊膜囊。两个羊膜囊之间,隔有两层绒毛膜、两层羊膜,胎盘为两个。

2.双羊膜囊、单绒毛膜单卵双胎

分裂发生在受精后第 4～8 日,胚胎发育处于胚泡期。胎盘为一个,两个羊膜囊之间有两层羊膜。

3.单羊膜囊、单绒毛膜单卵双胎

受精卵在受精后第 9～13 日分裂,两个胎儿共存于一个羊膜腔内,共有一个胎盘。

4.联体双胎

受精卵在受精第 13 日后分裂,机体不能完全分裂成两个,形成不同形式联体儿,极罕见。

(二)双卵双胎

双卵双胎是指两个独立的卵子与两个不同的精子受精,两个受精卵的遗传基因不完全相同。

胎盘多为两个,也可融合成一个,但血液循环各自独立。胎盘胎儿面有两个羊膜腔,中间有两层羊膜、两层绒毛膜。

二、病 因

1.种族遗传因素

家族中有多胎分娩倾向。母亲为双胎者,其下代为双胎的机会为 4%。此可能与母亲 1 次能排多个卵有关。故多为双卵双胎,以尼日利亚最多。

2.年龄和胎次

多胎发生率随着孕妇年龄增大而增加,尤其是 35～39 岁者最多。孕妇的胎次越多,发生多胎妊娠的机会越多。

3.辅助生育技术

使用了促排卵药物者,多胎妊娠的机会增加。

三、诊断要点

(一)临床表现

(1)家族史、促排卵药物使用史、辅助生育技术应用。

(2)早孕反应较重、孕 10 周开始子宫增大速度快、压迫症状明显等。

(3)子宫大于停经月份、妊娠中晚期可触及多个小肢体、不同部位可闻及两个胎心,其间有无音区。

(二)辅助检查

超声检查可以 100% 准确诊断双胎妊娠,并于妊娠早期判断双胎的类型。确定绒毛膜和受精卵类型对于正确评估风险、咨询和治疗并发症是至关重要的,如双胎输血综合征(TTTS)、胎儿生长受限(FGR)和双胎反向动脉灌注序列征(TRAPs)等。

(三)鉴别诊断

主要鉴别双胎性质。

(四)并发症

1.孕妇并发症

有妊娠期高血压病、妊娠期糖尿病、妊娠期肝内胆汁淤积症、贫血、羊水过多、胎膜早破、宫缩乏力、胎盘早剥、产后出血、羊水栓塞、早产、流产等。

2.胎儿并发

有早产、胎儿生长受限、TTTS(单绒毛膜双羊膜囊单卵双胎的严重并发症)、脐带互相缠绕或扭转、胎头交锁及胎头碰撞、胎儿畸形等。

3.其他

自发减胎、染色体异常高风险、TRAPs、围生期病死率高等。

四、治疗

（一）一般治疗

1.妊娠期处理

（1）营养：孕期增加营养，饮食应该比单胎妊娠增加 1 256.0kJ（300 kcal）（比非妊娠期增加 2 512.08kJ（600 kcal），1 cal＝4.1868 J）；叶酸≥1 mg/d；铁 60 mg/d。

（2）产前检查：定期产前检查，妊娠早期明确诊断及确定绒毛膜和羊膜囊的类型。推荐的产前检查孕周分别是妊娠 6～13^{+6}周、14～19^{+6}周、20～24 周、24～28 周、30～32 周、33～36 周、37～38 周。产前监测及超声检查关注点：胎儿生长评估、羊水量、脐动脉血流、NST、生物物理评分，其中 NST 及脐动脉血流指标更有预测胎儿状况的价值。如下情况需要增加超声检查次数，①可疑胎儿生长受限：建议 18～20 周开始，每 2～4 周一次超声检查至分娩，建议测量径线 BPD、HC、FL，脐动脉血流、BPP 及 NST。②单绒毛膜或单羊膜囊双胎：若发现双胎生长不一致或羊水量异常则需 1～2 周一次超声检查；除了监测羊水情况，还应注意膀胱充盈、胎儿水肿及血流情况。③双胎生长不一致：轻度（体质量相差 15％）每 3 周一次，同时监测脐动脉血流；中度（体质量相差 20％）每 2～3 周一次，同时行脐动脉血流、BPP 和（或）NST 监测；重度（体质量相差≥25％）每 2 周一次，同时行脐动脉血流、BPP 和（或）NST 监测。

2.分晚期处理

如果胎儿是适于胎龄儿（appropriate for gestational age，AGA）且有持续生长的证据、AFI 正常、无母体并发症，可以在孕 37 或 38 周分娩；如孕妇有并发症，如呼吸困难、入睡困难、严重的水肿、静脉曲张等，应该在 37 周时考虑分娩；多数能经阴道分娩。

（1）阴道分娩：双胎胎位正常，母体条件允许；双胎中第一胎为头位、另一胎非头位，估计胎儿体质量为 1500～4 000 g，可行阴道试产。

（2）剖宫产指征：异常胎先露，如第一胎为肩先露、臀先露或易发生胎头交锁和碰撞的胎位及单羊膜囊双胎、联体儿等；脐带脱垂、胎盘早剥、前置胎盘、先兆子痫、子痫、胎膜早破、继发性宫缩乏力，经处理无效者；第一个胎儿娩出后发现先兆子宫破裂或宫颈痉挛，为抢救母婴生命；胎儿窘迫，短时间不能经阴道分娩者。

3.预防产后出血

临产时备血；胎儿娩出前需建立静脉通道；胎儿娩出前使用钙剂，娩出后予子宫按摩，使用缩宫素，可预防性使用卡前列素氨丁三醇注射液。

（二）对症治疗

孕期无特殊不适，无须对症治疗；如出现妊娠并发症、合并症，如羊水过多出现压迫症状可考虑行羊水减量术，TTTS 可根据分级程度选择羊水减量术、激光手术或射频消融手术治疗等。

（三）对因治疗

行宫内胚胎移植术受孕的可根据患者自愿行减胎术。

（四）预防

（1）加强生殖健康教育，减少促排卵药物的应用。

（2）辅助生殖技术使用中伦理规范。

五、常见并发症及处理

(一)联体儿

妊娠 26 周前行引产术,26 周后一般需要剖宫产。

(二)双胎之一死亡

治疗依赖于绒毛膜类型和孕龄。

1. 双绒毛膜妊娠

孕周＜12 周,无须处理;孕周＞12 周,终止妊娠对比继续妊娠无结局改变,通常不造成对母体的风险。

2. 单绒毛膜妊娠

孕周＜12 周,与另一个胎儿流产有关,暂无干涉治疗的研究;孕周＞12 周,与另一胎儿的约 10％的宫内死亡风险和神经系统并发症的额外 25％的风险有关,严密监测下可继续妊娠,注意母体凝血功能的改变。

(三)胎儿生长受限或双胎生长不协调

如果两个胎儿中没有一个是小于胎龄儿(small for gestational age,SGA)(在同胎龄儿中 EFW＜10％),治疗中则不需要明显的改变;如果其中一个胎儿是 SGA,则回顾产前暴露情况,专门针对异常的胎儿行超声检查,考虑检查核型的羊膜腔穿刺术,每周 2 次 NST,每周 1 次脐动脉血流监测;孕周 32～34 周脐动脉血流发现舒张末期血流反流则考虑终止妊娠。

(四)先兆早产

妊娠＜34 周,可给予宫缩抑制药(如硝苯地平、硫酸镁、盐酸利托君等);但预防性的宫缩抑制药的使用还没有证据证明对双胎妊娠早产、低出生体质量儿的发生率或新生儿病死率有影响。

(五)胎膜早破

有以下情况之一者不予安胎,予分娩:妊娠≥34 周,胎肺成熟,绒毛膜羊膜炎或 NST 无反应性;妊娠＜34 周无以上表现时,给予抗生素期待治疗,糖皮质激素促胎肺成熟,监测胎儿宫内感染及羊水指标。

(六)早产临产

出现如下情况之一者不使用宫缩抑制药,并根据具体情况选择分娩方式:孕龄≥34 周、胎儿肺成熟、胎膜早破(PROM)、绒毛膜羊膜炎或 NST 无反应性;若孕龄＜34 周,无以上表现者,需监测宫颈长度预测早产,给予糖皮质激素(如倍他米松 12 mg,1/24 h,连用 2 次或地塞米松 6 mg,1/12 h,连用 4 次)。

(七)妊娠期高血压病

关注孕妇头晕、眼花、胸闷症状及心肺功能,一旦出现血压升高,嘱孕妇多休息,血压升高达到妊娠期高血压病诊断标准时按妊娠期高血压病诊疗常规处理,必要时终止妊娠。

(八)妊娠期肝内胆汁淤积症

适当卧床休息,给予腺苷蛋氨酸、熊去氧胆酸、地塞米松、苯巴比妥等降低胆酸、促进代谢、促胎肺成熟等治疗;每周行 NST,必要时行胎儿生物物理评分;适时终止妊娠。

第十四节　胎儿宫内发育迟缓

胎儿宫内生长迟缓(intrauterine growth retardation，IUGR)亦称胎盘功能不良综合征或称胎儿营养不良综合征，是指胎儿体质量低于其孕龄平均体质量第10百分位数或低于其平均体质量的2个标准差。其发生率约占妊娠3%～10%，围产儿死亡率为正常发育胎儿的4～6倍；其近期或远期预后目前尚未肯定，因此被列入高危妊娠的范畴内。

一、分类

(一)匀称型IUGR

在妊娠早期，细胞增长阶段，胎儿已受到严重损害以致影响其生长发育，其特点是新生儿体质量、身长、肢体长度、头围的发育虽是匀称的，但明显落后于孕周应有均值，外表虽无营养不良和胎儿慢性窘迫的表现，但先天性畸形的比例较高，常有结构性异常或染色体异常，或有先天性感染存在，因此，它又是内因性的。

(二)不匀称型IUGR

妊娠早期发育正常，但在妊娠晚期因妊娠并发症或合并症而影响胎儿的生长，它常是子宫胎盘血流量减少或胎盘病变导致氧或营养物质交换受限所致，由于这种类型常继发于其他疾病之后，因此是外因性的。其特点是新生儿外表有营养不良或过熟表现，新生儿头围、身高正常而体质量减轻，这是由于脑血流的供应基本正常而内脏血流减少，因此，其内脏器官，如肝、肾、肠体积小，重量轻，肝脏的糖原积累减少，在肠血流明显减少时可发生坏死性结肠炎，另外皮下脂肪也少。但是，分娩后新生儿躯体发育可以趋向正常，总的说来其预后较好。

(三)混合型IUGR

此型又称中间型，是上述两种类型的并存。

二、病因

关于IUGR的发病原因很多，现根据分类综述如下。

(一)结构型小

身材矮小的妇女分娩的婴儿小，这是一般的常识，这既有种族因素，也有个体遗传因素，如妇女妊娠时体质量不足45 kg，则分娩小于胎龄儿的可能性明显增加。

(二)生长迟缓

1.匀称型IUGR

(1)妊娠期母体体质量增加不足：妇女妊娠前平均体质量正常或低体质量，妊娠期体质量增加不足或在妊娠28周后体质量增加停滞，IUGR的发生率增加。

(2)胎儿感染：病毒(风疹、巨细胞病毒等)、细菌、原生物(如弓形虫病)及梅毒螺旋体均可导致IUGR，甲型和乙型肝炎都可造成早产并可导致IUGR。

(3)先天性畸形：先天性畸形越严重，胎儿越可能是小于胎龄儿，特别是有先天性心脏畸形时更是如此。

(4)染色体异常：以三体综合征多见，特别是18及13-三体综合征。

(5)侏儒综合征：不少遗传性综合征，诸如成骨不全等即伴有IUGR。

2.不匀称型 IUGR

(1)血管性疾病:特别是当伴有严重的妊高征时,易导致 IUGR。

(2)慢性肾脏疾病:严重的慢性肾炎,特别是伴发慢性肾功能衰竭时常合并 IUGR。

(3)慢性缺氧:高原地区因氧分压低,易发生 IUGR,如青藏高原发生率极高。另外,紫绀型心脏病亦易发生 IUGR。

(4)母体贫血:母体有严重的缺铁性贫血或镰刀状贫血以及其他遗传性贫血性疾病均易导致 IUGR。

(5)过期妊娠:凡妊娠过期越久,因胎盘老化,胎儿营养不良日益明显,体质量不但不增加,反而减轻,因之发生 IUGR。

(6)妊娠期肝内胆汁郁积症:由于胎盘的绒毛间隙狭小,氧及营养物质的交换减少,也可发生 IUGR。

(7)多胎妊娠:双胎或多胎妊娠中的一个胎儿常因胎盘发育小或其他原因而发生 IUGR。

(8)胎盘及脐带病变:局灶性的胎盘早剥、广泛的胎盘梗死、绒毛血管瘤等各种胎盘病变均易发生 IUGR;单脐动脉也容易发生 IUGR。

3.混合型 IUGR

(1)严重营养不良:当每日热量受到明显限制,严重营养不良时,IUGR 的发生率明显升高。

(2)吸烟:吸烟可减轻新生儿体质量,其减少的程度和吸烟的数量密切相关,IUGR 的发生率亦相应升高。

(3)饮酒:凡饮酒越多者,胎儿发生酒精综合征者越高,因之伴发 IUGR 者亦增高。

(4)吸毒:可以减少孕妇的进食量,毒物直接作用于胚胎,减少胎儿细胞数,使 IUGR 增加。

(5)某些药物:如苯妥英钠、甲巯咪唑(他巴唑)、硫氧嘧啶、双香豆素等均可导致 IUGR。

三、诊断

1.病史

凡有能引起 IUGR 的高危因素时,如过去不良生产史,先天性畸形和 IUGR 的分娩史,孕妇有营养不良、偏食、吸烟和有严重合并症等,应特别监护胎儿生长发育,注意有无 IUGR。

2.宫高及腹围

小于同孕周的第 10 百分位数。

3.孕妇体质量

在妊娠晚期每周增长 0.5 kg,若每周在同等条件下称体质量,体质量增长停滞或缓慢者,应考虑为 IUGR。

4.妊娠图

妊娠图是筛查和早期诊断 IUGR 的简单有效方法,如宫高连续二次或三次在第 10 百分位数以下,或停滞不变或增长缓慢,应诊为 IUGR,其灵敏度为 74%,特异性为 84%。

5.B 超检查

B 超参数是 IUGR 诊断的主要依据,一般测量双顶径、股骨长、头围、胸围、腹围等均小于同孕龄第 10 百分位数,若 36 孕周前胎头双顶径每两周增长少于 2 mm,则为 IUGR。

6.常用的胎儿生长发育的计算公式

(1)胎儿发育指数＝宫高(cm)－3×(月份＋1)。如胎儿发育指数小于－3 表示 IUGR,－3 和＋3 之间为正常,如大小＋3 则胎儿可能过大。

(2)孕周＝宫高(cm)＋5。计算孕周小于实际孕周可能为 IUGR。

7.胎儿胎盘功能测定

对临床拟诊为 IUGR 时,应进一步测定胎儿胎盘的功能,这不仅有助于更进一步提供诊断 IUGR 的依据,而且还有利于治疗。主要项目有:E_3、E/C 比值、甲胎蛋白、胎盘生乳素、特异性 B_1 糖蛋白、胎动、胎儿呼吸样运动、胎心率监护、无应激试验、子宫应激试验、阿托品试验、B 超胎盘分级及胎肺成熟度等检查。

8.新生儿体质量

出生时其体质量在同孕龄儿的正常的第 10 百分位数以下或低于平均值的 2 个标准差,即可确诊。

四、处理

(一)对因治疗

(1)凡胎儿畸形多发育不良,经 B 超检查发现明显胎儿异常者,应终止妊娠。

(2)妊娠各种并发症如最常见的妊高征,妊娠合并贫血、心肾疾病、原发性高血压等,应积极治疗,纠正母体全身情况。

(二)一般治疗

1.营养指导

指导孕妇不要偏食,饮食增加蛋白质,每日至少 100 g,绿色蔬菜 500 g。

2.休息

左侧卧位休息,可改善子宫胎盘血循环。

3.吸氧

每日 2 次,每次 30 min。

(三)药物治疗

1.宫缩抑制剂

对子宫敏感者,选用硫酸沙丁胺醇 2.4 mg,每 6 h1 次,1～2 周或更长时间,可改善子宫与胎盘血循环,促进胎儿生长发育。氨茶碱和硫酸镁亦有恢复胎盘输送功能的作用。

2.肝素合剂

对妊高征或合并慢性肾炎所致的 IUGR,舒张压≤14.7 kPa(110 mmHg)者,可用肝素合剂,即低分子右旋糖酐 500 mL＋肝素 12.5～25 mg＋丹参液 5 支,静脉滴注 5～7 h,同时给予 10％GS500 mL＋CoA100 U＋Vit C0.5,静脉滴注 5～7 d 为一疗程。肝素合剂可达到解痉降压、降低血黏度及改善胎儿胎盘功能和促进胎儿发育的作用。亦可改用阿司匹林、潘生丁、藻酸双酯钠等抗血小板药治疗 IUGR。

3.补充营养

对营养不良孕妇补充营养,可改善胎儿宫内发育。因脂肪进入体内代谢而产生的酮症对胎儿有不良影响,故宜选用葡萄糖和氨基酸作为主要热量来源。其补充途径如下所示。

(1)口服:适用于无胃肠道病患者。

（2）静脉注射：为临床上广为接受的方法。

（3）羊膜腔内营养物输注：羊膜腔中注入氨基酸后胎儿、胎盘能很快吸收，是一种胎盘旁路途径，不受胎盘功能障碍的影响。

（四）终止妊娠

大约 2/3 的 IUGR 胎儿可耐受产程中的宫缩力而不出现胎儿窘迫现象，约 1/3 将出现胎心率异常，主要表现为晚期迟发减速和(或)胎儿酸中毒。一般认为一旦妊娠已达肺成熟，生长发育迟缓胎儿应尽快离开宫腔内环境，且胎盘功能低下，胎死宫内常发生在妊娠末期。因此，IUGR 妊娠已近 38 孕周者，尽管各项监护均正常，引产仍比等待至孕 40 周自然分娩为好，在引产过程中应放宽剖宫产指征，主要包括以下几个方面。

（1）胎儿宫内窘迫为最常见的指征。对于 NST 无反应，OCT 阳性者，以直接手术为好。如产时出现胎心率(FHR)晚期减速(FHR-LD)及进行性中度到重度变异性减速(FHR-VD)，伴有胎儿头皮血 pH 低值，或持续性 FHR 基线平滑并胎心率过速时，应立即剖宫产。羊水过少，羊水 Ⅱ°以上的胎粪污染也应高度重视。

（2）头盆不称或产程停滞：因不匀称型 IUGR，胎头直径不如胎体直径那样小得明显，故仍可发生头盆称及产程停滞。

（3）臀位或横位：手术是较安全的分娩方式，可避免颅脑损伤、出血及产程中缺氧及窒息。

（4）内科合并症：治疗后病情仍有加重，宫颈不成熟，或孕妇疾病直接导致胎儿宫内有危险时，应立即手术。

（5）妊娠晚期出血：中央型前置胎盘胎肺成熟后或胎盘早剥不能立刻经阴道分娩者。

（6）剖宫产史：以往有两次或两次以上剖宫产史，特别是古典式切口者。

第十五节　妊娠期高血压病

妊娠期高血压病(hypertensive disorders in pregnancy，HIP)是妊娠期特有的疾病，本病强调生育年龄妇女发生高血压、蛋白尿等症状与妊娠之间的因果关系。多数病例在妊娠期出现一过性高血压、蛋白尿等症状，在分娩后即随之消失。该病严重影响母婴健康，是孕产妇及围生儿发病率及病死率的主要原因。

一、高危因素与病因

（一）高危因素

根据流行病学调查，发现如下高危因素：初产妇孕妇年龄小于 18 岁或大于 40 岁、多胎妊娠、妊娠期高血压病史及家族史、慢性高血压、慢性肾炎、抗磷脂综合征、糖尿病、血管紧张素基因 T235 阳性、营养不良、低社会经济状况，均与妊娠期高血压病密切相关。

（二）病因

1.异常滋养层细胞侵入子宫肌层

研究认为子痫前期患者胎盘有不完整的滋养叶细胞侵入子宫动脉，蜕膜血管与滋养母细胞共存,子宫螺旋小动脉发生广泛改变,包括血管内皮损伤、组成血管壁的原生质不足、肌内膜细胞增生及脂类首先在肌内膜细胞其次在巨噬细胞中聚集,最终发展为动脉粥样硬化。动脉粥样硬化导致动脉瘤性扩张,使螺旋动脉不能适应常规功能,同时动脉粥样硬化导致螺旋动脉狭窄、闭锁,引起胎盘流量灌注不足,引发妊娠期高血压病一系列症状。

2.免疫机制

妊娠被认为是成功的自然同种异体移植,其成功有赖于胎儿母体间免疫平衡。胎儿在妊娠期内不受排斥是因为胎盘的免疫屏障作用、母体内免疫抑制细胞及免疫抑制物的作用。研究发现子痫前期呈间接免疫,镜下确定胎盘母体面急性排斥反应,针对胎盘抗原形成的封闭抗体下降,使胎盘局部免疫反应与滋养细胞表达 TCX 抗原形成的保护性减弱。子痫前期孕妇组织相容性抗原 HLA-DR,明显高于正常孕妇。

HLA-DR,在妊娠期高血压病中的作用可能为:①直接作为免疫基因,通过免疫基因产物如抗原影响巨噬细胞呈递抗原;②与疾病致病基因连锁不平衡;③使母胎间抗原呈递及识别功能降低,导致封闭抗体产生不足最终导致妊娠期高血压病的发生。

3.血管内皮细胞受损

炎性介质如肿瘤坏死因子、白细胞介素-6、极低密度脂蛋白等可能促成氧化应激,导致类脂过氧化物持续形成,产生大量毒性因子,引起血管内皮损伤,干扰前列腺素平衡。生化指标可见到纤维连接素、Ⅵ因子有丝分裂原、内皮素、血栓素 B_2(TXB_2)和 β 血栓素增加,一氧化氮(NO)、PGI 和抗凝血酶减少。研究认为这些毒性因子可能来源于胎盘及蜕膜。因此胎盘血管内皮损伤可能先于全身其他脏器。

4.遗传因素

妊娠期高血压病存在家庭遗传倾向,研究发现血管紧张素原基因 T235 变异的妇女妊娠期高血压病发病率较高。遗传性血栓形成可能发生子痫前期。单基因假设能够解释子痫前期的发生,但多基因遗传也不能排除。

5.营养缺乏

已发现多种营养如低清蛋白血症、钙、镁、锌、硒等缺乏与子痫前期的发生发展有关。对高危因素的孕妇自孕 20 周起每日补钙 2g 可以减低妊娠期高血压病的发生,自孕 16 周开始每日补充维生素 E 400U 和维生素 C 100mg 可使妊娠期高血压病的发生率下降 18%。

6.胰岛素抵抗

近年研究发现妊娠期高血压病患者存在胰岛素抵抗,高胰岛素血症可以导致 NO 合成下降及脂质代谢紊乱,影响前列腺素 Ep 的合成,增加外周血管阻力,升高血压。因此胰岛素抵抗与妊娠期高血压病有关,但仍需进一步研究。

二、病理生理变化及对母儿影响

本病的基本病理变化为全身小血管痉挛,全身各系统各脏器灌注减少,对母儿造成危害,甚至导致母儿死亡。

(一)脑

脑血管痉挛、缺血、水肿、栓塞、出血。局部出血导致昏迷、视力下降。大范围脑水肿可致中枢神经系统症状,如感觉迟钝、混乱、脑疝形成等。研究认为子痫与脑血管自身调节功能丧失有关。

(二)肾脏

肾小球扩张,内皮细胞肿胀,纤维素沉积于内皮细胞。血浆蛋白自肾小球漏出形成蛋白尿,蛋白尿的多少标志着妊娠期高血压病的严重程度。肾功能严重损害可导致少尿及肾衰竭,病情严重时可有肾脏实质损害,若伴有肾皮质坏死,肾功能将无法逆转。

(三)肝脏

子痫前期可出现肝功能异常,各种转氨酶升高,碱性磷酸酶升高。肝脏的特征性损害肝门静脉出血,肝细胞出血坏死,肝被膜下出血,亦可发生肝破裂危及母儿生命。

(四)心血管

血管痉挛,血压升高,外周阻力增加,心肌收缩力和射血阻力增加,心排出量明显减少,心血管系统处于低排高阻状态,心室功能处于高动力状态,加之血管通透性增强,血液进入细胞间质,心肌缺血,点状出血或坏死,肺水肿,严重时导致心力衰竭。

(五)血液

1.容量

由于全身小血管痉挛,血管壁渗透性增加,血液浓缩,大部分患者血容量在妊娠晚期不能像正常孕妇增加达到5 000mL,血细胞比容上升。当血细胞比容下降时,多合并贫血或溶血。

2.凝血

妊娠期高血压病患者伴有一定量的凝血因子缺乏或变异所致的高凝状态,特别是重症患者可发生微血管病性溶血。子痫前期或子痫出现微血管病性溶血,可伴有红细胞破坏的表现,即碎片状溶血。

(六)内分泌及代谢

由于血浆孕激素转换酶增加,妊娠晚期盐皮质激素增加可导致钠潴留,以蛋白尿为特征的上皮受损降低血浆胶体渗透压,患者细胞外液可超过正常妊娠,但水肿与妊娠期高血压病的严重程度及预后关系不大。

(七)子宫胎盘血流灌注

血管痉挛导致胎盘灌注下降,底蜕膜血管动脉粥样硬化,胎盘绒毛变性、出血、梗死,胎盘早剥。

三、分类及临床表现

重度子痫前期是妊娠20周后出现高血压、蛋白尿且伴随以下至少一种临床症状和体征者。

子痫前可有不断加重的重度子痫前期,但子痫也可发生于血压升高不显著,无蛋白尿的患者。

子痫抽搐发展迅速。前驱症状短暂,表现为抽搐、面部充血、口吐白沫、深昏迷;随之深部肌肉僵硬,很快发展成典型的全身高张阵挛惊厥、有节律的肌肉收缩和紧张,持续1~1.5 min,期间患者无呼吸动作;此后抽搐停止,呼吸恢复,但患者仍昏迷,最后意识恢复,但困惑、易激惹、烦躁。

四、诊断

根据病史、临床表现、体检及辅助检查能做出诊断,同时应注意有无并发症及凝血功能障碍。

(一)病史

详细询问患者孕前及妊娠 20 周前,有无高血压、蛋白尿和(或)水肿及抽搐等征象;既往病史中有无原发性高血压、慢性肾炎及糖尿病等;有无家族史。此次妊娠过程出现异常情况的时间及经过变化。

(二)高血压

持续血压升高至收缩压大于等于 18.7 kPa(140 mmHg)①或舒张压大于等于 12.0 kPa (90 mmHg)。舒张压不随患者情绪变化而变化是妊娠期高血压病诊断和评估预后的重要指标。间隔 4 h 或 4 h 以上两次测量舒张压大于等于 12.0 kPa(90 mmHg)才可做出诊断。

(三)蛋白尿

蛋白尿的定义是在 24 h 内尿液中的蛋白含量大于等于 300 mg 或在至少 6 h 的 2 次随机尿液检查中尿蛋白浓度为 0.1 g/L(定性＋),其准确率达 92%。应留取 24 h 尿做定量检查,也可取中段尿测定,避免阴道分泌物或羊水污染。

(四)水肿

体质量异常增加是多数患者的首发症状,体质量 1 周内增加大于等于 0.9 kg 是子痫前期的信号。水肿特点:踝—小腿—大腿—外阴—腹部。水肿局限于膝以下为"＋",延及大腿为"＋＋",延及外阴及腹壁为"＋＋＋",全身水肿或伴有腹腔积液为"＋＋＋＋"。

(五)辅助检查

1.血液检查

全血细胞计数、Hb、HCT、血黏度、凝血功能。

2.肝肾功能测定

肝细胞功能受损可致 ALT、AST 升高。患者可出现清蛋白缺乏为主的低蛋白血症,白/球蛋白比值倒置。肾功能受损时,血清 BUN、Cr、尿酸升高,Cr 升高与病情严重程度相平行。尿酸在慢性高血压患者中升高不明显,可用于鉴别。重度子痫前期与子痫应测定电解质与 CO_2 结合力,以早期发现酸中毒并纠正。

3.尿液检查

尿比重大于等于 1.020 说明尿液浓缩,尿蛋白(＋)—300 mg/24 h;尿蛋白(＋＋＋＋)—5 g/24 h。

4.眼底

视网膜小动脉的痉挛程度反映全身小血管痉挛的程度,可反映本病的严重程度。眼底的主要改变为视网膜小动脉痉挛,动脉、静脉管径之比可由正常的 2:3 变为 1:2 甚至 1:4。严重时可出现视网膜水肿,视网膜剥离,或有棉絮状渗出物及出血,患者可出现视物模糊或突然失明,但产后多可逐渐恢复。

5.其他

心电图,超声心动图,胎盘功能,胎儿成熟度检查,脑血流图检查等。

---

① 临床上仍习惯以 mmHg 作为血压的单位,1 mmHg＝0.133 kPa,1 kPa＝7.5 mmHg。全书同。

五、鉴别诊断

子痫前期应与妊娠合并原发性高血压或慢性肾炎等相鉴别,子痫应与癫痫、脑出血、癔症、糖尿病所致的酮症酸中毒或高渗性昏迷、低血糖昏迷等相鉴别。

六、预测

预测方法很多,均在妊娠中期进行,预测为阳性者应密切随诊。

(一)平均动脉压测定

MAP＝(收缩压＋舒张压×2)/3 当 MAP 大于等于 11.3 kPa(85 mmHg)表示有发生子痫前期的倾向。当 MAP 大于等于 18.7 kPa(140 mmHg)时,易发生脑血管意外,导致孕妇昏迷或死亡。

(二)翻身试验(ROT)

孕妇左侧卧位测血压直至血压稳定后,翻身仰卧 5min 再测血压,若仰卧位舒张压较左侧卧位大于等于 2.7 kPa(20 mmHg),提示有发生子痫前期倾向。

(三)血液流变学试验

当 HCT 大于等于 0.35;全血黏度大于 3.6;血浆黏度大于 1.6 时,提示有发生子痫前期倾向(低血容量及血液黏度高是发生妊娠期高血压病的基础)。

(四)尿 Ca 测定

尿 Ca/Cr 比值的降低早于妊娠期高血压病的发生,若小于等于 0.04 有预测子痫前期的价值。妊娠期高血压病患者尿钙排泄量明显降低。

(五)子宫动脉测定

子宫动脉血流波动指数(PI)的预测价值较肯定。妊娠早期子宫动脉 PI＞95％,妊娠中期(23 周)子宫动脉 PI＞95％,预测子痫前期的敏感度较高。

(六)生化指标

①可溶性酪氨酸激酶 1(sFlt-1)升高者子痫前期的发生率升高 5～6 倍;②胎盘生长因子(PLGF)在妊娠 5～15 周血清浓度＜32 pg/mL,妊娠 16～20 周＜60 pg/mL,对子痫前期预测的敏感性、特异度较高;③胎盘蛋白 13(PP13)可作为早发型子痫前期危险评估的合理标志物;④可溶性内皮因子(sEng)在子痫前期(PE)临床症状出现前 2～3 个月水平即已升高,预测的敏感性较强。

(七)联合预测

1.分子标志物间联合

sFlt-1/PLGF＞10 提示 5 周内可能发生 PE;妊娠早期 PLGF 联合 PP13,PLGF 联合 sEng,预测检出率较高。

2.分子标志物联合子宫动脉(UA)多普勒

UA 多普勒联合 PP13 及 β-HCG,检出率高达 100％,假阳性率仅 3％;UA 多普勒联合 PLGF 或 sFlt-1 或 sEng;UA 多普勒联合 PP13 及妊娠相关血浆蛋白 A(PAPP-A);抑制素 A 联合 UA 多普勒,检出率较高,假阳性率较低。

七、预防

由于妊娠期高血压病的病因不明,若能做好以下预防措施,对预防妊娠期高血压病有重要的作用。

（1）建立健全三级妇幼保健网，开展围妊娠期及围生期保健工作。

（2）加强健康教育，使孕妇掌握孕期卫生的基础知识，自觉产检。

（3）指导孕妇合理饮食与休息：进食富含蛋白质、维生素、铁、钙、镁、硒、锌等微量元素的食物及新鲜蔬果，减少动物脂肪及过量盐的摄入，但不限制盐和液体的摄入。保持足够的休息和愉快心情，坚持左侧卧位增加胎盘绒毛的血供。

（4）补钙预防妊娠期高血压病。每日补钙 $1\sim2$ g 可有效降低妊娠期高血压病的发生。

八、并发症

重度子痫前期，可能发生胎盘早剥、心力衰竭、肺水肿、凝血功能障碍、脑出血、急性肾衰竭、溶血、肝酶水平增高、低血小板计数综合征（HELLP 综合征）、产后出血及产后血液循环衰竭等并发症。这些并发症都可导致患者死亡。此外，由于子宫小动脉痉挛，可引起胎盘供血不足，胎盘功能减退，可致胎儿窘迫、胎儿发育迟缓、死胎、死产或新生儿死亡。

九、治疗

妊娠期高血压病治疗目的和原则是争取母体可完全恢复健康，胎儿生后可存活，以对母儿影响最小的方式终止妊娠。

（一）妊娠期高血压

妊娠期高血压可住院，也可在家治疗。

1.休息

适当减轻工作，注意休息，保证充分的睡眠，休息每日不少于 10 h。左侧卧位：左侧卧位可减轻右旋子宫对腹主动脉和下腔静脉的压力，增加回心血量，改善肾血流量增加尿量，并有利于维持正常的子宫胎盘血液循环。近年来报道右侧卧位也有相似作用。

2.镇静

对于精神紧张、焦虑或者睡眠欠佳的患者可给予镇静药。地西泮 $2.5\sim5$ mg/d，口服。

3.密切监护母儿状态

应注意是否有头痛、视力改变、上腹部不适等症状。每日测体质量、血压，每 2d 复查尿蛋白。定期监测血液、胎儿发育和胎盘功能。

4.间断吸氧

间断吸氧可增加血氧含量，改善主要脏器和胎盘血供。

5.饮食

应注意摄入足够蛋白质、维生素，补足铁、钙、碘和必要的微量元素。食盐不必严格限制，以防低钠血症，以致产后血液循环衰竭。因为长期低盐饮食可影响食欲，减少蛋白质的摄入，对母儿均不利。全身水肿应限制食盐。

（二）子痫前期

应住院治疗，防止子痫及并发症发生。治疗原则为休息、镇静、解痉、降压、合理扩容及必要时利尿、密切监测母胎状态、适时终止妊娠。

1.休息

同妊娠期高血压。

2.镇静

(1)地西泮(安定):具有较强的镇静、抗惊厥、肌肉松弛作用。2.5～5 mg/d 口服或 10 mg 肌内注射或者缓慢静推。必要时间隔 15 min 重复给药。

(2)冬眠药物:可广泛抑制神经系统,有助于解痉降压、控制子痫抽搐。冬眠Ⅰ号合剂(氯丙嗪、异丙嗪各 50 mg,哌替啶 100 mg)1/3～1/2 量肌内注射或静脉注射,也可做静脉滴注。

3.解痉药物

首选药物是硫酸镁。

(1)作用机制:Mg^{2+} 抑制运动神经末梢释放乙酰胆碱,阻断神经肌肉接头间的信号传导,使骨骼肌松弛;Mg^{2+} 刺激血管内皮细胞合成前列环素,抑制内皮素合成,降低机体对血管紧张素Ⅱ的反应,从而缓解血管痉挛状态;Mg^{2+} 使平滑肌细胞内钙离子水平下降,从而解除血管痉挛、减少血管内皮损伤;Mg^{2+} 可提高孕妇和胎儿血红蛋白的亲和力,改善氧代谢。

(2)用药指征:控制子痫抽搐及防止再抽搐;预防重度子痫前期发展成为子痫;子痫前期临产前用药预防抽搐。

(3)用药方案:硫酸镁可采用肌内注射或静脉给药。静脉给药,首次负荷剂量:25％硫酸镁 20mL 加入 10％葡萄糖 20mL,静脉推注(5～10 min 缓慢)。继之,25％硫酸镁 60 mL 加入 5％葡萄糖 500 mL,静脉滴注,1～2g/h。根据血压情况,决定是否加用肌内注射,25％硫酸镁 20mL 加 2％利多卡因 2mL,臀肌深部注射,每日 1～2 次,每日总量为 25～30 g,用药过程中可监测血清镁离子浓度。

(4)毒性反应:正常孕妇血清镁离子浓度为 0.75～1.0 mmol/L,治疗有效血镁浓度 1.8～3.0 mmol/L,若超过 3.5 mmol/L 即可发生镁中毒。硫酸镁过量会使呼吸肌及心肌收缩功能受到抑制危及生命,中毒现象首先为膝反射减弱或消失,继之出现全身肌张力减退使呼吸抑制,严重者心跳可突然停止。

(5)注意事项:用药前及用药过程中均应注意以下事项,定时检查膝反射,膝反射必须存在;呼吸≥16 次/分钟;尿量≥17 mL/h 或≥400 mL/24 h,尿少提示排泄功能受抑制,镁离子易蓄积而发生中毒。治疗时须备钙剂作为解毒药,当出现镁中毒时,立即静脉注射 10％葡萄糖酸钙 10 mL。肾功不全时应减量或停用;有条件时监测血镁浓度;产后 24～48 h 停药。

4.降压药物

理想降压目标:孕妇无并发脏器功能损伤,收缩压应控制在 130～155 mmHg,舒张压应控制在 80～105 mmHg;孕妇并发脏器功能损伤,收缩压应控制在 130～139 mmHg,舒张压应控制在 80～89 mmHg。为保证子宫胎盘血流灌注,血压不可低于 130/80 mmHg。

(1)肼屈嗪(肼苯达嗪):为周围血管扩张药,能扩张周围小动脉,使外周阻力降低,从而降低血压,并能增加心搏出量、肾血流量及子宫胎盘血流量。降压作用快,舒张压下降效果显著。不良反应为头痛、皮肤潮红、心率加快、恶心等。常用剂量为 10～20 mg,2～3 次/天,口服;5～10 mg 加入 5％葡萄糖液中,缓慢静脉注射,继之以 10～20 mg 加入 5％葡萄糖液 250 mL 中静脉滴注。

(2)拉贝洛尔:是肾上腺素能 α、β 受体阻断药,对 α、β 受体均有抑制作用,并能直接作用于血管,降低血压,不影响子宫胎盘血流量,对孕妇及胎儿心率无影响。不良反应为头痛及颜面潮红。①用法:50～150 mg 口服,3～4 次/天;②静脉注射:初始剂量 20 mg,10 min 后若无有效降压则剂量加倍,最大单次剂量 80 mg,直到血压被控制,每日最大总剂量 220 mg;③静脉滴注:50～100 mg 加入 5％葡萄糖 250～500 mL,根据血压调整滴速,待血压稳定后改为口服。

(3)硝苯地平(心痛定):为钙离子拮抗药,抑制钙离子内流,能松弛血管平滑肌,扩张冠状动脉及全身周围小动脉,降低外周血管阻力,使血压下降,剂量为 10 mg,3 次/天,总量在 60 mg/24 h 以内,不主张舌下含化。

(4)尼莫地平:为很强的亲脂性钙拮抗药,有持久明显的脑血管扩张作用。每次 40 mg,3 次/天,24 h 最大用量为 240 mg。

(5)甲基多巴:中枢性降压药,兴奋血管运动中枢的 α-受体,从而抑制外周交感神经,使血压下降。用法为 250 mg 口服,3 次/天。

(6)硝普钠:为强有力的速效血管扩张药,扩张周围血管使血压下降,由于药物能迅速透过胎盘进入胎儿体内,并保持较高的浓度,其代谢产物(氰化物)对胎儿有毒性作用,分娩期或血压过高时,其他药物效果不佳时,方可考虑使用。用法:50 mg 加入 5％葡萄糖 500 mL,以 0.5～0.8 μg/(kg·min)静脉缓滴。用药期间,应严密监测血压及心率。

(7)肾素-血管紧张素类药物:可导致胎儿生长受限、胎儿畸形、新生儿呼吸窘迫综合征,妊娠期禁用。

5.扩容

一般不主张应用扩容药,仅用于严重的低蛋白血症、贫血,可选用人血清蛋白、血浆、全血等。

6.利尿

一般不主张应用,仅用于全身性水肿、急性心力衰竭、肺水肿、血容量过多且伴有潜在性肺水肿者。常用利尿剂有呋塞米、甘露醇。

7.适时终止妊娠

适时终止妊娠是治疗妊娠期高血压病极为重要的措施之一。终止妊娠的指征有以下几项。

(1)子痫前期患者经积极治疗 24～48 h 仍无明显好转者。

(2)子痫前期患者孕周已超过 34 周。

(3)子痫前期患者孕周不足 34 周,胎盘功能减退,胎儿已成熟者。

(4)子痫前期患者,孕周不足 34 周,胎盘功能减退,胎儿尚未成熟者,可用地塞米松促胎肺成熟后终止妊娠。

(5)子痫控制后 2h 可考虑终止妊娠。

终止妊娠的方式:①引产,适用于病情控制后,宫颈条件成熟者。破膜、缩宫素引产。第一产程保持产妇安静和充分休息;第二产程侧切、胎头吸引、产钳助产缩短产程;第三产程应预防产后出血。产程中应加强监测,一旦病情加重,立即以剖宫产结束分娩。②剖宫产:适用于有产科指征者,宫颈条件不成熟、短期不能经阴道分娩、引产失败、胎盘功能明显减退、或已有胎儿窘迫征象者。

延长妊娠的指征:①孕龄小于 32 周,治疗好转,无胎儿情况恶化;②孕龄 32～34 周,24 h 尿蛋白定量小于 5 g 胎儿指标良好,重度子痫前期治疗后血压下降,无症状。

产后子痫多发生于产后 24 h 至 10 d 内,故产后不应放松子痫的预防。

(三)子痫处理

子痫为重度妊娠期高血压病最严重阶段,一旦发生抽搐,母儿病死率均明显增高。

1.子痫处理原则

控制抽搐,纠正缺氧和酸中毒,控制血压,抽搐控制后终止妊娠。

(1)控制抽搐:①25％硫酸镁 20 mL 加于 25％葡萄糖液 20 mL 静脉推注(大于 5 min),继之以 2 g/h 静脉滴注,维持血药浓度,必要时,加用有效的镇静药物;②用 20％甘露醇 250 mL 快速静脉滴注降低颅内压。

(2)血压过高时给予降压药。

(3)纠正缺氧和酸中毒:间断面罩吸氧,根据 CO_2 结合力及尿素氮值给予适量的 4％NaH-CO_3 纠正酸中毒。

(4)终止妊娠:抽搐控制后2h可考虑终止妊娠。对于早发性高血压治疗效果较好者,可适当延长孕周,但需严密监护孕妇和胎儿。

2.护理

保持环境安静,避免声光刺激;吸氧;专人护理,严密监测血压、脉搏、呼吸、体温、尿量(留导尿管);置牙垫防止口舌咬伤;防止窒息;防止坠地受伤。

密切观察病情变化:及早发现心力衰竭、脑出血、肺水肿、HELLP 综合征、肾衰竭、DIC 等并发症,并积极处理。

第十章 妊娠合并症

第一节 妊娠合并甲状旁腺疾病

一、甲状旁腺功能亢进

甲状旁腺功能亢进（hyperparathyroidism，HPT）简称甲旁亢，合并妊娠者罕见。育龄妇女原发性甲状旁腺功能亢进的发病率为 0.15%～0.3%，而孕期却罕见。其原因可能为本病患者不易受孕，且易流产；另一原因是妊娠期漏诊。

本病以 20～50 岁多见，女性多于男性。一般起病缓慢，临床表现多种多样，有的以屡发肾结石为主要表现；有的以骨病为主要表现；有的因血钙过高而呈神经官能症症状，有的因多发性内分泌腺瘤而被发现；有的始终无症状。

（一）病因

85%～90% 患者为单个甲状旁腺腺瘤。少数是由于腺体增生，后者占 15%，个别是异位甲状旁腺、甲状旁腺腺瘤。由于甲状旁腺腺瘤、腺体增生，导致甲状旁腺激素分泌过多而发生一系列钙磷代谢的紊乱。甲状旁腺功能亢进的真正病因并不清楚，某些病例有遗传倾向。

（二）发病机制

甲状旁腺功能亢进，甲状旁腺激素（PTH）分泌增加，PTH 是一种单链多肽，含 115 个氨基酸，PTH 和维生素 D 调节钙和磷代谢。

甲状旁腺激素能促进肾脏形成有活性的维生素 D 代谢物。甲状旁腺激素的作用有动员骨内的钙和磷酸盐入血，加速骨的吸收；增加肾小管对钙的重吸收；增加肠道对钙的吸收；减少肾小管对磷酸盐的吸收。甲状旁腺激素从腺体释放后，约数分钟内使钙进入细胞外液。甲状旁腺功能亢进时，甲状旁腺激素分泌长期增加，将抑制成骨细胞的功能，并促进骨质溶解。妊娠合并甲旁亢后新生儿患病率及病死率均增高，80% 并发流产、死胎或新生儿手足搐搦症。合并本病孕妇因血钙升高，钙主动通过胎盘，使大量钙移行至胎儿，胎儿血钙浓度升高，通过调节使甲状旁腺分泌的 PTH 减少，继之活性维生素 D_3 的分泌也减少，动员骨钙的量减少。新生儿出生后，突然脱离了高钙环境，新生儿血钙由高水平突然下降，刺激新生儿甲状旁腺分泌甲状旁腺激素，这需要一定时间，因此新生儿出生后短期内可因低血钙而发生手足搐搦症、新生儿抽搐，严重者可造成永久性甲状旁腺功能减退，增加新生儿患病率及病死率。

（三）并发症

母体并发症有剧吐、肾结石及肾盂肾炎、胰腺炎、消化性溃疡、高血压及骨疾病。患儿受长期高血钙反馈，引起甲状旁腺发育不良，或甚至不发育。娩出后即出现低血钙，25%～50% 新生儿出现低钙惊厥。新生儿低钙血发病时间，产后 72 h 内及产后 7 d 为两个高峰期。新生儿低血钙症，总钙 < 1.75 mmol/L，游离钙 < 0.625 mmol/L。50% 新生儿低血钙者，血镁也低于正常。妊娠合并 HPT，如不治疗，流产、死产及新生儿病死率均高。

(四)诊断

确诊有赖于实验室检查。

血总钙升高,游离钙升高,血磷降低,PTH 明显升高。但轻症血钙可呈正常高值。甲状腺区 B 超有助于诊断。

(五)治疗

一旦明确诊断,原则上应采取手术治疗,切除腺瘤或部分切除增生的腺体。手术探查时,如仅一个甲状旁腺肿大,提示为单个腺瘤,应切除肿瘤。如 4 个腺体均增大,提示为增生,应切除 3 个腺体,第 4 个切除 50%,必要时做冰冻切片病理检查。妊娠期行甲状旁腺手术,最好选择妊娠 16～26 周进行,此时最为安全,妊娠末期手术会增加早产的危险性,可保守治疗,待产后行手术治疗。

妊娠早期发生甲旁亢一般主张终止妊娠,如胎儿珍贵或不愿终止妊娠者可保守治疗,待妊娠中期手术治疗。

合并本病孕妇包括有手术禁忌证者,要根据病因、疾病轻重程度、症状及全身情况,做个别监护和治疗。给予低钙饮食、静滴盐水、给予呋塞米,并口服有机磷药物每天 1.5～2.5 g,糖皮质激素等治疗。无症状者可严密观察,一般预后良好。

二、甲状旁腺功能减退

甲状旁腺功能减退为具有生物活性的甲状旁腺激素分泌减少所致。其原因有甲状腺手术时误切,也可因自体免疫性疾病引起。柔红霉素、阿糖胞苷等化疗药及胸部放疗,也有可能造成本症。甲状旁腺功能减退产生低血钙和高血磷。

轻症的甲状旁腺功能减退可无症状;严重者可由于游离血钙降低产生相应症状,例如因神经肌肉兴奋性升高而致 Chvostek 征阳性,即轻叩面神经部位可导致口眼鼻周肌肉痉挛。其他可有视神经盘水肿,脑脊液压力升高,甚至精神症状。

妊娠合并甲状旁腺功能减退,母儿并发症均高。孕妇发生各种低钙高磷的并发症;胎儿因继发性甲状旁腺功能亢进而导致头颅脱钙。胎儿、新生儿病死率高。孕期如治疗得当,使血钙保持正常,则很少发生严重并发症。

治疗的目的是给甲状旁腺功能减退的孕妇补充足量的钙,提高母体血钙浓度使之尽量达到正常范围,每天口服钙 3～5 g,补充维生素 D 5 万单位或 15 万单位,妊娠期定期监测血钙水平,调整钙剂和维生素 D 的用量。有学者推荐应用有活性的维生素 D,即 α-骨化三醇(1,25-二羟胆钙化醇)能增加钙、磷在肠内的吸收,每天口服 2～3 μg。随妊娠进展,钙与维生素 D 需要逐渐增加,应维持正常的血清钙值。甲状旁腺功能减退产妇在临产和分娩时,由于高通气和屏气用力,常发生手足搐搦。

如血钙低时可静脉给予葡萄糖酸钙。安慰产妇,避免高度通气。产后需要调整钙剂和维生素 D 的用量,因为一则是胎儿需求中止,二则是哺乳或不哺乳产妇对钙和维生素 D 的需求有所不同,哺乳妇女需要补充更多的钙和维生素 D,不哺乳的母亲一般恢复到孕前钙和维生素 D 的用量。

第二节　妊娠合并肾上腺疾病

一、肾上腺皮质功能亢进（库欣综合征、皮质醇增多症）

（一）病因

1.垂体分泌促肾上腺皮质激素（ACTH）过多

这是本病最常见的类型，占 70％。多见（80％）的病变为垂体 ACTH 微腺瘤，10％为垂体前叶大腺瘤，10％为下丘脑功能紊乱，分泌促肾上腺皮质激素释放激素（CRH）过多，通过调节使 ACTH 分泌增加。过量的 ACTH 刺激双侧肾上腺皮质弥散性增生，束状带细胞增生肥大，可分泌大量的糖皮质激素，网状带的雄激素也可以分泌增多。久病或年龄较大的患者，增生的肾上腺皮质可出现结节，并有一定的自主性功能。

2.肾上腺皮质肿瘤

肾上腺皮质肿瘤占皮质醇增多症发病的 25％（20％为腺瘤，5％为腺癌）。这些肿瘤的生长和分泌功能为自主性，不受垂体 ACTH 的控制，肿瘤分泌大量的皮质醇，可反馈抑制垂体 ACTH 的释放。患者血中 ACTH 降低，瘤外同侧及对侧肾上腺皮质萎缩。儿童患皮质腺癌者较多见。

3.异位 ACTH 综合征

肺癌、胸腺癌和胰腺癌、甲状腺髓样癌可产生 ACTH，刺激肾上腺皮质分泌过量的糖皮质激素。

（二）发病机制

库欣综合征患者的垂体前叶嗜碱性细胞常发生透明变性及空泡形成，这种改变常为肾上腺皮质激素分泌增多的结果。在这种情况下，促性腺激素的分泌无疑会受到影响，卵巢乃发生相应改变，卵泡发育受阻，形成大量闭锁卵泡而导致闭经。虽然闭经是综合征的突出症状之一，但仍有 20％患者有正常月经，并能怀孕。常在妊娠期或妊娠结束后才首次出现临床症状，因此推测在妊娠前为一轻症患者，妊娠及分娩后病情加重。

（三）临床表现

皮质醇增多症的临床表现是由于体内皮质醇过多，引起糖、蛋白质、脂肪、电解质代谢紊乱及多种器官功能障碍所致。主要临床表现有满月脸、向心性肥胖、紫纹、痤疮、糖尿病倾向、高血压、骨质疏松、闭经、乏力等。

（四）诊断

妊娠期由于糖类皮质激素和盐类皮质激素代谢发生改变，随孕期增长，皮质醇及醛固酮的产生也相应增多，故妊娠期皮质醇增多症的诊断有一定困难。妊娠合并皮质醇增多症的典型患者有满月脸、腹部及四肢内侧紫纹、痤疮、体质量增加、血糖升高；实验室检查 24 h 尿 17-羟皮质类固醇（17-OHCS）及游离皮质醇明显升高；肾上腺部位 B 超检查及肾周充气造影可有助于诊断。

（五）并发症

妊娠高血压、先兆子痫几乎不可避免，肺水肿也较为常见。妊高征常出现早，多在孕 24 周前发生，可能与肾上腺皮质功能亢进、醛固酮分泌增多而引起钠水潴留有关。流产、早产、死胎可占妊娠总数的 65%,可能与严重先兆子痫及皮质类固醇具有强烈抗胰岛素作用使血糖升高有关。

(六)治疗

垂体 ACTH 腺瘤可用 5-羟色胺拮抗剂有治疗成功者,也有经蝶窦垂体腺瘤手术治疗成功正常足月分娩者。

妊娠期由于肾上腺皮质肿瘤引起肾上腺皮质功能亢进者,经确诊后可考虑手术。Bevan 认为妊娠期间手术是安全的。可显著减少死胎和早产的发生率。

二、肾上腺皮质功能减退

肾上腺皮质功能减退是由于肾上腺皮质激素分泌不足引起的疾病,分慢性和急性两类。一般为慢性,即艾迪生(Addison's)病。慢性肾上腺功能减退绝大部分(85%)是由于自体免疫疾病引起,可与其他自体免疫疾病同时存在。AIDS 和肾上腺结核也可发生肾上腺皮质功能减退。此外,本症也可继发于垂体功能减退(如席汉氏综合征)或下丘脑功能减退。

慢性肾上腺皮质功能减退早期主要有疲劳、虚弱、皮肤色素沉着、厌食、恶心及直立性低血压、低血糖;晚期有严重盐皮质激素缺乏时,肾钠丢失,血容量减少,出现体质量减轻、脱水、低血压及心脏变小致循环虚脱。也常伴有恶心、呕吐及腹泻,头晕等。妊娠期慢性肾上腺皮质功能减退可由于妊娠期的种种应激状态,如妊娠剧吐、分娩、手术,感染等而发生危象,即急性肾上腺皮质功能减退;先兆子痫,产后出血等也可诱发之。

(一)诊断

妊娠期慢性肾上腺皮质功能减退易被忽略。因为色素沉着、疲劳、呕吐等症状也常发生在孕期。

本症的色素沉着有其特征性,即在黏膜、非暴露区等处均可发生。妊娠剧吐持续至妊娠中期者应注意与本症鉴别。

实验室检查有低钠,高钾,低血糖,嗜伊红细胞或淋巴细胞增多。有时可有高血钙。

由于妊娠期血浆皮质醇升高,故依靠皮质醇测定做诊断有困难。如皮质醇较低,同时血浆 ACTH 升高,两者结合可作为诊断依据。肾上腺自身抗体测定对自体免疫性疾病作为病因有诊断价值。

肾上腺 MRI 如发现钙化提示肾上腺结核或霉菌病。

(二)治疗

纠正肾上腺皮质功能不全的治疗原则与非妊娠期相同。

1.病因治疗

患有结核应采取相应的抗结核治疗。

2.避免应激,预防危象

避免体力与精神上的过度疲劳,尽量防止感染、损伤、呕吐、腹泻等。

3.纠正代谢紊乱

饮食需富含糖类、蛋白质及维生素,多钠盐,少钾盐。如食物中氯化钠不足可用药片补充,每天需 10 g 以维持电解质平衡。

4.内分泌替代补充

妊娠期用药剂量应控制在必需的最低量,遇应激时则适当增加。

（1）皮质醇类激素治疗：①皮质素（可的松）：每天口服醋酸可的松 12.5～37.5 mg，少数患者可能需每天 50 mg 剂量，分配以晨间较大，午后较小，傍晚最小；②皮质醇（氢化可的松）：一般剂量 5～30 mg；③去氢皮质素（泼尼松）及去氢皮质醇（泼尼松龙）：这两者为人工合成的糖类皮质激素，于皮质素及皮质醇结构 C_1～C_2 位之间去氢后对糖代谢可加强 5 倍，但对盐类代谢则相对减弱，治疗剂量可比上述皮质素等相应减少至 1/5，一般口服。本组药的缺点是对水盐代谢调节作用较小。

（2）醛固酮类（盐类）激素治疗：一般不需常规应用，除非经醋酸可的松及高盐饮食治疗后不能维持血钠及血压于正常水平或有明显消瘦者可应用。①氟氢可的松每天 0.05～0.2 mg口服；②11-去氧皮质酮每天 1～2 mg，肌肉注射，一般不超过每天 5 mg；③甘草流浸膏：每天20～40 mL（1：4 稀释后口服），可以替代去氧皮质酮调节水、电解质的代谢，但最好与皮质素（或皮质醇）同用，其中主要成分为甘草次酸，有滞钠、氯及水与排钾作用。

5. 妊娠与分娩期处理

妊娠早期、分娩期及产后早期这 3 个时期应特别注意，处理不当可发生危象。

（1）妊娠早期：早孕反应如恶心、呕吐，常诱发缺钠、水盐平衡失调，以致血容量减少，血糖下降，血压下降等，故应注意电解质和水分的补充，并酌情增加激素用量，以防发生危象。有肾上腺皮质功能减退的孕妇并不一定要人工流产，由于替代疗法和抗生素治疗的进展，一般认为预后良好，病死率明显下降。Cohen 报道，1903 年前患肾上腺皮质功能减退的孕妇病死率为35％；1940～1947 年 为 18％；MeFarlane 等 报 道，1948～1955 年 为 7％；Osier 报 道，1956～1960 年在足够内分泌治疗后，已无一例孕产妇死亡。

（2）妊娠中期：因体内皮质素和醛固酮的产生相应增多，使症状有所改善，有主张减少类固醇剂量或仍维持原剂量。

（3）妊娠晚期：由于胎盘分泌的雌激素及孕激素水平升高，盐的潴留可能略有改善，患者自觉症状好转。但妊娠对肾上腺功能不全并不产生保护作用。整个妊娠期均需应用激素替代治疗，未经治疗孕妇可使病情进行性恶化。

（4）分娩期：因体力消耗、疼痛出血等，可能发生危象，应及早预防，提早住院待产。①引产问题：Osler 报道，患本病的孕妇孕期较对照组延长 13 d，应尽量避免引产，自然分娩最为理想；②激素用量：临产后增加氢化可的松，每天 100～200 mg，分娩后继续应用 1～3 d，分娩后7 d内逐渐递减至正常维持量；③分娩方式：采取最简单的分娩方式结束分娩，如会阴切开缩短第二产程等，任何较大手术都可引起严重后果。手术产均应有产科指征，可适当放宽剖宫产指征，分娩过程中注意补充葡萄糖盐水，预防出血和感染。患者对阿片类药物、麻醉剂耐受性差，麻醉以局部、神经阻滞麻醉等方式为妥。如需应用阿片类药物，宜减半剂量。

（5）产后及产褥早期：生理性利尿、出汗、低血糖，均可促使危象发生，故应注意水电解质、葡萄糖及皮质激素用量问题。充分治疗者可以考虑哺乳；新生儿，尤其是足月产婴儿预后良好。新生儿一般不需特殊处理，但有人认为，由于孕妇孕期应用肾上腺皮质激素，可通过胎盘进入胎儿体内影响胎儿肾上腺皮质功能，故新生儿出生后 1～3 d 内可应用少量可的松，以防发生肾上腺皮质功能不全。

孕期应用治疗量糖皮质激素未发现神经或心理异常。

三、原发性醛固酮增多症

妊娠期原发性醛固酮增多症罕见。本症应与妊娠高血压综合征等鉴别。孕期本症的高血压及低血钾可加剧,产后则因失去孕酮对醛固酮的拮抗作用而病情可加重。原发性醛固酮增多症的特征为高血压,伴低血钾、低肾素、高醛固酮。本症 70% 是因为肾上腺腺瘤,通常为单侧。其他病因有肾上腺皮质增生,肾上腺腺癌,某些卵巢肿瘤等。也有原因不明的特发性醛固酮增多症。

(一)诊断

高血压患者,大都为继发性高血压,其中包括原发性醛固酮增多症;高血压患者如用一般降压药物效果不佳时,伴有多饮、多尿,特别是伴有自发性低血钾及周期性瘫痪,且麻痹发作后仍有低血钾或心电图有低钾表现者;高血压患者用排钾利尿剂易诱发低血钾者。

肾上腺部位 MRI 及超声诊断有对肾上腺腺瘤、腺癌等诊断及定位价值。

(二)治疗

肾上腺腺瘤切除,在整个孕期均可进行。

因故暂不能进行手术者,应补钾及控制血压,可用甲基多巴,拉贝洛尔(La-betalol)或阿米洛利(Amiloride)。孕期禁用血管紧张素转换酶抑制剂。

四、嗜铬细胞瘤

妊娠期罕见,发生率仅十万分之二。半数患者可出现典型的阵发性高血压及其引起的最常见的三联症,即头痛、心悸、多汗,也可出现焦虑及胸痛。症状可因运动而诱发,宫缩甚至胎动也可诱发之。妊娠期本症应与先兆子痫鉴别。

(一)诊断

测定尿中游离儿茶酚胺、去甲肾上腺素、肾上腺素及此类物质的甲基化代谢物,或甲基化去胺代谢物-香草苦杏仁酸(VMA)。同时测定多种代谢物可提高诊断正确率。

肾上腺部位 MRI 检查有助于确诊及定位。未发现 MRI 磁场对胎儿引起危害。CT 可检测出 85%～95% 直径>1 cm 的肾上腺腺瘤。腹部 CT 检查,估计胎儿接受 1.6 拉德辐射量(安全剂量为 2.5 拉德)。B 超也有助于诊断。

(二)治疗

确诊后即先给 α-肾上腺素能阻滞剂,然后再给 β-肾上腺素能阻滞剂,以控制心动过速,以及快速型心律不齐。高血压危象可用酚妥拉明或硝普钠。室性心律不齐可用胺碘酮(Amiodarone)或利多卡因。早孕及中孕时经药物控制 10～14 d 后可手术切除肿瘤。晚孕时如胎儿已成熟,可先剖宫产后再手术切除肿瘤。术时麻醉选择十分重要。

有报道,本症孕期确诊率为 53%,治疗组无孕妇死亡,围生儿病死率为 15%。孕期未诊断及治疗者,母儿病死率分别为 17% 及 26%。

第三节　妊娠合并垂体疾病

一、催乳素腺瘤

垂体腺细胞可发生多种腺瘤,垂体腺瘤占颅内肿瘤的 15%。故妊娠合并垂体腺瘤并非十分罕见,催乳素细胞腺瘤是最常见的垂体肿瘤,可能因为妊娠期雌激素可使催乳素细胞增加到70%。临床上常用溴隐停等多巴胺激动剂(无效者用 GnRH 脉冲注射或 HMG 促排卵,少数需手术治疗)治疗垂体催乳素腺瘤及其所引起的闭经溢乳综合征,治疗成功而排卵即有受孕可能。妊娠期微小催乳素腺瘤很少在孕期长大引起并发症,故可停用多巴胺激动剂。由于蜕膜也产生 PRL,故孕期测 PRL 推测垂体腺瘤生长情况价值不大。必要时可用 MRI 检查。高分辨率头部 CT 对盆腔约造成 1 拉德的放射量(胎儿安全剂量为 2.5 拉德),即使如此,盆腔部仍应加以防护。

产后 40%～65%高催乳素血症可望自行缓解。直径大于 10 mm 的大催乳素腺瘤,如孕前未治疗,则孕期常因增大而发生视力障碍等并发症。孕前用溴隐停治疗者,孕期并发症较低。早孕时可暂停用溴隐停;中晚孕时继续。分娩时避免过度腹压。鼓励哺乳。

二、席汉综合征

由席汉氏(Sheehan)发现的一种综合征,当产后发生大出血,休克时间过长,就可造成脑垂体前叶功能减退的后遗症,表现为消瘦、乏力、脱发、畏寒、闭经、乳房萎缩等,严重者可致死。临床上称之为席汉氏综合征。

(一)发病机制

脑下垂体前叶分泌很多促激素,如促性腺激素、促甲状腺素、促肾上腺皮质激素、催乳素、生长激素等。脑垂体前叶与下丘脑之间有门静脉联系,接受下丘脑分泌的神经多肽物质。产后大出血容易引起这些门静脉发生血栓,最终导致脑下垂体前叶发生坏死,各种促激素水平大大降低,于是发生甲状腺、肾上腺皮质、卵巢等功能减退,乃至出现前面所讲的各种症状。

(二)治疗

席汉氏综合征的治疗是比较棘手的,如果脑下垂体坏死的部分不多,还剩下较多的具有功能的腺细胞,仍可以用下丘脑分泌的神经多肽促进脑垂体前叶的功能。平时一般采用药物替代疗法,即应用甲状腺素、肾上腺皮质激素、雌激素、孕激素等作为各种激素的替代,可以控制和改善症状。

第四节　妊娠期甲状腺功能亢进症

甲状腺功能亢进(甲亢)是一种常见的内分泌疾病,为甲状腺激素分泌过多所致。甲亢妇女常表现为月经紊乱、减少或闭经,生育力低。但在治疗后或未经治疗的甲亢妇女中,怀孕者亦不少,其发生率为 1 : (1 000～2 500)次妊娠。妊娠期甲亢大多数(85%以上)是 Graves 病,这是一种主要由自身免疫和精神刺激引起,特征有弥散性甲状腺肿和突眼。妊娠合并甲亢如不及时治疗,常危及孕妇本身,个别患者因分娩、产后流血、感染可诱发甲亢危象。中、重度甲亢以及症状未控制者的流产率、妊高征发生率、早产率、足月小样儿发生率,以及围生儿死亡率增高。

因此,应在孕前控制甲状腺病的病情,妊娠全过程中,更要密切监护,掌握病情,予以适当治疗。

一、诊断步骤

（一）病史采集要点

（1）询问有无甲亢病史。

（2）注意了解高代谢的临床表现：心悸、皮肤温暖、多汗、畏热、食欲亢进、急躁、情绪易激动、两手震颤等。

（3）患者是否感觉自己有眼球突出。

（二）体格检查要点

1.一般检查

休息时心率超过 100 次/分钟、脉压增大＞50 mmHg。皮肤温暖而湿润,面色发红。

2.突眼

突眼是甲亢的常见体征,患者目光炯炯有神、凝视。多为双侧。

3.甲状腺弥散性增大

触诊可觉震颤,听诊可闻及血管杂音。

4.心脏检查

可发现心界增大,心尖区可闻及收缩期杂音,部分患者出现房颤等心律失常,无心脏病的甲亢孕妇也可发生心力衰竭。

5.神经系统检查

神经系统检查可见手和舌头的细颤。

6.产科检查

（1）注意测量宫高和腹围,以估计胎儿的生长情况。

（2）胎儿心音情况,有无胎心过速或心律异常。

（三）辅助检查要点

1.实验室血清检查

各项甲状腺功能指标如血清 T_4 及 FT_4 浓度升高、TSH 值下降,偶有个别患者 T_4 值正常或处于正常值高限,可进一步检测 FT_3,有条件者还可测定血清抗体。血清总甲状腺素（TT_4）$\geqslant$180.6 nmol/L（14 μg/dL）,总三碘甲状腺原氨酸（TT_3）$\geqslant$3.54 nmol/L（230 ng/dL）,游离甲状腺素指数（FT_4I）$\geqslant$12.8 可诊断甲亢。

2.甲状腺 B 超检查

甲状腺 B 超检查可了解有无甲状腺肿瘤及初步判断其性质。

3.胎儿 B 超检查

胎儿 B 超检查了解有无胎儿畸形,胎儿发育情况及大小的评估。

（四）进一步检查项目

1.心电图检查

心电图检查了解有无电生理改变。有助于甲亢病情的明确。

2.心脏 B 超与多普勒检查

心脏 B 超与多普勒检查可了解心脏是否有结构上与功能的改变。

二、诊断对策

(一)诊断要点

1.病史

典型患者以高代谢综合征、甲状腺肿大、突眼为主要表现。可表现为心悸、皮肤温暖、多汗、畏热、食欲亢进、急躁、情绪易激动、两手震颤等。

2.体征

Grave 病有典型的三联征：甲状腺功能亢进、突眼、胫骨前黏液性水肿，体格检查可发现典型的体征：突眼、睑反射迟缓、心动过速、震颤、皮肤潮湿和温热，甲状腺呈弥散性、对称性增大。

3.辅助检查

甲状腺功能检查异常：血清总甲状腺素(TT_4)$\geq$180.6 nmol/L(14 μg/dL)，总三碘甲状腺原氨酸(TT_3)$\geq$3.54 nmol/L(230 ng/dL)，游离甲状腺素指数(FT_4I)$\geq$12.8。甲亢的病情以 TT_4 最高水平<1.4 倍正常值上限者为轻度甲亢；>1.4 倍正常值上限为中度甲亢；有危象、甲亢性心脏病以及心力衰竭、肌病等为重度甲亢。TSH 值下降。

(二)鉴别诊断要点

1.妊娠期单纯性甲状腺肿大

其精神情绪方面的表现与妊娠期甲亢极为相似，但脉搏低于 100 次/分钟，手心冷，无微小震颤，甲状腺增大不明显且触诊无震颤、无闻及杂音、无突眼。实验室血清检查各项甲状腺功能指标在妊娠期正常值范围内。

2.亚急性甲状腺炎甲亢期

青春期或高龄孕妇妊娠期较常见的甲状腺疾病。患者有新陈代谢亢进的临床表现，如心悸、怕热、多汗、心急易怒等。血清 T_3、T_4、FT_3、FT_4 均升高。但患者有病毒感染史、起病急、可有发热，最有特征的是甲状腺肿大、疼痛，先从一侧开始，然后至另一侧，甲状腺质地硬，有触痛，吞咽动作时疼痛加重。红细胞沉降率加速。

3.桥本病

患者以心悸、气短、胸闷、四肢无力为主要症状就诊。其甲亢期与本病鉴别困难。桥本甲状腺炎的甲状腺肿较大，质结实，偶有触痛。甲亢期间，实验室血清检查鉴别困难。用小针穿刺行细胞学检查，可确诊。

三、治疗原则

甲亢合并妊娠治疗的主要原则是保证孕妇及围生儿的安全，避免对胎儿生长发育产生不良影响。

注意甲亢危象的防治。

(1)增加产前检查次数，加强胎儿监护。

(2)妊娠期严禁用碘进行诊断或治疗。

(3)妊娠期抗甲亢药物首选丙硫氧嘧啶，用药期间密切观察病情变化。

(4)药物治疗不能控制甲亢症状，怀疑癌变者，妊娠中期可考虑甲状腺手术。

(5)尽量阴道分娩，缩短第二产程，注意产后出血及甲亢危象。

(6)产后继续服用抗甲亢药物者不宜哺乳。

四、治疗方案

(一)孕前

因甲亢及对甲亢的治疗对胎儿有一系列不良影响,易出现流产、早产、胎儿生长受限、死胎及胎儿畸形,如确诊甲亢,应待病情稳定 1～3 年后怀孕为妥,用药(抗甲状腺药物或放射性碘)期间,应采取避孕措施。

(二)孕期处理

1. 检查与随访

甲亢孕妇应在高危门诊检查与随访,注意胎儿宫内生长速度,积极控制妊娠期高血压病。

2. 抗甲状腺药物(ATD)治疗

妊娠期可以耐受轻度甲亢,故病情轻、甲状腺功能无明显异常者一般不用抗甲状腺药物治疗,因可有少量抗甲状腺药物能透过胎盘影响胎儿甲状腺功能,引起胎儿甲低。但病情重者,仍应继续用抗甲状腺药物治疗。抗甲状腺药物剂量不宜过大,以维持母血 TT_4 水平不超过正常上限 1.4 倍为度,也即可有轻度甲亢。>1.4 倍正常上限时才用抗甲状腺药物。抗甲状腺药物中,主要为丙硫氧嘧啶(PTU)、甲巯咪唑(MMI)。不但可阻断甲状腺激素合成,且阻断 T_4 在周围组织中转化成发挥效能的 T_3,使血清 T_3 水平下降。常用剂量丙硫氧嘧啶 150～300 mg/d,或他巴唑 15～30 mg/d,甲亢控制后可逐渐减量。在预产期前 2～3 周可使用控制甲亢的最小有效量。丙硫氧嘧啶用量每天保持在 200 mg 以下,甲巯咪唑在 20 mg 以下,胎儿发生甲状腺肿的可能性极小。两者在治疗甲亢合并妊娠时均有良好作用与安全性。以往因 PTU 通过胎盘较少而与血浆蛋白结合率较高,常推荐为首选药物,根据目前认识两者无差异。对于在应用抗甲状腺药物治疗中是否加用甲状腺激素的问题有争论,因甲状腺激素不易通过胎盘,使用后反而加大抗甲状腺药物的剂量,但联合应用能消除由于抗甲状腺药物引起的甲状腺功能减退,和预防胎儿由于抗甲状腺药物的影响发生甲状腺功能减退或甲状腺肿大。血清 FT_4 或 FT_4I 是监测 ATD 治疗反应的最佳指标,患者应每 2 周复诊一次,并同时进行血清检测。PTU 与 MML 严重的不良反应主要是粒细胞缺乏症,发生率为 1:300,发病与应用剂量有关。PTU 可引起肝细胞损害,而 MML 引起的黄疸则为胆汁淤积性。

3. 手术

由于抗甲状腺药物能通过胎盘影响胎儿甲状腺功能,有人主张在抗甲状腺药物治疗后行甲状腺次全切除术,并取得良好效果,但目前一般意见认为妊娠期应避免甲状腺切除术,因妊娠期甲亢手术难度较大,术后母体易合并甲状腺功能减退、甲状旁腺功能减退和喉返神经损伤,并且手术易引起流产和早产。

4. β受体阻滞剂普萘洛尔(心得安)的应用

剂量 10～20 mg,每日 3 次。普萘洛尔对甲亢孕妇是一种有效的治疗药物,能缓解由于过多的甲状腺激素引起的全身性症状。普萘洛尔作用较快,效果较好,适用于甲亢危象和施行紧急甲状腺手术的快速准备。普萘洛尔可使子宫肌肉张力增高,容易通过胎盘,可造成胎盘功能不全,胎儿缺氧,胎儿宫内生长迟缓,围生儿呼吸抑制、心跳缓慢、低血糖及高胆红素血症,在妊娠期甲亢中不宜使用。

5. 产科处理

妊娠合并甲亢,病情控制好者能达妊娠足月。孕期避免感染、减少精神刺激和情绪波动,避免发生甲亢危象。妊娠合并重度甲亢,早产和围生儿的死亡率较高,并有胎儿宫内生长迟缓可能,故孕期要加强对甲亢的观察和控制,产检时注意宫高、腹围的增长,B超监测胎儿双顶径及股骨长度,估算胎儿体质量。发现宫内胎儿生长迟缓(IUGR)时应加强监护,定期检查胎儿胎盘功能。甲亢不是剖宫产的指征,如无产科手术指征可阴道分娩,但需缩短第二产程。新生儿易发生窒息,应做好新生儿复苏准备。如产程进展不顺利,胎位不正、胎头仰伸、胎头不能入盆等情况应行剖宫产手术治疗。

6.产褥期处理

产后甲亢有复发倾向,产后宜加大抗甲状腺药物剂量。关于产后哺乳问题,虽抗甲状腺药物会通过乳汁影响婴儿甲状腺功能,但一般认为应结合产妇病情的严重程度以及服用抗甲状腺药物的剂量来考虑是否哺乳。据近年研究发现,抗甲状腺药物在母乳中的量极少,产妇服PTU,婴儿每天从乳汁中接受的剂量仅为摄入量的0.049%。MML不与血浆蛋白结合,从乳汁排出的浓度较高。因此,准备哺乳的甲亢妇女应改服PTU,并于哺乳后服药。产后1个月再次复查甲状腺功能,调整抗甲状腺药物剂量。

7.甲亢危象的处理

甲状腺危象是一种危及孕产妇生命的急症状态。常在严重感染、麻醉诱导、临产、手术、停止ATD或放射碘治疗等应激状态下发生。可发生高热、神情焦虑、烦躁不安、大汗淋漓、恶心、厌食、呕吐、腹泻以致虚脱,甚至休克,继而嗜睡或谵妄,终至昏迷。实验室检查无助于诊断,血清甲状腺激素水平与无甲状腺危象者无差异。其他非特异性试验结果有白细胞计数增高,肝转氨酶增高,偶有高血钙。治疗应给以大剂量抗甲状腺药物,如丙硫氧嘧啶,每次100~200 mg,每6 h一次口服;甲巯咪唑或甲亢平10~20 mg,每6 h一次口服。神志不清不能口服者,可经鼻饲管注入。口服复方碘溶液,每日30滴左右。普萘洛尔20~40 mg,每4~6 h一次口服,或0.5~1 mg静脉注射,应用时注意心脏功能。利血平1~2 mg,肌内注射,每6 h一次。氢化可的松每日200~400 mg,静脉滴注;并予以广谱抗生素、吸氧、冷敷及镇静解热剂,纠正水和电解质紊乱以及心力衰竭。如妊娠已达24~28周,须持续做胎儿心电监护。危象纠正后,仍需留院直至分娩。

8.新生儿管理

新生儿出生时留脐带血,检查甲状腺功能和TSH。母亲是Grave病,还要留脐血查TSAb;如母亲患慢性淋巴性甲状腺炎,查脐血抗甲状腺抗体。对甲亢孕妇分娩的新生儿,加强监护注意检查有无新生儿甲低以及甲亢的体征及症状。

第五节　妊娠合并急性胃炎

急性胃炎是指因感染、饮食等因素引起的胃黏膜急性弥散性炎症,发病较急,病程短,为临床常见病,孕妇发病也较为常见。

一、病因及发病机制

进食被细菌及其毒素或某些病毒污染的食物为常见原因。沙门氏菌、幽门螺杆菌、金黄色葡萄球菌、副溶血弧菌、流感病毒及某些肠道病毒为常见病原微生物。沙门氏菌多在肉、蛋中生长,副溶血弧菌多在水产品如鱼、海蜇、蟹、螺等中生长,较高温度下久剩的饭菜、肉食中会产生金黄色葡萄球菌及其毒素。

进食过冷、过热、粗糙食物,饮烈性酒、浓咖啡、浓茶,服用某些药物,暴饮暴食、受凉、过度疲劳,都会使机体抵抗力下降或胃黏膜屏障受到破坏,易于受以上致病微生物侵袭而发病。受以上因素侵袭后胃黏膜发生急性炎症改变,充血、水肿、黏液分泌过多,表面有白色或黄色渗出物,可伴有点状出血、糜烂,有中性粒细胞浸润。

二、临床表现

本病常于进食不洁食物 24 h 内急性发病,出现恶心、呕吐、上腹不适、腹痛、呕吐物为酸臭食物,呕吐剧烈时会有胆汁、血性液体吐出,如果同时合并肠炎会出现脐周疼痛,大便为糊状或黄色水样便,不带脓血,一日数次或十余次,严重时可伴有发冷发热、脱水、电解质紊乱甚至休克。查体可有上腹部或脐周压痛,肠鸣音活跃或亢进。实验室检查见血白细胞轻度升高或正常。沙门氏菌感染者白细胞可略低,呕吐物细菌培养可查到致病菌。

三、诊断

有进食不洁食物病史,出现恶心、呕吐、上腹不适、腹痛、腹泻、黄色水样便及血白细胞轻度升高或正常可做出诊断。如果致病的毒性食物明确或集体发病,可诊断为食物中毒。

四、对妊娠及胎儿、新生儿的影响

由于急性胃炎病程较短,如果及时治疗大多数情况下对妊娠无不良影响,但是妊娠中早期,严重的食物中毒引起急性胃肠炎会导致孕妇发热、脱水、电解质紊乱,再加上毒素的影响,会引起流产、胚胎停育、宫内死胎。

五、治疗

1. 一般治疗

去除病因,卧床休息,进少量、易消化食物,易呕吐、腹泻严重时需禁食。

2. 纠正水电解质紊乱

病情较轻者可给予口服补液,口服葡萄糖盐水,或补液盐(葡萄糖 22 g,氯化钠 3.5 g,碳酸氢钠 2.5 g,氯化钾 1.5 g 配水 1 000 mL),呕吐较剧烈、不能进食、脱水患者静脉补液,可用生理盐水或平衡盐液与 5% 葡萄糖液按 2:1 或 3:1 比例输入。

3. 抗生素治疗

黄连素 0.3 g,一日 3 次,口服。严重病例可给生理盐水加氨苄西林 6~8 g/d 静脉滴注。

4. 对症治疗

呕吐频繁者可给予维生素 B_6 肌内注射或静脉滴注,腹痛明显可给东莨菪碱或 654-2 口服或肌内注射,伴有腹泻时可给思密达口服。

第六节　妊娠合并急性胆囊炎

一、概述

急性胆囊炎在妊娠晚期和产褥期多见,发生率为 0.8％,是外科的常见病种,仅次于阑尾炎,占第 2 位,胆囊炎的发病与结石堵塞胆管及细菌感染有关,Greenberger 等报道认为急性胆囊炎的发作,细菌感染占 50％～85％。50％的患者伴有胆囊结石,称之为结石性胆囊炎;未合并胆囊结石的称为非结石性胆囊炎,致病原因主要为胆管梗阻,细菌继发感染。胆汁引流不畅,细菌易繁殖而导致感染,常见细菌为革兰阴性杆菌,其中以大肠埃希菌最常见,占 70％以上;其次有葡萄球菌、链球菌及厌氧菌感染等。幽门螺旋杆菌经十二指肠乳头逆流进入胆道致胆道感染亦有报道。胆囊炎症病变开始时胆囊管梗阻、胆囊肿大压力升高、黏膜充血水肿渗出称为急性单纯性胆囊炎,如梗阻未解除、炎症未控制病变可发展至胆囊壁全层出现囊壁增厚、脓性渗出物成为急性化脓性胆囊炎,若病变更进一步发展,胆囊内压力继续升高,胆囊壁张力增高导致血循环障碍,此时临床出现坏疽、穿孔并发症,脓液进入胆管、胰管可导致急性化脓性胆管炎和胰腺炎,若病变过程中胆管梗阻解除,炎症可逐渐消退,反复发作则呈慢性胆囊炎改变。

二、病因

1.胆汁淤积

90％以上的胆汁淤积由结石嵌顿引起,结石可引起胆囊出口梗阻,胆囊内压增高,胆囊壁血运不良,发生缺血性坏死;淤积的胆汁可刺激胆囊壁,引起化学性炎症,如胰液反流,胰消化酶侵蚀胆囊壁引起急性胆囊炎。

2.细菌感染

由于胆汁淤积,细菌可繁殖,经血流、淋巴或胆道逆行进入胆囊,引起感染。感染源以革兰阴性杆菌为主,70％为大肠埃希菌,其次为葡萄球菌、变形杆菌等。

3.妊娠的影响

妊娠期雌激素、孕激素大量增加,胆囊壁肌层肥厚,胆囊平滑肌松弛,胆囊收缩力下降,胆囊容量增大 2 倍,胆囊排空延迟,加之胆汁中胆固醇含量增高,胆固醇和胆盐的比例改变,胆汁黏稠度增加易发生胆囊炎;妊娠子宫增大压迫胆囊也可引起胆囊炎。

急性胆囊炎可单独存在或为急性化脓性胆管炎的一部分。急性胆囊炎由胆道结石梗阻胆囊管引起;胆总管结石或胆道蛔虫常是急性化脓性胆管炎的病因。

三、发病机制

过去因妊娠不宜做 X 线胆囊检查,故这方面资料较少。现用超声来评估孕妇胆囊动力学,发现在早期妊娠胆囊虽未增大,但排空率有轻度下降。妊娠 14 周后,胆囊空腹容积增大到 15～30 mL,残余容积亦增加,为 2.5～16 mL,胆囊排空率明显下降。妊娠期胆囊的变化可能与激素有关。雌激素降低了胆囊黏膜上皮对钠的调节而使黏膜吸收水分能力下降,势必影响胆囊的浓缩功能。胆囊排空减慢与孕酮增多有关。食物在消化过程中引起胆囊收缩素释放,使胆囊收缩排空。孕酮降低胆囊对胆囊收缩素的反应,同时又抑制胆囊平滑肌收缩而使胆囊排空缓慢。妊娠对胆汁成分和分泌也有影响。胆汁酸盐、磷脂和胆固醇是胆汁的重要化学成分并保持一定的比例,使形成一种胶态溶液。这种比例的改变特别是胆汁酸、磷脂的减少或胆固醇增多,均可使胆固醇从过饱和的胆汁中结晶、沉淀而形成结石。孕妇到妊娠中末期,胆汁中胆固醇的分泌增加,胆固醇饱和度增高。同时从妊娠早期开始胆汁酸池容积增加。胆汁酸中鹅去氧胆酸的比例下降而胆酸比例上升。继之与胆酸合成率增加相反,鹅去氧胆酸与去氧胆酸下降。这种比例改变影响了胆固醇在胶态溶液中的溶解度使胆固醇易析出结晶。加上孕酮降低胆囊收缩力,使胆囊排空时间延长,残余容积增多,为胆石形成与细菌繁殖创造条件而易致胆道感染。

四、临床表现

一般为饱餐或过度疲劳后发生,夜间多见,疼痛为突发性,右上腹多见,也可见于上腹部正中或剑突下,阵发性加剧。疼痛可放射至右肩部、右肩胛下角或右腰部,少数患者可放射至左肩部。70%～90%的患者可有恶心和呕吐;80%左右的患者出现寒战、发热;25%左右的患者合并黄疸。严重感染时可出现休克。右上腹压痛明显,右季肋下可触及肿大的胆囊,并发腹膜炎时可有腹肌紧张和反跳痛,部分患者墨菲征阳性。妊娠晚期由于增大的子宫掩盖,腹部体征可不明显。

五、并发症

1. 胆囊穿孔

穿孔多发生在胆囊底部或结石嵌顿处的坏死胆囊壁,引起胆汁性腹膜炎。50%患者的胆囊穿孔被网膜和周围组织包裹,形成胆囊周围脓肿;20%患者在胆囊与其邻近器官(胃肠道)形成内瘘;10%患者可发生胆石性肠梗阻。

2. 急性化脓性胆管炎

胆道梗阻与感染是其发病的基本因素,原发性或继发性胆总管结石、胆道蛔虫病以及胆总管狭窄引起的胆道梗阻是急性化脓性胆管炎的病理基础。胆道梗阻时胆汁淤积,有利于胆汁内细菌繁殖,继发细菌感染后胆道黏膜充血水肿,胆道内压力增高,加重胆道梗阻程度。

3. 胆源性胰腺炎

胆总管下端结石嵌顿或Oddi括约肌痉挛,或十二指肠乳头水肿,造成Vater壶腹和胰管的暂时性梗阻,胆汁经"共同通道"反流至胰管,诱发急性胰腺炎。

六、诊断和鉴别诊断

(1)根据病史、临床表现和体征即可初步诊断。

(2)辅助诊断方法如下。

1)实验室检查:血白细胞总数和中性粒细胞升高,可达$20 \times 10^9 / L$;血清总胆红素和直接胆红素升高,尿胆红素阳性;血清丙氨酸氨基转移酶和天门冬氨酸氨基转移酶轻度升高;血或胆道穿刺液细菌培养阳性。

2)B超:B超检查简便、无创,是妊娠期诊断急性胆囊炎的常用手段,超声可显示胆囊大小,囊壁厚度,胆道是否扩张,通过胆石光影和声影,判断胆囊和胆管内结石的大小和数量,排除胆道畸形、炎症和肿瘤。

3)逆行胰胆管造影、经皮肝穿刺胆道造影术、胆道闪烁显像术等诊断率虽高,但存在射线的危害,应慎重使用。

妊娠合并急性胆囊炎应与妊娠期急性阑尾炎、妊娠高血压综合征合并 HELLP 综合征、急性黄疸型病毒性肝炎、妊娠期急性脂肪肝、右肾绞痛等相鉴别。

七、处理

妊娠合并急性胆囊炎的治疗原则是保守治疗为主,适当控制饮食,缓解症状,给予抗生素预防感染,消除并发症,必要时手术治疗。

1.保守治疗

(1)控制饮食:重症患者应禁食,轻症患者症状发作期,应禁脂肪饮食,如在缓解期可给予高糖、高蛋白、低脂肪、低胆固醇饮食。适当补充液体,补充维生素,纠正水、电解质平衡失调。

(2)对症治疗:可用解痉止痛剂如阿托品 0.5～1 mg 肌肉注射或哌替啶(度冷丁)50～100 mg 肌肉注射。硝酸甘油、美沙酮、吲哚美辛(消炎痛)等也有解痉镇痛作用,可适当选用。症状缓解期可适当服用利胆药,如选用 50% 硫酸镁 10～15 mL,每天 3 次,口服,可使 Oddi 括约肌松弛,促进胆囊排空。其他利胆药有鹅去氢胆酸、熊去氧胆酸、羟甲烟胺(利胆素)等。

(3)抗感染治疗:应选用广谱抗生素。头孢菌素类在胆汁中的浓度较血液中高 4～12 倍,且对胎儿无不良影响,应作为首选,其中头孢哌酮(先锋必)在胆汁中的浓度是血液浓度的 100 倍,是治疗严重胆道感染的有效抗生素。

2.手术治疗

手术治疗主要适用于治疗期间患者症状逐渐加重,保守治疗失败或出现严重的并发症如阻塞性黄疸、胆囊积脓、坏疽性胆囊炎穿孔、胆囊周围脓肿合并弥散性腹膜炎者。除非病情危急,应选择妊娠中期手术,此期流产率为 5%,低于妊娠其他时期。如近预产期,最好等到产后再行手术治疗。手术后应给予保胎治疗。手术方式主要有胆囊造口引流术、胆总管引流术、胆囊切除术或病灶局部脓液引流术。文献报道可在腹腔镜下行胆囊切除术,未发生孕妇及胎儿死亡,并不增加流产和早产率,但报道例数较少,尚有待于进一步研究、评价。

第七节　妊娠合并急性胰腺炎

妊娠期急性胰腺炎是外科急腹症之一,妊娠合并急性胰腺炎的发生率文献报道不一,一般认为发病率为 1/11 000～1/1 000,与非孕期相同,或略低于非孕期。虽然发病率不高,但来势凶猛,病情进展迅速,对孕妇及胎儿的危害极大,是妊娠期母婴病死率较高的疾病之一。可发生于妊娠的任何时期,以妊娠末期和产褥期最为常见,妊娠早中期相对较少,而产褥期发病较易发生漏诊和误诊。20 世纪 90 年代以来,国外文献报道妊娠期急性胰腺炎孕产妇和围生儿死亡已很少发生,国内孕产妇病死率及围生儿病死率仍在 20%～50%,严重威胁母婴健康。

一、病因

妊娠合并急性胰腺炎的病因很多,近年来研究表明,胆道疾病最为多见,占 50%,其中胆石症占 67%～100%。其他原因可能与妊娠剧吐、增大的子宫机械性压迫致胰管内压增高、妊娠高血压综合征先兆子痫,胰腺血管长期痉挛、感染、甲状旁腺功能亢进、诱发高钙血症,噻嗪类利尿药及四环素等药物的应用,酒精中毒等有关。加之妊娠期神经内分泌的影响,胆道平滑肌松弛,Oddis 括约肌痉挛,胰液反流入胰管,胰酶原被激活,胰液分泌增多,胰管内压力增高,胰组织发生出血水肿,更易导致胰腺炎的发生。妊娠期脂质代谢异常,三酰甘油升高,血清脂质颗粒栓塞胰腺血管,可造成急性胰腺炎,引起不良后果。

二、发病机制

妊娠期由于体内内分泌的变化,消化系统发生了解剖及生理学的改变:①妊娠期胆囊容积增大,张力减弱,胆汁淤积浓缩,胆固醇浓度增高,胆盐的可溶性改变成为胆囊结石形成的危险因素之一;②受内分泌激素的影响,肠道吸收脂肪的能力增强导致高脂血症,在暴饮暴食后,高脂高蛋白饮食使胆汁及胰液分泌增加,但由于增大的子宫(特别在妊娠晚期)机械性压迫了胆管及胰管而使胆汁及胰液排出受阻,并可与肠液沿胰管逆流进入胰腺,从而激活胰蛋白酶原变成胰蛋白酶,胰腺在各种病因作用下,自身防御机制受破坏而使胰腺自溶,胰管内压力增高,胰腺组织充血、水肿、渗出;③体内胎盘生乳素等激素增加,使血清中三酰甘油降解,释出大量游离脂肪酸,引起胰腺细胞的急性脂肪浸润,并致胰腺小动脉和微循环急性脂肪栓塞,引起了胰腺坏死;④妊娠期甲状旁腺细胞增生,使血清甲状旁腺素水平升高,引起高钙血症而刺激胰酶分泌,活化胰蛋白酶及增加形成胰管结石的机会,同时甲状旁腺素对胰腺有直接毒性作用;⑤受子宫增大的影响,临床表现往往不典型,诊断易被延误,导致病情很快加重,易发生代谢性酸中毒、休克及重要脏器功能衰竭等严重并发症危及母儿生命。

不同程度的水肿、出血和坏死是急性胰腺炎的基本病理改变,根据病变程度的轻重不同,胰腺炎分为急性水肿性胰腺炎和急性出血坏死性胰腺炎两类。

三、临床表现

1. 腹痛

腹痛为本病主要临床症状,饱餐或饮酒后突发性左上腹或中上腹部持续性疼痛,阵发性加剧是 90%～95% 患者的主诉。腹痛剧烈,起于中上腹,也可偏重于右上腹或左上腹,放射至背部;累及全胰则呈腰带状向腰背部放射痛,常在饱餐后 12～48 h 间发病,疼痛可轻重不一,呈持续性,进食可加剧,水肿型腹痛数天后即可缓解,出血坏死型病情发展较快,腹部剧痛持续时间长并可引起全腹痛。

2. 恶心呕吐

恶心呕吐常与腹痛伴发,呕吐剧烈而频繁。吐出胃十二指肠内容物,严重者可吐胆汁,呕吐后腹痛不能缓解。

3. 腹胀

以上腹为主,早期为反射性肠麻痹,严重时为炎症刺激所致,腹腔积液时腹胀更明显,肠鸣音减弱或消失,排便、排气停止,并可出现血性或脓性腹腔积液。

4. 腹膜炎体征

水肿型胰腺炎时,压痛只限于上腹部,常无明显肌紧张,妊娠期宫底升高,胰腺位置相对较深,使腹膜炎体征出现迟且常不明显;出血坏死型胰腺炎压痛明显并有肌紧张和反跳痛,范围较广且延及全腹。另外,患者可有发热、黄疸、肠梗阻和休克等表现。

四、诊断与鉴别诊断

1.详细询问病史

了解有无发病诱因。妊娠期任何上腹部疼痛的患者均应考虑到急性胰腺炎的可能。

2.症状和体征

上腹部疼痛、恶心、呕吐是急性胰腺炎的三大症状。体征与症状相比较轻,可有上腹部压痛,腹肌紧张,反跳痛不明显,尤其是妊娠晚期,由于子宫增大,腹部膨隆,胰腺位置相对较深,体征更不典型。并发弥散性腹膜炎时,全腹压痛,腹肌紧张,可有腹胀、肠鸣音消失等肠麻痹的体征。

3.辅助检查

(1)血、尿淀粉酶:血清淀粉酶值一般于发病 $2\sim6$ h 开始升高,$12\sim24$ h 左右达到高峰,$48\sim72$ h 后开始下降,持续 $3\sim5$ d。Somogyi 法正常值为 $40\sim180$ U/L,如增高 >500 U/L,有早期诊断意义。尿淀粉酶一般比血淀粉酶升高晚 $2\sim12$ h,持续 $1\sim2$ 周后缓慢下降。Winslow 法测定正常值为 $8\sim32$ U/L,高于 250 U/L 有临床诊断价值。

(2)血清脂肪酶:胰管阻塞后,血清中脂肪酶可升高,一般病后 72 h 开始上升,持续 $7\sim10$ d。Tietz 法正常值为 $0.1\sim10$ kU/L,急性胰腺炎时,90% 的患者可超过此值。尤其对于晚期重症患者,由于胰腺破坏,淀粉酶反而降低时,持续增高的血清脂肪酶有诊断意义。

(3)急性胰腺炎时血清胰蛋白酶、肌酐清除率、血白细胞计数、血细胞比容、血糖、血脂、胆红素、碱性磷酸酶等均可增高。

(4)影像学检查:B 超可显示胰腺体积增大,实质结构不均,界限模糊。出血、坏死时,可见粗大强回声及胰周围无回声带区。国外文献报道,70% 的妊娠期急性胰腺炎腹部超声有异常,其中 56% 为多发性胆石引起,7% 为胆汁淤积,5% 可见胆囊壁增厚。加强 CT 示胰腺增大,以体尾部为主,有明显的密度减低区,小网膜区、肠系膜血管根部及左肾周围有不同程度的浸润。X 线片、核磁共振、胰胆管或胰血管造影等必要时也可协助诊断。

急性胰腺炎需与急性胃肠炎、上消化道溃疡穿孔、急性胆囊炎、胆绞痛、急性肠梗阻、重症妊高征、肠系膜血管栓塞等及妊娠并发症鉴别。

五、处理

妊娠期急性胰腺炎与非妊娠期治疗基本相同,主要为保守治疗。90% 的急性单纯性胰腺炎效果好,而急性坏死性胰腺炎、胰腺脓肿、化脓性腹膜炎时,可危及产妇生命,应用手术治疗。所有的患者均应给予病情监护,观察生命体征,测定各项生化指标,防止心、肺、肾等并发症的出现。

1.保守治疗

(1)控制饮食和胃肠减压:轻型者可进少量清淡流汁,忌食脂肪、刺激性食物,重症者需严格禁饮食,以减少或抑制胰液分泌。病情重或腹胀明显者,应行胃肠减压,可抽出胃液,减少胃酸刺激十二指肠产生促胰液素、胆囊收缩素等,使胰液分泌减少,并可防治麻痹性肠梗阻。禁食期间应予输液、补充热量、营养支持。维持水电解质平衡,纠正低血钙、低血镁、酸中毒和高血糖等。必要时可给予全胃肠外营养(TPN)以维持水电解质和热卡供应。优点是可减少胰液分泌,使消化道休息,代偿机体分解代谢。

(2)解痉、镇痛:解痉常用阿托品 0.5 mg,肌内注射,每天 $3\sim4$ 次。也可给予普鲁苯辛

15 mg,每天 3～4 次。可解除胰管痉挛,使胃液、胰液分泌减少,可预防 Oddi 括约肌收缩。疼痛剧烈时,给予哌替啶 50～100 mg 肌肉注射,2～6 h 1 次,或给予吗啡 10 mg 肌内注射。另外还可用针刺治疗:体针取阳陵泉、足三里、内关、下巨虚、中脘等;耳针取胰区、胆区。

(3)抗休克治疗:每天给予补液 3 000～4 000 mL,其中,1/3 应为胶体液,以纠正水电解质失调,维持血容量,提高胶体渗透压。

(4)阻止胰腺分泌,抑制胰酶活性的药物:可用西咪替丁抑制胃酸分泌,20 mg 口服或静脉滴注;奥曲肽(善得定)0.1～0.5 mg 皮下注射,每天 4 次,因对母儿影响尚未有长期随访经验,应用时需慎重;胞磷胆碱 500 mg 静脉滴注,每天 1～2 次,连用 1～2 周。胰肽酶可抑制胰蛋白酶,阻止胰腺中其他蛋白酶原的激活和胰蛋白酶原自身的激活;福埃针 FOY、FUT-175 等可抑制蛋白酶,血管舒缓素、纤维蛋白酶的活性及抑制胰激肽类的生成,可选择应用。

(5)抗生素的应用:宜选用对胎儿没有影响的广谱抗生素,如头孢类抗生素。青霉素因不能透过血胰屏障,治疗效果受到影响。

(6)中药治疗:①清胰汤Ⅰ号:适用于水肿型胰腺炎,尤适于肝郁气滞,脾胃湿热。方剂组成:柴胡 15 g、黄芩 9 g、胡连 9 g、杭芍 15 g、木香 9 g、元胡 9 g、生军 15 g、芒硝 9 g(冲服)。每日一剂,二煎,分二次服。②清胰汤Ⅱ号:适用胆道蛔虫性胰腺炎,可疏肝理气,驱蛔安蛔。方剂组成:柴胡 15 g、黄芩 9 g、连翘 9 g、木香 9 g、槟榔 30 g、使君子 30 g、苦楝皮 30 g、细辛 3 g、芒硝 9 g(冲服)。每日一剂、两煎,分二次服。此二方适用于大多数急性胰腺炎,临床上可随症加减,热重时加二花、连翘,湿热重加茵陈、栀子、龙胆草。呕吐重加代赭石、竹茹。积食加莱菔子、焦三仙,痛重加川楝子、延胡索,胸满加厚朴、枳实,肩背痛加瓜蒌、防风等。

(7)其他治疗:重症患者可能发生休克,国外文献报道可通过进行血浆置换,治疗妊娠期高血脂性胰腺炎,血浆三酰甘油水平可降低 70%～80%,血浆黏度降低 50%,严重病例应应用肾上腺皮质激素,及时处理酸中毒和低钠、低钙和低镁血症。及早应用全胃肠外营养,可满足母体及胎儿对营养的要求。

2.手术治疗

如发生急性坏死性胰腺炎、胰腺脓肿、化脓性腹膜炎等保守治疗无效时,应考虑行手术治疗。手术包括对胰腺本身的手术和对与胰腺炎相关的手术,如胆道引流、病灶清除或切除术。最佳手术日期应在妊娠中期和产褥期。如在妊娠晚期,增大的子宫妨碍手术的进行,可先作剖宫产,再做胰腺手术。

3.产科处理

妊娠期重症急性胰腺炎治疗中是否需要终止妊娠目前尚无定论。孕妇并发急性胰腺炎 70% 发生在妊娠晚期,而早产的发生率可达 60%,因此,应积极进行保胎治疗。如孕妇已临产,可自然分娩;如胎死宫内,应及时给予引产。如已足月或估计胎儿娩出后可以存活,有胎儿宫内窘迫情况,应行剖宫产术,可使胎儿及时获得救治。剖宫产后子宫收缩,有利于外科探查及处理。

六、预后

母儿的危险性与胰腺炎病情轻重有关,文献报道,母亲病死率为 5%～37%,急性重症胰腺炎胎儿病死率可达 40%。

近年来,由于诊断及治疗技术的改变,为妊娠急性胰腺炎预后的改善提供了条件,但总病死率仍高于一般产科人群,早期诊断和早期治疗是降低妊娠期急性胰腺炎孕妇及围生儿病死率,改善预后的基础。

第八节　妊娠合并消化性溃疡

妊娠期消化性溃疡发病率较低,多数患者在妊娠期原有溃疡发作缓解,且很少发生溃疡穿孔。其机制不清,可能与下列因素有关:①孕酮水平上升,可延缓酸性胃内容物进入十二指肠,而升高的雌激素对细胞有保护作用;②胃酸和胃蛋白酶减少,H^+浓度降低,胃黏液分泌增多;③妊娠期组胺酶增加,使组胺灭活;④胎盘可能产生有细胞保护作用的前列腺素;⑤孕期心情舒畅,一般不饮酒或使用阿司匹林等刺激性药物。

一、病因

消化性溃疡是由多种病因导致的疾病,一般认为可能是胃溃疡患者在长期致病因素的作用下,使对胃、十二指肠黏膜有损害作用的侵袭因素与黏膜自身防御—修复因素之间失去平衡导致慢性胃炎,使胃排空延缓累及并损害胃黏膜防御-屏障的完整性。近十多年来的研究证明,幽门螺旋杆菌(Hp)感染是消化性溃疡的主要病因,Hp 感染改变了黏膜侵袭因素与防御因素之间的平衡,诱发了局部炎症和免疫反应,损害了这种平衡机制,并增加了促胃蛋白酶和胃酸的分泌,增强了侵袭因素,两者之间的协同作用造成了黏膜损害和溃疡形成。此外,胃酸分泌增加、胃蛋白酶活性增强、药物作用、急性应激和长期精神紧张焦虑、情绪波动和饮食不当等均与溃疡的发病有关,为溃疡病的侵袭因素。

二、临床表现

1.症状

(1)上腹痛:90％以上的消化性溃疡有慢性上腹痛,妊娠早、中期,由于胃酸分泌减少、胃蠕动减弱、胃黏膜充血减轻等因素的作用,多数消化性溃疡症状可缓解。妊娠晚期、分娩期及产褥期,由于肾上腺皮质功能增强、乳汁的形成和分泌,胃液的分泌随之增加或减弱,胃液内盐酸和蛋白酶含量升高,约 12％的胃溃疡患者症状加重,甚至发生溃疡出血或穿孔。疼痛具有明显的节律性,呈周期性发作,与非孕期相同。疼痛多为烧灼痛或钝痛。

(2)嗳气、泛酸、恶心、呕吐:孕早期上述症状可与妊娠反应混淆。

(3)其他:并发溃疡出血、穿孔、幽门梗阻或癌变等,可出现贫血、腹肌紧张、呕吐等相应临床表现。妊娠期偶有并发出血,情况十分严重,可导致垂体功能减退、席汉氏综合征,并发生胎儿窘迫、新生儿窒息。如 12 h 内出血超过总血容量的 30％,可危及孕妇和胎儿的生命。如并发穿孔,由于腹膜刺激征不明显,临床表现不典型,患者的病死率亦较高,文献报道,13 例妊娠合并消化道溃疡穿孔,死前只有 3 例确诊。

2.体征

多数患者有上腹部局限性压痛,发生并发症时可有相应的体征,但并发穿孔时腹膜刺激征可不明显,仅表现轻度腹胀,上腹部相当于溃疡所在部位有腹部轻压痛和肠鸣音亢进,应引起注意。

三、诊断和鉴别诊断

(1)诊断:应结合病史、症状和体征及妊娠期消化道溃疡的特点。

(2)辅助检查:合并消化道出血者,可有贫血,大便潜血阳性。X线钡餐透视或上消化道内镜对妊娠合并消化道溃疡有确诊价值。但前者对孕妇和胎儿有不利影响,不宜常规使用。如临床症状不典型或合并上消化道出血时,可先使用镇静剂或咽部黏膜麻醉后,给予纤维胃镜明确诊断,可使孕妇痛苦减轻。合并穿孔,B超可显示腹腔内气体和液体回声,是诊断胃肠道穿孔的间接征象。对于症状不典型或特别严重,抗酸药物无效或并发上消化道出血时,应用小儿型可弯曲式内镜进行检查,较安全并可确诊。

(3)轻症患者应与妊娠剧吐、妊娠期高位阑尾炎等相鉴别。妊娠晚期重症患者出现急性腹痛、腹肌紧张或休克症状时,应与妊娠合并急性胰腺炎、急性肠梗阻、胎盘早期剥离、子宫破裂等疾病相鉴别。

四、并发症

近十多年来由于治疗消化性溃疡的有效药物不断问世及抗 Hp 治疗的普遍开展,消化性溃疡的并发症已少见,特别在妊娠期由于大多数患者溃疡病症状完全消失或明显缓解,故临床上妊娠期出现溃疡出血、穿孔及幽门梗阻并发症者更为少见,但在妊娠晚期及产褥期由于体内激素水平的变化可使患者症状加重,在过度疲劳、精神因素、饮食不当等诱发因素作用下可出现并发症。

1.上消化道出血

上消化道出血是消化性溃疡病最为常见的并发症,其发病率为溃疡病患者的 15%,以十二指肠溃疡并发出血较多见,出血量与被侵蚀血管大小有关,轻者表现为黑便(出血 50～100 mL,即可出现黑便),重者出现呕血,1 次多量出血可出现休克症状,腹部体征不典型,可有轻度腹胀,上腹部溃疡出血部位有轻度压痛,肠鸣音亢进。如 12 h 内出血超过总血容量的30%,可危及孕妇和胎儿的生命。

2.溃疡穿孔

溃疡穿孔发生率为溃疡病的 7%,可分为急性和慢性两种,穿孔发生时患者出现突发剑突下刀割样剧烈疼痛,并迅速扩散至全腹,引起化学性腹膜炎,穿孔后消化液沿增大子宫右侧结肠旁沟下流至右下腹可出现右下腹疼痛,多伴有恶心、呕吐,可出现面色苍白、出冷汗、四肢湿冷、脉搏细速等休克症状;检查上腹部有明显压痛、反跳痛、肌紧张等腹膜炎症状,肠鸣音减弱、消失,如延误治疗则可出现感染性休克症状。在孕妇站立或半卧位时,叩诊肝浊音界缩小或消失,X线透视或 B 超检查见膈下游离气体,血白细胞及中性粒细胞增高。需要强调的是,妊娠期消化道溃疡合并穿孔者临床症状常不典型,腹膜刺激征不明显,患者的病死率亦较高。文献报道一组 13 例妊娠合并消化道溃疡穿孔,死前仅有 3 例确诊,应加强重视。

3.幽门梗阻

溃疡周围组织炎症性充血、水肿或反射性引起幽门痉挛而引起,其主要症状为腹痛及呕吐,呕吐次数不多,常 1～2 d 1 次,1 次呕吐量大,呕吐物含 12h 以上未消化的食物残渣,呈酸臭味,腹痛伴随梗阻症状发生,有上腹膨胀不适及阵发性胃收缩痛。患者食欲减退,有消瘦、贫血慢性病容,检查上腹膨隆,清晨空腹时检查胃内有震水声,根据溃疡病史及呕吐特点即可诊断幽门梗阻,空腹胃管抽吸食物残渣抽液量＞200 mL 可有助于诊断。

五、治疗

1.一般治疗

充分休息,保持精神愉快,少食多餐,给予易消化的饮食。

2.药物治疗

(1)抗酸药:可中和胃酸,缓解疼痛,促进溃疡愈合,为妊娠期消化性溃疡的一线药物。目前常用者为氢氧化铝和氢氧化镁合剂,每次 15～30 mL,于三餐后 1 h、3 h 及睡前各服 1 次。目前尚无抗酸药致畸的可靠证据,妊娠中、晚期使用抗酸药是安全的。

(2)H_2 受体拮抗剂:西咪替丁、雷尼替丁等组胺 H_2 受体拮抗剂可于三餐后或睡前服用,剂量分别为西咪替丁 200 mg,一日 3 次,睡前加服 400 mg;雷尼替丁 150 mg,一日 2 次,或每晚睡前服用 300 mg。4～8 周为 1 疗程。两种药物对胎儿的影响目前尚不清楚,最好只用于妊娠中、晚期伴有严重的反流性食管炎或对抗酸药物无效的患者。因本类药物从母乳中排出,所以,用药期间不宜哺乳。

(3)硫糖铝:可与溃疡面渗出物相结合,形成保护膜,使溃疡不受胃酸和胃蛋白酶侵蚀。用法:于三餐前 1 h 和睡前各服 1 次,每次 1g。妊娠期和哺乳期可用,未发现对胎儿有不良影响。

3.手术治疗

手术治疗仅用于合并出血或穿孔的患者。手术方式:有胃大部切除等彻底性溃疡手术和单纯穿孔缝合术或贯穿缝扎溃疡止血术。

4.产科处理

应根据胎儿成熟情况、溃疡病情轻重等综合考虑。如溃疡病出血、穿孔保守治疗无效,妊娠期并非外科手术的禁忌,可根据产科情况,择期行胃肠溃疡手术或剖宫产同时进行胃肠溃疡手术治疗。产后应停止哺乳,以免胃酸和胃酶分泌增多,影响溃疡或胃肠手术部位的愈合。

第九节　妊娠合并心脏病

妊娠合并心脏病的发病率各国报道为 1％～4％。我国 1992 年报道为 1.06％。据 1984～1988年全国 21 省市、自治区孕产妇死因调查,心脏病占顺位死因的第二位。妊娠合并心脏病,以风湿性心脏病最为常见,占 80％左右,尤以二尖瓣狭窄最为多见,是严重的妊娠并发症,近 15 年来,由于对链球菌感染的及时治疗,风湿热减少,风湿性心脏病也随之减少。风湿性心脏病与先天性心脏病之比由 3 : 1,下降为 1 : 4,国外报道已逆转为 1 : 1 或 1.5 : 1。其他心脏病,如心律失常,妊高征心脏病,围生期心肌病等发生率显著增加,反映了产科工作者对心脏病认识水平的提高,也同时反映了围生保健尚需进一步加强。

一、病理生理学改变

1.血流动力学改变

妊娠期血容量增加,是妊娠期最主要的血流动力学改变。非孕期时血容量 3 250 mL,孕 6

周开始血容量逐渐增加,至孕 32~34 周达高峰,平均增加 35%~45%,此时心脏负担亦最重。孕期心率每分钟增加 10~15 次。心搏出量增加,在孕 32~34 周达高峰,平均增加 30%,以侧卧位最为明显。水、钠的潴留、氧耗量的增加、子宫血管区含血量的增加、胎盘循环的形成以及因横膈上升使心脏位置改变等,均使心脏的负担随妊娠期的增长而逐渐加重。下肢静脉压可因增大的子宫压迫而升高。仰卧位时压迫更明显,下肢静脉回流受阻,回心血量减少,可引起仰卧低血压综合征,心排血量减低 1.2 L/min。临产后,由于宫缩时对子宫血窦的挤压,回心血量增加,使心排出量增加约 20%,每次宫缩时约有 300~500 mL 血液进入循环,能量及氧消耗均增加,使心脏负荷加重。第二产程时除子宫收缩外,腹肌和骨骼肌都参加活动,使周围循环阻力增加,当用力屏气时,肺循环压力增高,同时腹压加大时,使内脏血液涌向心脏,因此第二产程中,心脏负担更加重,心排出量较孕期增加 60%。由于在分娩过程中,血流动力学的急骤改变,患有心脏病的产妇易在此阶段发生心力衰竭。第三产程胎儿娩出后子宫缩小使血窦关闭,胎盘循环停止,存在于子宫血窦内的大量血液突然进入血循环中,使回心血急剧涌向心脏,易引起心力衰竭;产后组织内大量水分回到体循环,经肾脏排出,此时期血容量有所增加,伴有心脏病者,也易在此时期内发生心力衰竭。

2.心功能不全

由于妊娠合并心脏病时,心脏的代偿能力差,容易引起心脏舒缩功能障碍。心率增快,心室舒张期缩短明显。心率过快时,心肌耗氧量增加,心室舒张期过短,心室充盈不足导致心排出量减少;心肌过度肥厚,不仅增加氧耗量,亦减弱心肌收缩力和减少心排出量,引起体循环不足而出现左心衰竭。左心衰竭又导致肺循环淤血,肺动脉高压,出现右心衰竭。体循环不足时,循环血液重新分布,肾脏血液减少最明显,其次为四肢及腹腔器官,而心脏血流减少不明显。右心衰竭时,引起全身静脉淤血,出现颈静脉怒张,肝大、肝区压痛、下垂部位甚至全身水肿。另外,左心衰竭引起左心房扩张,尤其在有心瓣膜病变如二尖瓣狭窄时更为明显。可出现房扑、房颤等心律不齐。后者可加重肺淤血并促使左心房内附壁血栓形成。血栓脱落可引起脑、肾等重要器官的栓塞。

二、临床表现

妊娠合并心脏病者:①严重的进行性的呼吸困难,甚至为端坐呼吸,夜间阵发性呼吸困难;②咯血;③劳力性昏厥;④发绀和杵状指;⑤舒张期杂音;⑥收缩期杂音Ⅲ以上,粗糙且时限较长;⑦严重的心律失常;⑧局限性或弥散性心界扩大;⑨出现肺动脉高压征象。

心脏病孕产妇的主要死亡原因是心力衰竭,早期发现心力衰竭和及时做出诊断极为重要。孕妇早期心力衰竭的症状:①轻微活动即感胸闷、气急和心悸,休息也不能恢复;②休息时心率大于 110 次/分钟,呼吸大于 20 次/分钟;③夜间睡眠中胸闷、气短,有时被憋醒,但无心外原因可解释;④肺底出现小水泡音,咳嗽不消失。心电图异常,心脏超声可见房室充盈改变,应考虑为早期心力衰竭。

三、心脏病种类

1.瓣膜疾病

(1)二尖瓣狭窄:最常见病因为风湿热,2/3 的患者为女性,其病理生理变化是左房压升高致肺静脉压升高发生劳力性呼吸困难,妊娠使心率增快,促使肺水肿发生。妊娠合并风湿性心脏病时,随着孕周的增加,孕妇血流动力学将发生明显变化,原有的心脏病往往会加重,其中最常见、最危险的是风湿性心脏病二尖瓣狭窄,常常引起急性左心功能衰竭、急性肺水肿的发生,导致母婴死亡。妊娠期血流动力学的改变,有两种潜在威胁:①由于二尖瓣狭窄,阻碍血液流动,如不能耐受妊娠增加的心排血量,特别在分娩期,产后和回心血量增加使肺循环血量增多,均易发生肺水肿和右心衰竭,如伴有室上性心动过速,舒张期充盈时间缩短,肺水肿加重。②如果充盈压突然下降,可出现低心输出量,可引起病情变化甚至死亡。二尖瓣狭窄伴有肺动脉高压时,应在妊娠期前,行二尖瓣分离术或二尖瓣球囊扩张术,纠正二尖瓣狭窄。如妊娠期出现肺水肿,经治疗未能改善者,妊娠期可行二尖瓣分离术,我院近六年中,有三例妊娠合并二尖瓣狭窄并发心力衰竭,经二尖瓣分离术后,继续妊娠,后行剖宫产,母婴均健在。

(2)二尖瓣关闭不全:主要病理生理改变是二尖瓣反流,使得左心房负荷和左心室舒张期负荷加重。左心室收缩时,部分血流倒流入左心房。左心房接受肺静脉回流的血液,和左心室反流的血液,使左心房负荷增加,导致左心房压力增高,肺淤血,甚至肺水肿。单纯二尖瓣关闭不全,一般可通过心搏量和射血分数增加来代偿,所以很少发生左心衰竭。若在孕前已有左心室严重损害,可出现左心衰竭,甚至出现肺动脉高压和全心衰竭。

(3)主动脉瓣狭窄:常为风湿性或先天性,常发生流产、早产或先天性异常。若在孕前就有症状如心绞痛、昏厥或充血性心力衰竭史,均不宜继续妊娠。应在孕前采用球囊扩张介入性手术来解除狭窄,以防妊娠期发生夹层动脉瘤破裂,故未纠正狭窄前不宜妊娠。如无症状者,一旦妊娠,应严格限制活动,并防止低血容量的发生。

(4)主动脉瓣关闭不全:妊娠期心率加速使舒张期缩短,血容量增加,但自主动脉回流左心室的血量却趋减少,一般能顺利度过妊娠与分娩。

(5)肺动脉瓣狭窄:轻度狭窄者能度过妊娠及分娩期。重度者应在妊娠前行手术矫治。

2.先天性心脏病

先天性心脏病有左向右分流者,能耐受妊娠,但流产率超过10%,婴儿先天性心脏病发生率升高,而右向左分流者,孕妇和胎儿病死率高。

(1)左向右分流:常见者为房间隔缺损、室间隔缺损及动脉导管未闭。

1)房间隔缺损:常见无症状或仅有轻微症状,不论是原发孔型、继发孔型或静脉窦型缺损,妊娠通常能很好耐受。偶可出现充血性心力衰竭,约5%孕妇出现心律失常,胎儿病死率约15%,10%以上婴儿有先天性心脏病。如并发肺动脉高压,尤其肺血管阻力升高,孕妇和胎儿病死率明显升高。

2)室间隔缺损:充血性心力衰竭、心律失常、高血压等并发症发生率<10%,10%左右室间隔缺损母亲的婴儿患先天性心脏病。如无并发症,一般能耐受妊娠与分娩。

3)动脉导管未闭:是主肺动脉沟通的最常见的形式。血流从主动脉通过未闭的导管进入肺动脉,回流至左心系统的血量增加,使左心室负荷加重。一般能耐受妊娠与分娩。但产后出血引起低血压时,肺动脉血流反流入主动脉,引起严重发绀和休克,故应避免低血压。

(2)右向左分流:对孕妇和胎儿病死率均升高,孕妇常伴有发绀,当血红蛋白超过20 g/L,自发性流产>80%,而发绀程度轻或血红蛋白无明显增高者,自发流产可降至50%。

1)艾森曼格氏综合征:症状为右向左分流或双向分流。分流水平可在主动脉肺动脉间,或在心房心室间,主要并发症状为肺栓塞、心力衰竭、昏迷或各种心律不齐。往往40岁前死亡。孕妇末梢阻力有所降低,但肺动脉阻力不降低,仍处于高压状态,并有右向左分流和肺灌注量降低。分娩后血循环动力学改变和并发妊高征时,进一步加重了该症的症状,孕产妇病死率可高达 33%。

2)右心室肥大:占先天性心脏病的 14.5%。多数患者有较严重的肺动脉闭锁,右心室压力增高,通过室间隔缺损孔引起右向左分流。主动脉右位的程度也影响右向左分流程度。肺形态缩小,有发绀、杵状指和昏厥或癫痫样抽搐。一般说,患者于幼年即死亡,偶可存活到成年并分娩成功。

3)艾伯斯坦畸形(Ebstein's anomy):是右向左分流的一种常见疾病,由于妊娠期系统血管阻力下降,孕妇可有血栓、充血性心力衰竭及心律失常加重,因此不应怀孕。若不伴肺动脉高压,无症状,无明显右向左分流、右室流出道梗阻等情况,尚能忍受妊娠。

4)马凡(Marfan)综合征:表现为主动脉中层囊性退变。常为染色体显性遗传性疾病,它是由于结缔组织发育不良,主动脉壁薄弱,中层弹力纤维稀疏,由于酸性黏多糖类物质替代,易产生断裂和囊状坏死。马凡综合征患者的妊娠,增加心血管并发症的概率,孕妇病死率为 4%～50%,多数死亡是由于血管解离或破裂。其主动脉根部明显扩张,常大于 40 mm,不宜妊娠。基因突变鉴定可用作产前诊断。患者一经确诊,不应怀孕。产前诊断确诊为本病的患者,多主张终止妊娠。因妊娠后弹性组织松弛和脉压差增大,并发夹层动脉瘤和主动脉瘤破裂的危险性更大。晚期妊娠患者若升主动脉直径超过 45 mm,应在妊娠 38 周行剖宫产。

(3)围生期心肌病可在围生期首次出现,可能是一组多因素疾病。既往无心脏病的妊娠末期或产后女性,出现呼吸困难、血痰、肝大、水肿等心力衰竭症状,类似扩张型心肌病。可右心室扩大,附壁血栓。妊娠妇女中的发病率为 1/4 000～1/1 300。也有学者认为本病是妊娠晚期或分娩使原有隐匿的心脏病显现出临床症状。本病多发生在 30 岁左右的经产妇。如能早期诊断、及时治疗,一般预后良好。安静、增加营养、补充维生素也很重要。针对心力衰竭,可使用利尿剂、ACE 抑制剂和血管扩张剂、洋地黄等。对有血栓的病例应使用抗凝剂。采取避孕或绝育措施预防复发。

第十节　妊娠合并心律失常

一、心律失常

心律失常是指心脏冲动的频率、节律、起源部位、传导速度或激动次序的异常。

按其发生原理,区分为冲动形成异常和冲动传导异常两大类。妊娠合并心律失常临床并不少见,心律失常可因妊娠发生生理性改变,也可因器质性心脏病所致。

妊娠期的心律失常一般分为:①无并发症良性心律失常;②心脏病患者的心律失常。两者对心功能影响不同,临床处理与预后亦不同。

(一)冲动形成异常

1.窦性心动过速

窦性心动过速指窦房结发出的冲动超过 100 次/分钟,简称窦速。与妊娠期血容量增加或孕妇精神紧张促使原有此病者发病。

2.期前收缩(过早搏动)

期前收缩分窦性、房性、房室交界性和室性期间收缩,系由异位节律点兴奋性增高所致。

(1)窦性期间收缩:少见,临床上无病理意义。

(2)房性期间收缩:偶发者无重要意义。持续性或频发性以及二联律、三联律等提示为病理性。

(3)房室交界性:偶发者无重要意义。连续性或伴房性或(和)室性期间收缩,提示心肌损害。

(4)室性:可见于器质性心脏病。频发性,尤其是二联律、多源、多形及连续性者提示为病理性。

3.阵发性室上性心动过速

最常见为阵发性折返性室上性心动过速。可见于平时健康者,也可见于先天性心脏病房间隔缺损、二尖瓣狭窄、预激综合征或洋地黄中毒等。

4.室性快速性心律失常

(1)室性心动过速(室速):往往伴有二尖瓣脱垂和 QT 延长综合征。可见于洋地黄中毒、低钾血症、酸中毒等。

(2)心室扑动、心室颤动:为致死性心律失常。

5.缓慢性心律失常

(1)窦性心动过缓:窦房结频率低于 60 次/分钟,心率 50 次/分钟以上者,一般无任何症状。心率低于 50 次/分钟或心功能减退者,可有心悸、胸闷、头晕,甚至昏厥。心房率低于 40 次/分钟,有窦房传导阻滞可能。洋地黄治疗过程中突然出现窦性心动过缓,常是洋地黄中毒的早期症状。窦性心动过缓通常预后良好,除非是病态窦房结综合征。

(2)病态窦房结综合征:由于窦房结冲动形成或传导障碍,或二者均有者所致的心律失常。特别是室率<40 次/分钟、快慢综合征及阿斯氏综合征者,预后差,可能会突然死亡。

(二)冲动传导异常

(1)窦房传导阻滞:分完全性和不完全性。完全性多见于风湿性心脏病晚期、洋地黄中毒等。不完全者多见于迷走神经张力增高,高血钾,各种心脏病所致左心房增大,先天性心脏病房间隔缺损,心肌病等。

(2)房室传导阻滞:分Ⅰ度、Ⅱ度Ⅰ型、Ⅱ度Ⅱ型及Ⅲ度。①Ⅰ度指室上性冲动通过房室传导系统的时间延长,但均能传入并激动心室,可见于迷走神经兴奋,缺血性心脏病,先天性心脏病或洋地黄药物引起等;②Ⅱ度Ⅰ型指绝大多数位于房室交界内的传导延缓,为生理性或病理性延长所致;Ⅱ度Ⅱ型指主要由房室交界区以下(结下)绝对不应期病理性延长或伴有轻度相对不应期延长所致;③Ⅲ度指完全性心脏传导阻滞,由于房室传导系统的绝对不应期占据了整个心动周期,使室上性冲动不能下传至心室,是一种危险的心律失常,应积极处理。

(3)左束支传导阻滞:多见于器质性心脏病、心肌病等。不完全性与完全性的病理意义相似,只是心肌病变较轻,预后稍好。完全性提示心肌有弥散性病变,预后差。

(4)右束支传导阻滞:可见于正常妊娠,但更多见于器质性心脏病孕产妇。

(5)预激综合征属特殊类型的心律失常,分两种。

1)由于窦性冲动同时沿着正常房室传导途径和房室间旁道下传激动心室所致。

2)预激综合征并发阵发性室上性心动过速、心房颤动、心房扑动(室上性心律失常)。

二、诊断

病史;体格检查;辅助检查:ECG(心电图)、24 h动态心电图(Holter/24 h)、心功能检查、心脏彩色超声波(UCG)。

三、治疗

1.窦性心动过速

(1)镇静剂:地西泮(安定)2.5 mg,口服,3 次/日。

(2)β-受体阻滞剂:普萘洛尔(心得安)10 mg,口服,3 次/日。

2.期间收缩

(1)房性:无器质性心脏病又无症状者给地西泮或普萘洛尔。若频发或多源房性期间收缩:①普萘洛尔 10 mg,口服,3 次/日;②维拉帕米(异搏停)片 40 mg,口服,3 次/日;③普鲁卡因胺 0.25g,口服,3~4 次/日。

(2)室性:①偶发,无症状者不需治疗。②频发,症状明显者:普萘洛尔 10 mg,3 次/日,口服。普鲁卡因胺 0.25g,口服,3~4 次/日;美西律(慢心律)100 mg,口服,3 次/日;利多卡因 500 mg 加入 5%GS 500 mL 中静脉滴注 1~2 mg/min,约 6 h 滴完。

3.心动过速

(1)房性:①洋地黄对阵发性房性心动过速伴心脏扩大和(或)心力衰竭者为首选药物,毛花苷 C 0.4 mg 加入 25%GS 20 mL,缓慢静脉注射,若无效则 1h 后可再注 0.2 mg;②维拉帕米(异搏定)5~10 mg 加入 25%GS 20~40 mL,缓慢静脉注射,如有效即停止注射,若观察 30 min后无效,可重复注射 5 mg;③无严重心力衰竭,无支气管哮喘且血压正常者可用,普萘洛尔 1~3 mg 加入 25%GS 20~40 mL 静脉滴注。

(2)室性:①利多卡因静脉滴注同前;②普鲁卡因胺用法同前;③洋地黄,用法同前。

4.窦性心动过缓、病态窦房结综合征

心率<50 次/分钟,选用如下。

(1)麻黄素、异丙肾上腺素口服(高血压、冠心病者禁用)

(2)阿托品、溴丙胺太林(普鲁本辛)口服(青光眼禁用)。

(3)起搏器:适应证有窦性心动过缓,心率<40 次/分钟;昏厥、阿-斯氏综合征者;病态窦房结综合征合并心力衰竭;病窦综合征者,需装起搏器。

5.传导阻滞

(1)窦房传导阻滞:心动过缓伴有症状或窦性间歇长达数秒,可静脉注射阿托品 0.5~1.0 mg 或异丙肾上腺素 1~2 μg/min,静脉滴注,必要时安置临时起搏器,治疗通常要维持数日或直至阻滞消失。

(2)房室传导阻滞:

1)Ⅰ度:心率>50 次/分钟,且无明显症状者不需要治疗。若心率较慢且有明显症状者,可用阿托品治疗。

2)Ⅱ度Ⅰ型:如心率>50 次/分钟,无明显症状,一般无须处理。

3)Ⅱ度Ⅱ型:有凡心室率较慢者,参考Ⅲ度处理。①洋地黄中毒者,停用洋地黄;②心室率至 45 次/分钟以下,或出现头晕、心力衰竭或室性异位心律等,可用阿托品或异丙基肾上腺素,提高心室率至 50~60 次/分钟;③安置长期性起搏器,严重心律失常或器质性心脏病出现心动过缓者。

4）Ⅲ度：①洋地黄中毒时停用洋地黄；②阿托品静脉注射或滴注，青光眼禁用；③异丙肾上腺素葡萄糖稀释静脉滴注；④肾上腺皮质激素地塞米松 5～10 mg/d，静脉滴注，连用5～7 d，消除传导系统水肿，促进排钾，有利于房室传导功能改善；⑤伴有酸中毒、高血钾时，静脉注射11.2％的乳酸钠，每次 20～40 mL；⑥装置长期性起搏器。

6．预激综合征

（1）单纯性不需要治疗，须观察。

（2）并发阵发性室上性心动过速者：①禁用洋地黄。②并发心房扑动或颤动时，要禁用兴奋迷走神经药物及洋地黄类药物；如为房室折返性心动过速给维拉帕米 80～120 mg，4次/日；普萘洛尔 10～20 mg，4 次/日口服。

（3）伴房颤时：可用普鲁卡因胺 100 mg，1 次/5 分钟，静脉注射，直至总量达 1.2 g。要注意引起低血压之不良反应。

第十一节　妊娠合并心力衰竭

心力衰竭是各种心脏结构或功能性疾病导致心室充盈及（或）射血能力受损而引起的一组综合征。由于心室收缩功能下降，射血功能受损，心排出量不能满足机体代谢的需要，器官、组织血液灌注不足，同时出现肺循环和体循环淤血，临床表现主要是呼吸困难、无力，致使体力活动受限和水肿。心脏病孕产妇的主要死亡原因是心力衰竭，早期发现心力衰竭和及时做出诊断极为重要。

一、妊娠合并心脏病对母婴的影响

妊娠期子宫增大、胎盘循环建立、母体代谢率提高，母体对循环血液的需求量增大。妊娠期血容量增加可达30％，致心率加快，心排出量加快，32～34 周时最明显。分娩期子宫收缩，产妇屏气用力及胎儿娩出后子宫突然收缩腹腔内压骤减，大量血液向内脏灌注，进一步加重了心脏的负担。

产褥期组织间潴留的液体也开始回到体循环，血液流动学发生一系列急剧变化。因此，有器质性心脏病的孕产妇常在此时因心脏负担加重，极易诱发心力衰竭，临床上应给予高度重视。不宜妊娠的心脏病患者一旦妊娠，或妊娠后心功能恶化者，流产、早产、死胎、胎儿发育迟缓、胎儿窘迫及新生儿窒息的发生率均明显增高。孕妇心功能良好者，胎儿相对安全，但剖宫产概率增加。某些治疗心脏病的药物对胎儿也存在潜在的毒性反应。

二、心功能衰竭的诊断

1．病史

病史以呼吸困难及劳累性呼吸困难症状和心脏病病史为重点。

2．物理检查

物理检查以心血管系统和肺为重点。

3.实验室检查

实验室检查以心电图、超声心动图、X线片为主。

(1)12 导联心电图。

(2)后前位和左侧位 X 线片(腹部前后围铅板,保护胎儿)。

(3)血液检查,全血细胞计数、电解质、肾功能和肝功能。

(4)尿液常规检查。

(5)超声心动图检查:风湿性心脏瓣膜病、围生期心肌病、妊高征心脏病、先天性心脏病等。

(6)感染性心内膜炎或败血症者做血培养。

三、诊断标准

美国国家心肺研究所(Nat Heart & Lung Inst)提出以下诊断标准。

1.主要条件

①肺可听到啰音;②胸部 X 线片有 HF 表现;③肺小动脉楔压:肺动脉舒张压或左室舒张平均压在 1.87 kPa(14 mmHg)以上。

2.次要条件

①听诊有第三心音;②心脏指数在 2.2 L/(min·m²)以下,动、静脉血氧差在 5.5 vol% 以上或中心静脉血氧饱和度在 56% 以下;③中心静脉压升高;④动脉血氧分压在 7.33 kPa(55 mmHg)以下。

凡符合上述一项主要条件和任何一项次要条件或同时具有三项次要条件者,可诊断心功能衰竭。如果在临床以上条件不能监察,可采用以下两种诊断标准。

(1)充血性心功能衰竭的 Framingham 诊断标准

主要标准:①阵发性夜间呼吸困难或端坐呼吸;②颈静脉怒张;③肺部啰音;④心脏扩大;⑤急性肺水肿;⑥S₃ 奔马律;⑦静脉压增高大于 0.399 kPa(16 cmH₂O);⑧循环时间大于 25 s;⑨肝颈反流征阳性。

次要标准:①踝部水肿;②夜间咳嗽;③劳累时呼吸困难;④肝大;⑤胸膜腔积液;⑥肺活量减至最大量的 1/3;⑦心动过速(心率大于 120 次/分钟)。主要或次要标准对治疗的反应,5 d 内体质量下降大于 4.5 kg。

(2)Boston 心功能衰竭诊断标准

1)病史:休息状态下呼吸困难(4 分);端坐呼吸(4 分);夜间阵发性呼吸困难(3 分);平地走路时呼吸困难(2 分);爬坡时呼吸困难(1 分)。

2)物理检查。心率异常(1～2 分):90～100 bpm(1 分),大于 110 bpm(2 分);颈静脉压升高(2～3 分):大于 0.147 kPa 并伴有肝大或水肿(3 分),大于 0.147 kPa(2 分);肺啰音(肺底 1 分,超过肺底 2 分);肺鸣音(3 分);第三心音(3 分)。

3)胸部 X 线检查:肺泡性肺水肿(4 分);间质性肺水肿(3 分);双侧胸腔积液(2 分);心胸比率大于 0.50(3 分);肺尖部血液重分布(2 分)。

Boston 心功能衰竭诊断标准同时具备两项标准或一项主要标准,两项次要标准,可确定心功能衰竭的诊断。Boston 心功能衰竭诊断标准:如总积分超过 8 分,可确诊心功能衰竭,5～7 分为可疑心功能衰竭,低于 4 分则无心功能衰竭,因其根据血流动力学变化作依据,故较为可靠。

四、治疗

(一)一般治疗

1.休息

休息可减轻心脏负荷。在休息时,机体需要的氧和养料均减少,耗氧量显著降低,运动时耗氧量每分钟 1 500 mL,休息时为 300 mL。每日心跳呼吸减少,呼吸费力程度减轻等,使所需的血流量明显减少,心脏负荷明显减轻。休息后肾血流量增加,循环血量减少。心脏负荷减轻。

2.体位

出现明显淤血或肺水肿,明显呼吸困难,取半坐位、坐位,两下肢下垂,以减少静脉回心血量,减轻肺淤血及呼吸困难。

3.吸氧

血氧饱和度降低或呼吸困难、发绀者,氧流速 4～6 L/min,氧蓬法 8～10 L/min,蓬内氧浓度 40%～50%,再高有害无益。吸氧通常用鼻导管给氧法,氧气要湿化,以免呼吸道干燥。

4.饮食控制

饮食也是治疗心力衰竭的重要方法之一。每日要少食多餐,应进食易消化的清淡食品,以流质、半流质为宜。心力衰竭者在诊断开始,应限制高热量摄入,以减轻心脏的负荷,有利于心力衰竭的恢复。每日热量约 5 016～6 270 kJ(1 200～1 500 kcal)。饮食中限制钠盐的摄入量,正常成年人食盐 10 g/d,心力衰竭Ⅰ级者为 1～2 g/d,Ⅱ级者 1g/d,Ⅲ级者 0.4 g/d。待心力衰竭控制后,给低盐饮食约 5～7 g/d。如果患者食欲差,饮食中不必严格忌盐。应用利尿药而大量利尿时,因大量钠离子排出,故不需限制钠盐摄入。水分摄入,不必严格限制,1.5～2 L/d 为宜。若体内潴留氧化钠 7 g,则需 1 000 mL 水潴留方可维持体内渗透压的正常平衡。

(二)特殊治疗

1.利尿剂应用

襻类利尿剂是目前最常用的利尿剂,一般为呋塞米、利尿酸、丁尿胺(酸),由于均作用在髓襻升支粗段的髓质和皮质部,故称为襻类利尿剂。当肾小球滤过率下降时,仍保持有利钠作用,在低蛋白血症、低钠、低钾、低氯时,其利尿功能仍不受影响。襻类利尿剂为作用最强的速效利尿剂。

(1)作用机制

1)能减少有效循环血量,减轻心脏负荷,使心肌收缩力处于 Starling 曲线顶点以前的升长,可改善心功能,降低左室舒张期末压力及肺毛细血管楔压,减轻肺淤血,增加肺的顺应性,改善呼吸功能。

2)高浓度迅速抵达致密斑,阻断肾小球反馈机制,使肾内扩张血管的前列腺素合成增加,肾内血液重新分配,故肾功能不全时呋塞米也有效。

3)尿对髓质的作用能抑制尿稀释,且控制尿的浓缩功能,对低钠血症水肿者也有效。

4)有扩张静脉迅速增加静脉容量,降低肺毛细血管楔压,可改善急性肺水肿及重度心力衰竭。

(2)用法

1)呋塞米(呋喃苯氨酸):20～40 mg,加入 5%葡萄糖液内静脉注射 5～10 min。利尿效果不好时,可成倍增加剂量,最大剂量 600～1 000 mg/d。用到 200 mg 以上,需加入 5% 葡萄糖液 100 mL 中静脉滴注。

2)依他尼酸(利尿酸):不良反应较大,已渐趋少用。25～50 mg 加入 5% 葡萄糖内缓慢静脉注射。

3)布美他尼(丁尿胺,丁苯氧酸):利尿最大效应与呋塞米相同,所需剂量仅为呋塞米的 1/50。毒副作用小,每次静脉注射 0.5～2 mg,肌内注射、静脉注射。

(3)不良反应

1)水与电解质紊乱:襻类利尿剂的排水、失钠、失钾明显,可引起脱水,直立性低血压,低钠、低钾、低氯,代谢性碱中毒,心律失常等。

2)听力障碍:可有耳鸣、听力下降或暂时性耳聋,偶可引起永久性耳聋,其产生原因可能与药物引起内耳淋巴液电解质成分改变,或耳蜗管内基底膜上的细胞受损有关。

3)呋塞米可抑制尿酸的排泄,导致高尿酸血症而诱发痛风。这可能是细胞外液容量减少,导致远曲小管对尿酸盐重吸收增加所致。也有可能呋塞米和尿酸在尿酸分泌途径上发生竞争的结果。

4)其他偶可引起消化道反应。

2.正性肌力药物的应用

(1)洋地黄类:能直接增强心肌收缩力,有中等强度的正性肌力作用,可提高心排出量。由于药物直接作用于心肌 Na^+-K^+-ATP 酶,使酶失活,Na^+ 外流和 K^+ 内流减少。细胞内 Na^+ 增高,促使肌浆网释放 Ca^{2+} 与 Na^+ 交换,从而增强心肌收缩力。洋地黄的正性肌力作用可使正常心脏心肌耗氧量增加,同时又使心搏量增加,心室容积缩小,室壁应力降低,心率明显减慢,心肌氧耗量明显减少。其综合结果是总耗氧量降低,心肌工作效率提高。治疗量,洋地黄略降低窦房结自律性,减慢房室传导,降低心房肌的应激性,缩短心房肌不应期而延长房室结不应期。中毒量时洋地黄可降低窦房结的自律性,减慢心房、心室、房室交界区的传导速度和缩短浦肯野纤维的有效不应期,因此可导致各种心律失常的发生。

给药方法:以往强调首先在短期内给"洋地黄化"或"饱和"量,即短期内给予最大剂量,洋地黄中毒的发生率可达 20%,现已证实洋地黄的疗效与剂量呈线性相关,每日小剂量连续 5～7 d,血浆浓度也可达到稳定的治疗量水平,但对急性左心衰竭和心室率快速的房性快速心律失常,宜负荷量一次给予。用法:快速,毒毛花苷 K 或 G 0.25～0.5 mg 静脉注射,5～10 min 起效,30～60 min 达高峰;毛花苷 C(西地兰)0.2～0.4 mg/次,静脉注射 5～10 min 起效,0.5～2 h 达高峰。洋地黄治疗后心力衰竭缓解,心力衰竭的病因或诱因(如败血症、妊娠或分娩、大量输液或输血等)已消除,不必继续给予维持量。心电图有助于判断洋地黄过量或不足。心房颤动或心房扑动伴心室率超过 100 次/分钟,大多示洋地黄量不足;而心室规律且增快,如交界处心动过速,或心室规律但减慢,如交界处心律,或呈二联律,表示洋地黄中毒;静息时心室率 60～70 次/分钟,运动后不超过 90 次/分钟,常表示维持量适当。

洋地黄毒性反应:自不采用洋地黄化或饱和量的给药方法以来,洋地黄的致命性毒性反应及其致死率已明显降低。中毒表现有:①胃肠道反应,如食欲缺乏、恶心、呕吐;②心律失常;③神经系统表现如头痛、眩晕、甚至神志错乱;④视觉改变如黄视或绿视。血清地高辛浓度 <0.5 mg/mL 反映量不足,>2.5 mg/mL 为中毒。毒性反应处理:①停药;②苯妥英钠,首剂 125～250 mg 溶入注射用水静脉推注,无效时可每 5～10 min 静脉注射 100 mg,共 2～3 次,多数在给药后 5 min 内心律失常缓解,可持续 5～60 min 不等,待心律失常转复后,改为口服 50～100 mg,6 h 1 次,维持 2～3 日;③口服氯化钾 3～4g/d;④利多卡因,治疗心律失常;⑤阿托品,治疗Ⅱ度或Ⅱ度以上窦房或房室传导阻滞。

(2)cAMP 依赖性正性肌力药:衰竭心肌细胞内 cAMP 水平低,提高细胞内 cAMP 浓度从而促进 Ca^{2+} 内流,增强心肌收缩,曾被视为是恢复衰竭的心肌收缩功能。①β受体激动剂:多巴胺和多巴酚丁胺,静脉给药,2～10 $\mu g/(kg \cdot min)$,对低心排出量、高充盈压和低血压急性和慢性心力衰竭均有效;②磷酸二酯酶抑制剂:通过抑制使 CAMP 裂解的磷酸二酯酶 F-Ⅲ,抑制 cAMP 的裂解,而增高细胞内 cAMP 浓度,增加 Ca^{2+} 内流,产生正性肌力作用以及增高血管平滑肌细胞内 cAMP 含量而具有扩血管作用。例如氨力农、米力农、依诺昔酮等可增加心排出量,降低左室充盈压效果明显。

3. 血管扩张剂

血管扩张剂主要分类:①静脉扩张剂,主要扩张静脉系统,适用于左室充盈压增高所致肺淤血;②动脉扩张剂,主要扩张动脉系统,适用于后负荷过大,组织灌注不足;③平衡血管扩张剂,对前二者均有作用。

急性心力衰竭时,由于交感因子或体内诸多加压因子代偿性增高,几乎所有的患者肺小动脉及周围小血管均处于收缩或痉挛状态,使左、右心室负荷加重,从而导致或加重心力衰竭。因此对心力衰竭时应用血管扩张剂开辟通路。循环畅通后,利尿或加泵(心脏正性药物)才能达到治疗目的。动脉扩张剂可降低左室排血阻力,降低后负荷,增加左室的泵血功能,由于增加心排出量,也减少心室容量,降低前负荷;静脉扩张剂通过减少心室的容量也降低后负荷。扩张剂的类型及应用如下。

(1)硝酸酯类。

1)硝酸甘油:片剂 0.3～0.6 mg,3 次/日,舌下含化通过黏膜吸收,约 2 min 起作用,3～15 min作用最大,对急性心功能衰竭,在给药 5～10 min 后,左室充盈压由 20 mmHg 可下降到 10 mmHg。硝酸甘油静脉内滴注,低浓度 30～40 $\mu g/min$,静脉扩张胜过小动脉扩张作用,从而减少静脉和肺静脉的回流,降低左、右心室的舒张末压,较大剂量 65 $\mu g/min$ 时,有明显的小动脉扩张,导致血压下降,一般应从小剂量开始逐渐增大剂量,在心脏和血压监测下,静脉滴注 5 $\mu g/min$开始,每 5 min 增加 5 μg,直到出现作用或不良反应。不良反应有头痛、心悸,体位性低血压,心动过速。

2)二硝基异山梨醇酯(消心痛):片剂 10～20 mg,舌下含化,3～4 次/日,5～7 min 起作用,持续 30～60 min;口服 5～30 min 起效,持续 2～5 h。静脉 10～20 mg 加入 5%GS 250～500 mL中静脉滴注,用于急性心力衰竭,主要是缓解肺淤血症状,且由于右心室充盈压下降,肝及肢体淤血也可获得改善,对严重心力衰竭者,须加用其他扩血管药物。

(2)酚妥拉明(卞胺唑啉):是一种常用的 α 受体阻滞剂,以扩张动脉为主,也扩张静脉,有全身性直接松弛血管平滑肌的作用,对促使周围血管扩张起主要作用,使肺动脉压力及体循环周围阻力均降低,增加心排出量,心功能明显改善,因此心室射血阻力减低,后负荷减轻。

对急性心力衰竭及肺水肿者,可先给较大冲击剂量 5 mg 静脉推注,一般常用剂量为 1～5 $\mu g/(kg \cdot min)$,根据临床情况给予 10～20 mg 或 40 mg 加入 5%GS 250 mL 静脉滴注,可增加至 75 $\mu g/(kg \cdot min)$。对血压较低者,可与多巴胺、多巴酚丁胺联合应用,以增加心肌收缩力,消除周围血管的过分扩张作用,避免血压进一步下降,酚妥拉明 40～80 mg 加多巴胺 40～

80 mg,加入 5%～10%GS 500 mL 中 1～2 mL/min 的速度静脉滴注,此比例仍起血管扩张作用,以后可视病情调节之。

不良反应:由于血容量不足或用量过大,有时可突然发生血压过低。

(3)硝普钠:硝普钠又称亚硝基亚铁氰化物,是心功能衰竭治疗中常用的血管扩张剂,其药理作用为直接松弛小动脉和静脉血管平滑肌,降低周围血管阻力,使血压降低,同时降低静脉张力及降低舒张末期压力,降低心前、后负荷,使心功能改善,心排出量增加,使心力衰竭得以控制。故是一种平衡血管扩张剂,适用于高血压合并左心力衰竭、二尖瓣和主动脉瓣反流等合并严重心功能衰竭,尤其心脏手术后,急性心功能衰竭。低血压者禁用。25 mg 硝普钠加入 5%GS 500 mL,静脉滴注,开始 10 μg/min,之后每 5 min 增加 5～10 μg/min 直达预期效果,最大量为 75～200 μg/min,如出现低血压或其他不良反应前停止增量。要严格监测血压,防止血压下降过快,收缩压下降不要超过 5%～20% 或舒张压维持在原有基础的 60%～70%。代谢产物是氰化物,在肝脏解毒,不宜长期应用。药物可透过胎盘在 20 min 内母、胎儿达平衡,大剂量可引起胎儿氰化物中毒,导致死亡,妊娠期只能使用于危重病例。

(4)肼屈嗪(肼苯哒嗪):是 α 受体阻滞剂,可阻断 α 受体,使外周血管扩张,直接松弛毛细血管前小动脉平滑肌,对静脉作用小。降低外周阻力,从而减轻心脏后负荷,增加心排出量,扩张肾动脉,增加肾血流量,产生明显利尿作用。不良反应有心率加快、恶心等。12.5～25 μg 加入 5%GS 250～500 mL 静脉滴注。注意监测血压、心率。

4.血管紧张素转换酶抑制剂(ACEI)

心功能衰竭患者交感和肾素-血管紧张素-醛固酮系统活化,循环中的浓度均升高,从而使用 ACEI 治疗。

(1)卡托普利(开博通):妊娠期间应用,据报告可发生早产、婴儿体质量过低、羊水过少,长时间使用,可发生胎儿死亡。一般小剂量短期口服 12.5 mg,2 次/日。

(2)依那普利(苯丁酯脯酸):药物作用时间较卡托普利长,给药次数可减为 2.5～5 mg,1～2 次/日,对胎儿的不良反应同卡托普利。

(3)贝那普利(CG-1824,洛汀新):通过降低心脏前、后负荷而缓解心力衰竭患者的症状和体征。对肾病变组织,能改善肾小球高灌注压、高血流量、高滤过率的状况,降低肾血管阻力,减轻肾小球损伤。剂量 5～10 mg,1 次/日,口服。对胎、婴儿的不良反应与卡托普利相同。

5.钙通道洁抗剂

硝苯地平扩张冠状动脉,使外围阻力降低,能减轻心脏后负荷,降低心室壁张力,使心肌耗氧量减少,降低血压而不影响子宫胎盘血流。常用剂量:10 mg,3～4 次/日,口服。

五、充血性心力衰竭的特殊处理

1.妊高征性心力衰竭

在处理妊高征性心力衰竭时,在解痉的基础上先用静脉血管扩张剂或同时与强心、利尿联合用,可使循环途径畅通。血管扩张剂治疗心力衰竭的主要作用机理如下。

(1)减轻心脏前负荷,扩张小静脉使肺淤血减轻。

(2)减轻后负荷,扩张小动脉,降低动脉压,减少左室射血阻力,降低外周阻力,使低排高阻型变为低阻高排型。血管扩张剂如酚妥拉明是 α 受体阻滞剂,使小动脉舒张,可减慢心率,降低血压,心排出量增加,降低心脏后负荷,静脉用量为 10～20 mg,加入葡萄糖液 250 mL 缓慢点滴,以 40 μg/min 的速度输入,须严密观察血压,随时调整滴速,最大剂量为 1 mg/kg。当血压、心力衰竭控制不满意或舒张压 140 mmHg 时可选用硝普钠。硝普钠主要作用于血管平滑肌,使动、静脉均扩张,降低周围血管阻力及降低心脏舒张末期压力,使血压迅速下降和心排出量增加,改善心功能,剂量为 25~50 mg 加入 5% 葡萄糖 500 mL 中,开始滴速为 10~20 μg/min,每隔 5 min 增加 10 μg,一般到 75 μg/min,要使血压下降到满意为止,但收缩压下降不要超过 15%~20% 为好。硝普钠的直接代谢产物为氰化物,可与红细胞硫氧基结合而有毒性作用,肝功能严重减退者慎用。药物可通过胎盘进入胎儿血循环,一般在症状改善后应迅速分娩。肼屈嗪为 α 受体阻滞剂,可使外周血管扩张,外周阻力降低,心排出量增加,以增加心、脑、肾和内脏的血流量及子宫胎盘血流量,达到降压的作用。不良反应有心率加快、心悸、恶心等不适症状,对器质性心脏病患者慎用,一般以 12.5~25 mg 加入 5% 葡萄糖液静脉滴注,严密观察,血压若有下降,随时调整滴速,以维持舒张压在 90~100 mg 为宜。其他强心利尿剂的应用与充血性心力衰竭治疗相同。

2.围生期心肌病心力衰竭

文献报道,该病的病死率高达 25%~50%。治疗以积极控制心力衰竭为主,洋地黄为首选以增强心肌收缩力。窦性心动过速或洋地黄治疗后心率仍不减慢,可加阿替洛尔(氨酰心安)12.5~25 m/d 口服。频繁发作室上性心动过速,用美西律 500 mg 加入 5% 葡萄糖 500 mL,2~3 mg/min 静脉滴注,心率控制后改为 100~200 mg/d 口服。改善心肌代谢可用 1,6-二磷酸果糖(FDP)5g/d 静脉滴注,同时用呋塞米 40~80 mg 静脉推注,减轻心脏负担,并以扩血管药物(包括扩张周围静脉),如消心痛或硝酸甘油静脉滴注,可减轻心脏前负荷,使回心血量减少和降低肺静脉压力及解除肺动脉痉挛。如伴有高血压、肺水肿、心力衰竭,可短期应用上述的扩血管药物。心力衰竭控制后,应及时终止妊娠。

3.妊娠合并心瓣膜病变

风湿性心脏病伴二尖瓣狭窄在妊娠期发生心力衰竭,特别在妊娠中期,由于二尖瓣狭窄,发生肺动脉高压、肺淤血导致肺水肿而出现心力衰竭。1952 年 Brock 首次报道,妊娠期二尖瓣扩张术获得成功。有报道 18 例妊娠合并二尖瓣狭窄中在妊娠 28 周以下发生心力衰竭者 7 例(39%),其中 3 例均在心力衰竭控制后,于妊娠 27~29 周间作二尖瓣扩张术。术后心功能改善 Ⅰ~Ⅱ 级则妊娠继续到 36~38 周,以剖宫产终止妊娠,母婴均健康。妊娠伴多瓣膜病心力衰竭时,首选药物为强心苷类,并佐以扩张静脉的血管扩张剂。例如硝酸甘油、消心痛及单硝酸异山梨酯等,以其中之一 10 mg 加入 5% 葡萄糖液 250 mL,20 mL/h 缓慢静脉滴注,并加用利尿剂以降低心脏前负荷。有 7 例已在妊娠晚期(31 周左右),为兼顾胎儿存活,其中 5 例在控制心力衰竭的同时,采取羊膜腔穿刺 1~2 次/周,每次宫内注射地塞米松 10 mg,促胎肺成熟,待 L/S 比值≥2 时,做剖宫产,新生儿娩出后在气管插管中注入肺活通 100 mg。均未发生 ARDS 综合征而存活。

4.胸廓畸形并发肺功能衰竭

胸廓畸形并发肺功能衰竭症早期呼吸衰竭时往往无明显的临床特征,一旦患者出现烦躁不安、精神恍惚、头痛、心动过速等症状时,应立即做动脉血气分析,当血氧饱和度低于 70%,$PaO_2 < 60$ mmHg(8 kPa),$PaCO_2 < 50$ mmHg(6.65 kPa),动脉血 pH<7.32 时,即可诊断呼吸衰竭。处理方法:可做气管切开正压给氧,或应用气管插管加压给氧后上机械呼吸机,同时强心利尿,务必改善肺通气,纠正酸碱平衡、电解质紊乱。

六、妊娠合并心脏病的围生期监护

心脏病孕产妇的主要死亡原因是心力衰竭和感染。心脏病育龄妇女应行孕前咨询,明确心脏病的类型、病情发展的程度、心功能状态,确定能否妊娠。允许妊娠者一定要从早期开始,定期进行产前检查。未经系统产前检查的心脏病孕产妇心力衰竭发生率和孕产妇的病死率,比经产前检查者约高出10倍。在心力衰竭易发的三段时期(妊娠32~34周、分娩期和产后3d内)需重点监护。

第十二节　妊娠合并肺炎

肺炎(pneumonia)可由多种病原体引起,如细菌、病毒、真菌、寄生虫等,化学物质、放射线和过敏因素等亦可引起肺炎,是肺实质的炎症。妊娠合并肺炎是孕妇非产科因素的第二死因,妊娠合并细菌性和病毒性肺炎的发生率分别为0.04%和19%(美国),国内妊娠合并肺炎的发生率为0.01%左右,在抗生素问世之前,肺炎是导致早产的主要原因之一。目前,妊娠合并肺炎所致的早产率仍达44%。自从应用抗生素以来,孕妇病死率已由20%降至3%,围生期新生儿病死率为4%,本节主要讨论细菌性肺炎、病毒性肺炎、真菌性肺炎和吸入性肺炎。

一、细菌性肺炎

(一)病因

诱发肺炎的因素有体质虚弱、过度疲劳、营养不良、上呼吸道感染等,妊娠合并细菌性肺炎最常见的致病菌为肺炎双球菌,占30%~50%,其次为嗜血流感杆菌占10%,其他较少见的致病菌有葡萄球菌、克雷白杆菌、军团菌和因免疫缺陷引起的沙雷氏菌、假单胞菌等。

(二)临床表现

肺炎球菌引起肺炎的典型症状是发病急,先寒战、继之高热、头痛、全身不适、呼吸困难、咳嗽、脓痰或痰中带血。偶有恶心、呕吐、腹痛或腹泻,有时误诊为急腹症。

嗜血流感杆菌性肺炎,多有吸烟、免疫功能低下、酗酒等病史,发病较慢。临床表现与肺炎球菌性肺炎相似。葡萄球菌性肺炎常继发于病毒性肺炎,一般有脓痰、胸膜痛、胸片上有空洞,该病还与感染性心内膜炎和长期静脉置管有关。克雷白杆菌性肺炎常见于慢性酗酒者,病变位于肺上叶并伴有脓肿形成,住院患者发生医院感染时,如革兰染色细菌阴性应考虑到此病。支原体肺炎是较常见而表现不典型的一种肺炎,一般起病较隐匿,有乏力、低热、干咳、肌痛等,胸片显示有非均匀性渗出物等。体格检查时典型病例叩浊、语颤增强和支气管呼吸音;消散期可闻及湿啰音。

(三)妊娠合并肺炎对妊娠的影响

通常认为妊娠合并肺炎对孕妇的影响较非妊娠期肺炎对患者本人的影响要大,妊娠合并肺炎孕妇的病死率为0~4%。由于孕期特有的生理状态的关系,妊娠合并肺炎时肺炎的一些并发症较非妊娠期也明显增加,如需人工机械通气、脓胸、气胸、心包填塞及房颤的发生率均增加,甚至死亡。国内一组大叶肺炎 397 例临床分析发现,有 6 例合并妊娠,其中 4 例发生流产,并均于肺炎第 5 d 分别因产后休克、败血症和产后心力衰竭而死亡。同样这些并发症的出现与患者就诊的早晚也有密切的关系。对胎儿影响的大小取决于肺炎病情的轻重,一般妊娠合并肺炎者早产的发生率为 4%～44%。

(四)妊娠与肺炎

妊娠期呼吸系统的生理变化使孕妇更易患肺炎。由于妊娠期母体免疫功能发生一系列变化,如妊娠中晚期淋巴细胞增生性反应功能下降、自然杀伤细胞的活性下降、辅助 T 淋巴细胞数量减少。另外,已发现滋养细胞能产生一种免疫抑制性物质使母体对胎儿的组织相容性抗原识别能力下降。

(五)辅助检查

1.血常规

一般白细胞升高,中性粒细胞分类升高并有明显的核左移。

2.X 线检查

肺炎双球菌性肺炎可见一小叶或多小叶肺实变,有时伴胸膜渗出;嗜血流感杆菌性肺炎肺实变多发生于肺上叶;葡萄球菌性肺炎有空洞形成伴胸膜渗出;克雷白杆菌性肺炎肺上叶有蜂窝脓肿形成;支原体肺炎可见非均匀性渗出物。

3.致病菌检查

肺炎双球菌感染,痰涂片 Gram 染色阳性,中性粒细胞内大量短链状球菌,荧光标记抗体检测可提高诊断率。嗜血流感杆菌感染痰涂片可见小的 Gram 染色阴性杆菌;葡萄球菌感染,痰细菌培养阳性,血胞壁酸抗体阳性有助于诊断;克雷白杆菌感染痰细菌培养也很重要;支原体感染血常规以中性粒细胞为主,冷凝集试验阳性。

(六)诊断

肺炎的诊断主要根据病史(包括流行病史)、典型的症状、体征和 X 线检查、血常规及痰涂片或细菌培养。因病原体和病情不同,症状常不尽相同。孕妇若出现低热、疲劳、鼻塞、轻微咳嗽等症状,不能轻易诊断上呼吸道感染而不予重视。

(七)治疗

1.尽快找出病原菌

发病后应立即做痰和血的细菌培养,加药敏试验,同时做痰涂片行 Gram 染色,以便尽早做出正确诊断,选择敏感抗生素,但要注意慎用或不用对胎儿有害的抗生素。

2.抗生素的应用

肺炎球菌、葡萄球菌可选用青霉素 G、红霉素类、头孢菌素。嗜血流感杆菌可选用氨苄西林加红霉素,如有耐药改用三代头孢菌素;支原体、衣原体肺炎首选红霉素,慎用四环素;克雷白杆菌,氨基糖苷类抗生素为首选,长期使用对胎儿听神经有损伤作用,故应慎用,重症时可用三代头孢菌素。

3.对症处理

加强全身支持疗法。咳嗽严重者可给予雾化吸入,适当给予镇咳、祛痰药物,胸痛、烦躁不安者可用镇静剂,有呼吸困难时给予氧气吸入,注意纠正水电解质紊乱和贫血。同时注意有关胎儿缺氧和早产征兆等,并给予及时处理。

4.临产及分娩期的处理

临产过程中,不宜使用麻醉止痛药,密切观察产程进展,给予持续吸氧,防止胎儿宫内缺氧,为缩短第二产程,可经阴道助产结束分娩。为预防产后出血和感染,产后仍需继续用抗生素,直至恢复正常。

(八)预后

一般认为,母儿的预后与感染的轻重、病程长短、治疗是否及时以及患者的全身状况有密切关系。

二、病毒性肺炎

(一)概述

病毒性肺炎是由上呼吸道病毒感染,向下蔓延所致的肺部炎症。可发生在免疫功能正常或抑制的儿童和成人。本病大多发生于冬春季节,可暴发或散发流行。密切接触的人群或有心肺疾病者容易罹患。需住院的社区获得性肺炎8%为病毒性肺炎。妊娠妇女病情较重,甚至导致死亡。

(二)病因

急性呼吸道感染中,病毒感染占90%,而病毒感染则以上呼吸道为主,有普通感冒、咽炎、喉-气管-支气管炎、细支气管炎、婴儿疱疹性咽峡炎以及流行性胸痛等。引起肺炎的病毒不多见,其中以流行性感冒病毒为常见,其他为副流感病毒、巨细胞病毒、腺病毒、鼻病毒、冠状病毒和某些肠道病毒,如柯萨奇、埃可病毒等,以及单纯疱疹、水痘-带状疱疹、风疹、麻疹等病毒。病毒性肺炎多发生于冬春季节,可散发流行或暴发,单纯疱疹病毒、水痘-带状疱疹病毒、巨细胞病毒等,都可引起严重的肺炎。病毒性肺炎为吸入性感染,通过人与人的飞沫传染,主要是由上呼吸道病毒感染向下蔓延所致,常伴气管-支气管炎,家畜如马、猪等有时带有某种流行性感冒病毒,偶见接触传染。粪口传染见于肠道病毒,呼吸道合胞病毒通过尘埃传染。器官移植的病例可以通过多次输血,甚至供者的器官引起病毒性肺炎。血行播散的病毒性肺炎并不伴气管-支气管炎。

1918年发生于西班牙和1957年发生于亚洲的流感大流行,导致病毒性肺炎发生率明显增加,孕妇合并病毒性肺炎的病死率达50%。目前,病毒性肺炎的发病率已显著下降。

(三)临床表现

1.流行性感冒病毒性肺炎

当流行性感冒康复后,再出现呼吸道症状,如急性胸膜痛、呼吸困难、高热、寒战、咳嗽等应疑为病毒性肺炎。当病毒性肺炎并发细菌感染时,病情迅速恶化,肺炎球菌和葡萄球菌是最常见的致病菌,尽管流感病毒性肺炎发生率较低,但自愈的流感肺炎仍时有发生。

2.水痘病毒性肺炎

儿童发生者罕见,但成人并不少见。主要临床表现为皮肤水痘发生2~6 d后,出现胸痛、咳嗽、呼吸困难、咳血等。如果孕妇在分娩前感染水痘,可严重危及胎儿,有些新生儿可发生内脏和神经系统播散性水痘,而危及生命。孕妇在产前4 d和产后2 d内感染水痘者,新生儿易感染。

孕妇早孕时感染水痘,胎儿可发生先天水痘综合征,该综合征包括先天性白内障,小头、小眼、皮肤病变、肢体发育不全等。

(四)诊断

1.流行性病毒性肺炎

除病史、临床表现外,血常规白细胞不高,肺部可听及明显的湿啰音,胸片显示双肺下叶有渗出。可做咽部病毒分离、查患者血清抗体和咽拭子培养,以确定流感病毒的感染。

2.水痘病毒性肺炎

近期有水痘感染,白细胞不高,胸片显示双侧支气管周围有弥散性绒毛状结节浸润和间质性肺炎。酶联免疫吸附试验(ELISA)或荧光抗体检查呈阳性。

(五)治疗

1.流行性感冒病毒性肺炎

金刚烷胺为人工合成胺类药物,有阻止某些病毒进入人体细胞及退热作用。口服有效,每日 2 次,每次 100 mg 口服,在出现症状的 2 d 内用药,能退热,缩短病程。合并细菌感染,应加用广谱抗生素。金刚烷胺和三唑核苷联用可加强疗效。

2.水痘病毒性肺炎

阿昔洛韦为一化学合成的抗病毒药,具有广谱、强效和起效快的特点。临床用于疱疹病毒、水痘病毒感染。尤其对免疫缺陷或应用免疫抑制剂者应尽早应用。10 mg/kg 静脉注射,每 8 小时 1 次,可降低孕妇病死率。阿昔洛韦为无环鸟苷类似物,抑制 DNA 合成。主要用于巨细胞病毒感染。

(六)预防

妊娠合并心脏病、慢性贫血、糖尿病、任何慢性肺病或免疫功能低下者,待妊娠 3 个月后,给予流感免疫治疗,可减少流感病毒对胎儿的危险性。

孕妇在产前 4 d 或产后 2 d 感染水痘者,应给新生儿注射带状疱疹免疫球蛋白,以减少新生儿感染。当孕妇患有活动性的水痘感染时,应尽量推迟分娩。

三、真菌性和寄生虫性肺炎

真菌与细菌不同,真菌为单细胞或多细胞生物,但无叶绿素,藉寄生或腐生生存,它有细胞核、核膜和染色体,而细菌只有单个染色体,并无真正的细胞核和核膜。真菌既可有性繁殖,亦可无性繁殖,近年来由于广谱抗生素、细胞毒性药物、激素和免疫抑制剂的广泛应用,肺部真菌感染有增加趋势。

1.球孢子菌肺炎

球孢子菌肺炎由粗球孢子菌引起的一种疾病,常表现为急性良性无症状的或自限性的呼吸器官原发性感染;偶尔播散,可在皮肤、皮下组织、淋巴结、骨骼、肝脏、肾脏、脑膜、大脑或其他组织形成局灶性病变。妊娠期最常见的真菌性肺炎,通过吸入球孢子而发病,该菌在孕期易扩散。

一般临床表现为发热、咳嗽、进行性呼吸困难,胎儿发病率达 90%。诊断主要依据痰培养的真菌形态来判定。抗原皮试,血清学检查可供参考,胸片无特征性,有时可表现为部分肺叶实变或弥散性小结节。治疗可用两性霉素,1 mL/kg 每天 1 次。其不良反应较大,主要有药物热,骨髓抑制和肝功受损,但对胎儿的影响还不十分清楚。

2.肺孢子虫肺炎

肺孢子虫肺炎(PCP)常继发于艾滋病(AIDS),原虫寄生在肺泡内,成虫附着于肺泡上皮,当宿主免疫缺陷时,即可引起肺炎。尽管妊娠合并 PCP 者少见,但一旦感染往往是致命的,有时以 PCP 的反复发作为线索而发现 AIDS。

PCP 的病死率在 25％以上,其临床表现主要有干咳、发热、厌食和进行性呼吸困难、发绀等,视网膜可有棉絮状斑点,肺底部可闻及干湿啰音。胸片示双肺间质斑纹增多。诊断可用支气管肺泡灌洗液或经纤支镜活检,找到病原体,阳性率可达 90％。治疗包括支持疗法和药物疗法。常用药物有喷他咪啶 4 mg/kg 肌内注射或静脉滴注,疗程为 2～3 周。增效磺胺甲噁唑(SMZ),SMZ 100 mg/kg,TMP 20 mg/kg 分两次静脉滴注,疗程为 2～3 周,PCP 易复发,为减少复发率,可吸入喷他咪啶或口服 SMZ。

四、吸入性肺炎

患者常有吸入诱因史,发病迅速,多于 1～3 h 后出现症状,临床表现与诱发病因有关,如由于气管-食管瘘引起的吸入性肺炎,则每于进食后有痉挛性咳嗽、气急。在神志不清情况下,吸入时常无明显症状,但 1～2 h 后可突然发生呼吸困难,迅速出现发绀和低血压,常咳出浆液性泡沫状痰,可带血。两肺闻及湿啰音,可伴哮鸣音。严重者可发生呼吸窘迫综合征。孕妇是吸入性肺炎的高危人群,由于孕激素使胃、食道括约肌松弛,使胃排空延迟,胃酸返流,当全身麻醉或患者神志不清时易发生吸入性肺炎。临床表现主要与吸入物的量和性质有关,吸入固体颗粒时可堵塞气管和支气管,导致肺不张;吸入液体物质可致呼吸困难、发绀、呼气性哮鸣音;继发感染引起的吸入性肺炎可致细菌性肺炎,胸片示肺间质水肿。治疗:迅速清理呼吸道,正压给氧吸入,应用支气管扩张药物等。继发感染引起的吸入性肺炎,要对支气管分泌物做细菌培养加药敏试验,指导应用抗生素。继发性细菌感染一般发生在吸入物 2～3 d 后,多数这种患者需插管给氧。预防:任何麻醉均有引起吸入性肺炎的可能,特别是全麻。所以孕妇麻醉一般不主张全麻。麻醉前给予抗酸药物以中和胃酸。气管插管时,应持续保持环状软骨的张力,拔管时应待患者清醒方可拔管。麻醉师应熟练气管插管和肺通气的操作。

第十三节　妊娠合并哮喘

哮喘是由多种细胞特别是肥大细胞、嗜酸性粒细胞和 T 淋巴细胞参与的慢性气道炎症;在易感者中此种炎症可引起反复发作的喘息、气促、胸闷和咳嗽等症状,多在夜间或凌晨发生;此类症状常伴有广泛而多变的呼气流速受限,但可部分地自然缓解或经治疗缓解;此种症状还伴有气道对多种刺激因子反应性增高。妊娠合并哮喘的发生率为 0.4％～3％。喘息发作特别是重症哮喘和哮喘持续状态不仅危及母亲,而且由于母体严重缺氧可致胎儿宫内缺氧,发育迟缓、窘迫,甚至胎死宫内。

一、病因与发病机制

哮喘的病因复杂,一般以遗传和环境因素为主。

1.遗传因素

目前认为哮喘是一种多基因遗传病,其遗传度在 70％～80％,目前对哮喘的相关基因尚未完全明确,有研究表明可能存在哮喘特异基因,IgE 调节基因和特异性免疫反应基因。

2.环境因素

环境因素包括特异性变应原或食物,感染直接损害呼吸道上皮,致呼吸道反应性增高,某些药物如阿司匹林类药物等,大气污染、烟尘、运动、冷空气刺激、精神刺激及社会、家庭、心理等因素均可诱发哮喘。

哮喘是以嗜酸性粒细胞、肥大细胞反应为主的气道变应性疾病。哮喘发病的机制主要有两个:一是有过敏体质的人接触抗原后,刺激肥大细胞释放组胺,嗜酸性粒细胞趋化因子等使支气管平滑肌收缩;二是患者接触抗原后,气道发生变应性炎症,支气管壁内炎性细胞释放出前列腺素、血栓素、白三烯和血小板活化因子等炎症介质,引起气道黏膜水肿、腺体分泌增加,渗出物形成黏液栓阻塞气道,诱发哮喘。

二、哮喘与妊娠的相互影响

哮喘孕妇妊高征和新生儿低氧血症发生率增高,重度哮喘发作时常伴有低碳酸血症和碱中毒,胎儿缺氧,生长受限、早产等。新生儿畸形发生率不增加,多数研究表明,哮喘可使胎膜早破,低出生体质量儿和围生期新生儿病死率增加。Sorensen 等报道,哮喘孕妇早产发生率至少是正常对照组的 2 倍。一般认为,虽然哮喘对妊娠可产生不利影响,但是如果哮喘急性发作时诊治及时得当,对妊娠、分娩和新生儿健康并无严重影响。妊娠对哮喘的影响,目前看法尚不统一。青春期患哮喘的孕妇易患呼吸道感染,又因孕期不宜多用药,故可使病情恶化。Schatz(1988)发现妊娠的最后 4 周哮喘发作的频率和严重性低于其他妊娠期,10% 的患者在分娩时哮喘发作。在产后 3 个月,73% 的患者恢复至孕前水平。剖宫产的患者比经阴道分娩者病情易恶化,发生率分别 41% 和 4%。妊娠期不用类固醇者比使用者哮喘急性发作明显升高。

三、临床表现

典型发作一般表现为阵发性哮喘,伴有哮鸣音的呼气性呼吸困难、咳嗽、胸闷、呼吸频率>28 次/分钟,脉搏>110 次/分钟。危重患者呼吸肌严重疲劳,呈腹式呼吸,出现奇脉,甚至呼吸衰竭。轻症可以自行缓解,缓解期无任何症状或异常体征。

四、诊断

(1)孕前有哮喘反复发作病史。尤其是冬季和初春季节易发病。

(2)反复发作喘息、气急、胸闷或咳嗽,多与接触变应原、冷空气、物理、化学性刺激、病毒性上呼吸道感染、运动等有关。发作时在双肺可闻及散在或弥散性、以呼气相为主的哮鸣音,呼气相长。症状可经治疗缓解或自行缓解。除外其他疾病引起的喘息、气急、胸闷或咳嗽。在重症病例,可因无足够的气流而无哮鸣音,可见颈静脉怒张,低血压等。

五、辅助检查

(1)胸部 X 线检查:早期发作者两肺透亮度增加,呈过度通气状态,在缓解期多无明显异常。

(2)血常规:发作者嗜酸性粒细胞增多。

(3)痰涂片:可见较多嗜酸性粒细胞、黏液栓和透明的哮喘珠,如合并呼吸道感染可做细菌培养加药敏试验,以指导选择有效抗生素。

(4)IgE 水平升高。

(5)肺功能检查:在哮喘发作时,有关呼气流速的所有指标均显著下降,一秒用力呼气量(FEV_1)、第一秒钟用力呼气量占用力肺活量比值($FEV_1/FVC\%$),25%和 75%肺活量时的最大呼气流量($MEF\ 25\%$和 $MEF\ 75\%$)以及呼气流速峰值(PEFR)均减少。FEV_1 和 MEF 25%~75%被认为是评价呼吸道阻塞性疾病最敏感的指标。药物治疗的目的是使上述指标恢复至正常值。

六、并发症

发作时可并发气胸、纵隔气肿、肺不张;长期反复发作和感染或并发慢支、肺气肿、支气管扩张、间质性肺炎、肺纤维化和肺源性心脏病。

七、鉴别诊断

妊娠期支气管哮喘急性发作应与心源性心力衰竭相鉴别。二尖瓣狭窄所致左心衰竭多于夜间突然发生呼吸困难、端坐呼吸、咳嗽、咳泡沫痰、发绀等,两肺底或满肺可闻湿啰音和哮鸣音。心脏扩大,心率快,心尖可闻奔马律。根据相应病史诱发因素、痰的性质、体检所见和对解痉药的反应等不难鉴别。另外,还要和上气道阻塞、变态反应性肺浸润等疾病相鉴别。上气道阻塞多表现为吸气性呼吸困难;变态反应性肺浸润患者常有发热,胸部 X 线检查可见多发性、此起彼伏的淡薄斑片浸润阴影,可自行消失后复发。

八、哮喘的治疗

目前尚无特效的治疗方法,但长期规范的治疗可使哮喘症状得到控制,减少复发,甚至不发作。

(1)脱离变应原。

(2)哮喘发作、支气管痉挛时,支气管分泌物增多,如不及时清除,就会阻塞气道,加重缺氧和二氧化碳潴留,使炎症介质产生增多,加重病情的发展,因此,促进排痰、保持呼吸道通畅至关重要,用雾化吸入法,使痰变稀薄,易于咳出,必要时可用导管机械性吸痰。禁用麻醉性止咳剂。碘化钾可影响胎儿甲状腺功能,故不宜使用。

(3)药物治疗,哮喘发作的处理包括应用支气管扩张药物治疗和对症治疗。①β_2 肾上腺素能受体兴奋剂有极强的支气管舒张作用,是控制哮喘的一线药物。该类药物与 β 受体结合,促进 cAMP 合成,使支气管平滑肌松弛,并且能稳定肥大细胞膜,减少细胞介质释放。常用的 β_2 受体兴奋剂有特布他林,2.5 mg,每日口服 2~3 次;沙丁胺醇 2~4 mg,每日 3 次口服;异丙喘定吸入,65 mg/次,每 3~4 h 吸入 2~3 次。妊娠合并高血压者禁用有受体兴奋作用的制剂,如麻黄碱、肾上腺素等。茶碱类药物也能使支气管痉挛松弛,治疗哮喘有效。氨茶碱 0.1 g,每日 3 次口服,或 0.25 g 加入 10%葡萄糖 30 mL 内缓慢静脉推注,每日总量不超过 1.2~1.5 g。抗胆碱类药物阿托品孕期不宜使用,虽然其有利于平滑肌松弛,扩张支气管,但由于其不良反应是抑制腺体分泌,导致痰黏稠不易咳出,瞳孔散大等。使用溴化异丙托品不影响心率和痰液咳出,偶有口干,使用方法是每次吸入 20~40 mg,每日 3~4 次。②重度哮喘和持续状态的处理:由于严重缺氧,可给予氧疗,防止引起早产、胎死宫内。必须紧急处理。首先使患者半卧位,气管插管正压给氧(氧压不宜超过 1.96 kPa(20 cmH_2O))以减轻缺氧症状,持续雾化吸入β受体激动剂,静脉点滴肾上腺皮质激素可迅速有效地控制哮喘持续状态。肾上腺皮质激素具有松弛平滑肌、改善支气管毛细血管通透性、减少组胺形成、防止炎性介质的产生以及抑制过敏反应等缓解哮喘的作用。一般可用氢化可的松 100～300 mg 加入 5% 葡萄糖 500 mL,静脉点滴,或用地塞米松 10～20 mg 加入 50% 葡萄糖 20 mL 静脉推注,每日用量视病情而定,一般可重复 2～4 次。也可口服泼尼松,40 mg/d,连服 5～10 d。③对症治疗患有支气管哮喘的孕妇,常表现精神紧张、烦躁不安,可适当给予抑制大脑皮层功能的药物,如苯巴比妥、安定等。但应避免使用对呼吸有抑制功能的镇静剂和麻醉药,如吗啡、哌替啶等,以防加重呼吸功能衰竭和对胎儿产生不利影响。必要时静脉补充液体,注意纠正水电解质紊乱和酸中毒。为预防或控制呼吸道感染,可做痰培养加药敏试验,选用有效且对胎儿无不良影响的广谱抗生素。

九、妊娠的处理

(1)一般认为哮喘病不是终止妊娠的指征,但是长期反复发作的慢性哮喘且伴有心肺功能不全的孕妇,应考虑终止妊娠。

(2)分娩期孕妇临产后,为防止哮喘发作,应尽量使产妇保持精神安静状态。临产后肌内注射醋酸可的松 100～200 mg,12 h 后重复 1 次。为避免产妇用力使用腹压,减少体力消耗,可用低位产钳或胎头吸引器助产以缩短第二产程。

哮喘病不是剖宫产的指征,若合并其他产科情况,需行剖宫产者,可于手术前 1～2 h 静脉注射地塞米松 5 mg 或氢化可的松 100 mg,术后再给维持量,以预防哮喘发作。手术麻醉以硬膜外麻醉为宜,应避免全麻,因全麻气管插管时可诱发支气管痉挛发作。硫喷妥钠有使哮喘恶化的可能,不宜使用。术后加强监护,氧气吸入,勿食易致过敏的食物,保持呼吸道通畅,适当给予支气管扩张剂和给予抗生素预防感染。

(3)产褥期由于分娩时体力消耗,精神紧张,大脑皮层功能失衡,通过丘脑兴奋迷走神经,易诱发哮喘发作。因此,产后要充分休息,减少哺乳次数。重症哮喘患者不宜哺乳。

第十四节 妊娠合并肺血栓栓塞

肺血栓栓塞(PTE)妊娠期是不常见的,但为孕产妇死亡重要的原因之一。妊娠时其发生率 0.09～0.7/1 000,未治疗的病死率高达 12.88%,而治疗后病死率为 0.7%。妊娠期发生的肺血栓栓塞是同年龄非孕妇的 5～7 倍,剖宫产发生肺血栓栓塞的危险性是自然分娩的 20 倍,手术产是静脉血栓形成的重要诱因。超标准体质量 20% 的肥胖者妊娠、先兆早产、妊高征、双胎妊娠、长期卧床休息、饮食成分的改变是造成血栓形成的诱因,肺血栓栓塞又是血栓形成的严重并发症。

一、发病原因

1.栓子来源

(1)深静脉血栓(DVT)脱落后随血循环进入肺动脉及其分支的。原发部位以下肢深静脉为主,腘静脉上段到髂静脉端的下肢近段深静脉(占 50％～90％)。盆腔静脉丛也是血栓的重要来源。行胸、腹及髋部手术时,患脑血管意外及急性心肌梗死的患者中 DVT 发生率很高。

(2)其他栓子:如有脂肪栓、空气栓、羊水、骨髓、寄生虫、胎盘滋养层、转移性癌、细菌栓、心脏赘生物等均可引起肺栓塞(PE)。

2.静脉血栓形成的条件

(1)血流淤滞:为最重要条件,使已激活的凝血因子不易被循环中的抗凝物质所抑制,有利于纤维蛋白的形成,促使血栓发生。常见于老年、久病卧床、下肢静脉曲张、肥胖、休克、充血性心力衰竭等患者或妊娠的妇女。据病例资料显示,40％PE 有各种性质的心脏病,其中以风湿性心脏病最为常见。

(2)静脉血管壁损伤:如外科手术、肿瘤、烧伤、糖尿病等。因组织损伤后易产生内源性和外源性的活性凝血活酶。

(3)高凝状态:见于肿瘤、真性红细胞增多、严重的溶血性贫血、脾切除术后伴血小板溶解、高胱氨酸尿症、口服避孕药物等。国外文献报道胰腺癌具有最高的 DVT 的发生率,因此 DVT 可能成为恶性肿瘤的预兆。实验室检查报告在反复发作 DVT 的患者中有凝血机制的异常,如血小板黏着性增加及寿命降低、第 V 及 Ⅶ 因子增加、抗凝血酶第 Ⅲ 因子(antithrombin Ⅲ)缺乏、凝血因子 Ⅰ 异常、静脉壁内皮细胞内纤溶酶原激活剂降低、纤维蛋白溶酶原及纤溶酶的抑制剂增高等。

凡能产生上述条件的疾病和病理状态,即孕育着血栓形成的危险,并成为血栓栓子的发源地。

二、发病机制

阻塞在血管内的栓子,直接进入血液循环。血管内壁或心内壁形成的血栓部分或全部脱落后,沿着血管进入右心房;经右心室达肺动脉,若血流量减少,70％以上可发生猝死。

下肢深部静脉血栓为大多数肺血栓栓子的来源。栓子从腓肠肌的深部静脉到达腘窝、股部、达髂静脉。栓子可悬浮于静脉腔中或黏附在静脉内壁,当部分或全部脱落后,随血流经右心到肺动脉,如有盆腔感染、妊高征、手术产后等,所致盆腔静脉血栓形成,当脱落后,形成肺血栓栓塞。

三、临床表现

栓子大小及其阻塞肺动脉的程度,使其临床表现有轻重缓急之分。

1.症状

(1)起病突然,患者突然发生不明原因的心血管虚脱,面色苍白,出冷汗,衰弱,突然呼吸困难者占 82％,胸痛占 49％,咳嗽占 20％,昏厥 14％,咳血 7％。

(2)脑缺氧症状:患者极度焦虑不安、恐惧、淡漠、倦怠、恶心、抽搐和昏迷。

(3)急性疼痛:胸痛、肩痛、颈部痛、心前区及上腹痛。

2.体征

大的动脉栓塞,可发生急性右心衰竭的症状,甚至突然死亡。

(1)心血管系统的主要体征有心动过速,甚至有舒张期奔马律,肺动脉第二音亢进,主动脉瓣及肺动脉瓣有第二音分裂、休克、发绀、中心静脉压升高、颈静脉怒张、肝大。

(2)肺部主要体征有呼吸快、湿啰音、胸膜摩擦音、喘息音及肺实变的体征。

(3)心电图有心电轴右偏移，T波倒置及右束支传导阻滞。

(4)血气分析有PaO_2及$PaCO_2$均低的表现。

(5)胸片示有充血性肺不张或肺梗死，多在栓塞后12～36 h内出现。

四、诊断

(1)血清纤维蛋白原降解产物(FDP)的测定：纤维蛋白原在纤维蛋白溶酶作用下，水解产生很多碎片和其他产物，有诊断价值。

(2)血气分析：动脉血测PaO_2低于正常值时，对栓塞者具有一定的实用价值。

(3)肺扫描行[131]I标记，观察肺动脉中的分布情况，探测肺血流被阻塞部位，再辅以通气扫描，对了解呼吸道是否通畅更有意义。

(4)肺血管造影：如肺部出现充盈缺损和比衬剂的流动中断有诊断价值。

五、治疗

1.一般治疗

(1)吸氧：高浓度氧吸入。

(2)测量中心静脉压及导管中输液给药。

(3)抗休克：异丙肾上腺素2 mg加入5％GS 500 mL中静滴，或多巴胺20 mg加入5％GS 500 mL中静滴，维持收缩压在90 mmHg(12 kPa)。

(4)镇痛。

(5)解痉：可用氨茶碱类药物。

2.抗凝治疗

(1)肝素：为孕期首选抗凝药物，分子量为4 000～40 000，肝素不通过胎盘，不进入乳汁，对胎儿及哺母乳的新生儿安全，不增加流产、早产及围生儿病死率。剂量及给药方法：首次负荷量为70 μ/kg，静脉注入后，以1 000 U/h静脉滴注维持，用量到部分凝血激活时间(APTT)为止常的1.5～2.5倍；活跃病变控制后10 d，改为7 500～10 000 U皮下注射，12 h一次，使APTT为正常的1.5～1.8倍。

肝素用量不足，有再发生血栓的可能，而用量过大，又有出血的危险。肝素可用于整个孕期，或用3个月。长期应用，剂量可减至5000 U，2～3次/日，皮下注射。若必须手术或临产，必须术前48～72 h停肝素，但减少肝素可再栓塞，充足剂量可发生大出血，这时，可考虑下腔静脉置过滤器，以减低栓塞风险。手术后，最早产后数小时即用肝素，稳妥的做法是，于产后1～2 d再用药，较为安全。一般产后用肝素4～6周，再改为华法林治疗。

(2)其他：华法林在妊娠6～11周应用，可发生胚胎畸形，用尿激酶或链激酶溶栓治疗，疗效不肯定，出血发生率可高达40％～50％。

妊高征、双胎妊娠、长期卧床休息、饮食成分的改变是造成血栓形成的诱因，肺血栓栓塞又是血栓形成的严重并发症。

第十五节　妊娠合并发作性癫痫

一、概述

癫痫是大脑神经元突发性异常放电,导致短暂的大脑功能障碍的一种慢性疾病。而癫痫发作是指脑神经元异常和过度超同步化放电所造成的临床现象。其特征是突然和一过性症状,由于异常放电的神经元在大脑中的部位不同,而有多种多样的表现。可以是运动感觉神经或自主神经的伴有或不伴有意识或警觉程度的变化。妊娠妇女患有癫痫会影响到整个分娩的进程及胎儿的发育,而且妊娠也会加重癫痫。我国癫痫发病率为 1‰ 左右,而患病率为 $0.5‰\sim1‰$。在美国有 $0.5‰\sim2.0‰$ 的育龄妇女患有癫痫,癫痫会影响到整个分娩的进程及胎儿的发育,而且妊娠也会加重癫痫。

二、病因病机

根据癫痫病因不同分为特发性癫痫和继发性(症状性)癫痫两大类。前者指这类患者的脑病并无可以解释症状的结构变化或代谢异常,而与遗传因素有较密切的关系。症状性癫痫因有多种脑部病损和代谢障碍,如先天性疾病、产前期和围生期疾病(产伤是婴儿期癫痫的常见病因)、高热惊厥后遗症、外伤、感染、中毒、颅内肿瘤、脑血管疾病、营养代谢性疾病等。癫痫的产生与神经元异常放电相关。人体休息时,一个大脑皮质锥体细胞的放电频率一般保持在 1~10 次/秒之间,而在癫痫病灶中,一组病态神经元的放电频率可高达每秒数百次。痫灶细胞群高频重复放电,使其轴突所直接联系的神经元产生较大的突触后电位,从而产生连续传播,直至抑制作用(包括痫性周围抑制性神经细胞的活动,胶质细胞对兴奋性物质的回收,以及病灶外抑制结构的参与)使发作终止。由于传播途径及范围不同而引起各种形式发作。痫性活动可能仅牵涉一个区域的大脑皮质而不再扩散,引起单纯部分性发作;兴奋在前中央回或后中央回通过放电后细胞外钾离子的增多而传导到邻近神经元,造成杰克逊癫痫;痫性活动常由大脑皮质通过下行投射纤维传播到丘脑和中脑网状结构,引起意识丧失,再由弥散性丘脑投射系统传布到整个大脑皮质,产生继发的全面性强直-阵挛发作。

三、影响因素

1.遗传

经谱系、双生子及脑电图研究和流行病学调查等,充分证明原发性癫痫有遗传性,有的是单基因遗传,有的是多基因遗传,但不一定都有临床发作。近来认为外伤、感染、中毒后引发的癫痫可能也有遗传因素参与。

2.年龄

年龄对癫痫的发病率、发作类型、病因和预后均有影响。癫痫的初发年龄 $60‰\sim80‰$ 在 20 岁以前。成年期多为部分性发作或继发性全身性发作。病因至 20 岁以前开始发作者常为原发性者,青年至成年则颅脑外伤是一重要原因,中年期后颅脑肿瘤为多。

3.觉醒与睡眠周期

有些全身强直-阵挛性发作患者多在晨醒后及傍晚时发作,称觉醒癫痫;有的则多在入睡后和觉醒前发作,称睡眠癫痫;觉醒及睡眠时均有发作者称不定期癫痫。后者多为症状性癫痫。

4.内分泌改变

性腺功能改变对癫痫有一定影响。全身强直-阵发挛性发作及部分性发作常在月经初潮期发病,有的在经前或经期发作加剧。少数仅在经前期或经期中发作者称经期性癫痫。妊娠可使癫痫发作次数增加,症状加重,或仅在妊娠期发作。后者称妊娠癫痫。

5.诱发因素

(1)发热、过量饮水、过度换气、饮酒、睡眠不足、过劳和饥饿等均可诱发癫痫发作。某些药物如美解眠、丙咪嗪、戊四氮或突然撤除抗痫药物,亦可导致癫痫发作。

(2)感觉因素:某些患者对某些特定的感觉如视、听、嗅、味、前庭、躯体觉等较为敏感,当受刺激时可引起不同类型的癫痫发作,称反射性癫痫。

(3)精神因素:某些患者在强烈情感活动、精神激动、受惊、计算、弈棋、玩牌等时可促癫痫发作,称精神反射性癫痫。

四、临床表现

癫痫是一种疾病和综合征,以脑部神经元反复突然过度放电所致的间歇性中枢神经系统功能失调为特征。是一种起源于大脑,并反复发作的运动感觉、自主神经、意识和精神状态不同程度的障碍。这个定义概括了癫痫症状的复杂性,更概括了癫痫的两个基本特征,即反复性和发作性。所谓反复性,是指有第一次发作后,间隔一段时间后,肯定会有第二次、第三次以至多次发作。即使是最常见的抽搐,如果只发生一次,也就不具备反复性,是不能诊断为癫痫的。所谓发作性,是指症状突然出现,也突然中止。我们也许曾见过有的患者正在行走中或吃饭时突然倒地抽搐,过一段时间后又恢复正常。还有一些患有腹型癫痫的儿童在玩得正高兴时突然剧烈腹痛、啼哭不止或倒地不起,几分钟或几十分钟后完全消失又继续玩耍。不论癫痫的症状多么复杂,都必须具备这两个特征。这也是诊断癫痫的重要依据。

1.全身强直-阵挛发作(大发作)

突然意识丧失,继之先强直后阵挛性痉挛。常伴尖叫、面色青紫、尿失禁、舌咬伤、口吐白沫或血沫、瞳孔散大。持续数十秒或数分钟后痉挛发作自然停止,进入昏睡状态。醒后有短时间的头昏、烦躁、疲乏,对发作过程不能回忆。若发作持续不断,一直处于昏迷状态者称大发作持续状态,常危及生命。

2.失神发作(小发作)

突发性精神活动中断、意识丧失、可伴肌阵挛或自动症。一次发作数秒至十余秒。脑电图出现3次/秒棘慢或尖慢波综合。

3.单纯部分性发作

某一局部或一侧肢体的强直-阵挛性发作,或感觉异常发作,历时短暂,意识清楚。若发作范围沿运动区扩及其他肢体或全身时可伴意识丧失,称杰克逊发作。发作后患肢可有暂时性瘫痪,称 Todd 麻痹。

4.复杂部分性发作(精神运动性发作)

精神感觉性、精神运动性及混合性发作。多有不同程度的意识障碍及明显的思维、知觉、情感和精神运动障碍。可有神游症、夜游症等自动症表现。有时在幻觉、妄想的支配下可发生伤人、自伤等暴力行为。

5.植物神经(自主神经)性发作(间脑性)

可有头痛型、腹痛型、肢痛型、晕厥型或心血管性发作。根据临床发作类型分为原发性(功能性)癫痫和继发性(症状性)癫痫。

原发性癫痫:又称真性或特发性癫痫。其真正的原因不明。虽经现代各种诊查手段检查仍不能明确。

继发性癫痫:又称症状性癫痫。指能找到病因的癫痫。继发于颅内肿瘤、外伤、感染、寄生虫病、脑血管病、全身代谢病。

五、妊娠与癫痫的相互关系

1.癫痫对妊娠的影响

(1)对母亲的影响:①有关癫痫是否会加重或增多其他产科并发症的问题尚有争论。②因大多数抗癫痫药物加速叶酸的排泄,故应及时补充叶酸。③产后同时应用避孕药物及抗癫痫药物可导致出血或避孕失败。常用的抗癫痫药物如苯巴比妥、扑痫酮、苯妥英钠、卡马西平等与避孕药物同时应用可诱导 P450 微粒体酶,从而导致雌激素代谢的增加,因此,美国妇产科协会建议使用抗癫痫药物的妇女在使用的口服避孕药中应含有 $50\mu g$ 的雌激素。

(2)对胎儿的影响:①先天畸形:患者的后代约有 7% 患有某种先天畸形,明显高于正常女性后代的发病率。抗癫痫药物按致畸危险性大小排列依次为:扑痫酮、丙戊酸、苯妥英钠、卡马西平、苯巴比妥。有证据表明:丙戊酸与神经管和骨骼缺损相关;卡马西平与神经管缺损和先天性心脏病相关;苯妥英与先天性心脏病、指(趾)缺损、唇裂等相关。②遗传:某些癫痫发作具有遗传性,患者的子女约有 10% 的概率日后会有癫痫发作。

2.妊娠对癫痫的影响

妊娠可使 35% 的癫痫患者发作频率增加,原因主要有以下两个方面:第一,血药浓度不足。恶心、呕吐而致药物摄入减少;胃肠蠕动减慢及制酸药物的应用而降低了抗癫痫药物的吸收;血容量增加降低了血浆血药浓度;肝脏、胎盘和胎儿体内的酶活性增强,加速了药物的代谢;肾小球滤过率增加,加速了药物的排泄;孕妇因为惧怕药物的致畸性而自行停药。这些因素在一定程度上由于药物与蛋白结合率下降,游离药物水平升高而得到部分代偿。第二,癫痫发作阈值改变,如因睡眠减少而致精力衰竭,分娩时过度通气等。

六、诊断

1.确定是否是癫痫

在大多数情况下,要依据详细的病史。但除单纯的部分性发作外,患者本人很难表达,因此,还要向目睹者了解整个发作过程,包括当时环境,发作过程,发作时的姿态、面色、声音,有无肢体抽搐和其大致的顺序,有无怪异行为和精神失常等。了解发作时有无意识丧失对诊断全面性强直-阵挛发作是关键性的,间接的依据是咬舌、尿失禁,可能发生的跌伤和醒后的头痛、肌痛。对癫痫、脑电图是最有效的检查项目。结合多种激发方法,如过度换气、闪光刺激、药物、睡眠等,以及特殊电极如蝶骨电极、鼻咽电极等,至少可以在 80% 的患者中发现异常。若有脑电图监护装置,则诊断率还可提高。虽然如此,由于正常人脑电图中约 10% 可有轻度不正常,除非发现特异性或局灶性的变化,诊断仍须结合临床现象考虑。

2.判断癫痫的病因

应区别特发性和症状性癫痫,鉴别脑部与全身性疾病。

七、鉴别诊断

1.癔症

癔症有时表现为全身肌肉的不规则收缩,而且反复发生,须和强直-阵挛发作鉴别。查询病史可以发现癔症发作皆在有人在场和受到情感刺激时。发作时间一般较长,持续数十分钟或数小时,甚至整日整夜地发作常杂有哭泣或喊叫。并无意识丧失,也无撞伤或大小便失禁。若在发作中检查,则可看到肌肉收缩并不符合强直-阵挛的规律,瞳孔、角膜反射和踝反射并无改变。

2.晕厥

晕厥也是短暂的意识障碍,有时伴有上肢的短促阵挛,要和各种失神发作鉴别。血管抑制性晕厥前,大多有情感刺激或疼痛刺激史;由于静脉回流减少的晕厥多在持久站立、脱水、出血或排尿、咳嗽时出现;直立性低血压晕厥多在突然起立时发生;心源性晕厥多见于用力或奔跑时。多数的晕厥在发生前先有头昏、胸闷、眼前黑蒙等症状,不似失神发作的突然发生,意识和体力的恢复也远较缓慢。

3.过度换气综合征

焦虑状态和其他神经官能症患者,可能由于主动的过度换气而产生口角和肢端的麻木或感觉异常,可伴有头昏和手足抽搐。诊断时可嘱患者进行过度换气试验,以观察是否能重复产生同样的症状。

八、治疗

1.用药原则

(1)药物的选择:主要决定于痫性发作的类型,兼顾药物的毒性。

(2)药物剂量:应从低限开始,如不能控制发作,再逐渐加量。

(3)单药治疗:仅在特殊需要时合并用药。

(4)分次服用,减少胃肠道反应。

2.失神发作首选乙琥胺

750~1 500 mg/d;二线药物为氯硝西泮(氯硝安定),4~6 mg/d。

3.部分性发作首选卡马西平

600~1 200 mg/d;其次为苯妥英钠,300~500 mg/d;二线药物为氯硝西泮。

4.发作时的治疗

(1)强直-阵挛发作:对强直-阵挛发作要扶持患者卧倒,防治跌伤或伤人,衣领、腰带必须解开,以利于呼吸通畅,将毛巾、手帕或外裹纱布的压舌板塞入齿间,可以防止舌部咬伤。惊厥时不可按压患者的肢体,以免发生骨折或脱臼。在背后垫一卷衣被之类的软物,可以防止椎骨骨折。惊厥停止后,将头部转向一侧,让分泌物流出,避免窒息。如惊厥时间偏长,或当日已有过发作,可给苯巴比妥钠 0.2 g,肌肉注射;否则不需特殊处理。对自动症要注意防护自伤或伤人。

(2)癫痫持续状态:在给氧、防护的同时,应从速制止发作。可依次选用以下药物:①地西泮 10~20 mg 静脉注射,速度小于 2 mg/min,无效则改用其他药物。有效而复发者可在半小时后重复注射,或给 100~200 mg 地西泮,溶解于 5% 葡萄糖或生理盐水 500 mL 中,于 12 h 内缓慢静脉滴注。同时抽血检查糖、钙、尿素氮及电解质。地西泮偶可抑制呼吸,一旦出现,立即停止注射。②副醛 8~10 mL 用植物油稀释做保留灌肠。③10％水合氯醛 20~30 mL 保留灌肠。在给药同时,须保持呼吸道通畅,防止缺氧的加重。昏迷中给予口咽通气管,经常吸引痰液;必要时做气管切开术。发现换气不足时即给人工呼吸。高热可给体表降温;血酸碱度和电解质变化要及时纠正;发生脑水肿迹象时,给甘露醇注射。也需给广谱抗生素以针对肺部感染。在检查中发现脑瘤、低血糖、糖尿病、尿毒症等情况则做出相应处理。抽搐停止后,可给苯巴比妥 0.2 g 肌肉注射,隔 8~12 h 注射一次维持。清醒后改用口服抗痫药物,并做进一步病因检查。

5.身心卫生

(1)癫痫未愈者不宜妊娠。

(2)孕期有痫性发作者应正规用药。

(3)痫性发作所造成的缺氧对胎儿的致畸性较抗痫药物更为严重。

第十六节　妊娠合并脑血管疾病

脑血管疾病是各种病因使脑血管发生病变引起脑部疾病的总称。临床上可分为出血性脑血管病和缺血性脑血管病。尽管脑血管病在年轻女性并不高发,但仍然是孕产妇主要的致死性疾病之一,妊娠期妇女发生缺血性脑血管病的病因有:先兆子痫和子痫,动脉血栓形成,静脉血栓形成,动脉栓塞,血管病变,羊水栓塞及夹层动脉瘤等。出血性脑血管病的病因有:高血压、动脉瘤、动静脉畸形、血管病变和血液系统疾病等。

一、分类

1.缺血性脑血管病

因脑部供血障碍而造成局灶性损害。常见者有以下几种。

(1)短暂性脑缺血发作(TIA)。多由于动脉粥样硬化斑块的小碎片散落在血液中,或为微栓子,进入脑循环造成局灶性小梗死,出现一过性偏瘫、单瘫、感觉缺失、失语、失明等,24 h 内症状和体征均消失,但可反复发作。

(2)脑血栓形成。因脑动脉粥样硬化,管腔狭窄,血流受阻而造成局灶性脑梗死,出现相应的症状和体征,如偏瘫、失语等。多在夜间或休息中发病,症状可于数小时甚至 1~2 d 内加重,以后逐渐恢复。

(3)脑栓塞。因脑外血凝块(血栓碎块)或空气、脂肪、寄生虫卵等,随血流进入脑部,造成急性栓塞,形成局灶性梗死,出现相应的症状和体征,如偏瘫、单瘫、失语等。多见于风湿性心脏病、二尖瓣病变的青壮年患者,其瓣膜赘生物脱落成为栓子,造成脑栓塞。

缺血性脑血管病的头颅 CT 检查可见低密度的梗死灶,TIA 时可能正常,也可见腔隙性低密度梗死灶。治疗原则为应用血管扩张剂、钙离子拮抗剂、抗血小板聚集剂等。

2.出血性脑血管病

常见以下两种。

(1)脑出血。多由于动脉硬化形成的微动脉瘤破裂,形成脑内血肿而出现相应的临床表现。好发部位在内囊,因此常见的体征为病灶对侧的偏瘫、偏身感觉障碍和偏盲。有时出现同向凝视麻痹。如血肿发生在脑桥或小脑则将出现脑干或小脑损害的体征,如血肿破入脑室则将出现去大脑强直及脑干受损的体征。

(2)蛛网膜下隙出血。多由于先天性动脉瘤或动静脉畸形破裂,血液进入蛛网膜下隙而出现剧烈头痛,伴呕吐以及脑膜刺激征的典型临床表现。

出血性脑血管病的脑脊液压力常升高,外观呈粉红色(脑出血)或血性(蛛网膜下隙出血)。头颅 CT 可见高密度的血肿影像,周围有水肿带。

二、妊娠合并脑静脉血栓形成

脑静脉血栓形成是一种缺血性脑血管病。该病临床表现多样化,缺乏特异性,误诊率50%,起病因为炎症性因素和非炎症因素,妊娠晚期和产褥期主要是非炎症性因素。其分类也有多种,按部位分为静脉窦血栓形成和脑静脉血栓形成。静脉窦血栓形成通常发生在产褥期。脑静脉血栓形成可能与先兆子痫、败血症以及具有血栓形成倾向有关,目前随着国内医疗条件的好转,产后脑静脉血栓形成正逐渐减少。

(一)病因

(1)妊娠期孕妇血液处于高凝状态,凝血因子增多,纤维蛋白原凝血因子Ⅶ、Ⅷ及维生素 K 依赖性因子尤其在妊娠晚期,均明显增加。

(2)子宫增大,腹腔内压力增高,身体活动量减少,静脉内血流缓慢。

(3)妊娠早期,有恶心及呕吐,进食少、脱水,或分娩时大量出汗,致血液浓缩、黏稠度增高。

(4)局部感染引起深部静脉炎或淋巴管炎。

(5)产后应用雌激素断乳、剖宫产手术等。

(6)风湿性心脏病患者分娩时发生心力衰竭、心房颤动,均可促进血管栓塞的发生。

(7)孕妇年龄大,超过 35 岁,妊娠期发病率较高。

(二)临床表现

因为血栓形成的部位和性质不一,临床表现多样,可有颅内压增高、脑卒中样发作、蛛网膜下隙出血表现。表现为持续性头痛、恶心、呕吐、部分性或全面性癫痫发作、精神症状或意识障碍。也可有偏瘫、失语等局灶性脑损害表现。

海绵窦血栓形成的临床表现有特异性,单侧海绵窦血栓形成多内淤血、浆液性渗出,再加上眼肌麻痹,故患侧眼球突出明显,并日益加重。患侧额部头皮、眼睑、鼻根部均出现浮肿,眼睑下垂,眼球邻近静脉及球结膜静脉充血,眼球和球结膜疼痛,因海绵窦内有Ⅲ、Ⅳ、$V_{1\sim2}$、Ⅵ颅神经通过,故易同时受累,出现患侧眼球几乎呈固定状态,向各方向运动受限,甚至瞳孔散大,光反射消失,角膜反射消失,前额部、上眼睑感觉消失,部分患者患侧视盘水肿,视力减退甚至完全失明。

上矢状窦血栓形成,多见于分娩后 1~3 周的产妇。急性发病,早期即因脑水肿出现颅内压增高的症状,如头痛、呕吐和视盘水肿等。常伴有精神失常、意识障碍,如表情淡漠、呆滞、嗜睡甚至昏迷。常有癫痫发作,肢体瘫痪一般为双下肢瘫,也可见偏瘫及以下肢为主的四肢瘫。有的患者可有失语及皮层感觉障碍,并可出现排尿障碍。

脑静脉血栓形成,大多由静脉窦扩延而来,单独者少见,静脉闭塞除引起脑水肿外,也可发生皮质及皮质下出血性梗死及软化。起病急,常有头痛、呕吐、痫性发作、肢体瘫痪及皮层感觉障碍,并可有精神及意识障碍。由于血栓形成部位、范围、程度以及脑水肿、软化或出血等情况不同,临床表现也不同。如深部的大脑大静脉发生血栓,则病情严重,可累及间脑及基底节,出现昏迷、高热、抽搐等。若患者能存活,多遗留有手足徐动、舞蹈症等锥体外系症状。

（三）诊断与鉴别诊断

颅内静脉和静脉窦血栓形成的诊断有一定难度,因为临床的特异性表现较少,只有海绵窦血栓形成表现最具特异性(突眼、水肿、眼球固定伴瞳孔散大),尤以一侧眼部症状波及对侧眼球时,更易诊断,但须与突眼的其他原因相鉴别,如眼眶内蜂窝织炎、球后占位性病变及甲状腺功能亢进等代谢性疾病。

CT 扫描和 MRI 的检查无特异性意义,仅提示良性颅内压增高。

脑血管造影和 DSA 造影在诊断静脉和静脉窦血栓形成中有一定意义,如颈动脉造影后,证实上矢状窦充盈缺损,提示上矢状窦血栓形成。

（四）治疗

急性期治疗:原则是调整血压及防止血栓进展。

1.抗凝治疗

低分子肝素 4 100 U 皮下注射,一日两次。因可产生出血并发症,故应用时需慎重。

2.血液稀释疗法

低分子右旋糖酐 500 mL 静脉滴注,每日 1 次,共 7～10 d。

3.抗血小板聚集剂

阿司匹林 75 mg,每日 1 次;噻氯吡啶 200 mg,每日 1～2 次。

4.防治脑水肿

20％甘露醇 125～250 mL 静脉滴注,每日 2～4 次,连用 7～10 d;或甘油果糖 250 mL 静脉滴注,每日 1～2 次,连用 7～10 d。

5.其他治疗

由于感染造成的,血培养明确某种细菌或真菌感染后,用相应敏感抗生素。

三、妊娠合并脑动脉栓塞

脑栓塞系指各种栓子(血液中异常的固体、液体、气体)随血流进入脑动脉造成血流阻塞,引起相应供血区脑组织缺血坏死出现的脑功能障碍。

（一）病因

1.心源性

引起脑动脉栓塞的栓子来源于各种心脏病,风湿性心脏病伴心房纤维颤动,脑栓塞位居首位,约占半数以上;其他常见的有:冠状动脉硬化性心脏病伴有房颤、亚急性感染性心内膜炎的赘生物,心肌梗死或心肌病的附壁血栓,二尖瓣脱垂、心脏黏液瘤和心脏手术并发症等的栓子脱落。

关于炎性物质或赘生物进入脑血管,多在亚急性细菌性心内膜炎及先天性心脏病的基础上发生。细菌附着在病变的心内膜上繁殖,并与血小板、纤维蛋白、红细胞等结成细菌性赘生物,脱落后即可随血流发生脑栓塞。心肌梗死时,心脏内膜也常产生附壁血栓而脱落成栓子。

近年来心脏手术的发展,增加部分心源性脑动脉栓塞的发病机会。来自体循环静脉系统的栓子,经先天性心脏病房室间隔缺损,直接进入颅内动脉而引起脑栓塞,称为反常栓塞。

2.非心源性

非心源性栓子引起的脑动脉栓塞有明确病因,证明栓子是来自心脏以外。常见的非心源性栓子主要有以下几种。

(1)脂肪栓子:常见于肱骨、股骨及胫骨等长骨骨折或长骨手术时,骨髓内脂肪组织被挤压进入血液中,形成脂肪栓子。

(2)空气栓子:如在胸部手术或颈部手术、人工气胸、气腹、皮下气肿伴有血管损伤时,空气进入血液循环中形成气泡,便成为空气栓子。还有潜水作业者上升过快或进行高压氧治疗时高压氧舱减压过快时,溶解在血液中的空气游离出来,在血液中形成气泡并相互融合,也可形成空气栓子。

(3)其他栓子:如支气管扩张、肺脓肿等形成的栓子,以及身体其他部位的感染(如肺部感染、肢体感染、败血症)、肿瘤物质脱落形成的瘤栓、寄生虫或虫卵、羊水等均可引起脑动脉栓塞。

3.来源不明性

还有部分脑动脉栓塞利用现代手段和方法,虽经仔细检查也未能找到栓子来源称为栓子来源不明者。

(二)病理生理

脑栓塞多见于颈内动脉系统,特别是大脑中动脉。椎-基底动脉栓塞少见。由于栓子突然堵塞动脉,不但引起供血区的急性缺血,而且常引起血管痉挛使缺血范围更加扩大。绝大多数妊娠期妇女年龄较轻而无动脉硬化,血管痉挛更易发生,有时一个小栓子即可引起严重痉挛出现较大的梗死。当血管痉挛减轻,栓子移向动脉远端及侧支循环建立,缺血范围缩小,症状减轻。脑栓塞可多发,且出血性梗死更为常见。脑栓塞的病变范围受栓子大小及侧支循环的影响一般较血栓形成为大,水肿严重。面积较大者可致脑病。炎性栓子可引起脑炎、脑脓肿、局限性动脉炎、细菌性动脉瘤或在血管中发现细菌栓子等。

(三)临床表现

急骤起病是主要特点,是发病最急的疾病之一,大多数患者病前无任何前驱症状,活动中突然起病,绝大多数症状在数秒或数分钟内病情发展到最高峰。少数患者在数天内呈阶梯样或进行性恶化。约半数患者起病时有意识障碍,但持续时间短暂。当大血管及椎-基底动脉栓塞时,昏迷发生快且重。由于发病快,常引起血管痉挛。癫痫发作较其他脑血管病常见,一般为部分性发作,如为强直-阵挛发作,常提示梗死范围较大。部分患者可有头痛,多局限于病侧,常见偏瘫、失语、偏身感觉障碍及偏盲。

心源性栓塞同时有心脏病的症状和体征,羊水栓塞多见于引产和分娩过程中。

(四)诊断与鉴别诊断

1.起病急骤

多数无前驱症状,发病急骤,以秒计,发病后常于数秒钟内病情达高峰。

2.多数患者有神经系统体征

如偏瘫、偏身感觉障碍和偏盲,在主半球则有运动性失语或感觉性失语。少数患者为眩晕、呕吐、眼震及共济失调。可有短暂意识丧失,局限或全身抽搐,严重患者可以有昏迷、消化道出血、脑疝,甚至很快死亡。

3.有产生栓子来源的疾病

多数患者有产生栓子来源的疾病,如心脏病、心房纤颤、心肌病、心肌梗死等,尤其是心房纤颤的症状和体征。

4.脑 CT 扫描或 MRI 检查

发病 24～48 h 后脑 CT 扫描可见栓塞部位有低密度梗死灶,边界欠清晰,并有一定的占位效应。但是在 24 h 内做脑 CT 扫描阴性不能排除脑栓塞。脑 MRI 检查能较早发现梗死灶及小的栓塞病灶,对脑干及小脑病变,脑 MRI 检查明显优于脑 CT 扫描。

应注意与脑出血、蛛网膜下隙出血及脑血栓形成相鉴别。抽搐发作者应与癫痫鉴别。

(五)治疗

脑部病变的治疗原则基本同脑静脉血栓形成。主要是改善脑循环,减轻脑水肿,减少梗死范围。对心源性脑栓塞患者,静脉给药时应注意避免心脏负荷过重。主张抗凝及抗血小板聚集疗法,但如为出血性梗死或由亚急性细菌性心内膜炎并发的脑栓塞,均应禁用抗凝治疗。对感染性栓塞应积极抗感染治疗。重视对原发疾病的治疗。心源性栓塞患者应卧床数周,同时纠正心律失常、控制心率、防治心衰。积极治疗细菌性心内膜炎。

四、妊娠合并蛛网膜下隙出血

蛛网膜下隙出血是指蛛网膜下隙中出血的现象。常见的病因是脑动脉畸形、动脉瘤、血液疾病等。由各种原因引起软脑膜血管破裂,血液流入蛛网膜下隙者称为原发性蛛网膜下隙出血;因脑实质内出血破入蛛网膜下隙者称继发性蛛网膜下隙出血。一般所谓蛛网膜下隙出血仅指原发性。有些颅内血管异常可在妊娠期才发生蛛网膜下隙出血,脑动脉瘤破裂或动静脉畸形引起的蛛网膜下隙出血,在妊娠期的发病率为 1/75 000。孕期蛛网膜下隙出血由动脉瘤破裂所导致者是动静脉畸形的 3 倍,孕期首次蛛网膜下隙出血的致死率约为 28％。

(一)病因

最常见的病因为先天性动脉瘤(占 50％～80％),其次是脑血管畸形,还可见于脑底异常血管网症(烟雾病)、各种感染引起的动脉炎、血液病等。

(二)发病机制及病理

凡能引起脑出血的病因也能引起本病,但以颅内动脉瘤、动静脉畸形、高血压动脉硬化症、脑底异常血管网(Moyamoya 病)和血液病等为最常见。脑动脉瘤好发于动脉分叉部,80％～90％见于脑底动脉环前部,特别是颈内动脉和后交通动脉,大脑前动脉与前交通动脉分叉处最为常见。由于动脉分叉部内弹力层和肌层先天缺失,在血流涡流的冲击下渐向外突出而形成动脉瘤,多呈囊状,一般为单发,

10％～20％为多发。动静脉畸形的血管壁发育不全、厚薄不一,常位于大脑中动脉和大脑前动脉供血区的脑表面。血流进入蛛网膜下隙后,主要沉积在脑底部各脑池中,呈紫红色,如出血量大,血液凝结后,颅底的血管、神经可被掩盖,部分脑表面可见薄层血凝块。脑膜可有轻度炎性反应,以后可发生粘连。

前交通支动脉瘤破裂,有时血液可突破脑底面进入第五脑室及侧脑室,血量多时可充满全部脑室。此外,血液进入蛛网膜下隙后,直接刺激血管或血细胞,产生多种血管收缩物质(如氧合血红蛋白、肾上腺素、去甲肾上腺素、5-羟色胺等),使部分患者发生脑血管痉挛,严重时可导致脑梗死。

(三)临床表现

1.头痛与呕吐

发病突然,可有情绪激动、用力、排便、咳嗽等诱因,突发剧烈头痛、呕吐、颜面苍白、全身冷汗。如头痛局限某处有定位意义,如前头痛提示小脑幕上和大脑半球(单侧痛)病变,后头痛表示后颅凹病变。

2.意识障碍和精神症状

多数患者无意识障碍,但可有烦躁不安。危重者可有谵妄,不同程度的意识不清及至昏迷,少数可出现癫痫发作和精神症状。

3.其他临床症状

如低热、腰背腿痛等。亦可见轻偏瘫,视力障碍,第Ⅲ、Ⅴ、Ⅵ、Ⅶ等颅神经麻痹,视网膜片状出血和视盘水肿等。此外,还可并发上消化道出血和呼吸道感染等。

4.实验室检查

腰穿颅内压多增高,脑脊液早期为血性,3～4 d后开始黄变。发病初期部分患者周围血中白细胞可增高,且多伴有核左移。心电图可有心律失常,并以心动过速、传导阻滞较多见。4 d内头颅CT扫描,阳性率为75%～85%,表现为颅底各池、大脑纵裂及脑沟密度增高,积血较厚处提示可能系破裂动脉所在处或其附近部位。

(四)辅助检查

1.脑脊液检查

脑脊液压力多增高,外观呈均匀一致、血性且不凝固,镜检可见大量红细胞。

2.头颅CT

可见脑裂、脑沟、脑回、脑池部位高密度影。

3.脑血管造影或数字减影

脑血管造影,可明确动脉瘤的部位、大小、单发或多发、脑血管畸形及其供血动脉和引流静脉情况,对诊断和决定治疗方案有重要价值,而且对继发性动脉痉挛的诊断亦有帮助。

(五)诊断与鉴别诊断

突然发病,剧烈头痛,恶心、呕吐、颈项强直及 Kemig′s 征阳性和程度不同的意识障碍,腰椎穿刺有脑脊液压力增高和血性脑脊液,CT见脑裂、脑池内高密度阴影即可确诊。但应注意与各种脑膜炎、脑炎及其他脑血管病相鉴别。

(六)治疗

1.内科治疗

(1)保持安静,减少搬动,绝对卧床4周,避免用力及情绪波动。

(2)头痛、躁动者给予止痛及镇静药物。

(3)有意识障碍、血压及颅内压明显增高者应使用降压和脱水药物。

(4)癫痫发作者给予抗癫痫药物。

(5)抗纤维蛋白溶解剂:6-氨基己酸 4～6 g 溶于 100 mL 生理盐水中静脉滴注,15～30 min滴完,以后持续静脉滴注1 g/h,维持12～24 h,以后每日静脉滴注24 g,持续7～10 d;氨甲苯酸(止血芳酸)100～20 mg,加入5%～10%的葡萄糖中缓慢静注,每日2～3次。

(6)钙离子拮抗剂防治继发性脑血管痉挛,尼莫地平30 mg,每日3次,连用3周。

2.放射介入治疗及外科手术治疗

效果确切,孕期蛛网膜下隙出血再出血概率大,故未进行介入治疗或外科手术治疗之前进行分娩具有高度风险。

第十七节　妊娠合并偏头痛

偏头痛是反复发作的一种搏动性头痛,属众多头痛类型中的"大户"。发作前常有闪光、视物模糊、肢体麻木等先兆,同时可伴有神经、精神功能障碍。它是一种可逐步恶化的疾病,发病频率通常越来越高。头痛是目前妊娠妇女最常见的神经科主诉之一,研究表明,70%患有偏头痛的妇女在孕期有戏剧性的缓解,尤其是与月经周期相关的偏头痛。在妊娠期大约有15%的偏头痛是首次发作,且多发生于妊娠前3个月,此时激素水平已处于上升阶段。约60%患者有家族史,但无一致的遗传形式。

一、病因和发病机制

中外专家均称,偏头痛的病因目前尚不清楚,但可能与下列因素有关。

(1)遗传因素,由于约60%的患者可问出家族史,部分患者家庭中有癫痫患者,故专家认为该病与遗传有关,但尚无一致的遗传形式。

(2)内分泌因素,血管性偏头痛多见于青春期女性,在月经期发作频繁,妊娠时发作停止,分娩后再发,而在更年期后逐渐减轻或消失。

(3)饮食因素,经常食用奶酪、巧克力、刺激性食物或抽烟、喝酒的人均易患血管性偏头痛。

(4)其他因素,情绪紧张、精神创伤、忧虑、焦虑、饥饿、失眠、外界环境差以及气候变化也可诱发偏头痛。

具体解释:病因不清,约50%患者有家族史。女性病员偏头痛倾向在月经来潮前发作,怀孕后发作减少,提示发病可能和内分泌或水潴留有关。精神紧张、过度劳累、气候骤变、强光刺激、烈日照射、低血糖、应用扩血管药物或利血平、食用高酪胺食物、酒精类饮料,均可诱发偏头痛发作。各种诱因怎样引起偏头痛发作,大体可根据血管源学说和神经源学说。Wolff等以血管源学说解释偏头痛的临床表现。典型偏头痛先有颅内动脉收缩,局部脑血流减少,引起视觉改变、感觉异常或轻偏瘫等先兆症状,继而颅内、外动脉扩张,出现头痛。

二、临床表现

1.典型偏头痛

(1)前驱症状:部分病例有之,在先兆症状发生前数小时至一日,患者可能感到头部不适、嗜睡、烦躁、忧郁、饥饿,或是小便减少。

(2)先兆症状:以视觉先兆最为常见。可为暗点、亮光、异彩,或较复杂的幻觉。均自中心视野开始,缓慢扩大并向一侧蔓延,成为同向视野中的幻觉或偏盲,偶然形成单眼全盲。先兆持续10~40 min,然后迅速消失。下次发作可能在同侧或对侧。先兆也偶然表现为咽、舌、唇部或偏侧肢体感觉异常,偏侧麻木,偏侧轻瘫或失语。这些症状可能在视觉先兆之后出现,也可能单独发生。

(3)头痛:先兆消退后,很快发生头痛。多在先兆症状对侧的眶后部或额颞部开始,逐渐加剧,并扩展至半侧头部或整个头部。头痛为钻痛性或搏动性,常伴有厌食、恶心或呕吐。患者面色苍白,精神萎靡,畏光,厌声。持续数小时至十余小时,进入睡眠后次日恢复正常。

2.普通偏头痛

普通偏头痛为最常见的类型,前驱症状可有可无,先兆可以表现为短暂而轻微的视觉模糊,但大多完全不发生,头痛进行方式同上一型。左右不定,偶然自开始即为双侧性。也伴有其他症状,如恶心、呕吐等,头痛时间一般较长,可持续 1～3 d。

3.特殊性偏头痛

(1)眼肌麻痹型偏头痛:患者在一次偏头痛发作中,当 1～2 d 后头痛渐行减退之际,发生该侧的眼肌麻痹。受累神经多为动眼神经,其次为展神经。可在数日或数周后恢复,不定期再发,多次发作后,瘫痪可能持久不愈。

(2)偏瘫型偏头痛:患者先有偏侧轻瘫和(或)偏侧麻木,也可有失语,数十分钟后发生对侧或同侧头痛,而偏侧症状持续至头痛消退后一至数日方始消失,甚至可有部分残留。

(3)基底动脉型偏头痛:先兆症状包括双侧视觉障碍、眩晕、呐吃、口周和两上肢麻木或感觉异常、双侧耳鸣和共济失调,持续 20～30 min,继之发生的头痛主要在枕部,伴恶心、呕吐,头痛持续数小时或一日,在睡眠后缓解。

(4)偏头痛等位发作:某些偏头痛患者可能周期性地发生某些症状而全无头痛或和头痛交替出现,有许多亚型,但每个患者一般仅表现一种:①闪光暗点;②偏瘫或偏侧麻木;③腹型偏头痛;④复发性眩晕;⑤精神型偏头痛等。

三、诊断与鉴别诊断

对常见类型的偏头痛,诊断无困难。其根据是:长期反复发作史、家族史和体检正常。若试用麦角胺制剂止痛有效,则诊断更加明确。

1.丛集性头痛

丛集性头痛又名组胺性头痛或 Horton 神经痛,为另一机制的血管神经性头痛。头痛发作极其迅猛,20 min 达高峰,1～2 h 内可完全缓解。强烈钻痛可局限于一侧眶部,痛侧结膜充血、流泪、鼻塞,有时畏光和恶心。常于夜间定时痛醒。24 h 内发作 1～3 次。一般是一周或数周内一次接一次成串发作(故名"丛集性"),以后交替为数日或数年的无症状期。男性约 4 倍于女性。一般抗偏头痛药治疗往往无效。发病早期吸氧、消炎痛或皮质类固醇治疗可获缓解。

2.其他血管性头痛

高血压患者有时在晨起时有额、枕部搏动性头痛,测量和控制血压有助于诊断。脑动脉硬化者可能发生缺血性头痛,一般不剧烈,无恶心、呕吐,患者年龄偏大,并有动脉硬化性征象。巨细胞动脉炎见于中、老年,所致头痛非发作性,颞浅动脉常有曲张、压痛,红细胞沉降率加快。

3.颅内占位性和血管性病变

任何头痛患者均需经过详细神经系统检查以排除占位性病变。必要时需进一步检查,如脑血管造影、CT、MRI 等。另外,尚需与癫痫、神经症、紧张性头痛等鉴别。

四、治疗

1. 急性发作时的治疗

大多数偏头痛患者经安置在安静、避光处休息，应用简单的止痛药，如阿司匹林、对乙酰氨基酚(醋氨酚，扑热息痛，0.3～0.6 g，2～3 次/天)即可取得疗效，尤其在症状发作早期服用，疗效更好。麦角胺有直接收缩血管作用，使脑动脉血管的过度扩张及搏动恢复正常，是治疗偏头痛的有效药物，如在前驱期服用 2 mg，即可防止头痛发生。虽麦角胺不像麦角新碱，对妊娠子宫无不良影响，但其不良反应较大，尤其可能引起胎儿发育缺陷，孕妇禁用。如症状严重，上述治疗措施疗效不显著时，可应用镇静剂地西泮 10 mg 或氯丙嗪 25～50 mg 肌内注射；或止痛剂可待因口服，30 mg，2～3 次/天或肌内注射哌替啶(度冷丁)50 mg 加异丙嗪 25～50 mg。如有呕吐可肌内注射甲氧氯普胺(灭吐灵)10 mg 以止吐。

2. 偏头痛持续状态

可给予口服泼尼松(强的松)10 mg，3 次/天；或 ACTH 50 U 置于 5% 葡萄糖液 500 mL 内静脉滴注。对反复发作孕妇可服普萘洛尔(心得安)40 mg，3 次/天，为减少其恶心、头晕等不良反应，宜从小剂量开始服用，15 mg，3 次/天逐渐加量，尤其严重患者在妊娠期间需持续服用。但是该药同时亦阻断胎儿的 β-肾上腺素能受体，可引起胎儿心动过缓，心排出量降低，降低其对缺氧、窒息的应激反应，最好在妊娠晚期慎用。硝苯地平(心痛定)为钙离子通道阻滞剂，能抑制血管平滑肌收缩，保护脑细胞，常用量 10 mg，3 次/天，不良反应少。苯噻啶为 5-羟色胺拮抗剂，有抗组胺、抗胆碱能及缓激肽的作用，常用量 0.5 mg，日服 1 次，逐渐增至 3 次，不良反应为嗜睡、疲劳感及食欲增加。阿米替林为三环类抗抑郁药，对偏头痛伴有紧张性头痛的患者效果好，常用量 25 mg，3 次/天，或睡前 75 mg 口服。

五、预后

(1)约 70% 的患者妊娠后症状明显改善，少数甚至不再发作头痛，但也有症状加重者。原月经期头痛严重发作者，多数可获改善；长期大量吸烟者则恰好相反。

(2)妊娠期并发症，如流产、死胎、妊娠期高血压病或胎儿畸形等的发生率并无增加。

第十八节　妊娠合并重症肌无力

重症肌无力(MG)是一种神经-肌肉传递障碍的获得性自身免疫性疾病。临床特征为部分或全身骨骼肌易于疲劳，通常在活动后加重，休息后减轻。重症肌无力是一种神经-肌肉传递障碍的获得性自身免疫性疾病。

临床特征为部分或全身骨骼肌易于疲劳，通常在活动后加重，休息后减轻。迄今重症肌无力的治疗方法尚无明显进展，妊娠合并重症肌无力，由于其本身及治疗的并发症，严重威胁了孕产妇及其胎婴儿的健康和生命安全。

一、病因和发病机制

人体内产生了抗乙酰胆碱受体(AchR)抗体,在补体的参与下和 AchR 发生免疫应答,破坏了大量的 AchR,导致突触后膜传递障碍而产生肌无力。约有 15% 重症肌无力患者合并胸腺瘤,约 70% 的患者胸腺肥大,淋巴滤泡增生,因此推测,在一些特定的遗传素质个体中由于病毒或其他非特异性因子感染胸腺后,导致胸腺中"肌样细胞"上的 AchR 构型发生变化,刺激了机体的免疫系统而产生了 AchR 抗体。

二、妊娠与重症肌无力的关系

1.重症肌无力对母亲的影响

妊娠不影响重症肌无力的病程,40% 患者孕期有加重倾向。因为该病不累及平滑肌,一般情况下分娩可顺利进行。麻醉药物要慎用,任何有箭毒样作用的药物(如硫酸镁、肌松剂和氨基糖苷类抗生素等)禁用。一般情况下应尽量选择局麻。因重症肌无力在发病后第一年危险性较高,故建议症状持久控制后怀孕为宜。

2.重症肌无力对胎儿的影响

大多数患者可测到 AchR 抗体,该抗体可通过胎盘屏障进入胎儿血液中,但仅 10% ～20% 的新生儿出现症状,典型症状为哭声低微,吸吮力差,呼吸困难。症状可通过静脉滴注新斯的明后缓解,这些症状在 2～6 周内可由于抗体的逐渐清除而自然缓解,但与正常孕妇相比,患重症肌无力的孕妇围生期新生儿的死亡率明显升高。

三、临床表现

(1)眼睑下垂:以眼睑下垂为首发症状者高达 73%。早期多为一侧,晚期多为两侧。

(2)复视:即视物重影。

(3)全身无力:患者常感到严重的全身无力,肩不能抬,手不能提,蹲下去站不起来,甚至连洗脸和梳头都要靠别人帮忙。患者的肌无力症状休息一会儿明显好转,而干一点活又会显著加重,好像是装出来似的。这种患者大多同时伴有眼睑下垂、复视等症状。

(4)咀嚼无力。

(5)面肌无力:患者睡眠时常常闭不上眼。平时表情淡漠,笑起来很不自然,就像哭一样,又称哭笑面容。

(6)说话鼻音,声音嘶哑,就像患了伤风感冒似的。

(7)呼吸困难:这是重症肌无力最严重的一个症状,在短时间内可以让患者致死,故又称其为重症肌无力危象。有这种呼吸困难的患者大多同时伴有吞咽困难、四肢无力或眼睑下垂等。

(8)颈肌无力:严重的颈肌无力表现比较突出,患者坐位时有垂头现象,用手撮着下巴才能把头挺起来,若让患者仰卧(不枕枕头),患者不能屈颈抬头。

四、诊断

根据病变主要侵犯骨骼肌及一天内症状的波动性,晨轻暮重的特点,诊断当无困难。同时做下列检查进一步确诊。

1.疲劳试验

使受累肌肉重复活动后症状明显加重。

2.新斯的明试验

甲基硫酸新斯的明 0.5～1 mg 肌肉注射,20 min 后症状明显减轻则为阳性。

3.神经重复频率刺激检查

典型改变为低频(2～3 Hz)和高频(10 Hz 以上)重复刺激尺神经、面神经和腋神经,可出现肌动作电位波幅递减,递减幅度 10% 以上为阳性。

4.免疫学检查

①AchR 抗体滴度增高;②HLA-B8 抗原阳性。

5.X 线胸片、CT 及 MRI

检查可发现胸腺肥大或胸腺瘤。

五、治疗

患重症肌无力的患者一般不宜妊娠。如已妊娠,重症者在内科治疗的同时,应考虑终止妊娠,进行药物治疗,轻症者可继续妊娠,但应加强产前监护及早期治疗。

1.药物治疗

(1)抗胆碱酯酶药物:溴吡啶斯的明 60～120 mg,每日 3～4 次。

(2)糖皮质激素:泼尼松 40～60 mg/d,口服。

(3)免疫抑制剂:硫唑嘌呤 50～100 mg,每日 2 次。

2.胸腺摘除

适应证为年轻、病程短、进展快的病例,对合并胸腺瘤者也有一定疗效。

3.放疗

如因年龄较大或其他原因适于做胸腺摘除者,可行深部^{60}钴放射治疗。

4.血浆置换疗法

如上述治疗均无效者可选用血浆置换疗法,因血浆用量大,且价格昂贵,目前尚未推广应用。

(1)加强监护:由于抗 AchR 的抗体可通过胎盘影响胎儿,故孕 32 周后,每周做无刺激胎心监护(NST)及 B 超、生物物理评分以监护胎儿。

(2)预防感染:是防止 MG 孕妇病情加重的关键,呼吸道感染时应迅速治疗,同时应积极治疗无症状菌尿及泌尿道感染。对应用皮质类固醇的孕妇更需接受特殊监护。

(3)分娩期监护:产妇临产后应加强监护,仔细观察有无呼吸不全症状及缺氧。产程中抗胆碱酯酶药物应胃肠外给药,因口服不能预估胃肠道药物吸收及排空的时间。重症肌无力不影响第一产程,但往往引起第二产程延长而需手术助产。

(4)剖宫产问题:重症肌无力不是剖宫产的指征,但有产科指征时应及时采取剖宫产术。由于产科手术刺激、麻醉以及手术后切口痛而限制膈肌移动,影响肺呼吸功能和支气管分泌物的排出,故 MC 产妇术后应安置在重点监护病室加强观察,防止 MC 危象的发生。

(5)产后哺乳问题:MC 产妇的抗 AchR IgG 抗体能进入乳汁而影响被哺乳的新生儿,这些抗体可促使新生儿发生肌无力。

第十九节　妊娠合并糖尿病

一、妊娠期糖代谢特点

正常妊娠时,胎儿生长发育所需营养物质主要为氨基酸和葡萄糖,氨基酸是否通过胎盘取决于母儿氨基酸浓度梯度,而葡萄糖可自由通过胎盘,因而胎儿的主要能源来源于葡萄糖。胰岛素及胰高血糖素不能通过胎盘,胎儿对葡萄糖的利用主要依靠胎儿自身产生的胰岛素水平。

妊娠期间,正常孕妇血浆葡萄糖随妊娠进展而降低,空腹血糖较非妊娠时下降约 10%,且妊娠中、晚期空腹血糖明显低于妊娠早期。妊娠期空腹血糖下降的原因有:①胎盘产生的雌、孕激素刺激胰腺 β 细胞增生和分泌,致使血浆胰岛素明显增加,从而增加母体对葡萄糖的利用;②孕妇除本身的代谢需要外,还需供应胎儿生长发育所需要的能量;③妊娠期肾血流量及肾小球滤过率均增加,但肾小球对糖的再吸收不能相应增加,导致部分孕妇尿糖排出量增高。因此,孕妇长时间空腹易发生低血糖及酮症酸中毒。

二、妊娠期糖尿病发病机制

妊娠中晚期,孕妇体内抗胰岛素样物质,如雌激素、孕激素、胎盘生乳素、皮质醇、肿瘤坏死因子(TNF-α)和胎盘胰岛素酶等增加,使胰岛素靶组织对胰岛素的敏感性和反应性降低,肌肉和脂肪组织摄取葡萄糖量减少,肝脏分解糖原和糖异生作用受限,导致糖负荷后高血糖和高脂血症。为了维持正常糖代谢水平,胰岛素需求量就必须相应增加,对于胰岛素分泌受限的孕妇,或胰岛素增加但不足以弥补因敏感性下降而需增多的需要量,则可发生糖耐量异常、妊娠糖尿病(GDM),或使原有的糖尿病病情加重。

孕 24～28 周胎盘激素迅速增加,到孕 32～34 周达最高峰,这两个时期的抗胰岛素作用分别变得明显和最明显,是孕妇筛查妊娠期糖尿病的最佳时机。

三、妊娠对糖尿病的影响

妊娠可以看成是糖尿病的一个致病因素,可使隐性糖尿病显性化,使既往无糖尿病的孕妇发生妊娠糖尿病,使原有糖尿病病情加重。妊娠期肠道吸收脂肪能力增强,尤其自妊娠中期起脂肪储存量增加而利用减少,三酰甘油、胆固醇、高密度脂蛋白、低密度脂蛋白均有上升趋势。胎盘分泌的生乳素主要有抵抗胰岛素、促进脂肪分解和酮体形成作用,当体内胰岛素相对不足,或者饥饿、疲劳、感染、手术等刺激时,均可促使机体脂肪分解作用增强,导致血中游离脂肪酸和酮体生成增加,发生酮症或酮症酸中毒。

孕早期空腹血糖较低,与非孕期相比,孕早期胰岛素用量减少和增加者各占 1/3,提示孕早期糖尿病孕妇的处理必须个体化。随着妊娠进展,机体胰岛素抵抗作用增强,胰岛素用量需要不断增加,否则血糖会升高。分娩过程中,体力消耗较大,同时进食量少,若不及时减少胰岛素用量容易发生低血糖。产后随着胎盘排出体外,胎盘所分泌的抗胰岛素物质迅速消失,胰岛素用量应立即减少,否则易出现低血糖休克。由于妊娠期糖代谢的复杂变化,应用胰岛素治疗的孕妇,若不能及时调整胰岛素用量,部分患者会出现血糖过低或过高,严重者甚至会导致低血糖昏迷及酮症酸中毒。

四、糖尿病对妊娠的影响

(一)对孕妇的影响

1.自然流产

高血糖可使胚胎发育异常甚至死亡,流产发生率达 15%～30%,糖尿病妇女应在血糖控制正常后再考虑妊娠。由于妊娠糖尿病孕妇血糖升高主要发生在妊娠中、晚期,所以妊娠糖尿病时自然流产发生率无明显增多,但死胎发生率可升高。

2.妊娠期高血压病

发生率为正常妇女的 3～5 倍,约为 20%,主要见于糖尿病病程长、伴微血管病变者。糖尿病并发肾病时,妊娠期高血压病发生率高达 50%以上。妊娠糖尿病者孕期血糖控制不满意时,妊娠高血压疾病发生率也增加,可达 14.3%。糖尿病孕妇一旦并发妊娠期高血压病,病情较难控制,对母儿极为不利。

3.感染

糖尿病孕妇抵抗力下降,易合并感染,常由细菌或真菌引起,以泌尿系感染和外阴阴道假丝酵母菌病常见。

4.羊水过多

发生率 13%～36%,可能与胎儿高血糖、高渗性利尿所致胎尿排出增多有关。孕期严格控制血糖,羊水过多发生率可减少。

5.产后出血

因巨大儿发生率明显增高,产程长、难产、产道损伤、手术产的机会增加,使产后出血发生率增加。

6.糖尿病酮症酸中毒

由于妊娠期代谢变化复杂,高血糖及胰岛素相对或绝对缺乏,导致体内血糖不能被利用,体内脂肪分解增加,酮体产生急剧增加。孕早期恶心、呕吐、进食少、血糖下降,胰岛素用量没有及时减量,可引起饥饿性酮症。糖尿病酮症酸中毒对母儿危害较大,孕妇因脱水导致低血容量及电解质紊乱,严重时诱导昏迷甚至死亡,是糖尿病孕妇死亡的主要原因。

(二)对胎儿的影响

1.巨大胎儿

巨大胎儿发生率达 25%～42%,其原因为孕妇血糖高,通过胎盘进入胎儿体内,而胰岛素不能通过胎盘,使胎儿长期处于高血糖状态,刺激胎儿胰岛 β 细胞增生,产生大量胰岛素,活化氨基酸转移系统,促进蛋白质、脂肪合成和抑制脂解,进而促进胎儿宫内增长。糖尿病孕妇巨大儿的特点:面色潮红,肥胖,体内脏器(除脑外),如肝脏、胰腺、心脏和肾上腺等均大,皮下脂肪沉积增加,肩难产机会增多,容易致新生儿产伤。

2.胎儿生长受限

胎儿生长受限发生率 21%,见于严重糖尿病伴有血管病变时,如肾脏、视网膜血管病变。妊娠早期高血糖具有抑制胚胎发育作用,糖尿病合并血管病变者,胎盘血管也常伴有异常,如血管腔狭窄,胎儿血供减少,影响发育。

3.早产

早产发生率为 10%～25%,早产的原因有羊水过多、妊娠期高血压病、胎儿窘迫以及其他严重并发症的出现,常需提前终止妊娠。

4.胎儿畸形

胎儿畸形发生率为 6%~8%。胎儿畸形的发生率与孕早期孕妇血糖升高有关,血糖过高、糖化血红蛋白大于 8.5%或妊娠期糖尿病伴空腹血糖增高者,胎儿畸形发生率增加。胎儿畸形常为多发,其中心血管及神经系统畸形最常见。

(三)对新生儿的影响

1.新生儿呼吸窘迫综合征(NRDS)

高血糖刺激胎儿胰岛素分泌增加,导致高胰岛素血症,拮抗糖皮质激素促进肺泡Ⅰ型细胞表面活性物质合成及释放作用,导致胎儿肺发育成熟延迟。

2.新生儿低血糖

新生儿脱离母体高血糖环境后,高胰岛素血症仍存在,若不及时补充糖,易发生低血糖,多发生在产后 12h 内,严重低血糖可危及新生儿生命。

另外,由于慢性缺氧可导致新生儿红细胞增多症、新生儿高胆红素血症、新生儿肥厚性心肌病等。

五、诊断

原有糖尿病患者,多于妊娠前已确诊;有糖尿病典型症状者,孕期容易确诊。但妊娠糖尿病孕妇常无明显症状,空腹血糖可能正常,容易造成漏诊,延误诊治,造成不良后果。应重视妊娠期糖尿病的筛查和诊断。

(一)病史及临床表现

凡有糖尿病家族史、孕早期空腹尿糖阳性或孕期尿糖多次检测为阳性,年龄大于 30 岁、孕妇体质量超过 90kg 或 BMI 大于 $26kg/m^2$、复杂性外阴阴道假丝酵母菌病史、孕前患者有多囊卵巢综合征(PCOS)、巨大儿分娩史、无明原因反复自然流产史、死胎死产史及足月新生儿呼吸窘迫综合征分娩史、胎儿畸形史、本次妊娠胎儿偏大或羊水过多者,为妊娠糖尿病的高危因素。

(二)实验室检查

1.血糖测定

两次或两次以上空腹血糖不低于 5.8mmol/L 者,可诊断为糖尿病。

目前主张对有糖尿病高危因素者行糖筛查试验(GCT),通常于妊娠 24~28 周进行。具体方法为葡萄糖粉 50g 溶于 200mL 水中,5min 内服完,其后 1h 测血糖,血糖值不低于 7.8mmol/L者为糖筛查异常;不低于 11.2mmol/L 者,妊娠糖尿病的可能性极大。糖筛查试验异常者应测定空腹血糖。若空腹血糖正常,要再进一步行口服葡萄糖耐量试验(OGTT)。

2.口服葡萄糖耐量试验

口服葡萄糖耐量试验前 3d 正常饮食,试验前空腹12h,口服葡萄糖 75g,糖耐量正常诊断标准:空腹5.6mmol/L、1h 10.3mmol/L、2h 8.6mmol/L、3h 6.7mmol/L。其中 2 项或 2 项以上达到或超过正常值,可诊断为妊娠糖尿病。仅 1 项高于正常值,为糖耐量异常或糖耐量减低(GIGT)。

(三)妊娠合并糖尿病的分期

通常采用 White 分类法,以判断病情严重程度和预后。

A级:妊娠期出现或发现的糖尿病。

B级:显性糖尿病,发病年龄 20 岁以上,病程不足 10 年,无血管病变。

C级:发病年龄在 10～19 岁,或病程达 10～19 年,无血管病变。

D级:10 岁以前发病,或病程不低于 20 年,或者眼底合并单纯性视网膜病。

F级:糖尿病性肾病。

R级:眼底有增生性视网膜病变或玻璃体积血。

H级:冠状动脉粥样硬化性心脏病。

六、处理

(一)糖尿病患者可否妊娠的指征

糖尿病妇女于妊娠前应确定糖尿病的严重程度。D、F、R、H 级糖尿病患者不宜妊娠,已妊娠者应尽早终止妊娠。器质性病变较轻、血糖控制良好者,可在密切监护下妊娠,但应积极治疗,确保受孕前、妊娠期及分娩期血糖在正常范围。

(二)糖代谢异常孕妇处理

1.饮食疗法

糖尿病患者于妊娠期控制饮食十分重要。部分妊娠期糖尿病患者仅靠饮食控制即可维持血糖在正常范围,但要保证母亲和胎儿必须健康营养饮食、维持血糖正常水平、预防酮症、保持正常的体质量增加。孕早期糖尿病孕妇需要热卡与孕前相同。孕中期以后每周增加热量 3%～8%,其中碳水化合物占 40%～50%,蛋白质占 20%～30%,脂肪占 30%～40%,控制餐后 1 h 血糖值在 8 mmol/L 以下,此外每日补充钙剂 1～1.2 g,叶酸 5 mg,铁剂 15 mg。提倡少量多餐,每日分 5～6 餐。由于清晨体内产生拮抗胰岛素的激素浓度最高,糖尿病孕妇早餐后血糖最难控制,所以早餐量不宜过多,占全日总热量的 10%,午餐和晚餐各占全日总热量的 30%,其他为上、下午及睡前加餐;注意多摄入富含维生素和纤维素的食物。

2.运动疗法

糖尿病孕妇应进行适当运动,能增强机体对胰岛素的敏感性,同时促进葡萄糖的利用,尤其较肥胖的孕妇。选择有节奏的运动,如散步等,不能剧烈运动,运动量不宜太大,一般使心率在每分钟 120 次以内;运动持续时间不宜太长,一般 20～30 min。先兆早产或合并其他严重并发症者不适于运动疗法。

3.药物治疗

饮食疗法不能控制的糖尿病患者应首选胰岛素治疗,因磺脲类及双胍类等降糖药物均能通过胎盘,干扰胎儿代谢,有导致胎儿畸形或死亡的危险。

急需控制血糖、纠正代谢紊乱和酮症时用胰岛素皮下注射,30 min 后开始降血糖,作用持续 5～7 h。

病情稳定后可用低精蛋白胰岛素和精蛋白锌胰岛素(通用名低精蛋白胰岛素),皮下注射 1.5～2 h 后开始降血糖,作用持续 12～18 h。胰岛素用量一般从小剂量开始,根据病情、孕周、血糖值逐渐调整,控制血糖在正常水平。

孕早期胰岛素有时需减量,随孕周增加胰岛素用量应不断增加,孕 32～33 周是胰岛素用量高峰时期,可比非孕期增加 50%～100%。胎盘排出后,体内抗胰岛素物质骤然减少,胰岛素所需量明显下降,通常应减少至分娩前的 1/3～1/2,并根据产后空腹血糖调整胰岛素用量。

多数产妇于产后 1～2 周胰岛素用量逐渐恢复至孕前水平。

4.妊娠期糖尿病酮症酸中毒的处理

一旦尿酮体阳性应急查血糖、电解质、血 pH 及二氧化碳结合力，以除外饥饿性酮症。治疗原则如下。

(1)小剂量胰岛素 0.1 U/(kg·h)静脉滴注，每 1～2 h 监测血糖一次。血糖大于 13.9 mmol/L 应将胰岛素加入生理盐水静脉滴注，血糖小于 13.9 mmol/L 后，将胰岛素加入 5% 葡萄糖盐水中静脉滴注。酮体转阴后，可改为皮下注射胰岛素调整血糖。

(2)积极纠正电解质紊乱。

(3)注意补液，纠正低血容量。

(三)糖尿病合并妊娠的产科处理

1.围生期监护

整个妊娠期均应加强对胎儿和孕妇的监护。妊娠早期应密切监测血糖变化，每周检查一次至妊娠第 10 周。妊娠中期应每 2 周检查一次，一般妊娠 20 周时胰岛素需用量开始增加，需及时调整。20 周需 B 超检查了解胎儿发育情况，除外先天性畸形。妊娠晚期应每 3～4 周复查 B 超检查，监测胎儿发育情况，及时发现羊水过多。每月测肾功及糖化血红蛋白含量，同时进行眼底检查。妊娠 32 周以后应每周检查一次，注意血糖、血压、水肿、蛋白尿情况，注意胎儿发育、胎儿成熟度、胎儿-胎盘功能等监测。必要时提前住院治疗，需提前终止妊娠者应评估胎儿肺成熟度。

2.适时终止妊娠

原则应在加强母儿监护、控制血糖的同时，尽量足月分娩。若血糖控制良好，无孕期并发症，胎儿宫内状况良好，应在近预产期(38～39 周)终止妊娠。若血糖控制不满意，伴有血管病变，合并重度子痫前期，严重感染，胎儿发育受限，胎儿窘迫，孕 38 周前均应抽取羊水，了解胎肺成熟情况并注入地塞米松促进胎儿肺成熟，胎肺成熟后应立即终止妊娠。糖尿病孕妇经静脉应用地塞米松促肺成熟可使血糖明显升高，应注意调整胰岛素用量。

3.确定分娩方式

妊娠合并糖尿病本身不是剖宫产指征，如有巨大儿、胎盘功能减退、胎位异常或其他产科指征，应行剖宫产终止妊娠。糖尿病合并血管病变时，多需提前终止妊娠，剖宫产分娩。

若糖尿病较轻，用药后控制好，情况稳定，胎盘功能良好，胎儿不过大，无其他产科指征，可选择经阴道分娩。阴道分娩过程中应监测血糖、尿糖、尿酮体情况，使血糖不低于 5.6 mmol/L，防止低血糖发生。也可按每 4 g 糖加 1 U 胰岛素比例给予补液。注意密切监测宫缩、胎心变化、产程进展，避免产程延长。产程大于 16 h 易发生酮症酸中毒，因此决定阴道分娩者应在 12 h 内结束分娩。

4.新生儿处理

糖尿病孕妇的新生儿娩出时要有儿科医生在场，无论体质量大小均按高危儿处理。新生儿出生时留脐血检测血糖，生后 30 min 复查血糖，12 h 内每 2～4 h 查一次血糖。新生儿出生后半小时，喂 10% 葡萄糖 5～10 mL/(kg·h)，同时早开奶，注意防止低血糖、低血钙、高胆红素血症及呼吸窘迫综合征发生，多数新生儿生后 6 h 内血糖恢复正常。足月新生儿血糖小于 2.22 mmol/L，可诊断为新生儿低血糖。若不能口饲或口服葡萄糖，低血糖不能纠正，可静脉滴注 10% 葡萄糖 3～5 mL/(kg·h)，注意缓慢渐停。症状性低血糖者应给予 25% 葡萄糖 3～

4 mL/kg 静脉推注(1 mL/min),然后维持 10％葡萄糖静脉滴注,注意监测血糖变化。

5.产后处理

分娩后 24 h 内胰岛素用量应减至原用量的一半,48h 减到原用量的 1/3,部分患者可不再需要胰岛素。妊娠期糖尿病患者孕期空腹血糖明显异常者,产后应尽早复查空腹血糖(FPG),如果仍异常,应诊断为糖尿病合并妊娠;空腹血糖正常的妊娠期糖尿病患者,应于产后 6～12 周行口服葡萄糖耐量试验检查,口服葡萄糖耐量试验异常者,可能为孕前漏诊的糖尿病患者,正常者亦应至少 2～3 年检查一次血糖。若再次妊娠,50％～70％的患者可再次发生妊娠期糖尿病。

第十一章 正常分娩

第一节 分娩前评估

分娩前评估对孕妇选择分娩方式、预防分娩风险至关重要。主要通过查看孕检记录、询问病史、腹部检查、阴道检查、胎心听诊以及超声检查。了解产道、胎儿及其附属物、母体状况，从而做出分娩方式决策。

一、产道检查

1.骨产道检查

由于骨盆外测量难以准确反映骨盆内径大小（受孕妇骨质、软组织厚薄影响较大），因此现主要采取经阴道通过测量骨盆对角径确定骨盆前后径的大小，通过测量坐骨棘间径了解中骨盆大小，通过测量坐骨结节间径了解骨盆出口大小，依据此三个径线对骨盆大小进行分类，但该分类仅供评估骨盆参考。

（1）骨盆对角径：最好在 37 周后进行，方法为：检查者将一手的示指、中指伸入阴道，用中指尖尽量触到骶骨岬上缘中点，示指上缘紧贴耻骨联合下缘，另一手示指固定标记此接触点，抽出阴道内的手指，测量中指尖到此接触点距离可粗略估算对角径，平均值为 12.5 cm，此值减去 1.5～2.0 cm 为骨盆入口平面前后径长度。

（2）坐骨棘间径：检查者右手戴手套，用示指经阴道或肛门首先寻找骶尾关节，然后向左或向右沿骶棘韧带走向可触摸到一个小突起，即为坐骨棘。左右坐骨棘间的距离为中骨盆的横径。

（3）坐骨结节间径：屈大腿测量两侧坐骨结节间的距离。

2.软产道检查

通过阴道和超声检查评估宫颈硬度、容受比例，宫颈及阴道有无梗阻，阴道、外阴有无瘢痕。

二、胎儿评估

（1）用四步触诊法检查胎产式、胎方位、胎先露以及胎先露部是否衔接。

（2）通过听诊胎心，根据胎心位置帮助进一步确定胎方位。

（3）通过测量宫高和腹围及超声测量胎儿径线大小估计胎儿体质量。

（4）通过超声及阴道检查发现有无前置胎盘、血管前置状态、脐带先露等异常情况。

附：四步触诊。

第一步：检查者右手拇指与其他四指分开，置于耻骨联合上方握住胎先露部，查清楚胎先露是胎头或胎臀，左右推动以确定是否衔接。若胎先露部仍可以左右移动，表示尚未衔接入骨盆；若不能被推动，则已衔接。

第二步：检查者左右手分别置于腹部左右侧，一手固定，另一手轻轻深按检查，触及平坦饱满者为胎背,可变形的高低不平部分是胎儿肢体,有时感到胎儿肢体活动。

第三步:检查者两手置于子宫底部,了解子宫外形并测得宫底高度,估计胎儿大小与妊娠周数是否相符。然后以两手指腹相对轻推,判断宫底部的胎儿部分,胎头硬而圆且有浮球感,胎臀软而宽且形状不规则。

第四步:检查者左右手分别置于胎先露部的两侧,向骨盆入口方向向下深按,再次核对胎先露部的诊断是否正确,并确定胎先露部入盆的程度。

注意事项:检查时孕妇排尿后仰卧在检查床上,头部稍垫高,暴露腹部,双腿略屈曲稍分开,使腹肌放松。检查者应该站在孕妇的右侧。如果孕妇已经临产,需在宫缩间期进行腹部检查。

三、评估头盆关系

主要是通过检查胎儿头入盆情况评估头盆是否相称。

(1)正常情况下,初产妇大多在预产期前 1～2 周,经产妇于临产后胎头入盆。若已临产,胎头仍未入盆,则应警惕头盆不称。

(2)临产后仍未入盆应检查胎头跨耻征,跨耻征阴性,提示头盆相称;跨耻征阳性,提示头盆不称。

附:跨耻征检查方法及意义。

孕妇排空膀胱后仰卧,双腿伸直,检查者一手放在耻骨联合上方,另一手将胎头向骨盆腔方向推压。若胎头低于耻骨联合平面,称胎头跨耻征阴性;若胎头与耻骨联合在同一平面,称为胎头跨耻征可疑阳性,对出现跨耻征阳性的孕妇,应让其取双腿屈曲半卧位,再次检查胎头跨耻征,若转为阴性,提示为骨盆倾斜度异常,而不是头盆不称。头盆不称提示可能有骨盆相对性或绝对性狭窄,但是不能单凭胎头跨耻征阳性轻易做出难产诊断,需要观察产程进展或试产后做出最终诊断。

四、筛查孕妇高危因素

通过问诊、查体,及时发现影响分娩和分娩会导致病情恶化的异常情况,依据本院硬软件支撑情况,决定是否需转上一级医院。

1.妊娠特有性疾病

妊娠期高血压病、妊娠期肝内胆汁淤积症、妊娠期糖尿病。

2.妊娠合并内外科疾病

心脏病、病毒性肝炎、贫血及其他血液系统疾病、急性感染等。

3.有否异常孕产史及手术史

死胎、死产、剖宫产史、子宫肌瘤剔除史等。

五、选择适宜的分娩方式

无剖宫产指征者鼓励阴道试产。

第二节　正常分娩机制

分娩机制(mechanism of labor)指在分娩过程中,胎先露部通过产道时,在产力作用下为适应骨盆各平面的不同形态而进行的一系列、被动地转动,使其能以最小径线通过产道的全过程。包括衔接、下降、俯屈、内旋转、仰伸、复位及外旋转等动作。现以临床上最常见的枕左前位(LOA)为例详加说明。

一、胎头的分娩机制

1.衔接

胎头双顶径进入骨盆入口平面,胎头颅骨的最低点达到或接近坐骨棘水平。

2.下降

下降(descent)始终贯穿于整个分娩过程。

3.俯屈

当胎头以枕额径进入骨盆腔时,胎头处于半俯屈(flexion)状态,当胎头降至骨盆底时,枕部遇肛提肌阻力,使原处于半俯屈状态的胎头进一步俯屈,使下颏靠近胸部,以最小径线的枕下前囟径取代较大的枕额径,以适应产道形态,有利于胎头继续下降。

4.内旋转

为便于胎儿继续下降,当胎头到达中骨盆时,在产力的作用下,胎头枕部向右前旋转45°,达耻骨联合后面,使矢状缝与骨盆前后径一致。

5.仰伸

胎头下降到达阴道外口处时,肛提肌的作用使胎头向前,其枕骨下部达到耻骨联合下缘时,即以耻骨弓为支点,使胎头逐渐仰伸(extention),依次娩出胎头的顶、额、鼻、口和颏。此时胎儿双肩径沿骨盆入口左斜径进入骨盆。

6.复位

胎头娩出后,胎儿双肩径沿骨盆入口左斜径下降。为使胎头与胎肩恢复正常关系,胎头枕部向左旋转45°。

7.外旋转

胎肩在骨盆内继续下降,前肩向前向中线旋转45°,胎儿双肩径转成与骨盆出口前后径相一致的方向,胎头枕部则需在外继续向左旋转45°以保持胎头与胎肩的垂直关系,称为外旋转。

二、胎肩及胎儿娩出

外旋转后宫缩和腹压迫使胎儿下降,前肩在耻骨弓下旋转至耻骨联合下方,至此胎肩与胎头重新处于垂直关系,随后前肩从耻骨联合下方娩出,随即后肩从会阴前面娩出。胎儿双肩娩出后,肢体及胎儿下肢随之取侧位顺利娩出。

第三节　正常产程及处理常规

一、概述

妊娠≥28周,胎儿及其附属物从临产发动至从母体全部自然娩出的过程为正常分娩(delivery),分娩的全过程称为总产程(total stage of labor),包括临产、产程进展(宫颈口扩张、胎头下降)、胎儿及其附属物娩出。临床将总产程分为三个部分,也即三个产程:第一产程(first stage of labor)从临产到宫口开全,又叫宫颈口扩张期;第二产程(second stage of labor)从宫颈口开全到胎儿娩出,又叫胎儿娩出期;第三产程(third stage of labor)从胎儿娩出到胎盘娩出,又叫胎盘娩出期。

二、影响分娩的因素

影响分娩的因素包括产力、产道、胎儿和精神心理因素。

1. 产力

产力包括子宫收缩力、腹肌和膈肌收缩力、肛提肌收缩力。子宫收缩力是临产后的主要产力,正常子宫收缩具有以下特点:不随意、有规律的阵发性收缩伴疼痛(节律性);由两侧宫角向宫底集中后向下段扩散,然后均匀、协调地遍及全子宫(对称性);子宫底部肌肉收缩最强、最持久,向下逐渐变弱,子宫肌纤维每次收缩后变短、变粗,不能恢复至原来的长度,使宫腔逐渐变小,从而使胎儿先露逐渐下降。宫口逐渐开张(缩复作用)。腹压是第二产程胎儿娩出的重要辅助力量。肛提肌收缩力是协助胎儿内旋转和仰伸所必需的力量。

2. 产道

胎儿娩出的通道,分为骨产道和软产道,骨产道由骶骨、两侧髂骨、耻骨、坐骨及其相互连接的韧带组成,骨产道三个平面各径线的大小、骨盆倾斜度、骨盆类型均对分娩有影响,任一平面或任一径线异常都会导致难产,表现为分娩受阻,产程进展迟缓或停滞;软产道由子宫下段、子宫颈、阴道和骨盆底软组织组成。

3. 胎儿

分娩过程中胎儿能否顺利通过产道,除产力和产道因素外,还取决于胎儿大小、胎方位以及有无畸形,枕前位为最有利于分娩的胎位,常见的是枕左前位。

4. 精神心理因素

产道正常的情况下,正常分娩依靠产力促进宫颈口扩张、胎头下降并将胎儿及其附属物排出体外;而产力除受胎儿大小、胎位及其与产道的关系的影响外,还受精神心理影响,如果孕妇情绪稳定使交感神经正常兴奋,会使孕妇的心率、呼吸正常,从而胎儿的胎心会正常,子宫收缩会有力,宫颈口开张进展会顺利,正常分娩的概率会增加,对自然分娩有很好的促进作用。

三、先兆临产

1. 假临产

大多数孕妇在分娩发动前,常出现假临产(false labor)。假临产的特点是宫缩持续时间短(不超过30 s)且不恒定,间歇时间长(5 min以上)且不规律,宫缩强度不增加,常在夜间出现、清晨消失,宫缩时不适主要在下腹部,宫颈管不缩短,宫口不扩张,给予哌替啶等较强的镇静镇痛药能抑制宫缩。

2.胎儿下降感

先露部下降进入骨盆入口使宫底下降,多数产妇感到上腹部较前舒适,进食量增多,呼吸轻快、孕妇有尿频感觉。

3.见红

在分娩发动前 24～48 h 内,因宫颈内口附近的胎膜与该处的子宫壁分离,毛细血管破裂经阴道排除少量血液,与宫颈管内的黏液栓混合排除,称为见红。注意:若阴道流血量较多,超过平时月经量最多的时候,不应只考虑是先兆临产,应想到妊娠晚期出血如前置胎盘或血管前置破裂。

四、临产及鉴别诊断

临产开始的标志为有规律且逐渐增强的子宫收缩,持续 30 s 或以上,间歇 3～5 min,同时伴有进行性宫颈管消失,宫口扩张和胎先露下降。临床上确定临产开始时间比较困难,多数由孕妇回忆主诉确定临产开始时间,不易与假临产区别;必要时(潜伏期有延长趋势)可以肌肉注射哌替啶 100 mg 进行鉴别,用药 4 h 后宫缩不能完全被抑制为临产,宫缩完全被抑制为假临产。

五、产程的观察及处理

产程即分娩的全过程,是指开始出现伴随宫颈管消失、宫口扩张的规律宫缩直到胎儿及其附属物娩出的全过程。分为三个产程:第一产程为宫颈扩张期,从规律宫缩到宫口开全,初产妇需 11～22 h,经产妇需 6～16 h;第二产程为胎儿娩出期,从宫口开全到胎儿娩出,初产妇未行分娩镇痛最长需 3 h,行分娩镇痛可延长至 4 h,经产妇未行分娩镇痛最长需 2 h,行分娩镇痛可延长至 3 h;第三产程为胎盘娩出期,从胎儿娩出到胎盘娩出,需 5～15 min,不超过30 min。

(一)第一产程的观察及处理

1.临床表现

主要表现为规律宫缩、宫口扩张、胎头下降、胎膜破裂。

(1)规律宫缩:俗称"阵痛",产程开始时,宫缩持续时间较短(约 30 s)且弱,间隔时间较长(5～6 min),随产程进展,持续时间渐长(40～50 s)且强度增加,间歇时间渐短(2～3 min),当宫口近开全时,宫缩持续时间可达 1 min 或以上,间歇时间仅 1～2 min。

(2)宫口扩张:宫颈管消失后宫口逐渐扩张,宫口扩张分潜伏期和活跃期,按照新产程图,国内外专家均达成共识,将宫口扩张 6 cm 作为活跃期的标志。活跃期停滞的诊断标准:当破膜且宫口扩张≥6 cm 后,如宫缩正常,而宫口停止扩张≥4 h 可诊断活跃期停滞;如宫缩欠佳,宫口停止扩张≥6 h 可诊断活跃期停滞。

(3)胎头下降:胎头于潜伏期下降不明显,活跃期下降加速,平均每小时下降 0.86 cm,当宫口开大 5 cm 左右,先露下降在"0"位,可作为估计产程进展顺利与否的一个重要指标。

(4)胎膜破裂:简称破膜,胎儿先露部衔接后,将羊水阻断为前后两部,在胎先露部前面的羊水约 100 mL 称为前羊水形成前羊水囊,宫缩时楔入宫口,有利于宫口扩张。当前羊膜腔压力增加到一定程度时胎膜自然破裂,自然破裂多发生在宫口近开全时。

2.观察和处理

(1)临产评估:①确定是否临产以及临产开始时间:如宫口已开,以出现规律下腹胀痛的时间为临产开始的时间;如宫颈管未消失、宫口未开,先诊断先兆临产,再根据宫口开张情况修正临产开始时间。②经阴道或经肛门检查宫颈管、宫口、先露高低,进行头位分娩评分。注意头位分娩评分是一个动态评分,在不同的阶段或产程出现变化时建议再反复进行。

(2)产程中的观察:① 规律宫缩:随产程进展,间歇渐短(2～3 min),持续时间渐长(50～60 s),宫口近开全时,持续时间可达 1 min 以上,间歇期仅为 1～2 min;②宫颈口扩张:宫颈口扩张是临产后规律宫缩的结果,一般是在宫缩时通过肛门或阴道进行检查,当宫口开大10 cm 左右,即宫口开全,潜伏期 2～4 h 检查 1 次,活跃期 1～2 h 做一次,疑为宫颈管已开全者随时再次评估;③胎头下降:与宫颈口检查同步进行;④胎膜完整性:胎膜破裂可发生在不同时段,大多发生在子宫颈口近开全时,表现为不可控制的阴道流液。

(3)产程中的处理:①精神支持:缓解产妇的焦虑,使其情绪稳定。当产妇情绪稳定时,交感神经正常兴奋,心率、呼吸正常,子宫收缩有力,宫口扩张和胎头下降顺利,胎心正常,可以促进自然分娩。②鼓励产妇自由活动(未破膜时),不提倡长时间仰卧位,以本能、自发的运动为佳,如走动、摇摆、慢舞、更换不同的姿势等。提倡步行和站立,可以增进舒适程度,降低宫缩的频率,促进有效的子宫收缩,直立的姿势使胎儿与骨盆在一条直线上,加速胎头下降、宫口的扩张和变薄,有助于产程进展;步行时关节轻微的移动,可以帮助胎儿的旋转和下降。③鼓励产妇少量多次进食高热量、易消化食物,摄入足够水分,保持充沛的体力,必要时给予静脉补液。④大小便管理:临产后,鼓励产妇每 2～4 h 排尿一次,以免膀胱充盈影响宫缩及胎头下降,必要时导尿。因胎头压迫引起排尿困难者,应警惕有头盆不称。⑤观察生命体征,特别是观察血压,正常情况下每 4～6 h 测量一次,以便于及时发现产时高血压;产妇有不适或发现血压增高应酌情增加监测次数并给予相应处理。⑥观察产程进展和胎心变化。

(二)第二产程的观察及处理

1.临床经过

(1)宫口开全:经阴道、肛门在胎头上触摸不到宫颈边缘,此时宫口已开全,进入第二产程。

(2)产生便意:当胎头降至骨盆出口压迫骨盆底组织时,产妇出现排便感,产妇不自主地向下屏气。

(3)会阴体渐膨隆变薄,肛门括约肌松弛。

(4)随着产程进展,胎头在宫缩时露出于阴道口,间歇期缩回阴道内,为胎头拨露。

(5)胎头着冠:当胎头双顶径越过骨盆出口,宫缩间歇期不再缩回阴道内,为胎头着冠。

(6)胎头娩出:产程继续进展,胎头枕骨于耻骨弓下露出,出现仰伸,胎头娩出。

(7)胎肩胎体娩出:胎头娩出后出现复位和外旋转,使胎儿双肩径与骨盆前后径一致,前肩后肩相继娩出。随之胎体娩出,第二产程结束。

2.观察及处理

(1)持续性地进行情感上的支持,如赞美、鼓励、安慰、陪伴;减轻产妇的焦虑,树立分娩的信心。

(2)鼓励自发性用力,指导产妇在有用力欲望时才向下用力,保证每一次用力都能达到较好的效果,避免不必要的体能消耗。过度地用力并不能促进产程进展,因为可能会干扰胎头的下降和旋转,增加阴道助产和剖宫产率。

（3）分娩的姿势有半坐位式（常用），直立式（近年使用率增加）。目前研究结果未能显示哪一个更理想，助产士应根据产妇的喜好及实际情况进行鼓励和协助。

（4）观察胎心变化及胎头下降情况。

（5）接产。

附：助产方法及会阴侧切术。

（1）常规接产方法：当胎头拨露使会阴后联合紧张时，按常规会阴冲洗，消毒铺巾，助产者位于产妇右侧，左手大鱼际肌轻按胎头，帮助胎头俯屈，同时也控制出头过快，当胎头枕部在耻骨弓下露出时，助产者右手的大鱼际肌及手掌按于会阴体随宫缩起伏自然并向上托起，宫缩间歇时放松。左手于拨露时帮助胎头俯屈，着冠后帮助胎头仰伸，并控制出头速度到胎头娩出，右手托会阴保护动作持续到胎儿娩出。当胎头娩出后不要急于娩出胎肩，先挤出口鼻内的黏液和羊水，待胎头进行外旋转并复位，使胎儿双肩径与骨盆前后径一致，左手示指、中指放于胎儿颈部两侧，向下向外牵拉帮助娩出前肩；然后帮助娩出后肩，紧接着娩出胎体。

此外，也有会阴无保护接生，此种接生方式要求产妇会阴体长，弹性好。需慎用。

（2）会阴侧切术：由于会阴侧切术可能对盆底肌肉造成较大损伤，产时出血量较多，切口恢复时间较长，大多数产妇在产后会出现会阴部不适感，有的时间较长，现不主张无明确指征的会阴侧切术；会阴正中切开术虽避免了会阴侧切术的一些缺点，如剪开组织少、出血不多、术后组织肿胀及疼痛轻微，切口愈合快，但切口延长撕裂至肛门括约肌的风险比较大，胎儿大，接产技术不熟练者不宜采用。因此现主张严格掌握会阴切开指征。会阴切开指征包括：①会阴过紧或胎儿过大，估计分娩时会发生三度撕伤；②母儿有病理情况急需结束分娩者。

（三）第三产程的观察及处理

1.临床经过

胎儿娩出后，宫底降至脐下，产妇稍感轻松，宫缩暂停数分钟后再次出现，促使胎盘剥离，原因是子宫腔容积明显缩小；胎盘与宫壁分离，胎盘后血肿形成，胎盘完全剥离而排出。

2.观察及处理

观察及处理包括新生儿处理、助娩胎盘、评估出血量及病情观察。

（1）新生儿处理：①新生儿娩出后立即进行评估，酌情启动新生儿复苏流程；②脐带处理，用两把血管钳钳夹脐带并在中间剪断，再在距脐根 0.5～1 cm 的部位用丝线结扎、气门芯套扎或用脐带夹进行处理。

注意事项：评分为 8～10 分属正常新生儿，需简单清理呼吸道就可以了；评分 7 分以下应迅速启动新生儿复苏流程；2 min 评分反映宫内的情况，5 min 评分反映复苏效果。对缺氧严重的新生儿应在出生后 5 min、10 min 时再次评分，直至两次评分均大于 8 分。

（2）协助胎盘娩出：①观察胎盘剥离征象，胎儿娩出后若出现以下表现，说明胎盘已剥离：a.宫体变硬呈球形，宫底升高；b.阴道外露的脐带自行延长；c.阴道少量流血；d.按压耻骨联合上方，宫体上升而外露的脐带不回缩。②协助娩出胎盘：正确处理胎盘娩出能减少产后出血的发生，接产者切忌在胎盘尚未完全剥离时用手按揉、下压宫底或牵拉脐带，以免引起胎盘部分剥离而出血或拉断脐带，甚至造成子宫内翻，当确认胎盘已完全剥离时，于宫缩时以左手握住宫底（拇指置于子宫前壁，其余四指放于子宫后壁）并按压，同时右手轻拉脐带，协助娩出胎盘；当胎盘娩出至阴道口时，接产者用手捧住胎盘，向一个方向旋转并缓慢向外牵拉，协助胎盘胎膜完整娩出。③检查胎盘、胎膜是否完整：胎盘胎膜娩出后将其铺平，先检查胎盘母体面，查看胎盘小叶有无缺损,然后将胎盘提起,查看胎膜是否完整,再检查胎盘胎儿面边缘有无血管断裂,能及时发现副胎盘。若有副胎盘、部分胎盘残留或大部分胎膜残留时,应在无菌操作下伸手入宫腔取出残留组织。

(3)检查产道:检查会阴、小阴唇内侧、尿道口周围、阴道及宫颈有无裂伤,若有裂伤应立即缝合。

(4)预防产后出血:①正常分娩大多数出血量不超过 300 mL。遇有产后出血史或易发生宫缩乏力的产妇(如分娩次数≥5 次的多产妇,双胎妊娠、羊水过多、滞产)以及合并有凝血功能异常疾病的产妇,可在胎儿前肩娩出时给予缩宫素 10 U 加入平衡液 500 mL 中静脉滴注,也可在胎儿娩出后立即肌内注射缩宫素 10 U,均能使胎盘迅速剥离减少出血。②若胎盘未剥离而出血多时,应行手取胎盘术,其步骤为:重新消毒外阴,将一只手并拢呈圆锥状沿着脐带通过阴道伸入宫腔,接触到胎盘后,即从边缘部位,手掌面向着胎盘母体面,手背与子宫接触,手指并拢以手掌尺侧缓慢将胎盘从边缘开始逐渐自子宫壁分离,一手置腹部按压宫底。待胎盘已全部剥离后,用手牵拉脐带协助胎盘娩出,人工剥离胎盘后应立即肌内注射缩宫剂。③若胎儿已娩出 30 min,胎盘仍未排出,出血不多时应注意排空膀胱,再轻轻按压子宫及静脉注射缩宫剂后仍不能使胎盘排出时,再行手取胎盘术。若胎盘娩出后出血多时,可经下腹部直接注入宫体肌壁内或肌内注射麦角新碱 0.2~0.4 mg,并将缩宫素 20 U 加于 5% 葡萄糖液 500 mL 内静脉滴注。

(四)产后观察及处理

(1)观察子宫收缩情况,每半小时评估一次,如有宫缩乏力,阴道出血量多需及时处理,如使用缩宫素、按摩宫底等,防止产后大出血。

(2)观察生命体征,及时发现产后血压升高,防止产后子痫发生。

(3)观察患者临床表现,如有寒战、呼吸困难、血压下降等表现时,应警惕产后羊水栓塞。

(4)鼓励产妇多喝水,尽早排出小便,以免产后尿潴留。

(5)产后一小时内开始母婴皮肤早接触、及早吸吮。

第十二章 异常分娩

影响分娩的主要因素为产力、产道、胎儿及精神心理因素,这些因素在分娩过程中相互影响。任何一个或一个以上的因素发生异常以及 4 个因素间相互不能适应,使分娩进展受到阻碍,称为异常分娩。产力是分娩的动力,但受胎儿、产道和产妇精神心理因素的制约,产妇的精神心理因素可以直接影响产力。

第一节 产力异常

产力异常分为子宫收缩无力和子宫收缩过强。其中最常见的是协调性低张性子宫收缩乏力,高张性宫缩乏力和协调性宫缩过强较少见,不协调的宫缩过强更为罕见。

一、临床表现

1.协调性子宫收缩过强

(1)常造成急产,即总产程不超过 3 h。

(2)有急产史的往往是经产妇,或者缩宫素使用不当。

(3)宫缩有正常规律性和极性,仅收缩力过强过频。

(4)常造成产道裂伤、产后出血及新生儿颅内出血。如未及时消毒,易造成产后感染。

2.不协调性子宫收缩过强

(1)易发生在临产早期,与精神过度紧张和缩宫素使用不当有关。

(2)产妇持续性腹痛、乏力、呕吐、排尿困难,易发生胎儿宫内窘迫。

(3)宫缩节律不协调,兴奋点可起自子宫一处或多处。子宫收缩时,宫底按压仍有凹陷,羊膜囊紧张,宫口不易扩张,先露部不易下降。

二、诊断步骤

1.评估有无头盆不称

首先要了解是否有头盆不称,如已临产而胎头未入盆,应检查骨盆,查跨耻征是否阳性。如果排除头盆不称,可再进行下一步诊断。

2.评估子宫收缩情况

观察子宫收缩的节律性,看宫缩持续时间、间歇时间、宫缩强度是否正常,是否伴有局部压痛。如果异常,可再进行下一步诊断。

3.对子宫收缩异常进行分类

对子宫收缩异常进行分类,再根据上述临床表现,分析是哪一类的异常。

三、处理措施

1.协调性子宫收缩过强

(1)有急产史者提前入院待产,一有临产征象,立即卧床待产,忌灌肠,及早做好接生准备。

(2)给予地西泮 10 mg 静脉推注,可放松子宫体肌。

(3)做好预防产后出血及新生儿窒息抢救的准备工作。

(4)为预防会阴撕裂,应及时行会阴侧切,如有软产道裂伤则应给予缝合。

(5)急产新生儿给予维生素 K_1 5 mg/d 肌内注射,预防颅内出血。未能消毒接生者应给予孕妇、婴儿抗生素预防感染。

2.不协调性子宫收缩过强

(1)用哌替啶 100 mg 肌内注射,放松子宫收缩。

(2)如不能纠正,伴胎儿宫内窘迫或头盆不称,应紧急行剖宫产分娩。

(1)影响产力的因素较为复杂,但产力的好坏不可能在分娩前或分娩刚开始就能预见并做出判断,只能根据在分娩进展中的表现及其相互关系的动态变化中找出主要因素,进而做出判断,正确处理。

(2)对于跨耻征阳性的孕妇,应让其取双腿屈曲半卧位,再次检查跨耻征,若为阴性,提示为骨盆倾斜度异常,而不是头盆不称。还应根据宫高、腹围、羊水量、B超来判断胎儿的大小。

四、临床经验

(1)影响产力的因素较为复杂,但产力的好坏不可能在分娩前或分娩刚开始就能预见并做出判断,只能根据在分娩进展中的表现及其相互关系的动态变化中找出主要因素,进而做出判断,正确处理。

(2)对于跨耻征阳性的孕妇,应让其取双腿屈曲半卧位,再次检查跨耻征,若为阴性,提示为骨盆倾斜度异常,而不是头盆不称。还应根据宫高、腹围、羊水量、B超来判断胎儿的大小。更重要的是在产程中观察良好的宫缩是否能迫使胎头入盆,有头盆不称可疑时,要密切观察产程进展,及时发现异常并处理。

(3)产程图对于产程进展的判断非常重要,其上标出的警戒线和处理线为判断发生异常的标准。要注意几种产程进展异常,可以单独存在,也可以合并存在。

(4)还要注意影响宫缩的因素,当产妇由仰卧位改为侧卧位时,宫缩的频率减少而强度加大,坐位时宫缩的振幅明显加大,静息压力上升明显。另外,药物及胎动的影响也要注意。

第二节 产道异常

产道包括骨产道(骨盆腔)及软产道(子宫下段、宫颈、阴道、外阴),是胎儿经阴道娩出的通道。产道异常可使胎儿娩出受阻,临床上以骨产道异常多见。

骨盆异常可分为骨盆狭窄与骨盆畸形两大类。骨盆狭窄又可分为骨盆入口狭窄、中骨盆狭窄、骨盆出口狭窄。

一、临床表现

1.骨盆入口狭窄

因入口前后径狭窄较横径狭窄多见,故按入口前后径长短将骨盆入口面狭窄分为3级。

2.中骨盆狭窄

中骨盆狭窄常表现为横径短小,因而坐骨棘间径甚为重要。

3.骨盆出口狭窄

骨盆出口的径线中以坐骨结节间径与后矢状径的临床意义最大,尤以前者更为重要。

4.软产道异常

①外阴异常:如外阴闭锁,外阴、阴道口缩窄,外阴水肿,外阴感染或肿瘤。②阴道异常:如阴道闭锁,阴道纵隔,阴道横隔,阴道肿块。③宫颈异常:宫颈闭锁或狭窄,宫颈口粘合,子宫颈癌。④子宫异常:先天畸形,如双角子宫、纵隔子宫、双子宫畸形等;子宫变位,如前屈子宫、后屈子宫、子宫脱垂等。⑤盆腔肿块:卵巢肿瘤、子宫肌瘤等。

二、辅助检查

1.X线片骨盆测量

较临床测量更为准确,但因对孕妇及胎儿可能有放射性损害,故现在临床很少使用。

2.B超

B超可提示子宫肌瘤、双角子宫、卵巢肿瘤等。

三、诊断步骤

1.询问病史

询问病史对于诊断是否存在骨盆狭窄十分重要,询问内容包括一般病史和产科病史。要了解孕妇幼年时有无佝偻病、脊髓灰质炎、髋关节结核以及外伤史等;同时还要询问有无难产史及其发生的原因。这些对于诊断是否有骨盆狭窄非常重要。

2.一般体格检查和产科检查

一般检查要注意孕妇的身材,如身高<145 cm,应警惕均小骨盆。同时还要观察孕妇体形、步态,是否有跛足,脊柱及髋关节是否畸形,米氏(Michaelis)菱形窝是否对称,有无尖腹及悬垂腹等。

产科检查包括腹部检查和骨盆测量。腹部检查除要查清胎位、估计胎儿大小外,最重要的是估计头盆关系。骨盆测量包括内测量和外测量。

3.检查

X线及B超检查。

四、处理措施

1.骨盆入口狭窄

(1)如胎头小,Ⅰ级、Ⅱ级轻度狭窄可考虑试产。临产后规律宫缩6~8 h,若先露能达坐骨棘水平,即胎头已衔接,可争取阴道分娩。若先露仍停留在坐骨棘水平以上,剖宫产分娩。

(2)若Ⅱ级、Ⅲ级狭窄,正常大小足月胎儿,活胎不能入盆,必须剖宫产。

2.中骨盆狭窄

(1)胎头拨露1 h或宫口开全2 h,先露骨质部最低点已达坐骨棘下3 cm,产瘤不大,胎头变形不明显,可以阴道手术助产。

(2)第二产程延长或停滞,阴道检查发现胎儿未入衔接,或摸不到双耳,估计产钳助产困难,应行剖宫产。

3.骨盆出口狭窄

①Ⅰ级狭窄,正常足月胎儿可以阴道分娩,低产钳或胎吸助产;②Ⅱ级、Ⅲ级狭窄,足月胎儿须剖宫产分娩;③出口狭窄经阴道分娩时,因胎头需利用骨盆出口后三角娩出,故会阴侧切要大,以避免肛门括约肌损伤。

4.畸形

(1)根据畸形骨盆种类、狭窄程度、胎儿大小、产力等情况具体分析。

(2)若畸形严重,明显头盆不称者,应及早行剖宫产术。

5.软产道异常

视具体情况而定,如各种异常能于分娩前解决者可经阴道分娩,如不能则行剖宫产。

五、临床经验

1.询问病情

对初产妇应询问其有无佝偻病史、骨软化症、脊髓灰质炎、髋关节结核以及外伤史;对经产妇需了解其既往分娩史,有无难产等。每个产妇在产前都需检查骨盆,并做出判断,骨盆可有一个或多个平面同时狭窄。

2.正常骨盆

一般骶骨岬不能触及,骶骨弯曲度一般情况下比较适中,坐骨切迹通常比较宽,骨盆侧壁平行,坐骨棘不突出,且不能同时触及两侧的坐骨棘,耻骨角要达一定宽度,坐骨结节间可容一拳。

3.狭窄骨盆

产科检查常见胎头高浮、先露异常、悬垂跨耻征阳性。

4.要对骨盆的径线和胎儿的大小进行综合评价

胎儿大小与产程进展关系极大,应充分合理评估,凡有不利于分娩的因素时宜及早行剖宫产结束分娩。

5.其他

狭窄或畸形不严重、胎儿无异常,均可在严密的观察下试产。如宫口已开大 3～4 cm,胎头未入盆,无明显头盆不称,胎膜未破,可人工破膜,往往能经阴道分娩。

第三节 胎儿异常

胎儿异常包括胎位异常及胎儿生长发育异常两个部分。

一、临床表现

(一)胎位异常

1.持续性枕横位

(1)临产后胎头衔接较晚及俯屈不良。

（2）常有协调性宫缩乏力及宫口扩张缓慢,第二产程延长或阻滞。

（3）肛门或阴道检查,发现胎头矢状缝位于骨盆横径上。

2.持续性枕后位

（1）宫口未开全时,产妇过早出现肛门坠胀及排便感。

（2）活跃期及第二产程延长。

（3）腹部检查,可在腹前壁触及胎儿肢体,胎背靠母体侧后方。

（4）阴道检查,往往合并有宫颈水肿,胎头大囟门在母体骨盆前方(或者稍偏左右),小囟门在骨盆后方(或者稍偏左右)。

3.前不均倾位

（1）常发生胎膜早破,胎头迟迟不衔接,活跃期阻滞,产程延长,产妇常有尿潴留。

（2）腹部检查,在耻骨联合上方可触及胎肩,误认为胎头入盆。

（3）阴道检查,胎头矢状缝在骨盆横径上,向后移靠近骶骨。

4.胎头高直位

（1）临产后因胎头不俯屈入盆径线大,故胎头下降慢,子宫颈扩张慢,产程延长。

（2）腹部检查,高直前位时胎背在腹正中线部位,胎心在此部位最响亮,而肢体不易触及。高直后位时腹部可触及胎儿肢体,胎背不易触及。

（3）阴道检查,胎头位置高,胎头大囟门位于骨盆前方为高直后位,位于骨盆后方为高直前位。

5.面先露

（1）活跃期及第二产程延长。

（2）腹部检查,颏前位时可触及胎儿肢体;颏后位时可触及胎儿背部,胎儿枕部和背部有一明显的凹陷。

（3）阴道检查可触及胎儿口、鼻、眼。胎儿颏靠近骶骨为颏后位,靠近耻骨为颏前位。

6.额先露

（1）产程延长,胎头不能入盆,易出现先露阻滞于产道、先兆子宫破裂现象。

（2）阴道检查可触及额骨和额缝,在额缝的一端有大囟门,另一端有眼眶及鼻根。

7.复合先露

（1）活跃期缓慢或停滞。

（2）阴道检查可在先露部旁触及胎手或胎足。

8.臀位

（1）孕妇常感肋下有圆而硬的胎头。

（2）常有宫缩乏力,宫口扩张缓慢,产程延长。

（3）腹部检查:子宫呈纵椭圆形,宫底部触及圆而硬、有浮动的胎头,耻骨联合上可触及不规则、较宽的胎臀;胎心在脐周偏上方处听诊最清楚。

（4）阴道检查可触及质地较软的胎臀或足。

9.横位

（1）易发生宫缩乏力、胎膜早破。

（2）腹部检查:子宫呈横椭圆形,宫底及耻骨联合上方空虚;胎心在脐两侧听诊最清楚。

（3）阴道检查不易触及胎儿先露部,如宫口已扩张、胎膜已破,可触及肩胛骨或肩峰、锁骨、肋骨、腋窝。

(二)胎儿生长发育异常

1.巨大儿

胎儿体质量超过4 000 g称为巨大儿。

2.畸形儿

胎儿畸形的范围很广,与分娩预后有关的主要有以下几种。

(1)脑积液:大量脑脊液(500～5 000 mL)积聚在颅腔内称为脑积液,是因神经系统先天发育异常所引起。脑积水的胎儿过大导致难产;如诊断和处理不及时,可导致子宫破裂,甚至危及孕母生命。

(2)无脑儿:是畸胎中最常见的一种。

(3)联体双胎畸形:联体双胎均以相同部位相连。足月联体双胎很难由阴道分娩。

3.其他异常

如双胎交锁、双胎嵌顿、胎体局部膨大等。

二、辅助检查

B超可提示枕后位、面先露、额先露、臀位,可探及高直位矢状缝位于骨盆入口前后径,而其双顶径侧位于骨盆入口横径上。

三、诊断步骤

第一步明确是何种胎位异常或胎儿异常。关键是在产程早期发现胎位异常,这样才可能及时处理,避免产程延长。

第二步了解引起胎位异常的原因。有无骨盆异常、头盆不称、宫缩乏力、胎头俯屈不良等。了解各种胎位异常并非是单纯某一因素所决定,通常是多因素作用的结果。

四、鉴别诊断

(1)各种头位难产有时因为存在产瘤、骨缝及囟门摸不清,难以鉴别,可通过摸胎耳来辨别胎位。

(2)复合先露时,需鉴别胎手和胎足。

五、处理措施

(一)胎位异常

1.持续性枕横位

(1)如先露≥+3,胎心好,可徒手旋转胎头至枕前位,自然分娩或产钳助娩。

(2)如先露位置较高,宫缩乏力,排除头盆不称后,可在严密观察下用缩宫素静脉滴注,如旋转胎头失败或产程无进展或胎心变化,以剖宫产结束分娩。

(3)如阴道检查估计胎头大,位置高,有头盆不称,产钳助娩困难者,可剖宫产结束分娩。

2.持续性枕后位

(1)第一产程早期可嘱产妇反胎背方向侧卧;宫颈水肿者可宫颈局部注射阿托品5 mg。

(2)排除头盆不称,无胎儿宫内窘迫,破膜后可行徒手旋转胎头;如宫缩乏力,可静脉滴注缩宫素加强宫缩,待胎头枕前位固定并下降后可自阴道分娩。

（3）若旋转胎头失败,胎头小,可产钳助娩,并做会阴大侧切,以预防会阴裂伤。

（4）如旋转胎头失败,合并头盆不称可疑、胎儿宫内窘迫、胎盘功能欠佳、过期妊娠等,以剖宫产结束分娩。

3.前不均倾位

确诊后,一般均需剖宫产分娩。

4.胎头高直位

（1）高直前位可用手在阴道内推动胎头,使矢状缝衔接于骨盆斜径上,随宫缩后下降成枕前位或枕后位,分娩即可正常进行,否则需剖宫产结束分娩。

（2）高直后位确诊后剖宫产分娩。

5.面先露

（1）颏前位时,如无骨盆狭窄,颏骨能通过耻骨联合,并无胎儿异常,可经阴道分娩。

（2）颏后位时,除极少数经产妇有可能转至颏前位分娩外,绝大多数需剖宫产分娩。

6.额先露

（1）初产妇,持续性额先露,尽早剖宫产。

（2）经产妇在胎儿小、产力强的情况下有可能转成面先露或枕先露而分娩。

7.复合先露

（1）如头先露伴手脱垂,让产妇卧向脱出肢体的对侧,非宫缩时,移动脱垂肢体,可能自然缩回。

（2）如肢体无法回缩妨碍产程进展,可剖宫产分娩。

8.臀位

（1）妊娠30周后可采取膝胸卧位、艾卷灸至阴穴、外倒转术。

（2）现分娩期自然分娩少见,胎儿小,骨盆条件好,无剖宫产指征,可臀位助娩。

（3）如过去有死胎、难产、骨盆狭窄、足先露、高龄产妇、珍贵儿及有妊娠合并症等,可剖宫产分娩。

9.横位

确诊后剖宫产结束分娩。

（二）胎儿生长发育异常

（1）巨大儿应根据产妇骨盆条件、胎盘等情况综合考虑,如产妇骨盆条件好、胎儿无窘迫、胎盘功能好可试产;如明显头盆不称,可剖宫产分娩。

（2）畸形儿脑积水一旦确诊,应及早引产。胎儿娩出后,应行阴道检查及宫腔探查,注意宫颈、阴道有无裂伤,子宫有无破裂,并预防产后出血与感染。无脑儿无存活可能,一经确诊即应引产。联体双胎畸形以剖宫产结束分娩。

六、临床经验

（1）难产:在产前做出诊断的只是一小部分,大部分是在分娩过程中经动态观察、综合分析、审慎处理,才能得出正确的诊断。

（2）持续性枕后位:经旋转胎头后阴道自然分娩者仍要诊断持续性枕后位。

（3）臀先露:必须要宫口开全,阴道充分扩张,按一定的分娩机制才能娩出。娩出胎臀后,应尽快娩出胎头,一般不超过 5~8 min,否则胎儿有生命危险。

（4）如宫缩强,横位易形成嵌顿性横位,引起子宫破裂。当横位发生胎膜早破时,一定要考虑到发生脐带脱垂或胎儿上肢脱出阴道的可能;反之,当孕妇发生脐带脱垂或胎儿上肢脱出阴道口时,应考虑到横位的诊断。

（5）复合先露临床特点不是很明显,多为第二产程延长,有时需与臀位、横位鉴别。鉴别的方法还是靠临产后的阴道检查。

第十三章　分娩并发症

第一节　胎膜早破

一、定义

胎膜早破是指胎膜破裂发生于产程正式开始前,包括未足月胎膜早破及足月后胎膜早破。

二、病因

(1)生殖道病原微生物的上行感染。

(2)宫内压增加。

(3)胎膜受力不均。

(4)营养因素,体质量指数过低。

(5)宫颈过短或宫颈功能不全。

(6)羊膜穿刺术。

(7)既往早产史或胎膜早破病史。

三、诊断

1.症状

90%患者突感较多液体从阴道流出,无腹痛等其他产兆。突发的阴道流液量时多时少,破口大且位置低则阴道流液多,腹压增加时(咳嗽、负重等)羊水即流出。若破口较小或高位破膜,则临床表现不典型,可能表现为仅有少量、间断阴道流液,有时可能误诊为阴道分泌物过多。

2.体征

(1)腹压增加后出现的阴道流液病史。

(2)肛查推算胎儿先露部时,见液体从阴道流出。

(3)并发感染可能出现发热、心率快、子宫压痛。

(4)早产的胎膜早破可伴随宫口扩张及胎头下降。

3.辅助检查

(1)阴道窥查:液体从宫颈流出或阴道穹隆较多的积液中见胎脂样物质。

(2)宫颈流出液 pH 试纸变色。

(3)阴道分泌物涂片:显微镜下见到羊齿状结晶。

(4)微生物检测:发现细菌感染的阳性证据。

羊膜腔感染的诊断依据:①孕妇体温升高到 37.8℃ 或 38℃ 以上,胎心率(FHR)快, $\geqslant 160$ /min;②实验室检查,血 WBC$\geqslant 15 \times 10^9$/L,中性粒细胞$> 90\%$;③产妇 CRP> 20 μg/L;④B 超检查,羊水暗区< 1 cm 者,感染机会明显增加;⑤子宫有压痛,羊水有臭味,提示感染

严重;⑥产妇宫腔分泌物培养阳性;⑦新生儿脐血培养阳性或新生儿外耳道、咽及胃液细菌培养阳性。

(5)阴道B超测定宫颈长度<25 mm。

(6)羊膜镜检查未见前羊膜囊。

(7)胎儿纤维结合蛋白测定>0.05 mg/L。

四、鉴别诊断

胎膜早破的阴道流液病史主要应与压力性尿失禁、阴道宫颈炎症、黏液分泌物流出相鉴别,可通过留院观察尿道阴道排液情况、阴道窥查及辅助检查等鉴别。

压力性尿失禁有增加腹压后漏尿病史,量少,膀胱膨胀不明显时可自行控制,辅助检查未见胎膜早破阳性征象。

五、治疗

积极处理足月或近足月的胎膜早破者,在破膜后24～48 h促进分娩;早产胎膜早破而无感染者,延长妊娠期,直至自然临产;发生绒毛膜羊膜炎者应进行引产。在等待期间促胎肺成熟,尽量避免发生新生儿呼吸窘迫综合征,提高新生儿存活率。

1.一般治疗

妊娠<34周早产的胎膜早破需抬高臀部,卧床休息,母胎监护,预防脐带脱垂。

2.药物治疗

(1)预防性使用抗生素治疗。

(2)妊娠<34周早产使用抑制宫缩药物,包括硝苯地平、硫酸镁或利托君等。

(3)地塞米松6 mg,肌内注射,每日2次,或羊膜腔注射10 mg。

3.其他治疗

(1)羊水过少者适当行羊膜腔灌注,减少脐带受压的风险。

(2)羊膜腔封闭治疗现正处于研究阶段。

4.产科处理

妊娠>34周者选择分娩方式,无宫缩,排除头盆不称者可予催产药引产,缩短第二产程,有胎儿监测异常、感染征象及早产臀位,分娩时选择手术终止妊娠。

5.预后

(1)感染:感染与胎膜早破互为因果关系,羊膜腔子宫颈和胎盘胎膜的感染可以导致胎膜早破,致病菌上行通过胎膜破裂部位引起胎儿、妊娠组织(脐带、胎膜和胎盘)、子宫乃至盆腹腔和全身感染。胎儿感染常见肺感染、败血症和小肠结肠炎。

(2)脐带异常:胎膜早破引起的脐带异常主要为脐带脱垂和脐带受压。

(3)难产:胎膜早破前羊水囊消失,同时,羊水消失合并感染等因素同样可以造成难产。

(4)胎儿畸形:主要见于破膜时孕龄较小、羊水较少等情况,常见的畸形包括肢体、面部器官和呼吸系统畸形。

(5)早产和早产儿:胎膜早破早产占所有早产的40%,胎膜早破的早产儿的病死率成倍增高,死亡的主要原因是新生儿肺透明膜病。

6.预防

积极预防和治疗下生殖道感染,重视妊娠期卫生指导,重视妊娠期疾病的治疗,如妊娠期高血压、系统性红斑狼疮(SLE)、梅毒、生殖道感染及全身感染等,对于有高危因素的患者于孕20~24周行宫颈长度的监测、宫颈分泌物胎儿纤连蛋白(fFN)的检测,妊娠后期禁止性生活,避免负重及腹部受撞击,宫颈内口松弛者,应卧床休息,并于妊娠早期施行宫颈环扎术,诊断胎膜早破者必要时预防性使用抗生素治疗。

六、入院标准

诊断为胎膜早破者,建议入院治疗。

七、危急值报告

危急值一经相关检查或检验科室确认后,应立即通报患者所在科室并登记在专用记录本,患者所在病区工作人员接到危急值报告后,应立即记录报告的危急值内容、复读得到对方确认后记录在专用登记本,及时转告主管医师,及时分析、处理、记录、复查。危急值包括:①确定胎膜早破后,临床合并感染征象,血常规 WBC 及 CRP 明显升高者;②妊娠不足 34 周,B 超提示羊水过少,羊水 AFV<30 mm,An<80 mm,脐血流或大脑中动脉血流异常,胎儿生物物理评分<7 分,提示胎儿窘迫者。

八、会诊标准

(1)有全身感染征象时请内科会诊。

(2)不排除胎儿异常时请超声科、遗传科会诊。

(3)胎儿合并畸形需要生产时手术者请胎儿医学科会诊。

(4)以下情况请新生儿科会诊。

1)胎儿窘迫:胎心持续≥180 /min 或≤100 /min,或胎心监测提示反复晚期减速;脐血流指标异常;胎儿生物物理评分<7 分;羊水三度混浊等。

2)母体存在高危因素,需提早终止妊娠者。

3)发生各种新生儿并发症。

九、入出 ICU 标准

1.转入 ICU 标准

(1)严重心、肺疾病。

(2)麻醉意外抢救成功后。

(3)术后麻醉需要辅助机械通气。

(4)任何一个或多个重要脏器衰竭。

(5)败血症、感染性休克。

(6)术后水、电解质紊乱。

2.转出 ICU 标准

(1)心率在正常年龄组范围内。

(2)血流动力学稳定。

(3)呼吸频率在正常年龄组范围内,呼吸功能障碍已获纠治,血气分析结果正常。

(4)主要脏器功能稳定。

(5)吸氧下无发绀、血氧饱和度>90%;或 PaO_2/FiO_2>300;或 $PaCO_2$<50 mmHg;或 pH

＞7.35；或不需机械通气、不需给氧。

十、术前谈话要点

(1)麻醉意外,呼吸、心搏骤停;麻醉药物反应;过敏反应,毒性反应,神经阻滞并发症;术中因手术需要更改麻醉方法。

(2)术中、术后或晚期出血。

(3)术中、术后有可能发生羊水栓塞,一旦发生可危及孕产妇生命。

(4)剖宫产儿综合征。

十一、常见并发症及处理

(1)早产:胎膜早破发生绒毛膜羊膜炎者应进行引产。

(2)合并羊水过少者依据孕周情况,判断胎儿存活概率,适时终止妊娠。

(3)脐带脱垂者,判断胎儿存活概率,及时终止妊娠或必要时引产。

(4)脐带受压、胎儿窘迫等情况,及时终止妊娠或必要时引产。

十二、出院标准

产后恶露少,伤口Ⅱ/甲愈合可予出院。

十三、随访指导

(1)正常产后,新生儿存活,按顺产或剖宫产产后随访指导。

(2)引产产后,3个月经周期后建议来院行详细检查后妊娠。纳入高危产检门诊系统管理,建立高危产检卡,在高危产检门诊专科随访产检。

第二节　产后出血

一、病因

产后出血的常见原因依次为子宫收缩乏力、胎盘因素、软产道裂伤和凝血功能异常。

(一)子宫收缩乏力

(1)羊水过多、巨大胎儿及多胎妊娠等导致子宫肌纤维过度伸展,瘢痕子宫,多次妊娠分娩或流产等造成子宫壁损伤,子宫发育不良或畸形,子宫肌瘤等。

(2)急产或产程延长,产科并发症如胎盘早剥、绒毛膜羊膜炎,子痫前期—子痫等。

(3)产妇精神紧张、过度疲劳、体质虚弱、合并急慢性疾病史、肥胖及尿潴留等。

(4)不恰当地使用麻醉剂、子宫收缩抑制剂等,缩宫素使用不当也可造成产后宫缩乏力。

(二)胎盘因素

1.胎盘粘连或植入

胎盘绒毛全部或部分粘连于子宫壁,不能自行剥离,称为胎盘粘连。胎盘全部或部分植入子宫肌层内甚至达浆膜层,称为胎盘植入。

2.胎盘滞留

胎盘多在胎儿娩出后 15 min 内娩出,如超过 30 min 后仍未娩出即胎盘滞留。

3.胎盘及胎膜残留

部分胎盘胎膜或副胎盘残留于宫腔内,影响子宫收缩而导致出血。胎死宫内或宫腔感染时,易导致胎膜残留。

(三)软产道裂伤

常见原因:胎先露异常、阴道手术助产、急产、宫缩过强、巨大胎儿、助产手法不当,会阴及阴道因炎症、静脉曲张、水肿等致弹性降低,分娩过程中易发生裂伤,导致产后出血。

(四)凝血功能异常

原发或继发性凝血功能障碍均可引起产后切口和子宫血窦难以控制的出血,其特点为血液不凝。

二、临床表现

产后出血多发生在胎儿娩出后 2 h 内,临床表现的特点与原因有关。

(一)子宫收缩乏力

90%的产后出血由宫缩乏力引起,阴道流血多发生在胎盘娩出后 2 h 内。出血呈阵发性,色暗,有凝血块。腹部检查发现宫底升高、质软、轮廓不清。按摩子宫或应用缩宫剂后子宫变硬,阴道流血停止或减少。

(二)胎盘因素

出血量较多且色暗,子宫收缩好。胎儿娩出后短时间内发生的出血常由胎盘部分剥离、植入或剥离后滞留引起,完全性胎盘粘连及植入往往无阴道流血。胎盘胎膜残留引起的流血发生在胎盘娩出后,是导致产后 2 h 以后发生阴道流血的主要原因之一。仔细检查娩出的胎盘胎膜是否完整。

(三)软产道裂伤

出血在胎儿娩出后立即发生,呈鲜红色,检查发现子宫收缩良好,在软产道的某个部位发现裂伤,最常见于会阴、阴道及宫颈。

(四)凝血功能异常

表现为持续性阴道流血,血液不凝固,止血困难,全身多部位出血。在妊娠期或分娩期多合并可引起凝血功能障碍的内外科疾病或产科并发症。

三、诊断

1.称重法

在分娩前将用于产妇的所有敷料和消毒单巾一一称重,产后再次称重,两者相减,依据血液比重为 1.05 g/mL,将重量换算为体积。

2.容积法

用弯盘或专用的产后接血容器,收集产后出血,然后用量杯测量出血量。

3.休克指数(SI)

休克指数=脉率/收缩压,该指数对于粗略估计失血量极为有意义。

SI＝0.5,血容量正常。

SI＝1.0,失血量 10％～30％(500～1 500 mL)。

SI＝1.5,失血量 30％～50％(1 500～2 500 mL)。

SI＝2.0,失血量 50％～70％(2 500～3 500 mL)。

四、处理

产后出血的治疗原则是迅速控制出血,积极防治休克和感染。迅速控制出血是治疗关键,应针对不同原因进行相应处理。

(一)病因处理

1. 子宫收缩乏力

迅速有效的止血方法是加强子宫收缩,常采用下列方法。

(1)按摩子宫是常用的有效方法,一手握拳置于阴道内,另一手经腹部置于宫底,双手相对紧压子宫,反复有节律地进行按摩,直至子宫恢复正常收缩。

(2)药物治疗:缩宫素 20 U 加入 1 000 mL 林格液或生理盐水中快速静脉输注,速度为 10 mL/min,也可肌内注射或宫体注射 10 U;麦角新碱 0.2 mg,肌内注射,间隔 2～4 h 可重复使用,但有心血管疾病患者禁用,不良反应包括高血压、低血压、恶心及呕吐等。前列腺素类制剂 15-甲基前列腺素 $F_{2\alpha}$ 肌内注射或宫体注射,每 15～90 min 0.25 mg,累计剂量不超过 2 mg;卡前列甲酯栓 1 mg,经阴道或直肠给药;米索前列醇 0.2 mg 舌下含化或直肠给药,间隔 2 h 可重复使用。支气管痉挛、肾脏或高血压疾病以及肺动脉高压者应慎用。

(3)宫腔填塞:将长纱条填塞宫腔,压迫止血。将纱条从宫底逐层叠加填塞,使纱条紧填于宫腔内,24 h 后取出宫腔纱条。

(4)手术治疗:适用于子宫破裂或穿孔等特异性损伤;药物治疗失败时各种类型的产后出血。包括结扎盆腔血管、介入治疗、子宫压缩缝合术、子宫切除。

2. 软产道裂伤

仔细检查是否有软产道裂伤,按解剖层次连续或间断缝合。如有软产道血肿,应切开、清除血肿后予以缝合裂伤。累及阴道穹隆或子宫下段时应注意有无膀胱及尿道损伤,必要时可经腹修补。

3. 胎盘因素

疑有胎盘滞留时,应立即做阴道检查及宫腔探查。若胎盘已剥离,应迅速将胎盘取出,立即按摩子宫。

胎盘粘连者可徒手剥离。如果有胎盘胎膜残留,可徒手探查宫腔或刮宫,刮宫时应注意防止子宫穿孔。

胎盘剥离困难时应考虑胎盘植入,视植入的面积、出血量多少、产妇的一般情况决定行子宫切除术或保守治疗。选择保守性治疗时应慎重。

4. 凝血功能异常

首先应排除由于子宫收缩乏力、胎盘因素、软产道损伤等原因导致的出血。尽快对症处理,补充新鲜全血、血小板、凝血因子等。若并发 DIC,应按 DIC 处理原则进行治疗。

(二)纠正低血容量休克

在针对病因治疗的同时,应积极补充血容量,合理扩容。按先晶体后胶体溶液、先快后慢的原则,补充血液及晶体液、新鲜冷冻血浆等。并给予吸氧,纠正酸中毒,应用糖皮质激素,改善心功能,防止肾衰竭。

第三节　子宫破裂

子宫破裂多发生于经产妇,是一种严重的产科并发症,指在妊娠晚期或分娩期子宫体部或子宫下段发生的破裂,可直接危及母儿生命。

一、病因

(一)梗阻性难产

由于子宫体部肌肉强烈收缩并不断缩短增厚,子宫下段肌层被过度牵拉变薄,易发生子宫破裂。

(二)不恰当使用缩宫剂

包括使用指征或用药剂量掌握不当,或子宫对缩宫剂过度敏感,均可导致子宫收缩过强,发生子宫破裂。

(三)瘢痕子宫

有子宫肌瘤切除、剖宫产等子宫手术史,在妊娠晚期或临产后,由于子宫腔内压力增大或子宫收缩,使原有切口瘢痕破裂。

(四)创伤

不恰当或粗暴地进行各种难产手术,如第二产程暴力施加腹压助产、宫口未开全时行产钳术、臀牵引术或臀位助产术、肩先露行内倒转术、严重胎盘粘连行胎盘剥离术施术不当等均可引起子宫破裂。

(五)其他

高龄、多产妇、子宫发育不良、子宫畸形、多次宫腔操作或有严重宫腔感染史者更易发生子宫破裂。

二、分类

子宫破裂按破裂程度分为完全性破裂和不完全性破裂;按原因分为自发性破裂和损伤性破裂;按发生时间分为妊娠期破裂和分娩期破裂;按发生部位分为子宫体部破裂和子宫下段破裂。

三、诊断

(一)病史

子宫破裂多发生于分娩期,少数发生在妊娠晚期,多数具有上述病因。

(二)临床表现

子宫破裂的原因、时间、部位、程度不同,临床表现也不完全相同。一般分为先兆子宫破裂和子宫破裂两个阶段。

1. 先兆子宫破裂

患者多有持续性下腹疼痛、拒按、烦躁不安、心率和呼吸加快。子宫出现病理性缩复环,病理性缩复环是指临产后,胎先露下降受阻,强有力的阵缩使子宫下段被过度牵拉、变薄,而子宫体部增厚变短,两者之间形成明显的环状凹陷,称病理性缩复环。此时子宫收缩频繁,呈强直性或痉挛性,下段膨隆,压痛明显;胎先露部被固定于骨盆入口处;子宫圆韧带紧张,可清楚触及并有压痛。若不及时处理,子宫将很快在病理性缩复环处及其下方破裂。病理性缩复环随产程进展,逐渐上升达脐水平甚至脐上,这一点可与生理性缩复环及子宫痉挛狭窄环相鉴别。多数产妇出现排尿困难及血尿以及胎心率改变,胎心率可加快、减慢或听不清。

2. 子宫破裂

完全性子宫破裂时子宫壁全层破裂,宫腔与腹腔相通。破裂时产妇突感腹部撕裂样剧痛,破裂后由于宫缩突然停止,疼痛可暂时缓解。此后由于血液、羊水、胎儿进入腹腔,引起持续性腹痛。产妇很快进入休克状态,面色苍白、呼吸急促、脉搏细数、血压下降。腹部检查:全腹有压痛和反跳痛,在腹壁下可清楚扪及胎体,子宫缩小位于胎儿侧方,胎心音消失。阴道检查:有新鲜血流出,量可多可少,扩张的宫颈口较前缩小,先露部上升。若破裂口位置较低,可经阴道触及先露部。子宫肌层部分或全层破裂,但浆膜层完整,胎儿及其附属物仍在子宫腔内称为不完全性子宫破裂。多见于子宫下段剖宫产瘢痕裂开。症状和体征一般不典型,子宫不全破裂处可有明显压痛。若破裂累及子宫两侧血管可发生急性大出血或形成阔韧带内血肿,在宫体一侧扪及逐渐增大且有压痛的包块,伴胎心率改变,可出现频发胎心率减速。

四、鉴别诊断

根据病史、典型临床表现,子宫破裂诊断较容易,子宫破裂需要与难产并发感染以及严重的胎盘早剥相鉴别。

五、处理

疑似先兆子宫破裂,应立即采取有效措施,包括抑制宫缩,如采用吸入麻醉或静脉全身麻醉,肌内注射哌替啶 100 mg 等,并尽快行剖宫产术,防止子宫破裂。一旦确诊子宫破裂,无论胎儿是否存活,均应在输液、输血、吸氧及抗休克治疗的同时尽快手术治疗。手术原则上力求简单、迅速,以能达到止血为目的,应尽可能就地抢救,必须转院者,应在输血、输液并包扎腹部的情况下转送。术后给予抗生素预防感染。

六、预防

加强产前检查,尤其是对有子宫破裂高危因素者,应提前入院待产。严密观察产程,及时发现并处理产程异常,一旦出现先兆子宫破裂征象时,应及时行剖宫产术。正确掌握缩宫剂的应用指征,合理使用缩宫素,避免强力加腹压等粗暴操作。

第四节 羊水栓塞

羊水栓塞(amniotic fluid embolism，AFE)是指在分娩过程中羊水及其内容物进入母体血液循环后引起的过敏样综合征、肺动脉高压、弥散性血管内凝血(DIC)、炎症损伤、休克和肾衰竭等一系列病理生理变化过程。以起病急骤，病情凶险，难以预料，病死率高为临床特点，是极其严重的分娩期并发症。发病率为 1.9/10 万～7.7/10 万，病死率高达 60% 甚至 70% 以上。

一、病因

病因不明，可能与下列因素有关。

(一)羊膜腔内压力过高

临产后，特别是第二产程子宫收缩时羊膜腔内压力升高可达 100～175 mmHg，或者羊膜腔内压力明显超过静脉压，羊水有可能被挤入破损的微血管而进入母体血液循环。

(二)血窦开放

分娩过程中各种原因引起的宫颈或宫体损伤均可使羊水通过损伤的血管进入母体血液循环。前置胎盘、胎盘早剥、胎盘边缘血窦破裂时羊水也可通过破损血管或胎盘后血窦进入母体血液循环。剖宫产或钳刮术时，羊水也可从胎盘附着处血窦进入母体血液循环，发生羊水栓塞。

(三)胎膜破裂

大部分羊水栓塞发生在胎膜破裂以后，羊水可从子宫蜕膜或宫颈管破损的小血管进入母体血液循环中。剖宫产或羊膜腔穿刺时，羊水可从手术切口或穿刺处进入母体血液循环。

综上所述，高龄初产、经产妇、子宫收缩过强、急产、胎膜早破、前置胎盘、子宫破裂、剖宫产和钳刮术等均是羊水栓塞的诱发因素。

二、病理生理

(一)过敏样综合征

羊水中的抗原成分可引起 I 型变态反应。在此反应中肥大细胞脱颗粒、异常的花生四烯酸代谢产物产生，包括白三烯、前列腺素、血栓素等进入母体血液循环，出现过敏样反应，同时使支气管黏膜分泌亢进，导致肺的交换功能降低，反射性地引起肺血管痉挛。

(二)肺动脉高压

羊水中的有形物质形成小栓子，经母体肺动脉进入肺循环，直接造成肺小血管机械性阻塞，引起肺动脉高压。这些有形物质又刺激肺组织产生和释放 $PGF2\alpha$、5-羟色胺、白三烯等血管活性物质，使肺血管反射性痉挛，加重肺动脉高压。同时血小板凝集、破坏后游离血清素被释放，又可引起肺动脉痉挛。肺动脉高压直接使右心负荷加重，导致急性右心扩张，并出现充血性右心衰竭。肺动脉高压又使左心房回心血量减少，则左心排出量明显减少，引起周围血液循环衰竭，使血压下降产生一系列休克症状，产妇可因重要脏器缺血而突然死亡。

(三)弥散性血管内凝血

羊水栓塞另外一个显著的临床特点是凝血功能障碍，甚至有些患者没有心肺等其他系统的症状，唯一表现就是凝血功能障碍，也常常是羊水栓塞最终死亡的主要原因。羊水中含多量促凝物质类似于组织凝血活酶,进入母血后易在血管内产生大量的微血栓,消耗大量凝血因子及纤维蛋白原而发生 DIC。DIC 时,由于大量凝血物质消耗和纤溶系统激活,产妇血液系统由高凝状态迅速转为纤溶亢进,血液不凝,极易发生严重产后出血及失血性休克。

(四)炎症损伤

羊水栓塞和肺动脉阻塞的血流动力学改变明显不同,并且更加复杂。可能涉及炎性介质系统的突然激活,引起类似于系统炎症反应综合征(systemic inflammatory response syndrome,SIRS),从而导致多器官损伤。

三、临床表现

羊水栓塞发病特点是起病急骤、来势凶险,多发生在分娩过程中,尤其是胎儿娩出前后的短时间内,但也有极少数病例发生于羊膜腔穿刺术中、外伤时或羊膜腔灌注等情况下。在极短时间内患者可因心肺功能衰竭、休克而死亡。

(一)典型羊水栓塞的临床表现

典型羊水栓塞的临床表现为:骤然发生的低氧血症、低血压(血压与失血量不符合)和凝血功能障碍(也称羊水栓塞三联征)为特征的急性综合征。一般经过三个阶段。

1.心肺功能衰竭和休克

在分娩过程中,尤其是刚破膜不久,产妇突感寒战,出现呛咳、气急、烦躁不安、恶心、呕吐等前驱症状,继而出现呼吸困难、发绀、抽搐、昏迷;脉搏细数、血压急剧下降;心率加快、肺底部湿啰音。病情严重者,产妇仅惊叫一声或打一个哈欠或抽搐一下后呼吸心跳骤搏,于数分钟内死亡。

2.出血

患者度过心肺功能衰竭和休克后,进入凝血功能障碍阶段,表现以子宫出血为主的全身出血倾向,如切口渗血、全身皮肤黏膜出血、针眼渗血、血尿、消化道大出血等。

3.急性肾衰竭

本病全身脏器均受损害,除心脏外,肾脏是最常受损器官。因全身循环衰竭,肾脏血流量减少,出现肾脏微血管栓塞、肾脏缺血缺氧导致肾脏器质性损害,表现为少尿(或无尿)和尿毒症表现。

羊水栓塞临床表现的三阶段通常按顺序出现,有时也可不完全出现。各症状发生率分别为:低血压(60%);肺水肿(45%);心肺衰竭(65%);发绀(90%);凝血功能障碍(50%);呼吸困难(75%);胎儿窘迫(90%)。

(二)不典型羊水栓塞

有些病情发展缓慢,症状隐匿。缺乏急性呼吸循环系统症状或症状较轻;有些患者羊水栓塞时突然一阵呛咳,之后缓解,未在意;也有些仅表现为分娩或剖宫产时的一次寒战,几小时后才出现大量阴道出血,无血凝块,伤口渗血、酱油色血尿等,并出现休克症状。

四、诊断

(一)临床表现及病史

在诱发子宫收缩、子宫颈扩张或分娩、剖宫产过程中或产后短时间内,出现下列不能用其他原因解释的情况。

（1）血压骤降或心搏骤停。

（2）急性缺氧如呼吸困难、发绀或呼吸停止。

（3）凝血功能障碍，或无法解释的严重出血。若有这些情况应首先诊断为羊水栓塞，并立即按羊水栓塞抢救。

（二）辅助检查

（1）血涂片查找羊水有形物质：采集下腔静脉血，镜检见到羊水有形成分支持诊断。

（2）床旁胸部 X 线片：双肺弥散性点片状浸润影，沿肺门周围分布，伴右心扩大。

（3）床旁心电图或心脏彩色多普勒超声检查：提示右心房、右心室扩大，而左心室缩小，ST 段下降。

（4）与 DIC 有关的实验室检查示凝血功能障碍。

（5）若尸检，可见肺水肿、肺泡出血，主要脏器如肺、胃、心、脑等血管及组织中或心内血液离心后镜检找到羊水有形物质。

羊水栓塞的诊断需要注意以下三点。

1）羊水栓塞是临床诊断，应基于诱发因素、临床症状和体征来诊断羊水栓塞。

2）尽管血涂片或器官找到羊水有形物质曾被作为羊水栓塞的诊断标准，但是由于缺乏特异性，即使血液或器官组织找到羊水有形物质，如果临床表现不支持，也不能诊断羊水栓塞。

3）血液或器官组织没有找到羊水有形物质，但是临床表现支持，也应诊断羊水栓塞。

五、处理

一旦怀疑羊水栓塞，立刻抢救。主要原则为：抗过敏、纠正呼吸循环功能衰竭和改善低氧血症、抗休克、防止 DIC 和肾衰竭发生。

（一）抗过敏，解除肺动脉高压，改善低氧血症

1.供氧

保持呼吸道通畅，面罩给氧或气管插管正压给氧，必要时气管切开；保证供氧以改善肺泡毛细血管缺氧状况，预防及减轻肺水肿；缓解心、脑、肾等重要脏器的缺氧状况。

2.抗过敏

分娩前后突然出现羊水栓塞的前驱症状，在改善缺氧同时，应立即给予大剂量肾上腺糖皮质激素抗过敏、解痉，稳定溶酶体，保护细胞。氢化可的松 100～200 mg 加入 5％～10％葡萄糖液 50～100 mL 快速静脉滴注，再用 300～800 mg 加入 5％葡萄糖液 250～500 mL 静脉滴注，日量可达 500～1 000 mg。

3.解除肺动脉高压

（1）前列地尔（1 μg/mL）静脉泵入，10 mL/h。

（2）盐酸罂粟碱 30～90 mg 加入 10％～25％葡萄糖液 20 mL 缓慢静脉推注，日量不超过 300 mg。

（3）阿托品 1 mg 加入 10％～25％葡萄糖液 10 mL，每 15～30 min 静脉推注 1 次，直至面色潮红、症状缓解为止。

阿托品能阻断迷走神经反射所致的肺血管和支气管痉挛。

（4）氨茶碱 250 mg 加入 25％葡萄糖液 20 mL 缓慢推注，可松弛支气管平滑肌，解除肺血管痉挛。

（二)抗休克

羊水栓塞引起的休克比较复杂,与过敏、肺源性、心源性及 DIC 等多种因素有关,应综合考虑。

1.补充血容量

不管任何原因引起的休克都存在有效血容量不足问题,尽快补充新鲜血和血浆。抢救过程中应测定中心静脉压(CVP),了解心脏负荷状况、指导输液量及速度,并可抽取血液检查羊水有形成分。

2.升压药物

休克症状急剧而严重,或血容量已补足而血压仍不稳定者。多巴胺 $20\sim40$ mg 加入 10％葡萄糖液 250 mL 静脉滴注;间羟胺 $20\sim80$ mg 加入 5％葡萄糖液静脉滴注,根据血压调整速度。

3.纠正酸中毒

应及时行动脉血气分析及血清电解质测定。如有酸中毒时,用 5％碳酸氢钠液 250 mL 静脉滴注,并及时纠正电解质紊乱。

4.纠正心力衰竭

常用毛花苷 C0.2~0.4 mg 加入 10％葡萄糖液 20 mL 静脉缓注;或毒毛花苷 K 0.125~0.25 mg同法静脉缓注,必要时 $4\sim6$ h 重复用药。

（三)防治 DIC

1.肝素

肝素钠用于治疗羊水栓塞早期的高凝状态,尤其在发病后 10 min 内使用效果更佳。在应用肝素时以试管法测定凝血时间控制在 15 min 左右。肝素过量有出血倾向时,可用鱼精蛋白对抗,1 mg 鱼精蛋白对抗肝素 100 U。

2.补充凝血因子

应及时输新鲜血、血浆、冷沉淀、纤维蛋白原等。

3.抗纤溶药物

纤溶亢进时,用氨甲环酸(0.5~1.0 g)或氨甲苯酸(0.1~0.3 g)加入 0.9％氯化钠注射液或 5％葡萄糖液 100 mL 静脉滴注,抑制纤溶激活酶,使纤溶酶原不被激活,从而抑制纤维蛋白的溶解。

补充纤维蛋白原 2~4 g/次,使血纤维蛋白原浓度达 1.5 g/L。

（四)预防肾衰竭

羊水栓塞发生的第三阶段为肾衰竭阶段,注意尿量。当血容量补足后,若仍少尿应选用呋塞米 $20\sim40$ mg 静脉注射,或 20％甘露醇 250 mL 快速静脉滴注(10 mL/min),扩张肾小球动脉(有心力衰竭时慎用)预防肾衰竭,无效者提示急性肾衰竭,应尽早采取血液透析等急救处理。

（五)预防感染

应选用肾毒性小的广谱抗生素预防感染。

（六)产科处理

若发生于胎儿娩出前,应积极改善呼吸循环功能,防止 DIC,抢救休克,病情稳定后迅速结束分娩。

在第一产程发病者剖宫产终止妊娠;第二产程发病者可考虑阴道助产,并密切观察子宫出血情况。若发生产后出血,应及时行子宫切除术,以去除病因并减少胎盘剥离面开放的血窦出血,赢得抢救时机。

(七)预防

人工破膜时不兼行剥膜,以减少子宫颈管的小血管破损;不在宫缩时行人工破膜;掌握剖宫产指征,术中刺破羊膜前保护好子宫切口上的开放性血管;掌握缩宫素应用指征;对死胎、胎盘早期剥离等情况,严密观察出凝血等情况;避免产伤、子宫破裂、子宫颈裂伤等。

(八)小结

羊水栓塞是指分娩过程中羊水及其内容物进入母体血液循环后引起的过敏样综合征、肺动脉高压、弥散性血管内凝血(DIC)、炎症损伤、休克和肾衰竭等一系列病理生理变化过程。典型表现是骤然的低氧血症、低血压和凝血功能障碍。诊断羊水栓塞应基于诱因和临床表现,尽管找到羊水有形物质而临床表现不支持,不能诊断羊水栓塞。一旦考虑羊水栓塞,应尽早抗过敏、纠正呼吸循环衰竭、抗休克、防治 DIC 及肾衰竭,预防感染。羊水栓塞的核心问题是过敏样综合征,及早干预可阻断其病情进展。

第五节　脐带异常

一、脐带长度异常

脐带正常长度在 30～100 cm,平均长度为 55 cm。

(一)脐带过短

脐带的安全长度须超过从胎盘附着处达母体外阴的距离。若胎盘附着于宫底,脐带长度至少 32 cm 方能正常分娩,故认为脐带短于 30 cm 为脐带过短。分娩前常无临床征象,临产后可因胎先露下降,脐带被牵拉过紧致使胎儿血循环受阻,胎儿缺氧而出现胎心率异常、胎盘早剥、产程延长等,以第二产程延长多见。

(二)脐带过长

脐带长度超过 100 cm 称脐带过长,过长的脐带易造成绕颈、绕体、打结、脱垂或脐带受压。

二、脐带先露与脐带脱垂

脐带先露(presentation of umbilical cord)又称隐性脐带脱垂,指胎膜未破时脐带位于胎先露部前方或一侧。当胎膜破裂,脐带脱出宫颈口外,降至阴道内,甚至显露于外阴部,称脐带脱垂(prolapse of umbilical cord)。脐带脱垂是危及胎儿生命最严重的急症。

(一)脐带脱垂的病因

脐带脱垂易发生在胎先露部尚未衔接时,包括:①头盆不称;②胎位异常;③脐带过长或附着异常;④羊水过多;⑤低置胎盘等。

(二)对母儿的影响

1.对产妇的影响

增加手术产率。

2.对胎儿的影响

发生在胎先露部尚未衔接、胎膜未破时,脐带先露可在宫缩时因胎先露部下降,脐带一过性受压导致胎心率异常;若胎先露部已衔接、胎膜已破者,脐带持续受压于胎儿先露部与骨盆之间,引起胎儿缺氧,胎心率异常。严重者胎死宫内。

(三)诊断

有脐带脱垂高危因素时需提高警惕。若胎膜未破,在胎动、宫缩后胎心突然变慢,改变体位、上推胎先露部或抬高臀部后迅速恢复正常,考虑有脐带先露可能,临产后应严密监测胎心。胎膜已破一旦出现胎心率异常,立即行阴道检查,了解有无脐带脱垂和脐血管搏动。在胎先露部旁或阴道内触及脐带者,或脐带脱出阴道外,即可确诊。超声检查或彩色多普勒超声有助于诊断。

(四)治疗

1.脐带先露

经产妇、胎膜未破、宫缩良好者,取臀高头低位,密切观察胎心率,待胎头衔接,宫口逐渐扩张,胎心保持良好者,可经阴道分娩。足先露或肩先露者应行剖宫产。

2.脐带脱垂

一旦发现脐带脱垂,胎心尚好,胎儿存活者,应尽快娩出胎儿。

(1)宫口开全、胎头已入盆者:应立即行产钳助产术或胎头牵引术;臀先露者应行臀牵引术;肩先露时,可行内转胎位术及臀牵引术协助分娩。后两者对经产妇较易实施。有困难者或初产妇,应行剖宫产术。

(2)宫口未开全:产妇立即取臀高头低位,置右手于阴道,上推胎儿,尽可能还纳脐带,减轻对脐带的压迫,并立即行剖宫产术,在手术开始前不要将置于阴道的操作手取出。

(五)预防

对胎膜早破、先露部尚未固定的孕妇应嘱卧床休息,严禁自由走动,并严密观察孕妇,监测胎心、胎动。对临产后胎先露部未入盆者,尽量不做或少做肛查及阴道检查。必须行人工破膜者,尽量采取高位小孔破膜,以避免脐带随羊水流出时脱出。人工破膜后应立即听胎心,若胎心突然变慢,不规则,立即行阴道检查,查明何种脐带因素,以期早期诊断,早期处理。

第十四章　产褥期疾病

第一节　晚期产后出血

一、概述

分娩 24 h 以后在产褥期内发生的子宫大量出血,称为晚期产后出血。以产后 1~2 周发病者居多,但也有迟至产后 6~8 周发病者。子宫出血持续或间歇,也可表现为突然阴道大量出血,同时有凝血块排出,常伴低热,因失血过多导致重度贫血,甚至发生失血性休克。

最常见的原因是胎盘胎膜残留及子宫复旧不良,少数是胎盘息肉所致。近年我国剖宫产率明显增高,致使切口裂开造成晚期产后大量出血病例屡见不鲜,多发生在术后 2~4 周时。造成子宫切口裂开的主要原因有以下 4 种。

(一)子宫切口感染

子宫下段横切口距阴道很近,若为胎膜早破病例,加之产程延长、术中失血量多等因素,极易造成切口感染。由于切缘组织坏死、脱落,切口不能按时愈合,血管因肠线溶解后重新开放而致大量出血。

(二)切口过高或过低

若子宫下段切口过高,则切口相当在解剖学内口(即子宫下段上端)水平。当胎儿娩出后,由于子宫体下部的收缩及缩复作用弱,使切口上缘变厚,切口下缘为子宫下段,切口下缘薄,造成切口缝合时极难按解剖层次对齐,由于创面接触不良影响愈合过程。若子宫切口过低,则切口相当在组织学内口(即子宫下段下端)水平,胎儿娩出后,切口下缘(为结缔组织占 90%、肌组织仅占 10%的子宫颈部)局部血运不良,组织愈合能力差,导致切口不易愈合。不论切口过高或过低,若并发感染更容易发生晚期子宫切缘出血。

(三)切口偏向左侧

因盆腔左侧为乙状结肠占据,妊娠末期的子宫常呈不同程度右旋,切开子宫前若未先复位易使切口偏向左侧,容易损伤子宫左侧血管或该部位血管被缝扎,致使局部血运不良,并发感染极易发生晚期子宫切缘出血。

(四)缝扎组织不正确

缝扎组织不正确包括术中止血不彻底,未能将活跃性出血的血管分别结扎或虽缝扎但未扎紧;未能将子宫切口两角部回缩血管缝扎形成血肿;缝线结扎过紧或缝扎组织过多过密,致使子宫切缘肌组织坏死;缝线结扎过松不能有效地闭合血管,均是影响子宫切口愈合的重要因素,导致晚期子宫切口大量出血。

对于晚期产后出血,重在预防,首先应做好分娩期的处理,防止产程延长,产妇过度疲劳,以免造成产后子宫收缩乏力性出血,尤其做好第三产程处理,切忌用手强行牵拉脐带或用钳子夹取胎盘,以免造成胎盘、胎膜残留。第三产程结束应仔细检查胎盘、胎膜是否完整,产道有否损伤,若有异常应及时处理。严格掌握剖宫产的适应证,降低无指征的剖宫产率,手术时切口适度,切口两侧角度向上弧形剪开,切口缝合不带内膜不宜过密过紧,以免影响血液循环及造成子宫切口感染,致切口愈合不良,裂开出血,切口撕裂缝合治疗应间断或8字缝合,血管可以单独结扎;严格无菌操作,手术后应用抗生素预防感染。

二、诊断思路

(一)病史要点

分娩 24 h 以后在产褥期内发生子宫出血,常有第三产程或产后 2 h 内阴道流血量较多或曾怀疑有胎盘残留的病史。

阴道流血的时间因病因不同而异:副胎盘残留或部分胎盘残留时,阴道流血通常发生在产后 10 d 左右;子宫胎盘部位复旧不全时,阴道流血常在产后 2～3 周;胎盘息肉所致的阴道流血,可在产后数周甚至在产后数月始发生;剖宫产子宫切口裂开所致的阴道流血,多发生在剖宫产术后 2～4 周时。

阴道流血形式和阴道流血量也各有不同;或是阴道少量持续不断流血,或是阴道突然大量流血。胎盘残留常是多次反复阴道少量流血,也可以是突然阴道大量流血;子宫胎盘附着部位复旧不全多为突然大量流血且持续不断。胎盘息肉的阴道流血特点则是间歇流血或持续不断流血,后者更常见;子宫切口裂开的阴道流血多是突然、大量,可在短时间内处于失血性休克状态。阴道流血量过多可造成严重贫血,重症可致失血性休克,甚至危及生命。由于产妇抵抗力降低,极易并发感染,致使患者发热及恶露增多,伴有臭味。

(二)查体要点

妇科检查发现子宫复旧不良,子宫大且软,宫口松弛,有时在宫颈内口处可触到残留组织。若伴发感染,出现低热与下腹部疼痛。对有子宫下段剖宫产史者,切口处有疼痛,可用手指在阴道内轻触切口部位有无血肿形成。

(三)辅助检查

(1)血红细胞计数及血红蛋白值,有助于确定贫血程度。血白细胞总数及分类有助于感染的诊断。

(2)宫腔分泌物涂片检查,有条件行宫腔分泌物培养并行药物敏感试验,有助于确定病原微生物的种类及选用有效的抗生素。

(3)B超检查子宫大小、宫腔内有无残留物,以及剖宫产切口愈合状况等,有助于确定有无胎盘残留。

(4)尿妊娠试验有助于诊断胎盘残留及绒毛膜癌。

(5)病理检查:将刮出子宫内容物镜下检查见到变性绒毛或混有新鲜绒毛,而无胎盘附着部位的血管病变,诊断为胎盘残留。镜下见蜕膜坏死区混以纤维素、玻璃样变性蜕膜细胞和红细胞等,见不到绒毛组织则诊断为蜕膜残留。镜下见蜕膜或子宫肌层内有壁厚、玻璃样变性的血管,管腔扩大,血管内栓塞而无胎盘组织,有时再生的内膜及子宫肌层有炎性反应,诊断为胎盘附着部位复旧不全。胎盘组织残留宫腔刮出物肉眼可见残留的坏死胎盘组织与凝血块混在一起,时间过久可形成息肉。镜下见息肉外周有血液成分,中央部分有很多退化的绒毛埋在机化的血块中,见到绒毛即可确诊。剖宫产术后子宫切口裂开送检裂开的切口边缘组织,在镜下可见到感染所致的坏死子宫肌组织,见有脓栓、白细胞浸润等炎性反应。

(四)诊断标准

分娩 24 h 后或产褥期内发生的阴道大量出血,一次或多次,持续或间断。

三、治疗措施

(一)一般处理

因阴道长时间流血或大量流血,在纠正贫血、补充血容量的同时,给予子宫收缩剂和广谱抗生素。若出现失血性休克,应立即抢救积极纠正休克,并按不同病因进行处理。

(二)其他处理

出血多且怀疑为胎盘残留、胎膜残留、蜕膜残留或子宫胎盘附着部位复旧不全者,清除宫腔内容物多能奏效。排除产道损伤后,在抗感染、抗休克的同时行清宫术,术中可选用静脉滴注缩宫素,刮出物应送病理检查,以明确病因诊断。术后应继续应用广谱抗生素和子宫收缩剂。

(三)剖宫产术后子宫出血

若流血量少或稍多,应住院给予抗生素及缩宫剂,严密观察阴道流血量是否显著减少。若出现阴道大量流血则需及时抢救,怀疑胎盘胎膜残留行刮宫术需慎重,因为剖宫产造成组织残留机会极罕见,而且刮宫可以损伤胎盘附着处而出血,还可能造成原切口再损伤导致更多的出血。因此对剖宫产者清宫应慎用,操作前输液并备血,操作应轻柔,因刮宫有可能引起子宫出血过多,应做好开腹手术的术前准备。若已确诊为子宫切口再裂开,应尽快剖腹探查,若见组织坏死范围小,炎性反应轻,患者又无子女,可选择清创缝合以及子宫动脉或髂内动脉结扎止血而保留子宫。若见组织坏死范围广泛,炎性反应重,则应行子宫切除术。由于病灶在子宫下段,故以子宫全切除术为宜。术中应放引流,术后应给予足量广谱抗生素。髂内动脉结扎术是一种安全有效的妇产科大出血急救止血方法,在无法控制的严重盆腔出血时能迅速有效地止血。

若确诊为绒毛膜癌,则进行化疗。

四、预后评价

晚期产后出血是产褥期严重的并发症,阴道流血量过多可造成严重贫血,重症可致失血性休克,甚至危及生命,如果不能得到正确有效的处理可致产妇死亡。胎盘残留及蜕膜残留及时行清宫抗感染等治疗后多可治愈,剖宫术后切口愈合不良通常保守治疗可以成功,胎盘附着部位子宫复旧不全经抗感染止血保守治疗多能成功。提高产科质量是预防晚期产后出血的根本措施。

五、最新进展

随着介入放射的发展,盆腔造影栓塞已成为治疗妇产科急性大出血的有效方法之一。该方法安全可靠,损伤小,止血迅速,通过造影可准确了解盆腔动脉出血部位和出血情况,应用生物海绵选择性进行栓塞治疗,由于经皮髂内动脉造影栓塞术成功率高,方法简单,并发症少,免开腹及子宫切除,能保留生育能力,因此值得推广,但必须在有设备和技术条件的医院进行。晚期产后出血原因不尽相同但都是可以预防的,关键在于无论是阴道产或剖宫产,都应严格掌握手术指征,规范操作,产时注意胎盘及胎膜的处理,尽量清除完整,并提高缝合技术。产后积极促进子宫复旧并预防产后感染,坚持母乳喂养,对于产后血性恶露持续延长者,应提高警惕,及时诊治以预防晚期产后出血的发生。

第二节 产褥期抑郁症

一、概述

产褥期抑郁症是产褥期精神障碍中最常见的一种类型,指产妇在产褥期内出现抑郁症状,发病时间一般在产后 2 周。导致产后抑郁症的确切原因不明,相关的诱发因素有:①妊娠、分娩及产后整个过程中所发生的机体内环境的变化,如感染、手术或精神创伤等;②心理因素,如家庭、夫妇关系导致的心理负担;③内分泌因素,如垂体、甲状腺功能低下;④家族及遗传因素,应该指出的是,对于抑郁症的概念和范围有明显的跨文化现象,即不同的文化和社会背景对抑郁症的诊断标准不同。即使在同一国家内,不同的社会文化背景其结果也可能有很大的不同。由于社会心理因素是主要的预示性指标之一,因此,关爱产妇,加强对产后抑郁的预防和护理,特别是社会心理上的护理,可以减少产后抑郁症的发生。

二、诊断思路

(一)病史要点

产后抑郁症发病急骤,多半在分娩后即有持续失眠,以抑郁悲哀为主要特征,心情不愉快或易激惹,同时伴有疲劳、头痛、食欲缺乏、注意力不集中。症状明显,波动较大,时而缓解,时而复发,病程经过呈多样性及易变性。有陷入精神错乱或昏睡状态的倾向。病程可拖延较久,超过 1 年以上者可以见到。

(二)查体要点

患者有时处于谵妄状态,表现有时间、地点、人物定向障碍和记忆障碍。有时处于感性精神状态,表现为焦虑、激动、抑郁,对自己和婴儿缺乏兴趣和注意,言语行动缓慢。严重者可以出现幻听、迫害妄想和自罪感,甚至产生自杀或杀婴行为等抑郁症表现。

(三)辅助检查

无特殊检查。

(四)诊断标准

产褥期抑郁症至今尚无统一的诊断标准,许多医院采用美国《精神疾病的诊断与统计手册》中制订的诊断标准。

三、治疗措施

(一)心理治疗

轻度抑郁症通过心理咨询,以解除致病的心理因素(如婚姻关系不良、想生男孩却生女孩、既往有精神障碍史等),尽量调整好家庭中的各种关系,让其家人对产褥期妇女多加关心和无微不至照顾,或改换良好的环境,指导其养成良好睡眠习惯,而不加用任何抗抑郁症药物,继续母乳喂养。

(二)药物治疗

中度及重度抑郁症者,除以上心理治疗外,加用药物治疗,服药期间停止母乳喂养。使用抗抑郁症药物,5-羟色胺再吸收抑制剂如氟西汀 20 mg/d,分 1~2 次服用,据情况可增至 80 mg/d。也可用帕罗西汀、舍曲林等。三环类抗抑郁药物阿米替林 50 mg/d,分 2 次口服,逐渐增至 150 mg/d。

四、预后评价

产褥期初次发病者治愈的占 40%,有 60% 的产后抑郁症在以后复发。发病具有紧张状态者预后较好,幻觉妄想状态者有复发或慢性化倾向。产后忧郁虽然是自限性疾病,但它却是发生产后抑郁症的危险因素,在产后的一段时间内仍对产妇有影响。产后妇女精神症状恢复的因素中社会心理因素和生物学因素起着同样重要的作用,因此对产后抑郁易患人群,要提前做好预防工作,给她们以良好的家庭和社会支持,使产后抑郁症的发生率降低到最低水平。

五、最新进展

产妇在产褥期的心理变化在我国研究的很少。国外研究表明,在产褥期,特别是产后 3 个月内,即使是正常的产妇,在感情方面仍然是不稳定的。一般来说,孕妇在妊娠中期是心理最稳定的时期,但行为上是消极被动的,而且依赖性增加。至妊娠晚期,因意识到分娩需由自己完成,故依赖性减少并充满对婴儿的期待。临产后以及在分娩过程中,由于疼痛的刺激,可再度出现强烈的依赖性,即所谓的暂时性心理退化现象。这种情况随分娩结束而好转,多数产妇感到心情舒畅。然而,内向型性格、保守和固执的产妇,其依赖性、被动性、忧郁和缺乏信心较为明显。其中部分产妇在产后可进一步发展成为产后郁闷、焦虑等,即所谓的产后抑郁综合征。

研究表明多次怀孕、有流产及引产史者产后抑郁症的发生率显著提高,有不良生育史者抑郁症的发生率亦显著提高,这些因素均可能作为一种负性生活事件,对产妇造成很大压力和精神创伤,进而促发产褥期抑郁症。因此,大力宣传妇幼保健知识,夫妇双方不想要孩子时,应采取必要有效的措施避免怀孕和流产,增加孕期的身心健康,定期去做检查,以便及时发现问题早期防治。

分娩方式与产后喂养方式对产褥期抑郁症的影响:多数研究发现产钳助产的产妇产褥期抑郁症发生率高于剖宫产及自然分娩组,但对于剖宫产与自然分娩产妇产褥期抑郁症发生率的比较,得出的结论不大一致。部分研究认为剖宫产中产褥期抑郁症的发生率明显高于自然分娩。因此,剖宫产是产褥期抑郁症的危险因素之一,由于手术可能给妇女带来创伤和并发症,在没有特殊情况时,还是提倡自然分娩。母乳喂养为影响产后抑郁的危险因素,母乳喂养者发生产后忧郁的危险较人工喂养者高,这也从另一个角度说明产后抑郁情绪可能与血中高水平的催乳素有关。

第三节 产褥期中暑

一、概述

在产褥期间,若室内为高温、高湿、通风不良的环境,产妇体内余热不能及时散发,引起以中枢性体温调节功能障碍为特征的急性热病,称为产褥中暑。本病发病急,病情发展迅速。若处理不当,常导致产妇遗留中枢神经系统障碍的后遗症,甚至死亡。

二、诊断思路

(一)病史要点

根据发病季节为炎热潮湿的夏季,结合患病产妇居住环境不通风,以及产妇衣着过多和典型的临床表现多能确诊为产褥中暑,但要注意与产后子痫和产褥感染败血症相鉴别。若产妇有难产史、经阴道助产史,或曾有软产道损伤,或血性恶露多且伴有臭味,产妇下腹部或子宫区有局限性压痛,应想到产褥感染的可能性。若产妇在夏季患产褥感染,又有旧风俗、旧习惯影响,则存在并发产褥中暑的可能。而患严重产褥中暑的产妇也有并发感染的可能,这些在诊断时值得特别重视。

(二)查体要点

查体温、脉搏、呼吸和血压等生命体征,查皮肤有无痱子,检查心脏和肺脏。

(三)辅助检查

血常规与电解质的检查。

(四)诊断标准

在产褥期间由于室内为高温、高湿、通风不良的环境,引起产妇以中枢性体温调节功能障碍为特征的急性热病,根据病情轻重可分为中暑先兆、轻度中暑和重度中暑。

三、治疗措施

产褥中暑的治疗原则是立即改变高温、高湿和不通风环境,将产妇放置在阴凉通风处,解开产妇衣服并迅速采取降温措施,及时补充水分及电解质,纠正酸中毒和休克。

(一)中暑先兆

对确诊为中暑先兆的产妇,应尽快让其饮用含食盐的凉开水,同时服用避暑药。若患者出现呕吐及腹泻,可给予口服藿香正气丸 1~2 丸。

(二)轻度中暑

对确诊为轻度中暑的产妇,还应给予静脉滴注复方氯化钠注射液或葡萄糖氯化钠注射液。与此同时行物理降温,用电风扇吹风加强空气对流,用 75% 酒精擦浴,以及在头部和颈部、腹股沟等表浅大血管部位放冰袋,以期达到快速降温。

(三)重度中暑

对确诊为重度中暑的产妇,应迅速降温。在采用上述物理降温措施的同时,还必须选用药物治疗。最常用的药物是氯丙嗪,常将氯丙嗪 25~50 mg 加于 5% 葡萄糖注射液 500 mL 行快速静脉滴注,具有抑制体温调节中枢而使体温降低的功效。若因高热出现抽搐,常选用冬眠合剂Ⅰ号(哌替啶 100 mg、氯丙嗪 50 mg、异丙嗪 50 mg)半量,加入 5％葡萄糖液 250 mL 内静脉滴注,由于能使基础代谢降低,器官功能活动明显减少,耗氧量随之降低而表现"人工冬眠"状态。

降温过程中必须时刻注意产妇体温的变化,应每 30 min 测体温一次,同时测量血压和脉搏,并注意患者意识是否逐渐恢复,在尚未完全清醒之前应保留导尿管记出入量。此外,还应配备特护。在抢救患者的过程中,还应及时进行对症治疗。根据化验血电解质的结果,及时补充足够的钠盐和钾盐,纠正水电解质紊乱,24 h 补液量控制在 2 000～3 000 mL。合并有酸中毒者,应给予 5％碳酸氢钠液 250 mL 静脉滴注。有脑水肿征象,应适时给予 20％甘露醇溶液 250 mL 快速静脉滴注,必要时 3～4 h 后可重复给药。出现心力衰竭征象时,应选用毛花苷 C,出现呼吸衰竭时,用尼可刹米、洛贝林对症治疗,还可以缓慢静脉注射地西泮 10 mg 或 25％硫酸镁镇静抗惊厥及解痉。为预防感染的发生,应给予广谱抗生素。

四、预后评价

中暑先兆和轻度中暑经正规治疗后体温迅速恢复正常,但重度中暑若不及时抢救,少数重症患者会发生死亡,即使幸存也常遗留中枢神经系统后遗症。

五、最新进展

产褥中暑应该强调预防。分娩期间如果是在炎热潮湿的夏季,对妊娠期间的孕妇一定要加强产褥期卫生知识的宣传,告诫产妇必须破除旧风俗旧习惯,强调产妇居室应做到定时通风换气,保持室内适宜的温度和相对湿度,被褥不宜过厚,避免穿着过多影响散热。此外,还应让产妇了解产褥中暑先兆症状,以便产妇一旦察觉有中暑先兆症状时能够自行对症应急处理。还应积极治疗和预防产褥期间的高热疾病,产褥感染、急性乳腺炎等。在采用物理降温的同时,应用药物降温,以氯丙嗪最为常用。其主要作用是抑制体温调节中枢,扩张血管,加速散热,松弛肌肉,减少震颤,降低器官的代谢和氧消耗量,防止身体产热过多。用法是将氯丙嗪 25～50 mg 溶于生理盐水 500 mL 中静脉滴注,在 1～2 h 内滴完。如情况紧急,可用氯丙嗪 25 mg 或异丙嗪 25 mg 溶于 5％葡萄糖溶液或生理盐水 100～200 mL 中静脉滴注,在 10～20 min 内滴完。若在 2 h 内体温并无下降趋势,可重复给药。降温过程中应加强护理,注意体温、血压、心脏情况,若肛温降至 38 ℃左右时,应即停止降温。对抽搐患者可用地西泮 10 mg 肌内注射,同时用抗生素预防感染。

第十五章 产科常用操作技术

第一节 产钳术

常用的产钳有适用于枕前位牵引娩出的 Simpson 产钳。

一、常用产钳分类

1.骨盆出口产钳

①在阴道口不用分开阴唇就可以看到胎儿头皮;②胎头骨质部已到达盆底;③矢状缝位于骨盆前后径上,或为左枕前、右枕前或左枕后、右枕后;④胎头位于或在会阴体上;⑤胎头旋转不超过 45°。

2.低位产钳

胎头骨质部最低点位于或超过坐骨棘水平下 2 cm,但未达盆底,应:①旋转 45°或少于 45°(左枕前或右枕前转至枕前位,或左枕后或右枕后转至枕后位);②旋转超过 45°。

3.中位产钳

胎头衔接但先露在坐骨棘水平下 2 cm 以上。

4.高位产钳

在上述分类中未包括的。

二、适应证

(1)产妇患有各种并发症,需缩短第二产程,如心脏病,心功能Ⅰ～Ⅱ级,哮喘,妊娠期高血压病等。

(2)宫缩乏力,第二产程延长。

(3)胎儿窘迫。

(4)剖宫产胎头娩出困难者、臀位后出头困难者。

(5)胎头吸引术失败者,经检查可行产钳者用产钳助娩,否则改行剖宫产。

(6)早产。

三、禁忌证

(1)不具备产钳助产条件者。

(2)异常胎方位,如颏后位、额先露、高直位或其他异常胎位。

(3)胎儿窘迫,估计短时间不能结束分娩者。

四、手术操作

下面介绍最常用的 Simpson 产钳使用方法。

(1)取膀胱截石位。

（2）常规消毒外阴,铺无菌巾,导尿。

（3）阴道检查:再次阴道检查,确定宫口已开全,触摸囟门位置和产瘤大小、胎方位及先露下降平面,再次排除头盆不称。

（4）行会阴侧切。

（5）放置左产钳:左手以握毛笔方式握左叶钳柄,钳叶垂直向下,右手伸入胎头与阴道壁之间做引导,使左叶产钳沿右手掌慢慢进入胎头与阴道壁之间,直至到达胎头左侧顶颞部,钳叶与钳柄在同一水平位,钳柄内面正向产妇左侧,将左钳柄交助手握住并保持原位不变。

（6）放置右产钳:右手垂直握右钳柄如前述,以左手中、示指伸入阴道后壁与胎头之间诱导右钳叶(在左产钳上面)缓慢滑向胎头右侧方到达与左侧对称的位置。

（7）合拢钳柄,两个产钳放置在正确位置后,左右产钳锁扣恰好吻合,左右钳柄内面自然对合。

（8）检查钳叶位置:再次检查产钳位置,钳叶与胎头之间有无夹持宫颈组织。

（9）扣合锁扣,阵缩来临时叫产妇屏气,并用右手保护会阴,左手向外向下牵引胎头,当先露部拨露时,应逐渐将钳柄向上旋转使胎头逐渐仰伸而娩出。

（10）取出产钳:当胎头双顶径露出会阴口时应取出产钳。按照放置产钳的相反方向先取出右叶产钳,再取出左叶产钳,随后娩出胎体。

五、并发症

1.母体并发症

（1）产道损伤:主要是软产道的撕裂伤,如会阴裂伤、阴道壁的裂伤、宫颈的裂伤。

（2）阴道壁血肿:由裂伤出血所致,向上可达阔韧带及腹膜后,向下可达会阴深部。

（3）感染:由于阴道检查,会阴切开,产钳放置,牵引时损伤产道等,均可增加感染机会。

（4）产后出血:产道的损伤增加了产后的出血量。

（5）伤口裂开:多与术前多次阴道检查及切口裂伤较深、缝合时间过长等有关。

（6）远期后遗症:术时盆底软组织损伤,可后遗膀胱、直肠膨出或子宫脱垂等。严重的损伤还可以有生殖道瘘及骨产道的损伤。但现在已废弃高中位产钳,这种损伤已少见。

2.新生儿并发症

（1）头皮血肿。

（2）头、面部皮肤擦伤:多为眼球擦伤和面部擦伤等。

（3）新生儿窒息:低位产钳和出口产钳的新生儿窒息率与正常分娩比较差异无显著性,而中位产钳的新生儿窒息率与正常分娩比较差异有显著性。

第二节　胎头吸引术

胎头吸引术,是用一种特制的喇叭样的或扁圆形僧帽状的空心装置吸引器置于胎头顶枕部,借助橡皮导管及抽气器形成负压后吸附于胎头上,通过牵引借以协助娩出胎头的助产手术。于 20 世纪 50 年代始应用于产科的临床操作中。

一、常用器械

常用的胎头吸引器有金属锥形、金属牛角形、金属扁圆形及硅胶喇叭形四种,其基本构造均是由胎头端、牵引柄及吸引管三部分组成。

二、适应证

(1)宫缩乏力,第二产程延长者,包括持续性枕横位和枕后位。

(2)母体患有某些疾病,如心脏病、高血压、肺结核、严重贫血或哮喘等,需要缩短第二产程者。

(3)有剖宫产史或子宫手术史,不宜在分娩时增加腹压用力屏气者。

(4)轻度头盆不称,胎头内旋转受阻者。

(5)胎儿宫内窘迫需要尽快结束分娩者。

三、禁忌证

(1)胎儿不宜从产道分娩者:如严重的头盆不称、产道阻塞、畸形、子宫颈癌、子宫脱垂手术后、尿瘘修补术后等。

(2)异常胎位:颜面位、额位、横位。

(3)臀位后出头。

(4)胎头未衔接。

(5)胎膜未破。

四、助产指征

(1)无明显头盆不称。

(2)胎先露已达坐骨棘水平以下。

(3)胎头位置异常应矫正后,将胎头吸引器置于胎头顶先露部位。

(4)宫口必须开全或接近开全。

(5)胎膜已破。

(6)征得产妇及家属对使用胎头吸引器可能产生的并发症等的知情同意。

五、麻醉

行双侧阴部神经阻滞麻醉。

六、术前准备

(1)取膀胱截石位。

(2)常规消毒外阴,铺无菌巾,导尿。

(3)检查吸引器有否损坏、漏气,橡皮套有否松动,接橡皮接管至吸引器空心管柄上。

(4)阴道检查:再次阴道检查,确定宫口开大情况,确定胎头为顶先露,胎头骨质部已达坐骨棘水平及以下,排除禁忌证。胎膜未破者予以破膜。

(5)会阴紧者行会阴侧切。

(6)做好抢救新生儿准备。

七、手术步骤

1.放置吸引器

吸引器大端外面涂以润滑油,用左手分开两侧小阴唇,暴露阴道口,以中、示指掌侧向下,撑开阴道后壁,右手持吸引器将大端下缘向下压入阴道后壁前方。随后左手中、示指掌侧向上,撑开阴道右侧壁,使吸引器大端右侧缘滑入阴道内,继而右手指转向上,提拉阴道前壁,将大端上缘滑入阴道内。最后以右手示指撑开阴道左侧壁,使大端完全滑入阴道内并与胎头顶部紧贴。

2.检查吸引器

一手扶持吸引器并稍向内推压,另一手示指、中指伸入阴道沿吸引器大端口与胎头衔接处摸1周,以排除有阴道组织或宫颈组织嵌入。同时调整吸引器小端的两柄方向与矢状缝相一致,以做旋转胎头的标记。

3.建立负压

在2～3 min内逐渐形成所需负压。如用电动吸引器抽气法,将吸引器牵引柄气管上的橡皮接管与吸引器的橡皮接管相接,然后开动吸引器抽气,所需负压为 40～66.7 kPa(300～500 mmHg)。若用注射器抽气法,则用 50 或 100 mL 注射器逐渐缓慢抽吸,金属吸引器抽吸150～180 mL,硅胶吸引器抽吸 60～80 mL 即可达所需负压。负压形成后以血管钳夹紧橡皮接管。

4.牵引与旋转吸引器

牵引前轻轻缓慢适当用力试牵,了解牵引器与胎头是否衔接或漏气后,以握式或拉式根据先露所在平面,循产道轴方向在宫缩时进行牵引。宫缩间歇期停止牵引。以枕左横位胎头位于坐骨棘水平为例,先向下向外稍向逆时针方向旋转牵引,先露部到达会阴部时则向外牵引,双顶着冠时则逐渐向上牵引。用力不能太大,牵力不超过 3～4 kg。持续性枕后位最好用手旋转至枕前位后施行吸引术。

5.取下胎头吸引器

胎头娩出后,放开夹橡皮管的血管钳,取下吸引器。

八、注意事项

整个实施过程中负压形成不宜过快过大,吸引时间以不超过 10 min 为佳,如滑脱要仔细检查是否不适于经阴道分娩,经检查无明显禁忌证,可第 2 次重新放置吸引器,一般不超过2 次,否则改用产钳或剖宫产结束妊娠。

九、并发症

1.母体并发症

(1)宫颈裂伤:宫口未开全牵引所致。

(2)外阴阴道裂伤。

(3)阴道血肿:由于阴道壁置入吸引器所致。

2.新生儿并发症

(1)头皮下血肿:负压过大或牵引力过大,牵引时间过长所致。

(2)头皮擦伤:牵引时间过长可发生头皮水疱,吸引器粗糙致使头皮擦伤。

（3）颅内出血：发生于吸引术多次滑脱失败或再改用产钳术者。

（4）头皮坏死：吸引时间过长，或多次牵引，或旋转过急过大所致。

（5）颅骨损伤：吸引负压过大或牵引力过大所致。

第三节 产道损伤修补术

一、会阴切开及其缝合术

会阴切开，是在分娩第二产程中为避免会阴及盆底组织严重裂伤，减轻盆底组织对胎头的压迫，缩短第二产程，加速分娩的手术；也是初产妇臀位助产或施行产钳、胎头吸引术的辅助手术。会阴切开分侧切开和正中切开两种，由于正中切开多并发Ⅲ度会阴裂伤，故临床上多以会阴侧切为主。

（一）体位

取膀胱截石位。

（二）麻醉

1. 会阴及外阴局部浸润

一般采用 5 mL 0.5％的利多卡因加 0.9％氯化钠溶液 5 mL。需要 3～4 min 麻醉才能起效。两个指头沿着将要进行的切口插入阴道以保护胎头。针插入皮下沿着同样的切口线进入 4～5 cm。

在注射前回抽注射器以检查是否穿刺入血管。如果抽出血液应该重新置针直到没有回抽出血液。在针头缓慢退出同时连续注入利多卡因。向预定切开部位扇形区域的皮内及皮下和阴道前庭黏膜下注射麻醉药。

2. 会阴阻滞麻醉

一般采用 0.5％的利多卡因 5 mL 加 0.9％氯化钠溶液 5 mL。阴部神经主要支配阴道、会阴部和外阴，阻滞时的主要解剖标志为坐骨棘和骶棘韧带。

用腰椎穿刺针在坐骨结节内侧 2 cm 处先注一皮丘，阻滞左侧时以手术者左手做向导，阻滞右侧时以手术者右手做向导，先将示指和中指伸入阴道，向外向后摸到坐骨棘，向坐骨棘方向前行，当针尖触及坐骨棘时，后退少许，转向坐骨棘尖端的内侧约 1 cm，再进 1.5～2 cm，当阻滞针穿过坐骨棘时有一突破感，是穿刺成功的标志，阴部神经就在其前方。回抽如无回血，可注入麻醉药。

（三）术式选择

会阴切开分侧切开和正中切开两种。会阴切开可充分扩大阴道口，适于胎儿较大及辅助难产手术，其缺点为出血多，愈合后瘢痕较大。正中切开出血少，易缝合，愈合后瘢痕小为其优点，但容易并发Ⅲ度会阴裂伤为其缺点，故仅适于会阴体较高、胎儿不大的产妇，不适于难产手术的辅助切开。会阴侧切时切开球海绵体肌，会阴深、浅横肌及部分肛提肌，出血较多。正中切开时切开球海绵体肌及中心腱，出血较少。

(四)手术步骤

1.切开手术

一般行会阴左侧切口,宫缩间歇期,手术时以左手示、中指伸入阴道与胎头之间,撑起阴道左侧壁,用会阴切开剪以阴唇后联合为起点开始向外旁开 45°,向坐骨结节方向,在宫缩开始时剪开会阴 4～5 cm,若会阴高度膨隆则需向外旁开 60°～70°。若会阴体短则以阴唇后联合上 0.5 cm 处为切口起点。当胎儿大或需行臀位或产钳助产时,会阴切开宜大,切开后即用纱布压迫止血。

2.会阴侧切切口缝合

胎儿或胎盘娩出后,用甲硝唑溶液 250 mL 冲洗阴道,在阴道内填入大纱布一块,阻止血流,以免影响手术视野。

(1)阴道黏膜缝合:用 2-0 快薇乔可吸收缝线自阴道黏膜顶端上方 1 cm 处开始,连续缝合阴道黏膜及黏膜下组织,左手示指探及黏膜下组织,引导缝合,防止遗留无效腔,形成血肿。缝合至处女膜环处,缝线经处女膜下穿到处女膜外,将处女膜创缘对齐,缝合 1 针,再继续至阴道会阴侧切口。黏膜下组织内有丰富的静脉丛,缝合时应注意缝好缝紧,以免术后发生血肿。

(2)缝合皮下脂肪层:用 2-0 快薇乔可吸收缝线对深部脂肪层先行 8 字缝合,防止遗留死腔,再间断缝合脂肪层,对齐上下切口端,使切口宽约 1 cm,便于行皮内缝合。

(3)缝合皮肤:用 1-0 丝线间断缝合皮肤,现多用 3-0 快薇乔可吸收缝线行皮内连续缝合,术后不需拆线,瘢痕小。

(五)注意事项

缝合完毕后,应该仔细检查缝合区域,以确保止血。应进行阴道检查以确保阴道入口没有狭窄。在完成操作时还应该检查直肠,确认缝合没有穿入直肠。任何有穿入直肠的缝合必须拆掉以防止瘘管的形成。确认无误后取出阴道填塞纱布。向产妇说明损伤的性质和缝合状况,并告知是否需要拆线。

二、宫颈裂伤修补术

宫颈裂伤为分娩期并发症,是阴道分娩中最常见的软产道损伤之一,几乎每例病例都有发生轻度宫颈撕裂的可能性,特别是初产妇。较深的宫颈裂伤可延及阴道穹隆部,阴道上 1/3 段甚至子宫下段,损伤严重者发生盆腔血肿,甚至危及生命。当宫颈撕裂超过 1 cm、伴有出血,需要缝合时才称为宫颈撕裂。宫颈撕裂的发生率初产妇约为 10％,经产妇约为 5％。

子宫颈侧壁的肌肉组织成分少,易发生撕裂。根据撕裂的程度可以分为完全性撕裂,隐形黏膜下撕裂和肌肉及纤维撕裂并黏膜外翻三种。撕裂一般多发生在 3 点钟、9 点钟处,深度常不超过 1 cm,常无明显出血,无须特殊处理。产后可自然愈合而遗留横行的裂口痕迹,临床上常常以此作为辨认妇女是经产妇还是初产妇。但在某些情况下发生的子宫颈撕裂较深,且会引起不同程度的出血。这些较重的撕裂常常发生在子宫颈的两侧 3、9 点钟方向处,以全程的纵行撕裂居多,可以是单侧、双侧或多处撕裂。撕裂的程度不等,轻者长度可为 2～3 cm,较重的撕裂可以延至阴道穹隆部,甚至子宫下段,可以引起子宫血管或其大的分支血管的破裂而造成产妇大出血。还有一类型的宫颈撕裂发生在宫颈前唇,甚至整个子宫颈阴道部的环形撕脱,由于此种横行的撕裂罕有大血管的伤及,且有胎先露的长期压迫、血管栓塞,故出血量不多。

子宫颈撕裂可伴有不同程度的出血。出血多表现为持续性少量的活动性出血,血色鲜红。

临床上易被忽略或误诊为子宫收缩乏力而未做处理,致使患者失血过多而发生休克。有时不表现为外出血而是隐性出血,可以形成阔韧带血肿或腹膜后血肿,同样因出血过多,患者出现休克,甚至危及患者的生命。

(一)损伤类型

1. 自发性撕裂

常见于急产,或宫缩过强宫颈未充分扩张时胎儿过快娩出;宫口未开全,产妇过早使用腹压向下用力;产程长,特别是第二产程延长,子宫颈长时间受压发生宫颈水肿、局部缺血,严重时可因坏死而造成子宫颈前唇或宫颈阴道部部分环状脱落。宫颈瘢痕过硬、先天性发育过长,可发生自发性不完全破裂或撕脱。

2. 损伤性撕裂

宫颈未开全即强行施行助产手术。如臀位或足先露分娩时,因后出头困难时而强行牵拉;产钳助产上产钳位置不当夹住宫颈,造成部分宫颈的撕裂。第一产程阴道检查上托扩张宫颈;缩宫素促产速度过快或浓度过高使宫缩过强,造成急产,产生宫颈撕裂。

(二)临床表现

第三产程发现持续阴道流鲜血,但查子宫收缩良好即应考虑产道损伤,特别是宫颈损伤的可能。行阴道检查及宫颈检查时可以发现宫颈撕裂。产程进展不顺利的分娩以及阴道助产后应常规检查宫颈。检查宫颈时应在良好的照明下进行。

直视下宫颈检查:用阴道拉钩牵拉开阴道,充分暴露宫颈,再用两把卵圆钳按顺时针方向依次交替钳夹子宫颈,循序检查宫颈1周。检查中如果发现子宫颈有撕裂,应将两把卵圆钳分别夹住撕裂的宫颈,向下牵拉,以暴露撕裂的全貌,直视撕裂的顶端。

(三)修补原则

(1)以往认为宫颈撕裂深度不超过1 cm,无明显出血,无须特殊处理,目前建议均行缝合术。

(2)较深的宫颈撕裂、伴有活动性出血的宫颈撕裂应立即修复。

(3)宫颈撕裂深达穹隆、子宫下段,甚至子宫破裂者,应进行缝合。必要时开腹修补。

(4)腹膜后的撕裂,伤及子宫动静脉或分支,引起严重的出血或阔韧带血肿时,应剖腹探查。

(5)宫颈的环形撕裂或撕脱,即使出血不多,也应进行缝合。

(6)术后填塞阴道纱条压迫止血,应用抗生素防止感染。

(7)发生休克的患者应及时输血补液治疗。

(四)手术操作

阴道拉钩扩开阴道,用两把无齿卵圆钳钳夹裂伤两侧、向下牵拉宫颈暴露撕裂的顶端,用2-0可吸收线间断全层缝合撕裂的宫颈。注意第1针应超出顶端以上0.5~1 cm,以有效缝扎撕裂处已经回缩的断裂血管,达到止血的目的,这是缝合子宫颈撕裂的关键。最末1针应距宫颈外口0.5 cm,不能缝至子宫颈的边缘,以免以后形成宫颈狭窄。延至子宫下段、阔韧带的撕裂,应行剖腹探查术,按子宫破裂处理。

(五)预防

(1)产前及产时向孕妇作产前宣教,宫口未开全时嘱产妇不要过早使用腹压、屏气用力,医务人员不要人为推压子宫底加大腹压。

（2）正确处理第二产程，避免发生滞产。

（3）严格掌握阴道助产指征，强调按操作常规进行阴道助产手术。宫口未开全时不应行阴道助产操作，如产钳、胎吸、臀牵引等。对于宫颈有病变的应适当放宽剖宫产指征。在进行产钳助产时，应由经验丰富的医师谨慎操作。术中为防止损伤，要注意手术技巧。放置产钳时应将引导手放在胎头与子宫颈之间，防止产钳夹住尚未开全的宫颈而造成宫颈的撕脱。牵引产钳时应按分娩机制缓慢牵引，牵引的力量要均匀，产钳不能左右摇晃。阴道助产后应常规检查子宫颈有无裂伤，发现裂伤立即缝合。

（4）正确使用缩宫素，防止宫缩过强，避免发生急产或胎头过快通过子宫颈。

三、会阴、阴道损伤修补术

除最浅表的会阴撕裂外，大部分会阴撕裂伴有阴道下段的撕裂，这种裂伤称为会阴阴道撕裂。在分娩的过程中，由于胎先露对盆底的压迫，肛提肌向下、向外扩展，肌纤维伸长并与肌束分离，使会阴体的厚度由原来的 5 cm 变为数毫米，同时阴道皱襞伸展、变薄、变长，因此会阴与阴道是分娩时最易损伤的部位。

该病的提出可以追溯到希波克拉底年代。在过去的 100 年，随着医学的进步，在医院分娩常规做会阴侧切术，会阴撕裂的发生率也开始增加。在行会阴正中切或侧切，胎头吸引或产钳助产时常发生会阴撕裂。

（一）损伤原因

1.胎儿原因

胎儿过大；胎先露异常；胎头以较大的径线通过产道，如持续性枕后位或面先露的胎位娩出；过期妊娠时胎头不易变形等均易导致会阴阴道的撕裂。胎头娩出过速时由于会阴与阴道没有充分地扩张，常导致会阴阴道的撕裂。

2.产妇原因

（1）会阴体过长，或会阴体过于坚硬，缺乏弹性；或阴道狭窄，或会阴阴道有瘢痕等，会阴阴道均可因为在分娩时不能有效地扩张而在分娩的过程中产生撕裂。产妇年龄过小，尤其年龄<20 岁的初产妇，阴道较紧，阴道撕裂的可能性较大。

（2）耻骨弓狭窄，伴骨盆的出口横径小，胎头在利用后三角时会阴体受压而过度伸展，也可造成会阴体的严重撕裂。

（3）产道轴方向不正常，如悬垂腹孕妇的子宫过度前倾；或曾经做过子宫固定术，子宫颈常向后、向上移，这些均可以造成阴道后穹隆过度伸展而撕裂。

3.接产时处理不当

初产、第二产程长、会阴水肿易引起会阴阴道的撕裂；接产时未能很好地保护会阴或保护不当；不恰当的会阴切开，研究发现正中切开造成会阴阴道的撕裂概率大于会阴侧切；阴道助产操作不当，产钳助产撕裂会阴阴道的概率高于胎头吸引术；产时处理医师的经验很重要，如果为了节省人员不能准确确定接产时机，未能在产妇运用腹压时保护会阴，或帮助胎头俯屈不充分，或保护会阴不当，过分用力和连续压迫会阴，或在胎肩娩出前未能继续保护会阴，均能造成会阴阴道的撕裂。宫口未开全使用缩宫素导致宫缩过强，胎儿娩出过快，产道未能充分扩张，可以造成会阴阴道的撕裂。

（二）临床表现

胎儿娩出后，阴道有持续不断的鲜红色的血液流出，而子宫收缩良好者，应考虑软产道损伤的可能。可以通过阴道检查进行准确的诊断，并排除有无宫颈的撕裂。

（三）诊断

分娩后应常规行阴道检查，检查会阴切口上端有无延长、会阴阴道下段有无撕裂，如果有撕裂，应评估损伤程度，并警惕会阴阴道撕裂的同时伴有宫颈撕裂，甚或累及膀胱直肠的撕裂，以便尽早、及时修补。

（四）麻醉

会阴侧切或会阴阴道撕裂修复前应行麻醉，满意的麻醉效果和患者的配合对良好的暴露和正确的修复非常重要。将局部麻醉药注射入阴道黏膜、会阴、直肠括约肌内，可以提供良好的麻醉效果。会阴阻滞麻醉适合大多数的修复手术，是修复Ⅲ、Ⅳ度会阴阴道撕裂理想的局部麻醉，通过对阴蒂背部神经、阴唇神经和直肠下部神经的阻滞，对会阴正中和阴道下部产生良好的镇痛效果。研究发现利多卡因可迅速向胎儿传输，应在分娩前限量使用。对不能忍受在会阴阻滞麻醉下行撕裂修复手术者，可以选择静脉或硬膜外麻醉。采用硬膜外麻醉的产妇可以连续给药，可提供良好的麻醉效果。

（五）治疗原则

会阴阴道撕裂，常使盆底组织受损松弛、出血多、容易发生感染，应及时按解剖层次结构缝合修补。

（六）手术方法

1. Ⅰ度会阴阴道撕裂修复缝合术

Ⅰ度会阴阴道撕裂可能伴有阴蒂、尿道口周围、大小阴唇皮肤黏膜的损伤，处女膜环的断裂。Ⅰ度会阴阴道撕裂一般位置表浅，出血不多。修复时以处女膜缘作为恢复原来解剖关系的标志。处女膜环及阴道内黏膜用 2-0 可吸收线间断缝合，或酌情连续缝合。会阴皮肤用1-0丝线间断缝合或 2-0 可吸收线皮内缝合。

2. Ⅱ度会阴阴道撕裂的修复缝合术

Ⅱ度会阴阴道撕裂常致会阴浅横肌、深横肌，甚至达肛提肌及其筋膜受损。Ⅱ度会阴阴道撕裂常沿两侧阴道沟向上延长，导致蹄形裂伤，重则可达阴道穹隆。

（1）暴露撕裂的部位：用阴道纱条上推子宫，填塞阴道上部，达到暴露和止血的目的，探明裂伤部位、深度并进行分度，弄清解剖关系。

（2）缝合阴道黏膜：用 2-0 可吸收线间断缝合撕裂的阴道壁黏膜，或酌情连续扣锁缝合，缝合部位应超过顶端 1 cm。

（3）缝合裂伤的肌层及皮肤黏膜下层：用 2-0 可吸收线间断缝合撕裂的肌层及皮肤黏膜下层。

（4）缝合会阴皮肤：用 1-0 丝线间断缝合皮肤或 2-0 可吸收线皮内缝合。

3. Ⅲ、Ⅳ度会阴阴道撕裂的修复缝合术

Ⅲ、Ⅳ度会阴阴道撕裂致肛门括约肌断裂及直肠前壁撕裂，故应仔细检查撕裂的情况，弄清解剖关系。

（1）缝合直肠前壁裂伤：用小圆针、2-0 可吸收线作间断缝合，注意不穿透黏膜层。

(2)缝合断裂的肛门外括约肌：用鼠齿钳将两侧肛门括约肌之断端提出，并向中线牵拉，见肛门周围皮肤呈轮状收缩，即用 7-0 丝线或 2-0 可吸收线"8"字缝合。

(3)2-0 可吸收线间断缝合直肠壁筋膜。

(4)7-0 丝线或 2-0 可吸收线间断缝合会阴体肌层（主要为肛提肌）。应注意不能使阴道口过度狭窄或缝合过紧，否则会导致性交困难。

(5)2-0 可吸收线缝合阴道黏膜。

(6)2-0 可吸收线缝合会阴皮下组织。

(7)缝合皮肤（皮内连续缝合）。

(8)术毕肛诊有无缝穿直肠黏膜，如有应予以拆除，以免发生肠瘘。

(9)保留尿管，阴道压迫碘伏纱条 24 h 后取出。

(七)注意事项

(1)损伤缝合完后应取出阴道纱条，常规行直肠指检，检查直肠黏膜的完整性，测试肛门应力，肛周外观应为皮肤皱襞紧缩呈轮状。对探及的缺损应即刻进行撕裂的重新探查及二次修复。修补术后应进行完整的手术记录，其内容应包括对撕裂的详细描述，修复的简单步骤，修复术检查后的结论。例如术后检查表明阴道撕裂修复完好，无活动性出血或血肿；直肠检查表明括约肌对合正常，无缺损及无可触及的缝线和直肠缺损。术后保持会阴部的清洁，便后局部冲洗。

Ⅳ度撕裂者给予肠蠕动抑制药，3～5 d 内进半流食，5 d 后服用润肠药以利排便通畅，保障伤口的愈合。术后 3～5 d 拆线，Ⅳ度撕裂者便后拆线。

(2)会阴阴道的撕裂伤是各种类型阴道分娩的常见并发症，适当地止血、良好的组织对合以及防治感染，伤口可以良好愈合。修补术后最常见的并发症是血肿、感染、会阴脓肿、伤口裂开，以及直肠阴道瘘、肛门功能不全、性交困难等。清楚暴露、彻底冲洗消毒、按解剖层次快速对合尽量恢复解剖关系、消除死腔和止血、注意判断肛门括约肌是否断裂并正确缝合断端、避免缝合穿透直肠，以及术后填塞阴道纱条压迫、加强防治感染，是预防各种术后并发症的关键措施。

(八)预防

(1)产前发现软产道异常，如会阴阴道瘢痕、阴道纵隔、静脉曲张等，并评价阴道分娩风险。

(2)做好产前宣教工作，教会产妇运用腹压和进行深呼吸运动，配合接产者保护会阴。

(3)熟悉分娩机制，重视第二产程对会阴的保护。会阴坚硬缺乏弹性、会阴体长或胎头过大、先露异常者应做会阴切开。宫颈前唇长时间被压迫水肿者，高张性宫缩压力致产程进展缓慢者，静脉注射地西泮可加速宫颈扩张速度并消除宫颈水肿。会阴垫保护会阴，用纱布做成的垫盖住会阴，保护会阴时可增加手掌和会阴之间的弹性，不会影响会阴体血液循环。当胎头拨露使阴唇后联合紧张时应开始保护会阴，宫缩时手掌大鱼际肌应向前上方托压，宫缩间歇手应放松，胎肩娩出后可不保护会阴，让胎体缓慢娩出。手术助产时如胎心无改变，可用 1 min 的时间缓慢牵引，使会阴充分扩张，但时间不可过长，以免引起胎儿颅脑损伤。

(4)严格掌握缩宫素引产指征，禁止滥用缩宫素，静脉滴注时应严密观察子宫收缩情况，避免宫缩过强。产程中不用手法扩张宫颈。

第十六章　妇产科疾病护理

第一节　流产的护理

一、概述

妊娠不足 28 周、胎儿体质量不足 1000 g 而终止者称为流产。妊娠于 12 周前终止者称为早期流产，妊娠 12 周至不足 28 周终止者称为晚期流产。流产可分为自然流产和人工流产，自然流产的发生率占妊娠总数的 10%～15%，其中早期流产约占 80% 以上。

二、护理评估

1. 健康史

详细询问停经史，早孕反应情况；本次发病的时间，阴道流血的持续时间与阴道流血量；有无腹痛，腹痛的部位、性质及程度；阴道有无水样排液，有无妊娠产物排出。此外，还应了解既往有无流产史，有无全身性疾病、生殖器官疾病、内分泌功能失调及是否接触有害物质等，识别流产发生的原因。

2. 身体评估

(1) 观察全身情况，有无贫血及感染的相关征象；评估生命体征，有无面色苍白、脉搏细速、血压下降等休克征象。

(2) 评估阴道流血的量，是持续性还是间歇性，流血颜色；是否伴有腹痛，疼痛的时间、部位、性质及程度。

(3) 评估子宫大小与妊娠月份是否相符，有无压痛；宫颈口是否开大、有无组织物堵塞，有无血液自宫颈管流出。

3. 心理-社会状况

流产发生后，孕妇的心理状况以焦虑、悲观、恐惧为特征。孕妇出现阴道流血时可能会不知所措，胎儿的健康及妊娠能否继续直接影响孕妇的情绪反应，孕妇会表现为伤心、抑郁，进而担心是否影响再次受孕。

应评估孕妇及家属对流产发生的看法、心理感受和情绪反应，评估家庭成员是否给予孕妇恰当的心理支持。

4. 辅助检查

B 超检查确定有无胎心或胎动，确定胚胎或胎儿是否存活；尿妊娠试验及血 $\beta-HCG$ 检查协助判断流产类型；做血常规，了解有无贫血及感染。

三、护理诊断/问题

1. 组织灌注量改变

组织灌注量改变与出血有关。

2. 有感染的危险

感染与出血致机体抵抗力下降、宫腔内容物残留及宫腔手术操作有关。

3. 预感性悲哀

预感性悲哀与可能失去胎儿及担心再次妊娠受影响有关。

四、护理措施

1. 一般护理

建议合理饮食,加强营养,防止发生贫血,增强机体抵抗力;观察阴道流血量及腹痛情况;监测体温,定期检查血常规,若体温异常或白细胞异常,提示有感染的可能。加强会阴护理,每日行会阴擦洗 2 次,并嘱患者于每次大小便后及时清洗,保持会阴部清洁。

2. 先兆流产患者的护理

嘱卧床休息,减少不必要的刺激,提供生活护理;遵医嘱给予镇静剂、孕激素等;随时评估病情变化,如是否阴道流血增多、腹痛加重等。因担心妊娠是否能继续,常有焦虑的心理,应向孕妇说明目前病情进展情况,护理经过及可能的预后,使孕妇能主动配合治疗和护理。护士应注意观察孕妇的情绪变化,使孕妇情绪安定,增强保胎的信心。

3. 妊娠不能继续患者的护理

应及时做好终止妊娠的准备,协助医师完成手术,如器械准备,输液、输血准备;术中、术后严密监测患者的生命体征、腹痛、阴道流血等情况;妊娠不能继续的患者因失去胎儿往往出现伤心、愤怒、否认等情绪变化,应给予精神上的支持,鼓励孕妇表达内心的感受,让孕妇了解确定无保胎意义时,应顺其自然,鼓励其面对现实。

4. 预防感染

护士应定期监测患者的体温、血常规,观察阴道流血、分泌物的性质、颜色、气味及腹痛情况等,并严格执行无菌操作规程,加强会阴护理。建议合理饮食,加强营养,提高机体抵抗力。

五、健康指导

(1)提供流产的相关知识,使孕妇及家属对流产有正确的认识,指导下一次妊娠。

(2)有习惯性流产史的患者,应在早期采取积极措施,如在妊娠确定后卧床休息,加强营养,禁止性生活,并补充维生素 E、维生素 C 等;对宫颈口松弛者应在妊娠前行宫颈内口修补术,或于妊娠 14～18 周行宫颈内口环扎术,于分娩发动前拆除缝线。

(3)妊娠后出现阴道出血或腹痛等症状,应及时就诊,避免发生稽留流产。

第二节　异位妊娠的护理

一、概述

正常妊娠时,受精卵着床于子宫体腔内膜。当受精卵在子宫体腔以外的部位着床、发育,称为异位妊娠,习称宫外孕。异位妊娠包括输卵管妊娠、卵巢妊娠、腹腔妊娠、宫颈妊娠及阔韧带妊娠等,其中以输卵管妊娠最常见。输卵管妊娠是妇产科常见的急腹症之一,因发生部位的不同,输卵管妊娠可分为间质部、峡部、壶腹部和伞部妊娠,以壶腹部最多见,其次为峡部和伞部,间质部妊娠较少见。

二、护理评估

1.健康史

应详细询问月经史,准确推断停经时间,注意不要将不规则阴道流血误认为末次月经。对不孕、放置宫内节育器、绝育术、复通术、盆腔炎等与发病相关的高危因素予以高度重视。

2.身体评估

(1)评估出血量,注意阴道流血量不能用以估计实际出血量,必须结合患者体征及血常规检查进行分析。了解患者是否伴有腹痛,疼痛的时间、部位、性质及程度。

(2)监测血压,观察有无贫血貌,有无脉搏搏速、面色苍白、四肢厥冷等休克征象;腹部有无压痛、反跳痛、包块,叩诊有无移动性浊音;观察阴道流血量、色,阴道后穹隆是否饱满,子宫大小、质地,宫颈有无举痛及摇摆痛。

3.心理-社会状况

输卵管妊娠流产或破裂后,剧烈腹痛及面对妊娠终止的现实可能使患者出现较为激烈的情绪反应,如伤心、无助、抑郁和恐惧等。孕妇家属也会因难以接受妊娠终止或担心患者的安危而出现过激的情绪反应。

4.辅助检查

异位妊娠时患者体内 $\beta-HCG$ 值显著低于宫内妊娠;超声检查显示宫腔内空虚,宫旁可见低回声区;阴道后穹隆穿刺抽出暗红色不凝血为阳性,说明有血腹症存在,考虑异位妊娠;诊断性刮宫后病理检查可见蜕膜而无绒毛者有助于诊断异位妊娠。

三、护理诊断/问题

1.潜在并发症

潜在并发症有出血性休克。

2.恐惧

恐惧与担心生命安危有关。

3.自尊紊乱

自尊紊乱与担心未来受孕力有关。

四、护理措施

1.心理护理

配合医师做好患者及其家属的思想工作,以亲切的态度和切实的行动赢得患者及家属的信任,提供异位妊娠的有关知识,帮助患者及家属以正常的心态接受此次妊娠失败的现实;简明地向患者及家属讲明手术的必要性或药物治疗的注意事项。保持周围环境安静、有序,减少和消除患者的紧张、恐惧心理,协助患者接受治疗方案。

2.手术治疗患者的护理

护士在严密监测患者生命体征的同时,配合医师积极纠正患者休克症状,做好术前准备。手术治疗是输卵管异位妊娠的主要处理方法。对于严重内出血并发现休克的患者,护士应立即开放静脉,交叉配血,做好输血输液的准备,补充血容量,并按急诊手术要求迅速做好术前准备。

3.保守治疗患者的护理

(1)密切观察患者的一般情况、生命体征,重视患者的主诉,注意腹痛和阴道流血的变化,尤应注意阴道流血量与腹腔内出血量不成比例。

(2)应告诉患者病情发展的一些指征,如有无腹痛加剧、肛门坠胀感、阴道流血量增多等,以便当患者病情发展时能及时发现。

(3)嘱患者绝对卧位休息,避免增加腹压,尽量减少输卵管妊娠破裂的概率。患者卧床休息期间,应提供相应的生活护理。

(4)应用化疗药物时,严格掌握药物剂量及给药方法,注意观察药物不良反应。

4.急性内出血患者的护理

严密观察生命体征,交叉配血试验,做好输血准备;建立静脉通道,按医嘱输液、输血、补充血容量;吸氧,保暖;注意患者的尿量,以协助判断组织灌注量;复查血常规,了解贫血程度及积极治疗后的改善情况;做好急诊手术的术前准备。

五、健康指导

(1)嘱患者注意休息,指导患者摄取足够的营养物质,尤其是富含铁蛋白的食物,提高机体抵抗力。

(2)指导患者注意保持良好的卫生习惯,尤其是外阴部清洁、禁止性生活 1 个月,防止发生感染。

(3)采取有效的避孕措施,制订家庭护理计划。

(4)输卵管妊娠治疗后约有再发生率 10% 和不孕症发生率 50%～60%。因此,护士需告诫患者,下次妊娠时要及时就医,并且不宜轻易终止妊娠。

第三节　早期妊娠的护理

一、概述

妊娠全过程从末次月经的第 1 d 开始计算共 280 d,即 40 周。临床上将其分为 3 个时期:妊娠 13 周末以前称为早期妊娠;第 14～27 周末称为中期妊娠;第 28 周及以后则称为晚期妊娠。

二、护理评估

(一)健康史

询问孕妇年龄、月经史及孕产史,注意月经周期是否规律,末次人流时间、末次分娩时间以及有无异常,采用何种避孕措施;询问有无服药、"感冒"史,是否接触射线、毒物等;询问有无其他内科疾病,有无遗传病家族史。

(二)身体评估

1.停经

停经是妊娠最早、最重要的症状。月经周期正常且有性生活史的生育年龄妇女,一旦月经过期 10 d 或以上,应首先考虑妊娠。

如停经达 8 周,妊娠的可能性更大。详细评估末次月经情况及停经时间。停经不一定都是妊娠,应与精神、环境因素等引起的闭经鉴别。停经是妊娠最早的症状,但不是妊娠的特有症状。哺乳期妇女月经虽未来潮,亦有可能再次妊娠。

2.早孕反应

约半数孕妇出现晨起恶心、呕吐、乏力、嗜睡、食欲减退和偏食等现象,称早孕反应。停经 6 周左右出现,多于妊娠 12 周左右自然消失。评估孕妇是否有早孕反应及出现时间、程度等。

3.尿频

因增大的子宫压迫膀胱引起。约在妊娠 12 周,增大的子宫升入腹腔,不再压迫膀胱,尿频症状消失。了解孕妇是否出现尿频症状及其严重程度。

4.乳房变化

了解孕妇有无自觉乳房轻度胀痛及乳头刺痛等症状。评估乳房情况,了解有无乳房增大、乳头及乳晕着色现象,乳晕周围是否出现深褐色蒙氏结节。

5.妇科检查

评估生殖系统的变化。妊娠 6~8 周阴道黏膜及宫颈充血,呈紫蓝色。子宫增大、变软,子宫峡部极软,双合诊检查感觉宫体与宫颈似不相连,称为黑加征(Hegar sign),妊娠 12 周时,在耻骨联合上方可触及宫底。

(三)心理-社会支持状况

大部分早孕妇女感惊喜、震惊,并开始专注于自己的身体,以自我为中心。但部分妇女因计划外妊娠,则出现矛盾心理。因出现早孕反应,或早孕反应过重,部分妇女感到焦虑、不安,担心影响胎儿发育。

(四)辅助检查

1.妊娠试验

孕卵着床后滋养细胞分泌绒毛膜促性腺激素(HCG),进入母血、尿中。妊娠 7~9 d 可用放射免疫法测定孕妇血 β－HCG 诊断早孕。临床多用早孕诊断试纸法检测孕妇尿液,若为阳性,在白色显示区上下呈现两条红色线,表明受检者尿中含 HCG,可协助诊断早期妊娠。阴性结果应在一周后复测。

2.超声检查

(1)B超:这是检查早期妊娠快速、准确的方法。阴道超声较腹部超声诊断早孕可提前 1 周。超声最早确定妊娠的依据是妊娠囊(GS),在妊娠 5 周时,在增大的子宫轮廓中,可见圆形或椭圆形光环。停经 14 周,测量胎儿头臀长度(crown-rump length,CRL)能较准确地估计孕周,矫正预产期。停经 9~14 周,B超检查可以排除严重的胎儿畸形,如无脑儿。B超测量指标有胎儿颈项透明层(nuchal translucency,NT)和胎儿鼻骨(nosebone)等,可作为孕早期染色体疾病筛查的指标。

(2)超声多普勒:在增大的子宫区内,用超声多普勒仪能听到有节律、单一高调的胎心音,胎心率多在 150~160 次/分钟,可确诊为早期妊娠且为活胎。此外,还可听到脐带血流音。

3.宫颈黏液检查

宫颈黏液量少质稠,涂片干燥后光镜下见到排列成行的椭圆体,不见羊齿植物叶状结晶,则早期妊娠的可能性大。

4.基础体温测定

双相型体温的妇女,高温相持续 18 d 不见下降,早期妊娠的可能性大。高温相持续 3 周以上,早孕的可能性更大。基础体温曲线能反映黄体功能,但不能反映胚胎情况。

三、常见护理诊断/问题

(1)缺乏妊娠期保健知识,与知识来源有关。

(2)营养失调低于机体需要,与早孕反应有关。

(3)焦虑、紧张与担心自己和胎儿的健康,如何做好母亲有关。

四、护理目标

(1)能说出早孕的自我保健知识。

(2)能进食,早孕反应减轻或消失。

(3)对妊娠充满信心,愉快、顺利地度过早孕阶段。

五、护理措施

(一)病情监护

1.恶心呕吐

应少量多餐、进食清淡食物,避免过饱或空腹,避免进食难以消化或不舒服的食物。若恶心呕吐剧烈,影响孕妇及胎儿健康,发生体液失衡及新陈代谢障碍,可能为妊娠剧吐,需到医院就诊,必要时住院治疗。

2.尿频尿急

尿频尿急为早孕正常反应,孕妇有尿意时应及时排空尿液,避免诱发感染。孕妇不必限制液体摄入量。

3.白带增多

保持外阴部清洁,避免分泌物刺激,严禁做阴道冲洗。穿透气性好的全棉内裤,并经常更换。

(二)治疗配合

协助医生指导停经妇女做妊娠试验、做妇科检查、测基础体温、行 B 超检查。对呕吐严重者遵医嘱对症处理及纠正水、电解质紊乱。

(三)心理护理

减轻焦虑、紧张及恐惧的心理,向孕妇及其家属解释妊娠是一个正常的生理过程,应积极面对。

(四)健康指导

1.指导妊娠妇女做到"三早"

即早期发现、早期检查、早期确诊。告诉有生育要求的育龄妇女,在停经 40 d 后,到医疗单位进行早孕检查。确诊早孕后即到有关部门进行登记,建立围生保健卡。

2.避免影响优生的不良因素

孕早期是胚胎组织分化、发育的关键时期,严重的急性感染可直接造成流产、死胎,宫内病毒感染、放射线、药物影响等诸多影响优生的不良因素可致胎儿畸形、流产、死胎等。因此,应注意以下几点。

(1)早孕妇女应尽量不去公共场所,尤其是疾病流行季节,避免感染。

(2)不宜养猫、狗,防止弓形虫及病毒感染。

(3)避免接触有害物如铅、汞、有机磷农药、放射线,禁用有毒化妆品。

(4)禁忌吸烟、吸毒、饮酒,同时要避免被动吸烟。

(5)孕妇用药应慎重,最好不用,必须用药时,应在医生指导下进行,以免导致胎儿畸形。

(6)原则上禁止性生活,以防流产及感染。

第四节　中期及晚期妊娠的护理

一、概述

中、晚期妊娠是胎儿生长和各器官发育成熟的重要时期,主要的妊娠诊断是判断胎儿生长的发育情况、宫内状况和发现胎儿畸形。

二、护理评估

(一)健康史

询问早期妊娠过程及胎动出现时间、胎动情况。了解有无阴道流血、腹痛、头痛、眼花、胸闷、心悸、气短、阴道流液等征象。

(二)身体评估

1.子宫增大

随妊娠进展,子宫逐渐增大。通过手测或尺测子宫底的高度,评估子宫增大情况,初步判断妊娠周数与胎儿大小。

2.胎动

胎儿在子宫内冲击子宫壁的活动称胎动。胎动是胎儿情况良好的表现。孕妇于妊娠16~20周开始自觉胎动,胎动每小时3~5次。腹壁薄且松弛的经产妇,可在腹壁上看到胎动;检查腹部时可扪到胎动;也可用听诊器听到胎动音。妊娠周数越多,胎动越活跃,但妊娠末期胎动逐渐减少。妊娠晚期12 h胎动计数不小于10次。详细了解孕妇胎动出现时间、次数等。

3.胎心音

妊娠18~20周可在孕妇腹壁听到胎儿心音。胎儿心音呈双音,第一音和第二音很接近,似钟表"滴答"声,速度较快,120~160次/分钟。听到胎儿心音即可确诊妊娠且为活胎。听到胎儿心音需与子宫杂音、腹主动脉搏动音、胎动音及脐带杂音相鉴别。子宫杂音为血液流过扩大的子宫血管时出现的吹风样低音响。腹主动脉音为咚咚样强音响,两种杂音均与孕妇脉搏数相一致。胎动音为强弱不一的无节律音响。脐带杂音为脐带血流受阻出现的与胎心率一致的吹风样低音响。

4.胎体

妊娠 20 周以后,腹部检查可触及子宫内的胎体,妊娠 24 周后,触诊时已能区分胎头、胎背、胎臀和胎肢。胎头圆而硬,有浮球感;胎背宽而平坦;胎臀宽而软,形状略不规则;胎儿肢体小且有不规则活动。

妊娠 28 周以前,由于羊水较多、胎体较小,胎儿在子宫内的活动范围大,胎儿的位置和姿势容易改变。妊娠 32 周 以后,由于胎儿生长迅速、羊水相对减少,胎儿与子宫壁贴近,胎儿的位置和姿势相对恒定。但由于胎儿在子宫内的位置不同,有不同的胎产式、胎先露及胎方位。胎儿位置与母体骨盆的关系,对分娩经过影响极大,故在妊娠后期直至临产前,尽早确定胎儿在子宫内的位置非常重要,以便及时将异常胎位纠正为正常胎位。

(1)胎姿势:胎头俯屈,颏部贴近胸壁,脊柱略前弯,四肢屈曲交叉于胸腹前,其体积及体表面积均明显缩小,整个胎体成为头端小、臀端大的椭圆形,以适应妊娠晚期椭圆形宫腔的形状。

(2)胎产式:胎体纵轴与母体纵轴的关系称胎产式。两纵轴平行者称纵产式,占妊娠足月分娩总数的 99.75%。两纵轴垂直者称横产式,仅占妊娠足月分娩总数的 0.25%。两纵轴交叉称斜产式,属暂时现象,在分娩过程中大多数转为纵产式,极少数转为横产式。

(3)胎先露:最先进入骨盆入口的胎儿部分称胎先露。纵产式有头先露和臀先露,横产式为肩先露。头先露可因胎头伸屈程度不同分为枕先露、前囟先露、额先露、面先露。臀先露可因入盆先露不同分为混合臀先露、单臀先露及足先露,偶可见头先露或臀先露与胎手或胎足同时入盆,称复合先露。

(4)胎方位:胎儿先露部的指示点与母体骨盆的关系称胎方位,简称胎位。枕先露以枕骨、面先露以颏骨、臀先露以骶骨、肩先露以肩胛骨为指示点。根据指示点与母体骨盆前、后、左、右、横的关系而有不同的胎位。如枕前位时,胎头枕骨位于母体骨盆的左前方,为枕左前位。在各种胎方位中,枕前位(枕左前、枕右前)为正常胎方位,其余均为异常胎方位。

(三)心理-社会支持状况

胎动出现后,孕妇真实感受到胎儿的存在,开始怜爱胎儿,希望能得到家庭及社会支持。因缺乏妊娠期保健知识或因接近预产期,孕妇担心不能顺产而感到焦虑或恐惧。

(四)辅助检查

1.超声检查

(1)B超检查:可显示胎儿数目、胎儿发育情况、胎位、胎心搏动、羊水量、胎盘位置,可测定胎头双顶径、股骨长度、腹围等判断胎儿发育情况,并可观察胎儿有无畸形。

(2)超声多普勒仪检查:可探测胎心音、胎动音、脐带血流音及胎盘血流音。

2.胎儿心电图检查:

目前国内常用间接法检测胎儿心电图,常于妊娠 12 周以后显示较规律的图形,妊娠 20 周后的成功率更高。

三、常见护理诊断/问题

(1)缺乏妊娠中、晚期保健知识。

(2)焦虑、恐惧与妊娠、惧怕分娩有关。

(3)便秘与妊娠引起肠蠕动减弱有关。

(4)体液过多、水肿与妊娠子宫压迫下腔静脉或水钠潴留有关。

(5)睡眠形态紊乱与胎动频繁、子宫增大有关。

四、护理目标

(1)孕妇及其家属可说出妊娠中、晚期保健知识。

(2)情绪稳定,对分娩充满信心。

(3)大便通畅。

(4)体液过多减轻或消失。

(5)孕妇能安静入睡。

五、护理措施

(一)病情监护

1.便秘

嘱孕妇养成每日定时排便的习惯,多吃蔬菜水果,增加每日饮水量,注意适当运动。但未经医生允许不可随便使用泻药。

2.水肿

嘱孕妇多向左侧卧位,下肢稍抬高,避免长时间站立。适当限制盐摄入量。如有下肢明显凹陷性水肿或经休息后水肿不消退者,应及时诊治,警惕妊娠期高血压病的发生。

3.失眠

睡前喝热牛奶,用温水洗脚、梳子梳头。平时坚持户外活动,如散步。

4.贫血

补充铁剂,应在餐后 20 min 服用,以减轻对胃肠道的刺激。告知孕妇服用铁剂后大便可能会变黑,有可能导致便秘或轻度腹泻。

5.下肢痉挛

多因缺钙所致,指导孕妇增加钙的摄入。如发生下肢肌肉痉挛,可局部按摩或热敷,必要时遵医嘱口服钙剂。

6.腰背痛

孕中、晚期应保持上身直立靠背,不要长时间弯腰,应经常按摩、轻揉腰背部。

7.下肢、外阴静脉曲张及痔疮

避免长时间站立、下蹲,穿弹力裤或袜,睡觉时多向左侧卧位,下肢稍抬高。

8.仰卧位低血压综合征

采取左侧卧位。

9.尿频,尿急

嘱孕妇有尿意时及时排空尿液。

(二)一般护理

1.活动与休息

适当活动,但避免过度劳累。妊娠 28 周后应适当减少活动或减轻工作量,避免夜班、重体力劳动、长期站立或过于紧张的工作。保障睡眠时间及质量,最佳睡姿为左侧卧位。

2.饮食与营养

注意加强营养,饮食应多样化,摄入优质蛋白质、钙、铁、各种维生素和微量元素,确保胎儿生长发育的需要。避免刺激性食物,不饮酒,不饮含有咖啡的饮料。

(三)心理护理

告诉孕妇妊娠中、晚期可能出现的情况,如子宫逐渐增大、体型随之改变,属生理现象,产后可逐渐恢复。帮助孕妇消除因体型改变、身体不适而产生的不良情绪。鼓励孕妇说出内心的忧虑,针对其需要解决问题。告诉孕妇一些分娩的先兆症状及分娩知识,使孕妇树立信心,解除焦虑、恐惧心理,愉快地度过妊娠期。

(四)健康教育

1.异常症状的判断

告知孕妇如出现下列异常表现应立即到医院就诊,如阴道出血、腹痛、头痛、眼花、胸闷、气急、心悸、胎动计数突然减少、阴道突然流液和流血等。

2.衣着

宜宽松、柔软、舒适、保暖,乳房和腰、腹部不可束紧,以免影响乳房发育、母体血循环及胎儿活动导致胎位异常。宜穿轻便舒适的平跟鞋,避免穿高跟鞋,以免引起身体失去平衡及腰背痛。

3.乳房准备

孕 24 周开始,每日用手轻轻揉捏乳头数分钟,每日用温开水擦洗乳头(不宜用肥皂)直至分娩,以免产后哺乳时发生皲裂。如乳头过于平坦或内陷,应用手指向外牵拉矫正,10~20 次/d。

妊娠 28 周后应每天进行数次乳房按摩,有利于产后哺乳。孕妇宜穿戴合适的胸罩,既可防止乳房下垂,又有利于乳房血循环。向孕妇及其家属宣传母乳喂养的重要性。

4.性生活指导

妊娠 32 周后原则上禁止性生活,以防胎膜早破、早产及感染。

5.孕期自我监护

胎心音计数和胎动计数是孕妇自我监护胎儿宫内情况的一种重要手段。

(1)听胎心音:教会孕妇及家庭成员于妊娠 20 周后,用木制听筒或听诊器在孕妇腹壁听胎心音并做记录,可了解胎儿宫内情况,和谐孕妇和家庭成员之间的亲情关系。听前孕妇先排尿,仰卧,每次听诊 1 min。正常胎心每分钟 120~160 次。每次计数均做好记录。若每分钟少于 120 次或多于 160 次,或不规则,表示胎儿宫内缺氧,应及时就诊。

(2)数胎动:指导孕妇从妊娠 28 周开始至临产,每日早、中、晚各数 1 h 胎动,3 次相加总和乘 4 即为 12 h 胎动数。正常胎动 3~5 次/h,或胎动>10 次/12 h。若胎动≥30 次/12 h,说明胎儿状况良好。凡胎动<10 次/12 h,提示子宫胎盘功能不足,表示胎儿有缺氧,应及时就诊。

6.胎教

胎教是有计划、有目的地为胎儿的生长发育实施最佳的保健措施。现代研究发现,胎儿具有感知觉、记忆力等精神、神经活动能力,如胎儿的眼睛能随送入的光亮而活动,触及其手、足可产生收缩反应;孕 24 周后胎儿有听觉,外界音响可传入胎儿听觉器官,并能引起心率的改变,另外现代研究还发现母亲和胎儿之间依赖一定的神经内分泌通路进行情感交流。因此,通过胎教,给胎儿提供优良的刺激,可促进胎儿发育,有利于出生后的健康成长。主要有以下两种胎教方法。

(1)音响胎教:包括语言胎教和音乐胎教。①语言胎教:妊娠24周后孕妇或其丈夫可定时贴近孕妇腹部,大声对着胎儿讲话,或给胎儿取个乳名,经常叫喊,让胎儿常听父母的语言,促进胎儿大脑对语言的适应性,使其将来聪明而又情绪稳定。②音乐胎教:妊娠24周后对胎儿进行轻松、愉快的音乐训练,有利于智力的发展和性格的活泼。

(2)运动胎教:包括触摸和动觉刺激。①触摸:妊娠16周后即自觉胎动后,对胎儿进行抚摸训练。训练时孕妇全身放松,然后用手指在腹部常有胎动的地方,轻轻按下、抬起、按下、抬起,每天轻按数次,可促进胎儿脑的发育和机体的灵敏。②动觉刺激:一是妊娠24周后,每天轻轻推动胎儿的头和背,同时播放轻快的音乐;二是做孕妇操,带动胎儿运动,锻炼胎儿肢体肌肉力量,有利于胎儿身体的发育。

7.产前准备

指导缺乏抚养孩子知识和技能、缺乏社会支持系统的准父母,准备好新生儿及产妇用物。新生儿皮肤柔嫩,易受损伤而引起感染,因此新生儿衣物宜宽大,便于穿脱,衣缝应在外面(不摩擦新生儿皮肤)。

衣服、尿布宜选用质地柔软、吸水性、透气性好的纯棉织品。备睡袋、毛巾被、小毛巾、婴儿浴液、爽身粉、面盆、澡盆等。产妇应备卫生巾、卫生纸、合适的衣服、毛巾,必要时准备好吸奶器等。还可采用上课、看录像等形式宣传母乳喂养的好处。示教如何给新生儿洗澡、换尿布及如何进行新生儿抚触等。

8.分娩先兆的判断

在分娩发生前,往往出现一些预示孕妇不久将要临产的症状,称为先兆临产。

(1)胎儿下降感:临产前两周,由于胎先露进入骨盆入口,使子宫底下降,初产妇多感觉上腹轻松,进食增多,呼吸较轻快。

(2)假临产:分娩发动之前,孕妇常出现不规律宫缩,其特点是宫缩持续时间短(常少于30 s)且不恒定,强度也不逐渐增加;间歇时间长且不规律。宫缩时仅下腹部轻微胀痛,常于夜间出现,而清晨消失。宫颈管不消失,宫口无明显扩张。给予镇静剂能抑制此不规律宫缩。

(3)见红:又称血性分泌物,是指在分娩开始前24～48 h,由于子宫颈内口附近的胎膜与该处的子宫壁分离,毛细血管破裂而经阴道排出少量血液,又因宫颈管开始扩张,子宫颈管内原有的黏液栓与少量血液相混而排出,这是分娩即将开始的一个比较可靠的征象。

指导临近预产期的孕妇识别分娩先兆,如出现阴道血性分泌物或阵发性腹痛即规律宫缩(间歇5～6 min,持续30 s左右),应尽快到医院就诊。

如阴道突然大量液体流出,则为破膜,孕妇应立即平卧,由家属送往医院,以防脐带脱垂而危及胎儿生命。

第五节 子宫颈炎的护理

一、概述

子宫颈炎症是妇科常见的疾病之一。临床多见的子宫颈炎是急性子宫颈管黏膜炎,若未经及时诊治或病原体持续存在,则可导致慢性子宫颈炎。

二、护理评估

(一)急性子宫颈炎

1.健康史

询问患者年龄、月经史、孕产史及避孕措施,了解有无阴道分娩、妇科手术造成的宫颈损伤等。

2.身体状况

评估患者阴道分泌物颜色、性状特点,有无外阴瘙痒及灼热感,有无经间期出血、性交后出血、尿频、尿急、尿痛等症状。

3.心理-社会状况

患有宫颈炎后,患者精神负担较重,表现为焦虑、精神抑郁、失眠等,特别是一些患者因接触性出血,担心是宫颈癌而感恐惧。部分患者因缺乏知识,不予重视。

4.辅助检查

出现如下两个特征性体征之一,显微镜检查宫颈或阴道分泌物白细胞增多,可做出急性宫颈炎的初步诊断,并需进一步做衣原体和淋病奈瑟菌的检测。

5.处理原则及主要措施

(1)处理原则:以抗生素药物治疗为主。

(2)主要措施。

1)经验性抗生素治疗:对有以下性传播疾病高危因素的患者,在未获得病原体检测结果前,采用针对衣原体的经验性抗生素治疗,方案为阿奇霉素 1 g 单次顿服;或多西环素100 mg,每日 2 次,连服 7 d。

2)针对病原体的抗生素治疗:对于单纯急性淋病奈瑟菌性子宫颈炎的患者,主张大剂量、单次给药,常用药物有头孢菌素,如头孢曲松钠 250 mg,单次肌内注射;另可选择氨基糖苷类抗生素中的大观霉素 4 g,单次肌内注射。对于沙眼衣原体感染所致宫颈炎,治疗药物主要有四环素类,如多西环素 100 mg,每日 2 次,连服 7 d;红霉素类,主要有阿奇霉素 1 g,单次顿服;喹诺酮类,主要有氧氟沙星 300 mg,每日 2 次,连服 7 d 等。若合并细菌性阴道病,则同时需治疗细菌性阴道病。

3)性伴侣处理:若患者为沙眼衣原体及淋病奈瑟菌感染,应对其性伴侣进行检查及治疗。

(二)慢性子宫颈炎

1.健康史

询问患者年龄、月经史、孕产史和避孕措施,了解患者有无阴道分娩、妇科手术造成的宫颈损伤。注意了解有无急性宫颈炎的病史、发病时间、病程以及治疗情况等。

2.身体评估

评估患者白带的量、色、性状，评估患者有无伴随症状及严重程度。

3.心理-社会状况

慢性炎症病程较长且容易复发，常给患者带来心理压力，表现为焦虑、失眠、精神抑郁、恐惧等。部分患者因缺乏知识，不予重视。

4.辅助检查

为与早期宫颈癌相鉴别，需常规做宫颈刮片，必要时做活组织检查以明确诊断。

5.处理原则及主要措施

(1)处理原则：以局部治疗为主，方法有物理治疗、药物治疗、手术治疗，以物理治疗最常用。在进行治疗前需常规做宫颈刮片甚至活组织检查，排除子宫颈上皮内瘤变和早期宫颈癌。

(2)主要措施。

1)物理疗法护理：常用的方法有冷冻、激光、微波、红外线凝结等。

2)药物治疗护理：可给予保妇康栓治疗或用其作为物理治疗前后的辅助治疗。

3)手术疗法护理：有子宫颈息肉者，可行息肉摘除术，术后协助医生常规送病理学检查。对年龄大、久治不愈而症状明显的慢性子宫颈炎，或疑有癌前病变者，可考虑做子宫颈锥形切除术或子宫全切除术，根据手术方式提前做好手术准备。

三、常见护理诊断/问题

1.组织完整性受损

组织完整性受损与阴道分泌物刺激有关。

2.焦虑

焦虑与知识缺乏、病程长、害怕宫颈癌有关。

3.舒适的改变

舒适的改变与异常白带增多有关。

四、护理目标

(1)宫颈炎治愈。

(2)产妇心理状态良好，能积极配合医护活动。

(3)产妇舒适感增加，焦虑减轻，能主动配合治疗。

五、护理措施

(一)病情观察

注意观察患者阴道分泌物的色、量、气味及性质的变化，发现有异常出血或感染时，应立即报告医生并协助处理。

(二)治疗配合

1.急性子宫颈炎

按医嘱给予患者使用抗生素，性伴侣要求同时治疗，避免交叉感染。

2.慢性子宫颈炎

(1)物理疗法注意事项：治疗前，常规行子宫颈癌筛查；有急性生殖道炎症者为禁忌；治疗时间在月经干净后 3～7 d 内进行；物理治疗后有阴道分泌物增多，甚至有大量水样排液，术后

1～2周脱痂时有少许出血；在创面尚未完全愈合期间(4～8周)禁盆浴、性交和阴道冲洗；物理治疗有引起术后出血、子宫颈狭窄、不孕、感染的可能，治疗后应定期复查；观察创面愈合情况直到治愈，注意有无子宫颈管狭窄。

(2)手术疗法护理：按医嘱做好手术前的准备和手术后的护理。

(三)一般护理

嘱患者注意个人卫生，每天勤换内裤，保持外阴清洁。

(四)心理的护理

应给予患者关心和耐心解说，告知疾病的过程及防治措施，消除思想顾虑，减轻心理负担，树立治疗信心。对不重视本病的患者应进行相关知识的宣传，做好妇科疾病的普查普治。

(五)健康教育

(1)加强卫生宣教，避免不洁性生活，指导妇女注意个人卫生，尤其是经期、孕产期及产褥期卫生。做好计划生育宣传，指导育龄妇女选择合适的避孕措施，避免手术造成宫颈损伤。

(2)提高育龄妇女对防治宫颈炎重要性的认识，指导妇女定期做妇科普查，发现宫颈炎症应及时治疗。

六、护理评价

(1)患者宫颈炎症治愈。

(2)患者情绪稳定，积极配合治疗护理。

第六节　盆腔炎的护理

一、概述

女性内生殖器官及其周围组织、盆腔腹膜发生炎症时称盆腔炎，按其发病过程可分为急性盆腔炎和慢性盆腔炎。

二、护理评估

(一)健康史

询问患者疾病的发生、发展过程、治疗经过及治疗效果。了解患者有无急性盆腔炎病史及其他疾病史。询问月经史、生育史，尤其注意有无人工流产史、宫腔操作史、分娩时间、经过及处理。

(二)身体状况

评估全身症状，有无低热、乏力、头昏、失眠、精神不振等神经衰弱症状。评估患者是否有下腹部、腰部疼痛，疼痛性质，以及与月经和性生活的关系等，了解月经是否正常。

(三)心理-社会状况

患者因病程长，治疗效果差而出现烦躁、焦虑、失眠等，严重者影响生活和工作。影响生育功能者可导致夫妻关系紧张,患者往往感恐惧、无助。

(四)辅助检查

(1)血、尿常规检查:了解患者一般情况。

(2)宫颈分泌物、盆腔穿刺抽出液做细菌培养及药敏试验。

(3)B超检查:了解盆腔情况,确定有无囊肿、包块、积液及部位、大小等。

(五)处理原则及主要措施

1.处理原则

可采用综合性方案控制炎症,包括中药治疗、物理治疗、药物治疗、手术治疗,同时注意增强局部和全身的抵抗力。

2.主要措施

(1)药物治疗。

1)中药治疗:应用清热利湿、活血化瘀、行经止痛的中药,也可用中药外敷腹部或保留灌肠。

2)应用抗生素,同时加用 α-糜蛋白酶或透明质酸酶,利于粘连和炎症吸收,提高疗效。亦可加用激素如地塞米松配合治疗以减轻和溶解炎性粘连。注意使用地塞米松停药时应逐渐减量。

(2)物理治疗:可改善局部血液循环,利于炎症吸收和消散。常用的方法有短波、超短波、蜡疗、离子透入等。或用食盐炒热置袋中,热敷下腹亦可。

(3)手术治疗:输卵管积水或输卵管囊肿可行手术治疗。

三、常见护理诊断/问题

1.焦虑

焦虑与反复发作、病程漫长、治疗效果不佳有关。

2.疼痛

疼痛与慢性炎症刺激引起下腹隐痛、坠胀痛有关。

3.睡眠形态紊乱

睡眠形态紊乱与疼痛、心理障碍、环境改变有关。

四、护理目标

(1)患者接受慢性疾病的过程,焦虑减轻,心情恢复平静。

(2)患者疼痛症状缓解或消失。

(3)能保持足够的睡眠。

五、护理措施

(一)监护病情

1.生命体征

严密观察体温、呼吸、脉搏、血压等,并认真记录。

2.症状观察

观察患者下腹疼痛程度等。

（二）治疗配合

按医嘱给药，并做好手术前的准备和手术后的护理。

（三）一般护理

1.睡眠状态

睡前按摩或热水泡脚，改善患者睡眠状态，提供良好的休息环境，关闭所有照明设施，保持室内安静，消除干扰，让患者安静入睡。

2.卧床休息

腹痛、腰痛时注意卧床休息，防止受凉，必要时按照医嘱给予镇静止痛药，缓解病痛。

3.加强护理

对急性发作者应加强护理，如高热者采用物理降温，嘱患者取半卧位，出汗多应及时更衣、更换床单位，保持清洁舒适。

（四）心理护理

关心患者的疾苦，耐心倾听患者的诉说，解除患者思想顾虑，增强患者战胜疾病的信心。

（五）健康教育

（1）保持良好的个人卫生习惯，节制性生活，防止反复感染，加重病情。

（2）指导患者注意劳逸结合，安排好日常生活，注意休息，避免过度劳累，增加营养，保持愉快的心情。建议身体不适时随时就医。

（3）鼓励患者参加适合个人的体育锻炼，如跳绳、散步、打太极拳及各种球类等，增强体质和免疫力。

六、护理评价

（1）患者积极参与治疗护理，减少复发。

（2）患者舒适感增加，情绪稳定。

（3）患者睡眠质量高，精神饱满。

第七节　阴道助产术的护理

阴道助产术是第二产程协助胎儿娩出的重要手段，对缩短第二产程、降低母儿风险、提高产科质量有着积极作用。主要有胎头吸引术、产钳术等。

一、胎头吸引术

胎头吸引术是利用真空负压吸引原理，用胎头吸引器吸住胎头，在子宫收缩配合下，按分娩机制牵引协助胎儿娩出的一种助产术。常用胎头吸引器有以下类型：①锥形吸引器；②牛角形吸引器；③金属扁圆形吸引器。

（一）适应证

（1）子宫收缩乏力、第二产程延长。

（2）缩短第二产程,如妊娠合并心脏病、妊娠期高血压病、胎儿窘迫或有剖宫产史等。

（3）持续性枕后位分娩进展过于缓慢。

（二）条件

（1）宫口开全。

（2）胎头双顶径于坐骨棘以下,先露已达阴道口。

（3）无头盆不称。

（4）顶先露、活胎、胎膜已破。

（三）用物准备

会阴切开包 1 个、胎头吸引器 1 个、50 mL 或 100 mL 注射器 1 个、止血钳 2 把、橡皮连接管 1 根(需高压灭菌)、治疗巾 2 块、纱布 4 块。新生儿吸引器、吸氧面罩、氧气、抢救药品等。

（四）操作步骤

（1）取膀胱截石位;消毒外阴、导尿;阴道检查确定胎方位、胎先露高低、宫口大小、头盆情况等是否具备手术条件;会阴后一侧切开。

（2）放置胎头吸引器。左手示指、中指下压阴道后壁,右手持胎头吸引器将其下缘沿阴道后壁放入,然后在食指、中指指引下紧贴胎头依次缓慢送入阴道右侧壁、前壁、左侧壁,胎头吸引器全部滑入阴道内。以右手示指沿胎头吸引器检查有无夹住阴道软组织、宫颈或脐带等。调整胎头吸引器横柄与矢状缝方向一致,作为旋转胎头的标记。

（3）抽吸负压。用 50 mL 或 100 mL 注射器,分数次从橡皮管抽出空气 150～200 mL,将橡皮管夹紧,等待 2～3 min,使胎头吸引器牢固吸附于胎头上。或开动电动吸引器形成负压 375～400 mmHg。

（4）牵引。子宫收缩时,嘱产妇向下屏气,手持牵引柄顺产轴方向,按分娩机制缓缓牵引。开始稍向下牵引,保持胎头俯屈,随胎头的下降、会阴部有些膨隆时转为平牵,当胎头枕部露于耻骨弓下、会阴部明显膨隆时,渐渐向上提牵,协助胎头仰伸。胎头娩出后,立即松开止血钳,消除负压,取下胎头吸引器,相继娩出胎体。牵引时,注意力度、方向,避免漏气、滑脱,争取一次成功,同时注意保护会阴。

（五）护理要点

（1）手术前向产妇讲解手术的必要性、方法,取得产妇知情配合。

（2）密切观察产程,勤听胎心音,手术中多安慰与鼓励,指导产妇屏气用力。

（3）牵引时,若听到"嘶嘶"声,说明漏气,可能与放置或牵引方向不妥有关,可稍旋转胎头吸引器,或重新抽出一些空气后再牵。牵引滑脱 2 次,应改用其他助产方法。牵引时间不超过 20 min。

（4）术后检查软产道,密切观察宫缩,防止产后出血。

（5）新生儿护理。密切观察新生儿大小、位置,有无头皮损伤或头皮血肿;注意新生儿面色、反应、肌张力,警惕发生头颅血肿,按医嘱给予维生素 K_1,防止出血;注意保暖,静卧 24 h,避免搬动,出生后 3 d 内勿洗头。

二、产钳术

产钳术是使用产钳牵拉胎头协助胎儿娩出的手术。根据胎头在盆腔内位置的高低,分为高位产钳术、中位产钳术、低位产钳术、出口产钳术四种。中位产钳术、高位产钳术因产钳位置高,难度大,危险性大,已基本不采用。当胎头双顶径达坐骨棘水平以下或胎头骨质部达盆底,矢状缝在出口前后径上时,可采用低位产钳术。出口产钳术是指胎头露于阴道口施行的产钳术。产钳由左、右两叶组成,每叶分为钳叶、钳胫、钳锁、钳柄4部分。

(一)适应证

(1)同胎头吸引术。

(2)胎头吸引术失败。

(3)臀位分娩后胎头娩出困难。

(4)剖宫产胎头娩出困难。

(二)条件

同胎头吸引术。

(三)用物准备

会阴切开包1个,产钳1把,宫颈钳4把,阴道拉钩1对。

(五)护理要点

(1)手术前向产妇讲解手术的必要性、方法,取得产妇知情配合;手术中安慰与鼓励产妇,密切观察子宫收缩与胎心等情况,指导产妇屏气用力。

(2)随子宫收缩进行牵引时应缓慢、均匀,方向、力度应准确适当,一般需15~20 min。情况较急者,应尽快娩出胎儿,但不可粗暴操作。遇有困难,应详细检查,酌情重新考虑分娩方式,切忌强行牵引。必要时可改行剖宫产术。

(3)为了防止牵引时因用力过度而造成创伤,手术者应坐着牵引,双臂稍弯曲,双肘紧贴胸部,缓慢用力。切不可伸直双臂、用足蹬踩产床猛力进行牵引,以防失去控制,重创母婴。

(4)牵引时勿紧扣产钳两钳柄,可在两钳柄间夹入小块纱布,以减少对胎头的压迫。

(5)手术后注意观察子宫收缩及流血情况,检查宫颈及阴道,如有撕裂,立即缝合。

(6)新生儿护理同胎头吸引术。

第八节　剖宫产术的护理

一、适应证

(1)产力异常:子宫收缩乏力、先兆子宫破裂、滞产经处理无效。

(2)产道异常:骨盆狭窄、软产道异常(畸形、宫颈坚韧、瘢痕等)。

(3)胎儿异常:胎儿窘迫、脐带脱垂、巨大胎儿、多胎妊娠、胎位异常等。

(4)妊娠合并症及并发症:妊娠合并心脏病、妊娠期高血压病、前置胎盘、胎盘早剥等。

(5)其他:高龄初产妇、珍贵儿、引产失败、瘢痕子宫、生殖道修补术后等。

二、用物准备

直径25 cm不锈钢盆1个,弯盘1个,卵圆钳6把,1号刀柄和7号刀柄各1把,解剖镊2

把,小无齿镊 2 把,大无齿镊 2 把,18 cm 弯形止血钳 6 把,10 cm、12 cm、14 cm 直止血钳各 4 把,鼠齿钳(艾力斯钳)10 把,巾钳 4 把,持针器 3 把,吸引器头 1 个,阑尾拉钩 2 个,腹腔双头拉钩 2 个,压肠板 1 个,刀片 3 个,组织剪 2 把,1 号丝线和 4 号丝线及 7 号丝线各 1 束,可吸收缝线 2 根。双层剖腹单 1 块,治疗巾 10 块,中单 6 块,纱布垫 6 块,纱布 20 块,手术衣 6 件,消毒手套 10 副。

三、手术方式

1.子宫下段剖宫产术

在妊娠晚期或临产后,于子宫下段切开子宫膀胱反折腹膜,下推膀胱,暴露子宫下段,在子宫下段前壁正中做横小切口,并钝性撕开 10～12 cm,取出胎儿、胎盘。此术式切口愈合好,与盆腔粘连的概率小,再次妊娠发生子宫破裂的机会少,目前临床上广泛使用。

2.子宫体剖宫产术

在子宫体正中做纵行切开。手术方法较易掌握,可用于妊娠期的任何时间。但手术中出血多,手术后切口愈合差且易与周围脏器粘连,再次妊娠、分娩时发生子宫破裂的可能性较大。此手术仅用于急于娩出胎儿或不能在子宫下段进行手术者。

3.腹膜外剖宫产术

腹膜外剖宫产术是切开腹壁,经腹膜外分离膀胱子宫反折腹膜,推开膀胱,暴露子宫下段后切开子宫取出胎儿的手术,多用于子宫腔有严重感染者。

手术较复杂,有损伤膀胱的可能,若为巨大胎儿,则娩出胎头有困难。此术式具有手术后肠蠕动恢复快、腹痛轻的特点。

四、护理要点

(一)手术前准备

(1)知识宣教:向患者及家属讲解剖宫产术的必要性、手术过程及术后的注意事项,消除其紧张情绪及恐惧心理,以取得患者和家属的配合。

(2)手术前禁食 12 h、禁水 6 h,紧急手术立即禁水、禁食。

(3)备皮。同一般腹部手术。

(4)药物过敏试验。遵医嘱做好青霉素、普鲁卡因等药物过敏试验。手术前禁用呼吸抑制剂,以防新生儿窒息。

(5)留置导尿管,排空膀胱。

(6)核实交叉配血情况,做好输血准备。

(7)做好新生儿保暖和抢救准备,如气管插管、氧气及急救药品。

(8)观察产妇的生命体征,监测胎心,并做好记录。

(9)术前 30min 遵医嘱注射阿托品。

(二)手术中配合

1.巡回护士

协助产妇取仰卧位,必要时稍倾斜手术台,可防止或纠正产妇血压下降和胎儿窘迫情况;开放静脉通道,观察产妇生命体征,听胎心音,必要时按医嘱输血、给缩宫剂。如因胎头下降太深,取胎头困难,助手可在手术台下戴消毒手套,自阴道向上推胎头,以利胎儿娩出;备好术中所需物品,协助助产士处理及抢救新生儿。

2.器械护士

应熟悉手术步骤,及时递送器械、敷料,随时清点物品,确保无误。

3.助产士

携带新生儿用品、抢救器械及药品等到手术室候产,胎儿娩出后协助医生处理和抢救新生儿。

(三)手术后护理

(1)病房值班护士与麻醉师及手术室护士床边交接班,了解术中情况,测量生命体征,检查输液管、导尿管、腹部切口、阴道流血等情况,做好记录。

(2)手术后 24 h 产妇取半卧位,利于恶露排出。

(3)鼓励产妇术后做深呼吸、勤翻身、尽早下床活动,以防肺部感染及脏器粘连。

(4)减轻切口疼痛,指导产妇深呼吸、分散注意力等,必要时给止痛药物。

(5)观察产妇体温、切口、恶露,注意子宫收缩及阴道流血情况,如有异常,及时通知医生。

(6)酌情补液 2~3 d,有感染者按医嘱加用抗生素。

(7)术后留置导尿管 24 h,观察尿液颜色及尿量。拔出导尿管后注意产妇排尿情况。

(8)健康指导。保持外阴部清洁;注意乳房护理,按需哺乳;指导给予高热量、高蛋白、高维生素、高纤维素、多汤饮食;坚持做产后保健操,以帮助身体的恢复;产后 6 周内禁止性生活,产后 6 周到门诊复查,手术后避孕 2 年。

第十七章　妇产科超声

第一节　宫颈炎的超声诊断

子宫颈是阻止病原体进入内生殖器的一个重要防线。但本身却受各种疾病因素的侵袭而发生炎症。宫颈炎可分为急性和慢性两种,以慢性宫颈炎为常见。在育龄妇女中,已婚经产妇大部分有慢性宫颈炎。其病理类型分为:宫颈糜烂(cervical erosion)、宫颈肥大(cervical hypertrophy)、宫颈息肉(cervical polyp)、宫颈腺囊肿(Naboth cyst)和宫颈黏膜炎(endocervicitis)。

主要临床表现为白带增多;伴有息肉形成时,易有血性白带或性交后出血。不同类型的宫颈炎其超声图像表现各不相同,但常多个表现同时存在。宫颈糜烂不引起宫颈形态学的改变,所以超声检查对其无意义。

一、宫颈肥大

(一)病理特征

宫颈肥大是由于慢性炎症长期刺激,子宫颈组织反复充血、水肿、炎性细胞浸润及结缔组织增生所致。

(二)超声表现

宫颈肥大时,其宫颈横径、前后径及长度有不同程度的增大。宫体大小正常。宫颈外形规则,各层结构尚清晰。宫颈肌层回声可稍增强或增强,分布欠均匀,宫颈管线清晰。彩色多普勒超声表现宫颈内血流信号不丰富,仅在急性发作时血流信号增多。

二、宫颈囊肿

(一)病理特征

宫颈腺囊肿又称纳氏囊肿(Naboth囊肿),慢性炎症致腺上皮鳞化和上皮下间质的纤维化导致宫颈管内膜腺体颈部狭窄或阻塞,分泌物滞留,腺体单纯性扩张而形成。肉眼观察宫颈表面突出多个小囊泡,较深部的囊肿可不表现出来。一般无特殊症状。

(二)超声表现

宫颈前后唇以及内外口之间肌层及黏膜层内均可发生宫颈囊肿。其超声表现为圆形或椭圆形的无回声区,伴侧方声影,后方回声增强,合并感染时囊肿内可呈低回声,其大小可由数毫米至数厘米不等,可单发或多发。

三、宫颈息肉

(一)病理特征

宫颈息肉绝大部分来自颈管内膜,故又称宫颈内膜息肉。大多数宫颈息肉属于炎性刺激引起。在慢性宫颈炎时,宫颈内膜表面上皮、腺体和间质增生,使颈管的皱襞肥大而突出,渐渐向外生长并垂悬而成为息肉。宫颈息肉多数为单发性,呈扁圆形或长圆形,淡红色或红色,表面光滑,有时略呈分叶状,常有一蒂与颈管内膜相连,偶尔基底广阔。一般大小数毫米,也可大如蚕豆样。

(二)超声表现

小型息肉超声不易发现。较大息肉可表现为宫颈管黏膜层或宫颈外口处呈扁圆形或条状实质性的突起,回声可为均匀的低回声、中等回声或强回声,宫颈管线仍可清晰显示。彩色多普勒血流显像可见星点状血流,或见血流伸入息肉内。宫颈息肉常可合并宫颈囊肿。

第二节 宫颈肌瘤的超声诊断

一、病理特征

子宫颈平滑肌瘤是宫颈良性肿瘤中发病率相对较高的一种疾病。根据肿瘤组织来源可分为原发性宫颈平滑肌瘤和继发性宫颈平滑肌瘤。

前者是来自于子宫颈间质内肌组织或血管肌组织。因为在宫颈间质内仅含极少量平滑肌,故原发性宫颈平滑肌瘤的发生率较低。常见的是继发性宫颈肌瘤,是子宫体肌瘤位于子宫颈部位。

二、临床表现

宫颈肌瘤的发生率仅为宫体肌瘤的 1/12。由于宫颈肌瘤缺少自觉症状,往往发现时肿瘤常已长至较大。宫颈肌瘤按生长部位可分为 4 种类型:即前壁、后壁、侧壁和悬垂型。最常见的部位是后壁,其次是前壁和侧壁。悬垂型是指肌瘤生长在宫颈管内,渐突入阴道内,形成黏膜下宫颈肌瘤。多数宫颈肌瘤无症状,若为悬垂型宫颈肌瘤,或肌瘤较大压迫周围脏器可出现相应症状。

三、超声表现

(一)子宫颈肌壁间肌瘤

子宫体形态正常,回声均匀。宫颈前后径、长径或横径增大,宫颈肌壁间可见实质性团块,呈低回声或高回声,形态规则,边界清晰,多呈类圆形,可向外突起。肌瘤变性时其内部回声可呈现多样化改变。彩色多普勒血流显像(CDFI)示包块周边呈环状、半环状血流信号或不显示血流信号,包块内部可呈条状或星点状血流信号。

(二)子宫颈黏膜下肌瘤

子宫体形态正常,内膜线清晰。宫颈管内可见实质性团块,可呈低回声或高回声,形态规则,边界清晰,多呈类圆形,子宫内口未开,宫颈管与宫腔不相通。CDFI 示其内血流丰富,血流呈环状或线状,经阴道超声检查血流更明显。

四、鉴别诊断

（一）子宫体部肌瘤

巨大的子宫颈部肌瘤，占据盆腔，将子宫体推向上方，此时经阴道超声检查往往会误诊为宫体肌瘤，经腹部较大范围的超声检查可以清楚地显示被推向上方的宫体，加以鉴别。

（二）卵巢肿瘤

子宫颈部肌瘤向侧壁生长或向子宫外凸起的浆膜下肌瘤，在子宫颈部侧壁探及一实质性肿瘤，当肌瘤较大将卵巢遮挡或卵巢显示不清时，常易误诊为卵巢肿瘤。尤其当肌瘤存在囊性变时，与卵巢肿瘤常难以鉴别。仔细寻找肿块的血流来源可加以鉴别。

（三）宫颈部积血

积血有时存在宫颈口，超声可见略强的回声区，形态规则，边界清晰，但内部回声欠均匀，尤其是 CDFI 显示其内无明显血流信号。

（四）子宫颈癌

宫颈癌的声像图表现为宫颈增大，回声不均，可见形态不规则的低回声区，边界不清，宫颈管结构模糊，内部血流丰富。有接触性出血的病史。与肌瘤边界清晰、包膜血流不同。

第三节　阴道肿瘤的超声诊断

阴道肿瘤的超声诊断可经腹、经会阴、经阴道多途径扫查，二维图像并结合彩色多普勒。对于阴道良性肿瘤，超声可区分囊、实性肿瘤，符合率 100％，对实质性肿瘤定性符合率 85.7％。

阴道良性肿瘤报道较多的有阴道平滑肌瘤，是阴道间叶细胞肿瘤，因与尿道、膀胱关系密切，往往先有泌尿系统症状；加之常见变性，如梗死、坏死、玻璃样变、黏液样变、钙化等，要注意与尿道来源肿物鉴别。

阴道恶性肿瘤最常见的是阴道葡萄胎状肉瘤。

婴幼儿阴道出血，常伴有息肉状病变突出于阴道。幼女出现不规则阴道出血，除子宫出血外（如真性、假性性早熟）首先考虑阴道恶性肿瘤。

葡萄胎状肉瘤亦名胚胎横纹肌肉瘤，是一种很少见的肉瘤，85％发生于 5 岁以内的幼女，少数发生在青春期。有人认为是恶性中胚叶混合瘤的一种类型，恶性程度极高。肿瘤组织来源于阴道黏膜下结缔组织内原始间叶细胞，但也可由子宫颈葡萄状肉瘤蔓延而来，又因在肉瘤的成分中常可发现胚胎性横纹肌成分，所以以往有横纹肌肉瘤之称。

超声表现主要有：子宫大致正常，形态规整，宫壁回声均匀。没有宫腔积液。宫颈、阴道壁的正常结构消失，阴道位置出现不均质或较均质的低回声团块，边界较清晰，但没有包膜，部分呈锯齿状或鼠咬状改变，其前后缘轮廓欠光滑。可向宫颈突起，部分患者宫颈看上去比较完整，相当于阴道前后穹隆部位受侵犯，说明葡萄胎状肉瘤病变可能较软，纤维类成分较少。双侧附件区未见异常，盆腔无积液，说明没有发生淋巴道转移，这种情况多见于肉瘤。

阴道葡萄胎状肉瘤主要鉴别。

(1)阴道透明细胞腺癌:较少见,占阴道原发癌的 5%～10%,常发生于年轻妇女和幼女。国外文献统计,发病年龄 7～17 岁。多数为息肉样、结节状或乳头状。淋巴转移率较高。

(2)阴道平滑肌肉瘤、纤维肉瘤、脂肪肉瘤:幼女和成人皆可发生,但年龄偏高些,肿瘤回声偏高,发病率较低。

(3)阴道良性肿瘤:常见的平滑肌瘤、纤维瘤、乳头状瘤、畸胎瘤,一般不引起阴道出血,可以造成宫腔积液。幼儿很少见。

第四节　妊娠滋养叶肿瘤的超声诊断

一、概述

滋养细胞肿瘤是一组来源于胚胎的滋养细胞疾病,包括侵蚀性葡萄胎、绒毛膜癌。其恶性程度高,组织学病理特征是滋养细胞异常增生,并具有浸润和穿透组织及血管的生物性行为。妊娠滋养细胞肿瘤 60%继发于葡萄胎,30%继发于流产,10%继发于足月妊娠或异位妊娠。葡萄胎后半年内出现转移灶,可考虑诊断浸润性葡萄胎。葡萄胎后半年至 1 年出现转移灶,浸润性葡萄胎和绒毛膜癌均有可能,葡萄胎 1 年以上出现转移灶,可考虑诊断绒毛膜癌。

依据 FIGO2000 年审定的滋养细胞肿瘤解剖学分期标准,Ⅰ期病变局限在子宫,Ⅱ期病变在生殖器,包括附件、阴道、圆韧带,Ⅲ期病变转移至肺,有或无生殖器病变,Ⅳ期所有其他转移。其远处转移最常见的是肺(80%),其次为阴道(30%)、盆腔(20%)、脑(10%)、肝(10%)、脾、消化道、骨等,甚至全身广泛转移。妊娠滋养叶肿瘤发生在子宫本身常见,但也有发生在输卵管、卵巢及其他部位。在化疗药物用于临床治疗前,患者的病死率极高,尤以绒毛膜癌为甚,凡有转移者几乎全部在短期内死亡,病死率高达 90%左右,是严重威胁妇女生命的妇科恶性肿瘤之一。

随着有效化疗药物的应用,患者的治疗效果有了明显改善,治愈率达到 90%以上。

二、侵蚀性葡萄胎和绒毛膜癌

侵蚀性葡萄胎(invasive mole)和绒毛膜癌(choriocarcinoma)的临床鉴别很大程度上取决前次妊娠史,临床病程以及血 HCG 的增高程度。侵蚀性葡萄胎虽然具有恶性肿瘤的特点,但治疗效果和预后均较绒毛膜癌为好。

(一)病理特征

侵蚀性葡萄胎先行妊娠为葡萄胎,病理大体检查形态取决于其侵蚀程度。可见子宫肌壁内有大小不等的水泡样组织,或在宫腔内见原发病灶。有时病灶侵及子宫浆膜层,在子宫表面可见紫蓝色结节,为一些出血性病灶,边界欠清晰,有时侵蚀病灶可穿透子宫浆膜层或阔韧带,表现为该部位紫蓝色结节。镜下与宫腔内葡萄胎类似,可见绒毛结构及滋养细胞增生和分化不良。绒毛膜癌曾称为绒毛膜上皮癌,是一种恶性程度较高的滋养叶肿瘤。因起源于胚外层滋养细胞,非严格意义上的"上皮细胞癌",现称为绒毛膜癌,简称绒癌。为高度恶性肿瘤,基本无固定形态,大体表现为团块状或结节状出血灶,海绵样,质地较软,伴出血坏死。镜检特点是:滋养细胞增生,但不形成绒毛和水泡状结构;高度增生的滋养细胞和合体滋养细胞排列紊乱,并广泛深入肌层破坏血管,造成出血坏死多见。肿瘤并不含间质和自身血管,靠侵犯母体血管获得营养物质。

(二)超声表现

侵蚀性葡萄胎和绒毛膜癌两者在超声表现上较为类似,主要征象如下。

1. 子宫大小

子宫正常大或不同程度的增大,依据滋养叶肿瘤侵蚀的程度而定。

2. 子宫形态

子宫形态因肿瘤的肌层侵蚀可不规则,局部隆起。

3. 病灶回声

宫腔或子宫肌层内病灶回声改变,表现为界面较多,见不规则的点状、条索状、团状、海绵状或蜂窝状回声,无明显边界;病灶内明显可见海绵状或蜂窝状回声内含流动的液体,为肿瘤侵蚀血管后的血管扩张动静脉瘘的超声表现。

4. 病灶浸润

可在子宫旁出现不规则肿块,无包膜并向周围侵入。

5. CDFI 表现

病灶处显示血流信号极其丰富,呈网状或湖泊状血流,因滋养肿瘤细胞侵蚀血管,造成血管层次消失,血管数目增多,静脉增粗膨大,血管的动静脉之间交通,表现为动静脉交流和涡流的存在,色彩斑斓,RI 极低,大都为 0.2~0.4,动脉血流频谱包络线毛刺状,显示较高舒张期多普勒频谱或动静脉瘘频谱,声音呈蜂鸣状,阻力低,包络线毛刺状,是血管受到肿瘤侵蚀后的特征性改变。盆腔静脉明显扩张,大多表现静脉波形。频谱多普勒表现极低阻力(阻力指数<0.4)的动脉性频谱,包括:①高速低阻血流频谱;②类滋养层周围血流频谱;③静脉化动脉频谱以及大量的静脉性频谱,并且子宫动脉主干阻力指数降低。

三、原发性输卵管绒癌

原发性输卵管绒癌是指原发于输卵管,不是由子宫绒癌转移所形成,大多由输卵管葡萄胎妊娠演变而来。占输卵管妊娠的 2.5%~4.1%。有报道认为近年来原发性输卵管绒癌发病率有上升的趋势,是因为宫外孕非手术治疗的增多,使得宫外孕病程延长,进一步发展成为原发性输卵管绒癌的可能性增大。有学者提出输卵管妊娠手术时的剖检,可疑病例的术时快速冷冻病理切片以及输卵管妊娠手术后血 HCG 的随访是减少原发性输卵管绒癌漏诊的重要手段。至于超声检查仅是辅助作用。

四、胎盘部位滋养细胞肿瘤

胎盘部位滋养细胞肿瘤(placental site trophoblastic tumor,PSTT)是一种特殊形态的滋养细胞肿瘤,临床罕见。但预后较好,仅少数转移患者预后不良。

(一)病理特征

来源于胎盘种植部位,其生物学行为既不同于滋养细胞的生理性浸润,也不同于绒毛膜癌。滋养细胞广泛侵入子宫肌层并破坏血管,造成出血坏死。大体病理可分为突向宫腔的结节息肉型;局限于子宫肌层的肿块型和与子宫肌层分界不清的弥散浸润型。镜下较为典型的是中间型滋养细胞组成、形态单一的单核滋养细胞增生。出血坏死较少,可伴有纤维素样物质沉积。无绒毛结构。转移受累的部位为肺、阴道、脑、肝、肾、盆腔以及腹主动脉旁淋巴结。

分期仍按 FIGO2000 年审定的滋养细胞肿瘤解剖学分期标准。

(二)临床表现

停经后不规则阴道出血多见。可继发于足月产、流产和葡萄胎。妇科检查时可发现子宫增大。

(三)超声表现

超声诊断 PSTT 缺乏特异性,在很大程度上依赖其临床病史和实验室检查提供的资料。

根据其病理的结节息肉型、肿块型和弥散浸润型,超声也有不同相应的表现。其中以结节息肉状和弥散浸润型较为多见。超声提示子宫肌层内肿块,有时类似子宫肌瘤回声,呈中等或中低回声,其内部可以有或无低回声,且不规则,CDFI 显示为舒张期成分占优势的低阻抗富血流肿块图像,周围组织见血管分布,血管阻力指数值低,其内部可以无血管伸入。其生长部位以宫腔较多见。PSTT 的 CDFI 检查有一定的特征性,可以为临床分期提供依据,其临床病史也是超声诊断的重要依据。

PSTT 理论上可以发生在任何部位的妊娠后。确诊须组织学检查。治疗原则也与其他滋养叶肿瘤有所不同,手术是首选的治疗方法,切除病灶是治疗的原则。

五、滋养细胞疾病转移性结节的超声图像

(一)滋养细胞疾病盆腹腔及其他部位的转移性结节

滋养细胞肿瘤病情变化多端,易转移,子宫以外的盆腹腔和远处转移性结节易被忽略或误诊,但也有首先在妇科检查时发现阴道壁紫蓝色结节,考虑肿瘤阴道转移,进一步明确诊断为滋养细胞肿瘤的。报道较多转移至宫旁附件处,盆底、肠壁、肾甚至脾和胃壁等处,其结节直径为 3~7 mm,且无固定形状,常伴出血和坏死,其中央才有绒毛及增生的滋养细胞并发生恶变,侵蚀破坏周围血管,发生出血及动静脉瘘,未见原发病灶时超声影像学诊断较为困难。当转移性结节为绒毛膜癌时,则见不到绒毛,全部为增生恶变,滋养细胞向周围侵蚀。由于子宫周围静脉没有静脉瓣膜,静脉血可以在盆腔内无阻力地倒流,局部栓塞,周围侵蚀。超声较典型的表现为较大的血窦血流呈湍流漩涡状,阻力指数甚至可低达 0.20~0.30。也有转移性结节内测不到血流或测到少许高阻力血流,这是因为一部分恶性滋养细胞肿瘤的结节周围组织出血、机化,并无血管包绕。

有学者报道绒毛膜癌和浸润性葡萄胎子宫肌壁病变和宫外转移灶声像图类同。彩色多普勒血流丰富,五彩缤纷状,多普勒流速曲线高速低阻型,阻力指数范围 0.42±0.04。认为彩色多普勒超声对于即时发现晚期滋养叶细胞肿瘤转移灶有一定的价值。

真正鉴别恶性滋养细胞肿瘤远处转移还需显微镜下依据病灶内绒毛的有无而定。

(二)超声在滋养细胞疾病疗效评估和复发早期诊断上的作用

20 世纪 80 年代超声显像开始用于滋养细胞肿瘤子宫病灶的诊断,近些年来计算机技术的快速发展,阴道超声分辨率的不断提高及彩色多普勒血流显像(CDFI)与脉冲多普勒(PD)的应用与发展,对早期确定子宫内滋养细胞疾病的性质、判断滋养叶肿瘤化疗效果及预测病变

转归有重要价值。由于滋养细胞肿瘤亲血管性特点,一旦病灶侵蚀子宫肌层,超声检查常可发现广泛的肌层内肿瘤血管浸润及低阻性血流频谱,有报道葡萄胎清宫术后未到 2 个月,而超声检查已出现特征性子宫肌层滋养细胞侵蚀病变,即可早期做出恶变的诊断以便及时治疗。葡萄胎刮宫后或侵蚀性葡萄胎绒癌化疗前后,定期做超声检查,观察子宫大小,卵巢大小,子宫肌壁内有无局灶性血流丰富区及其血流丰富区的大小、位置、数目、有无穿孔等,并观察其他脏器有无转移,对确定诊断及选择手术方案、判断疗效与预测预后有重要意义。

妊娠滋养细胞疾病(GTD),无论是良性还是恶性,治疗后均需一段时间的随访。尤其是恶性滋养细胞疾病治疗结束后。据报道 Ⅰ～Ⅲ 期 GTD 至少随访 1 年,Ⅳ 期以上至少随访 2 年。随访项目除血 HCG,妇科检查、胸部 X 线片等外,盆腔的超声检查是必需内容之一。提倡经阴道超声检查,以提高病灶的检出率。同时要注意和以往的病灶部位对照,扫查血流情况以及子宫以外部位的阳性征象。

大多情况下,治疗愈合后的子宫滋养病灶表现为:①子宫大小和形态基本恢复正常。②原病灶处由于药物治疗后肿瘤细胞的坏死,纤维结缔组织增生,超声下表现形态不规则,不均匀的较高回声,边界欠清,肌层内原扩张血管基本消失;HCG 正常 1 年以上的患者子宫原有病灶可完全消失,超声检查无异常发现。③部分患者宫旁静脉仍可有扩张。

(三)超声造影在恶性滋养叶细胞疾病中的应用

自 20 世纪 50 年代开始有学者应用盆腔动脉造影术对滋养细胞肿瘤盆腔病灶进行评估,该技术可清楚地了解病灶部位及侵蚀程度,有利于疾病的早期诊断,但因其创伤性及技术难度使其临床应用受到一定限制。近年来超声计算机技术以及超声造影剂的快速发展,改善了超声血管内造影临床应用的技术难度,提高了超声血管内造影临床应用。目前第二代静脉超声造影剂的平均直径 $2.5\mu m$,远远大于 CT、MRI 的造影剂直径,无法透过血管壁的细胞间隙进入组织间质,且其稳定性较第一代造影剂明显增强,在肿瘤微血管的显示上具有明显的优势。恶性滋养细胞肿瘤就是一典型例子。

因为二维及多普勒技术反映恶性滋养细胞疾病血管侵蚀是间接性的,它仅反映滋养肿瘤侵蚀后的形态学及血流动力等变化,并不是在活体上从灌注水平观察侵蚀的状态,而超声血管内声学造影由外周静脉新型超声造影剂通过肺循环到达全身,以增加彩色多普勒血流信号或灰阶信号,可在超声实时动态下观察病灶内血流灌注情况。填补了这方面的空白,尤其对妇科恶性肿瘤如恶性滋养细胞疾病盆腔复发灶显像更能提高病灶检出率,但对某些滋养细胞病灶的低流量和低速的血流无法显示,是今后妇科超声的一个重要研究方向。

第五节 葡萄胎的超声诊断

一、完全性和部分性葡萄胎

妊娠后胎盘滋养细胞增生,间质水肿,形成大小不等的水泡,水泡间借蒂连成串如葡萄,称为葡萄胎,有时也称水泡状胎块(hydatidiform mole)。是胎盘的一种良性病变。葡萄胎分为完全性葡萄胎(complete hydatidiform mole)和部分性葡萄胎(partial hydatidiform mole)。完全性葡萄胎是胎盘绒毛基本上全部变为葡萄胎组织,而胚胎早就停止发育并被吸收,此种类型比较常见,发病率约为 1.4%。有时胎盘绒毛仅部分发生增生水肿变性,胎儿和葡萄胎可同时在子宫腔内发育,这种情况称为部分性葡萄胎,发病率约为 0.5%。葡萄胎较多发生在年轻妇女(<15 岁)和年长妇女(>40 岁),以 20~29 岁年龄段发病率最低。但对于阴道不规则出血的围绝经期妇女,不能忽视葡萄胎的诊断,当超声图像不典型时,要注意结合血 HCG 的测定进行鉴别诊断,减少误诊率。

(一)病理特征

1.完全性葡萄胎

大体解剖可见水泡状物形如葡萄、串珠状,直径数毫米至数厘米不等,由纤细纤维素相连。常伴有血块及蜕膜样物。有时水泡状物占满整个宫腔。显微镜下可见绒毛体积增大,轮廓规则,滋养细胞增生,间质水肿,间质内血管消失。

2.部分性葡萄胎

仅可见部分绒毛变为水泡,合并胚胎或胎儿,大多胎儿已死亡。也有部分性葡萄胎合并足月胎儿分娩的报道,较为罕见。显微镜下见绒毛常呈扇形,大小不等,轮廓不规则,部分间质水肿,滋养细胞增生程度较轻,间质中也可见胎源性血管和有核红细胞。

葡萄胎另一较为重要和常见的病理变化是双侧卵巢的改变。增生的滋养细胞产生大量 HCG,长期刺激卵巢内颗粒细胞和卵泡膜细胞发生黄素化形成囊肿,往往双侧性,称卵巢黄素化囊肿(theca lutein ovarian cyst)。在完全性葡萄胎,卵巢黄素囊肿的发生率为 30%~50%。随着葡萄胎原发疾病的治疗,HCG 的下降,卵巢囊肿在 2~3 个月或半年内逐渐缩小。

(二)临床表现

由于超声检查的普及和血 HCG 测定的广泛应用,有很多患者尚未出现临床症状就被诊断。典型葡萄胎的症状为:①停经后阴道出血;②子宫增大超过停经月份,手感软;③较严重的妊娠反应,如妊娠呕吐等;④下腹疼痛,由于子宫增大较快和(或)双卵巢增大所致。

(三)超声表现

B 型超声检查是诊断完全性葡萄胎和部分性葡萄胎的重要辅助检查方法之一,超声检查对完全性葡萄胎和部分性葡萄胎的诊断正确率都可高达在 95%以上,是临床疑诊葡萄胎的首选的辅助检查方法。

1.完全性葡萄胎主要超声征象

(1)子宫增大:大多大于停经月份。

(2)宫腔杂乱回声:宫腔内充满了"雪片状"或"蜂窝状"杂乱回声,为水泡状胎块的囊壁回声;这是葡萄胎主要的超声所见,也是诊断葡萄胎主要的影像依据。

(3)宫腔积血:大部分葡萄胎患者伴有宫腔积血,使得子宫较正常停经月份为大。超声可见宫腔内不规则液性暗区在"雪片状"或"蜂窝状"杂乱边缘回声中;部分性葡萄胎时,宫腔内尚可见胎儿组织或残留的绒毛膜囊;需超声仔细鉴别,彩色多普勒超声对鉴别有帮助。

(4)双侧卵巢黄素化囊肿:超声往往表现为双侧性、中等大小(5~10 cm)的囊肿,圆形或长椭圆形,囊壁薄,见分隔,囊内液清;但也有部分葡萄胎患者卵巢黄素囊肿较大,>10 cm 的囊肿有时会自发破裂,发生急腹症的临床表现,此时超声可见原囊肿张力降低,皱缩状,盆腔内有游离液体。

（5）CDFI表现：在完全性葡萄胎中可见子宫峡部动脉表现低阻抗、高流速改变。在部分性葡萄胎中可见正常或子宫动脉高阻抗血流，但在宫腔内的"雪片状"和"蜂窝状"回声中未见血流，这是鉴别葡萄胎和妊娠滋养叶肿瘤的重要表现。

2.部分性葡萄胎超声表现

主要是葡萄胎特征加上宫内妊娠囊或可见胎儿，无论胎儿是否存活。

（四）鉴别诊断

1.胎盘绒毛水泡样退行性变

过期流产胎盘绒毛组织水泡样变发生率约占过期流产的30%，与部分性葡萄胎在超声声像图上极为相似，且临床表现亦相同，均有停经史及阴道不规则出血，常难以鉴别。胎盘水泡样退行性变是一种胎盘的退行性改变，与葡萄胎增生性变化完全不同。表现为HCG上升不高，子宫增大不明显，但超声仍可见的胎盘绒毛内"水泡样"回声，较为稀疏，常偏向宫腔一侧，宫腔内也常见杂乱回声或停止发育的胚胎。

在与部分性葡萄胎鉴别上较为有意义的是CDFI，胎盘水泡样退行性变在超声"水泡样"组织及其旁可见较为丰富的血流。部分性葡萄胎肌层及宫腔组织内无明显血流或仅见稀疏星点状血流。

2.子宫内膜腺肌瘤样息肉

超声检查时也有宫腔内蜂窝状回声，部分患者也有停经史，超声须鉴别。子宫内膜腺肌瘤样息肉患者大多有月经不调或应用孕激素病史，血HCG正常，无早孕反应。结合临床应可以鉴别。

二、特殊部位葡萄胎的超声诊断

虽然葡萄胎的经典定义和特点是病变局限在宫腔内，不侵入肌层，也不远处转移。但从理论上讲，有宫外孕的发生也就有异位葡萄胎的可能。其中输卵管葡萄胎和卵巢葡萄胎屡见报道。

（一）输卵管葡萄胎

输卵管葡萄胎发生概率较低，机制尚不明确。有报道认为可能与输卵管妊娠破裂较早，未发生成为葡萄胎就已经清除病灶，终止妊娠有关。综合文献报道共有30多例。国内报道大多为误诊报道，以误为输卵管妊娠为最常见，以急腹症为首发症状。也有报道输卵管葡萄胎致阔韧带破裂出血危及患者生命。输卵管葡萄胎的超声诊断中要注意与异位妊娠绒毛水泡样变性及输卵管绒癌鉴别。

除拓展思路，考虑少见病、罕见病以外，超声诊断也要充分利用临床病史及实验室检查结果修正诊断。尤其是血HCG水平，一般来讲，HCG升高程度依次是滋养叶疾病＞正常妊娠＞异位妊娠。

（二）卵巢葡萄胎

国内仅见数例报道，均为误诊。

第六节　特殊类型盆腔炎的超声诊断

一、结核性盆腔炎

女性结核性盆腔炎是结核杆菌侵入生殖器所引起的一系列慢性炎性改变,可累及输卵管、子宫内膜、卵巢、宫颈及盆腔腹膜,引起各脏器的结核性炎症改变。近年来,该病的发病率有上升趋势。结核性盆腔炎由于早期临床表现缺乏特异性,病程长,病理改变复杂,声像图无特异性,容易造成超声误漏诊,诊断需密切结合临床。

结核性盆腔炎因其累及盆腔脏器不同,可有不同的声像图表现。

(一)包裹性积液型

包裹性积液型表现为盆腔不整规形液性暗区,其间有条状强回声光带及少量增强的光点、光斑。

(二)包块型

超声表现为子宫旁囊性、实质性或囊实性混合回声,形态不规则,边界模糊,活动性差。呈囊性者,囊内为较均匀分布的低回声或弥散的点状回声。

(三)钙化型

可于子宫内膜、输卵管、卵巢出现强回声团块或强光斑散在分布。卵巢可增大或增粗,双侧输卵管走行僵硬。

二、盆腔包裹性积液

包裹性积液又称盆腔腹膜囊肿,大多由慢性盆腔炎、手术、子宫内膜异位症引起,因盆腔内纤维条索的形成,使正常情况下能通过循环吸收的少量腹腔液,或排卵以及卵泡生长造成的卵巢表面渗出液局部聚集在肠管、大网膜、乙状结肠壁及内生殖器官之间。具有病程迁延、难治愈、易复发等特点。声像图表现为盆腔囊性肿块,壁不清,可有多个分隔,大多范围较大,形态不规则,张力差,囊内透声佳,部分可见细密强光点。包裹性积液为非赘生物,根据患者病史结合包块的大小形态以及内部回声、边界情况超声不难做出诊断。但部分盆腔包裹性积液超声表现与卵巢内膜样囊肿、盆腔囊肿较为相似,超声难以鉴别,需结合其他检查才可做出合理的诊断。

第七节　盆腔淤血综合征的超声诊断

盆腔淤血综合征(pelvic congestion syndrome)是由于盆腔静脉或静脉丛曲张、淤血压迫淋巴管和神经纤维,从而引起慢性下腹坠痛,深部性交疼痛、低位腰痛、极度疲劳、淤血性痛经等症候群,妇科检查常无明显阳性体征。

任何使盆腔静脉血流出盆腔不畅或受阻的因素,均可致盆腔静脉淤血。和男性相比,女性盆腔循环在解剖学、循环动力学和力学方面有很大的不同,是易于形成盆腔淤血的基础。

一、病因

(一)解剖学因素

女性盆腔循环的特点,主要是静脉数量增多和构造薄弱。盆腔的中等静脉如子宫静脉、阴道静脉和卵巢静脉,一般是 2~3 条静脉伴随一条同名动脉,卵巢静脉甚至可多达 5~6 条,形成蔓状静脉丛,弯曲在子宫体两侧后方,直到它们流经骨盆缘前才形成单一的卵巢静脉。在子宫、输卵管、卵巢静脉间有许多吻合支,在输卵管系膜内,有子宫静脉与卵巢静脉的吻合支,并形成环状的静脉循环,再与外侧的卵巢静脉丛吻合。起源于盆腔脏器黏膜、肌层及其浆膜下的静脉丛,汇集成 2 支以上的静脉,流向粗大的髂内静脉。盆腔静脉数量上的增多,是为了适应盆腔静脉流动缓慢的需要。盆腔静脉较身体其他部位的静脉壁薄,缺乏由筋膜组成的外鞘,没有瓣膜,缺乏弹性,穿行在盆腔疏松的结缔组织之中,因而容易扩张和形成众多弯曲的静脉丛。盆腔的中小静脉只在它进入大静脉前才有瓣膜,有的经产妇还常有瓣膜功能不全。这些特点使盆腔脏器的静脉系统,就像一个水网相连的沼泽一样,同时也能够容纳大量迅速流入的静脉血。此外,膀胱、生殖器官和直肠 3 个系统的静脉丛彼此相通,由于缺少瓣膜,故三者间任何一个系统的循环障碍,皆可影响到其他两个系统。

(二)体质因素

有些患者由于体质的因素,血管壁组织显著薄弱,弹性纤维少,弹性差,易于形成静脉血流淤滞和静脉曲张。即使第一次妊娠,平时不从事长时间站立或静坐工作,也可能出现下肢和(或)盆腔静脉曲张及盆腔淤血综合征。

(三)力学因素

不同力学因素证明能够影响盆腔血液的流速,从而改变局部血管的压力,静脉更易受其影响。

1.体位

长期从事站立或静坐工作者,盆腔静脉压力持续增高,易导致盆腔淤血综合征。此类患者常诉久站、久坐后下腹痛、腰痛加重,白带量及月经量增多,而经过休息,往往症状即减轻。此外,习惯于仰卧位睡眠者,由于子宫体的重力作用及膀胱充盈使子宫体向后移位,也可影响盆腔静脉血的流出。从力学角度来说,习惯性仰卧位睡眠者,盆腔大部分静脉的位置均低于下腔静脉,不利于盆腔静脉流出盆腔,侧卧位或侧俯卧位睡眠则有利于盆腔静脉血的流出。

2.子宫后倾

子宫后倾在妇科患者中占 15%~20%,在经产妇中可能还要高一些。

子宫后倾时,卵巢静脉丛血管随子宫体下降弯曲在骶凹的两侧,使静脉压力增高,回流受到影响,以致使静脉处于淤血状态。如再有仰卧位睡眠习惯,久而久之便可引致盆腔淤血综合征。

3.早婚、早育及孕产频繁

妊娠期间因大量雌、孕激素的影响,再加上增大的子宫对子宫周围静脉的压迫,可引起子宫周围静脉扩张。

4.便秘

便秘影响直肠的静脉回流,而直肠和子宫、阴道静脉互相吻合。痔丛静脉淤血必然引起子宫阴道静脉丛淤血,故习惯性便秘易于产生盆腔淤血。

5.阔韧带裂伤

阔韧带筋膜裂伤使其构造上薄弱,缺乏弹性,缺乏固有血管外鞘的静脉更失去支持,而形成静脉曲张,还使子宫后倒。

6.输卵管结扎术

输卵管结扎术是一种小手术,从理论上讲,完全有可能不产生上述并发症。但事实上确有些结扎妇女出现一些令患者痛苦、使医生棘手的并发症。

近年来不少杂志也陆续刊出有关结扎术后出现下腹痛、月经紊乱、继发性痛经等并发症的报道。

(四)自主神经功能紊乱

尽管有上述种种原因及解剖学病变,但至今不少妇产科工作者认为盆腔淤血综合征的某些症状,如抑郁、忧伤、心情烦躁、易疲劳、慢性疼痛、腰痛、性感不快等,在很大程度上与患者的精神状态有关。可能系自主神经功能紊乱的结果。

(五)其他

临床上发现子宫肌瘤、慢性盆腔炎(尤其是形成输卵管卵巢囊肿者)、哺乳期闭经、中重度子宫颈糜烂等患者,在做盆腔静脉造影时,有的也显示盆腔静脉淤血现象;而长期忧郁、久病、失眠等精神影响,及经前期雌、孕激素水平波动者,也有类同盆腔淤血症的症状。前一类情况的盆腔静脉淤血景象可视为一种并发变化;后一类情况则可考虑为盆腔淤血综合征的加重因素。

二、病理特征

大体病理所见:外阴静脉充盈以至曲张,阴道黏膜紫蓝着色,宫颈肥大、水肿,颈管黏膜常呈外翻性糜烂,周围黏膜紫蓝色,有时可在宫颈后唇看到充盈的小静脉,宫颈分泌物很多。手术中可见,绝大多数患者子宫后倒在骶凹内,表面呈紫蓝色淤血状或黄棕色淤血斑点及浆膜下水肿,可看到充盈、曲张的子宫静脉,两侧卵巢静脉丛像一堆蚯蚓状弯曲在后倒的宫体侧方,可能一侧较另一侧更重一些,有时像静脉瘤一样异常粗大。

输卵管系膜内的静脉也较正常明显增粗、充盈,直径可达 $0.8 \sim 1.0$ cm,有的呈静脉瘤样。把子宫推成前位后,有可能在两侧阔韧带后叶凹陷处看到腹膜裂伤,少数裂伤像睁大的眼裂一样,裂伤可向内延伸到骶骨韧带。有的裂伤较小,还有的后叶腹膜菲薄,可见充盈、曲张的子宫静脉丛在裂伤处隆起膨出。

通常不超过 10 min,就可看到推成前位的子宫已由紫蓝色恢复到正常的淡红色。镜下,子宫内膜间质水肿,静脉充盈、扩张。卵巢一般较大,囊状,表面水肿样。乳房腺体水肿、充血,导致乳房胀痛。遇有阔韧带裂伤及Ⅲ度子宫后倾者,子宫直肠凹陷内可有 $30 \sim 80$ mL 不等的淡黄色浆液性液体。

三、临床表现

"三痛二多一少"即盆腔坠痛、低位腰痛、性交痛,月经多、白带多,妇科检查阳性体征少。

四、超声表现

盆腔淤血综合征的诊断,除病史和体征外,以往主要靠盆腔静脉造影,操作复杂。经阴道彩色多普勒超声可观察盆腔内迂曲扩张的静脉丛,可明显提高诊断符合率。二维声像图可见子宫轻度均匀性增大,多后倾后屈位;子宫两侧及附件区盆腔静脉扩张、迂曲,内径增宽,成串珠状或蜂窝状的无回声区聚集成团,CDFI 可见上述子宫两侧及附件区的无回声内呈红、蓝相间的彩色血流信号,色彩较为暗淡,有时可见蚯蚓状彩色血流信号,相互连接成粗大的湖泊状彩色斑片,频谱多普勒显示为低速、连续性较差的静脉血流信号。部分病例程度较重,可见子宫肌壁间微小静脉扩张,呈静脉窦状伴盆腔积液或宫腔积液。卵巢大小正常或轻度肿大,左卵巢静脉回流至左肾静脉,行程距离长,故左侧易发生静脉曲张。有学者将静脉内径>0.6 cm,静脉丛范围 2.5 cm×4.5 cm 左右,静脉血流速度<7 cm/s 作为诊断盆腔淤血综合征的参考指标,值得借鉴。

参照手术结果,对其严重程度进行分级。

(一)轻度

受累静脉轻度扩张、迂曲,多为平行扩张,扩张的静脉丛范围较为局限约 2.0 cm×3.0 cm,管腔内静脉流速基本正常,子宫肌壁内静脉无改变。

(二)中度

受累静脉增宽,曲张静脉丛形成圆形或椭圆形无回声区,范围最大约为 3.0 cm×4.5 cm,管腔内血流流速减低为(4~8) cm/s,子宫肌壁内静脉窦轻度扩张。

(三)重度

除受累静脉内径、范围,子宫静脉窦开放比轻、中度更显著外,子宫肌壁内迂曲的血管呈"蜂窝样""彩球样"改变,相应部位频谱形态杂乱、低平,且不连续。

五、鉴别诊断

根据临床症状体征及超声声像图表现,诊断盆腔淤血综合征并非十分困难,但仍需与髂总静脉受压综合征、下腔静脉综合征以及子宫肌壁内血管畸形等相鉴别。

如超声仅发现单侧静脉扩张,要注意是否有盆腔后方肿块压迫所致。部分疑难病例可做腹腔镜检查。

(一)盆腔炎症

子宫及附件不同程度炎性充血,显示为彩色血流丰富,动脉及静脉最大流速增快,静脉内径<5 mm。

(二)髂总静脉受压,髂静脉血栓形成,下腔静脉综合征等

以上均可导致盆腔静脉回流受阻而淤血。髂总静脉受压者沿髂静脉向上可追溯到狭窄处,髂静脉血栓可在髂静脉内找到低回声条块,下腔静脉综合征在下腔静脉内找到低回声条块造成的堵塞,上述特征有助于鉴别。

(三)子宫肌壁内血管畸形

多由先天性或多次刮宫引起,表现为肌壁间蜂窝状无回声区,但缺乏双附件区蜂窝状无回声区。

第八节　正常妊娠的超声诊断

一、早孕的超声诊断

(一)妊娠囊

妊娠囊是超声首先观察到的妊娠标志,经腹壁超声最早观察到妊娠囊约在末次月经后6周,经阴道超声最早在末次月经后的4周2天就能观察到1～2 mm的妊娠囊。宫内妊娠最初的声像图表现为在增厚的子宫蜕膜内见到一回声减低的小囊结构,此时内膜回声较强。早期妊娠囊的重要特征是双环征,与其他子宫腔内囊性改变不同。其他子宫腔内囊性改变,如出血或宫外孕时,被描述为假妊娠囊的蜕膜样反应,一般表现为单个回声增强环状囊性结构,有时会误诊为宫内妊娠。妊娠囊双环征的成因,有学者认为可能是迅速增长的内层细胞滋养层和外层合体滋养层,也有学者认为内环绝大多数由强回声的球形绒毛组成,包绕妊娠囊外层的低回声环,则可能是周围的蜕膜组织。

(二)卵黄囊

卵黄囊是胚盘内胚层的周缘向下延伸形成的囊,人类的造血干细胞和原始生殖细胞就分别来自卵黄囊的胚外中层和内胚层。一般在孕12周后卵黄囊被吸收而消失。偶尔也可持续存在至足月,在产后胎盘的胎儿面脐带附着处附近,可见黄白色小结节的卵黄囊残迹。在声像图中显示为一小的圆或长圆形囊性结构,大小3～8 mm,平均约5 mm,其直径多小于10 mm。超声经腹部检查,卵黄囊一般在7～9孕周可以显示。如应用经阴道或经直肠检查法,则其发现时间可提早,发现率可增高。

卵黄囊的大小、形态、出现时间的长短等,对临床预后有重要的指示意义。超声发现卵黄囊可以肯定为宫内妊娠,指示有胚胎组织存在,这是胚胎良好、妊娠预后良好的标志。如反复寻找,仍不能发现,则可能为枯萎卵,或提示胎儿伴有畸形机会很大。卵黄囊突变形或大小异常,往往是胚胎发生病理改变最先出现的超声征象。

①发现卵黄囊肯定为宫内妊娠;②首次被发现时为妊娠5周;③大小介于3～8 mm,平均5 mm;④一般10周开始消失,12周后完全消失;⑤卵黄囊太大(＞10 mm)与预后不良有关。

(三)胚芽

在妊娠囊内可见豆芽状的光团为胚芽始基,妊娠6～7周可显示,正常在8周妊娠胚芽显示率为100%,并可见原始心管搏动。

(四)羊膜囊与胚外体腔

约在停经后22 d,在内细胞团表层下有羊水积贮,形成羊膜囊。羊膜囊很快增大,在第6孕周时其直径约小于2 mm,第7孕周时则为3～5 mm大小,外形可稍扁平,以后其形状可随孕囊形态及有无宫缩等情况而定。胚外体腔一般多 在妊娠囊上部发现,随着孕龄增长,羊膜囊越来越大,胚外体腔则越来越小。一般在第16孕周时羊膜囊充满了整个绒毛膜腔,羊膜囊与绒毛膜全部融合,胚外体腔消失,也有少数人胚外体腔在16孕周后仍可发现,但通常不迟于第20孕周后。

二、中晚期妊娠超声诊断

中晚期妊娠超声诊断观察内容包括胎儿、胎盘、胎膜、羊水、脐带。

（一）胎儿正常的超声解剖图像

产前超声对胎儿的诊断主要目的是了解胎儿内部脏器的形态、结构大小及发育状况。正确识别胎儿主要器官的解剖结构图像是诊断胎儿正常与否的基础。

1.胎头

当妊娠 9 周时超声可显示胎头，12 周后可清晰显示，随着妊娠周数的增加，胎头的显示率逐渐增加，15 周可显示中线结构，胎头的颅骨显示为椭圆形的光环，光环内显示均匀的实质回声为脑组织，中间可见条状光带为脑中线结构的回声。因头颅各平面结构不同，有几个不同典型平面。

（1）丘脑水平横切面：标准平面要求清晰显示透明隔、两侧丘脑对称及丘脑之间的裂隙样第三脑室，同时颅骨环呈椭圆形，左右对称。此平面是测量双顶径的标准平面，测量垂直于中线，从颅骨外缘到颅骨内线。

胎头双顶径测量可重复性强、误差少，是最常用的指标，但当胎儿头型为长头型或短头型时测双顶径就有误差，所以头围相对更准确，头围可直接用仪器设置描记测量。

（2）侧脑室平面：在上述平面的下方。其标准平面为由前往后可显示侧脑室前角，透明隔腔，对称的丘脑，第三脑室，侧脑室体部及后脚。

测量方法为侧脑室后脚最宽内径即为侧脑室内径。脑积水时侧脑室后脚首先表现，故常用侧脑室后脚内径来判断侧脑室是否增宽。侧脑室内径正常小于 10 mm，10～15 mm 提示侧脑室增宽，大于 15 mm 提示脑积水。

（3）小脑横径：妊娠 10～11 周时可见小脑回声，在丘脑平面下轻转探头，标准切面是同时显示清晰的小脑半球且左右对称以及前方的透明隔腔。妊娠 24 周前小脑横径约等于孕周。

2.脊柱

妊娠 10～11 周可见胎儿脊柱，妊娠 15～16 周可清晰显示。沿胎头从颈椎开始纵行观察颈、胸、腰、骶椎。纵切面上胎儿脊柱为两条平行整齐排列亮光带至尾椎合拢。侧动探头可见 3 条光条，中间为椎体回声。中期妊娠时可显示脊柱全貌及生理弧度，晚期妊娠时需分段观察脊柱各段。横切面见倒三角形的 3 个强光点是：两个椎弓，一个椎体的骨化中心。

3.胎儿胸部

（1）心脏：孕 12 周可见心脏轮廓和腔室。胎儿心脏几乎与胎儿躯干垂直，近于胸廓中央，横径与同水平胸廓横径比约为 0.52，心脏面积占胸腔的 1/3。右心室呈圆锥形靠近胸壁，横切面见四腔心图像，可显示左、右心室，房间隔，室间隔，二尖瓣，三尖瓣。如无内脏反位，心尖应与胃泡同侧。

（2）肺：位于心脏两侧，呈中等均质回声区，随妊娠发展，回声逐渐增强，足月妊娠时胎肺回声高于胎肝，这可以预测胎肺成熟度及胎肺有无异常。胎儿胸腔内仅见心脏液性暗区，如出现其他液性暗区需考虑有无肺部异常或先天性膈疝、胸腔积液等异常。

4.胎儿腹部

（1）肝：为腹部右侧实质性结构，是胎儿腹内最大的实质脏器，占胎儿右上腹全部。妊娠 17 周后可见肝静脉于肝内呈管状低回声。在肝脏平面的横切面上可显示胆囊和脐静脉。胎儿营养与肝糖原储存有关，所以肝脏大小与胎儿体质量有密切关系。

（2）胆囊：胆囊在孕 24 周后即可显示，位于中线右侧，呈梨形，内透声好。与脐静脉成锐角，宽似脐静脉，囊壁较脐静脉的管壁回声强。母子 Rh 因子不合时，胆囊可增大。

（3）脾：位于胃的下方稍偏后的低回声结构，呈半月形。

（4）胃：孕 12 周时 95％胎儿胃泡可显示，位于左上腹，随吞咽羊水量的多少其大小有一定变化。正常情况下，显示为无回声椭圆形或牛角形结构，有蠕动现象。若胎胃充盈不良或显示不清时，应在 30～45 min 后复查。胃横径一般小于 25 mm，肠道闭锁时胃泡明显增大。

（5）肠管：位于胃泡下方。见回声稍高的小肠，内有少量液体呈低回声区。结肠包绕小肠，在妊娠晚期可见稍扩张的结肠，内含胎粪及气体。肠腔内持续过多积液可能有肠道梗阻。正常情况下，晚期妊娠时结肠内径小于 20 mm，小肠内径不超过 7 mm。肠梗阻时梗阻以上肠道内径增宽，梗阻部位越高越易伴有羊水过多。当肠道回声接近或强于脊柱回声时，需进一步追踪观察。

（6）肾：肾位于腹膜外，在脊柱的两侧，妊娠 15 周可见，妊娠 20 周显示较清晰。双肾呈椭圆形，皮质回声低，中间集合系统回声稍高，晚期妊娠时胎肾肾盂稍有分离，一般小于10 mm。胎肾大小随胎龄增长而增大，呈直线相关增长，中孕期肾脏长径每周增长 1 mm，孕 36～40 周时，肾脏长径为 40～45 mm、横径为 20～25 mm。

（7）肾上腺：孕 18 周后，在肾脏内侧前上方可见肾上腺呈弯眉状或米粒状的低回声，其内部中央有一线状高回声。

（8）膀胱：妊娠 13 周起见胎儿膀胱，位于下腹部，呈球形液性暗区，其大小可有变化，直径3～4 cm，一般晚期妊娠小于 5 cm。正常膀胱 20～45 min 充盈和排空一次。当膀胱过度充盈或未显示时，要在 30～45 min 后复查。中晚期妊娠时，胎儿的尿液形成羊水，羊水量可间接反应胎儿双肾功能，当羊水量少且膀胱不充盈时，需要仔细检查双肾情况。在膀胱两侧壁外侧可见两条脐动脉伸向腹壁与脐静脉同行于脐带中，单脐动脉时，只见膀胱一侧有脐动脉显示。

5.胎儿外生殖器

常规超声检查不包括性别检查，除非怀疑某些遗传病与性别相关必须需要检查者，另外，还需临床医师签名，才对胎儿进行性别检查。当妊娠中期，有适当羊水量及胎位时，超声可清晰分辨胎儿阴囊及大阴唇。男胎外生殖器较女胎的易显示。男胎外生殖器可显示阴囊、睾丸、阴茎。注意不要将两腿间的脐带、手指、腹腔外的肠道（脐疝或腹裂所致）误为阴茎或阴囊。孕18 周后，阴囊和阴茎可清晰显示，孕 22 周后，大阴唇可清晰显示。

6.四肢

在中期妊娠羊水相对较多时，妊娠 13 周后四肢就能较好显示。四肢骨的测量对发现肢体畸形有实用价值。

股骨是胎儿最长的长骨，它分为股骨头、颈、十三部分。妊娠 15 周即可显示测量，测量时在纵切面必须显示其全貌，测量从一端测到另一端（不包括股骨头，也不能把骨骺测在内）。其生长曲线及可重复性与双顶径相似，妊娠晚期，胎头变形时股骨长度可靠性更高。肱骨、胫腓骨、尺桡骨、胎足、手掌、手指均可显示，但受胎儿体位限制，需仔细耐心地检查方可辨认。

（二）胎盘

当受精卵植入子宫内膜后，附着于子宫壁的绒毛逐渐发育为叶状绒毛膜，与子宫底蜕膜相结合，发育成胎盘。胎盘是介于母体和胎儿之间的重要特殊器官。通常妊娠 8 周后，经仔细辨认方可发现未来的胎盘的原始位置：在声像图中妊娠囊壁局部可增厚及光点稠密；至第 9～10 孕周，妊娠囊壁局部增厚更为明显，至第 10～12 孕周后，胎盘边缘显示清晰。随着妊娠进展，胎盘也随之呈线性增长，直至 34～35 孕周至妊娠足月时胎盘已发育成一扁圆形盘状物、直径 16～20 cm、厚度 2.5～3.5 cm。典型的胎盘声像初起时表现为一附着于子宫内壁的半月形细小光点区,随着妊娠月份的增加,胎盘内可见纤维化和钙化斑点。胎盘声像图可分为绒毛膜板、胎盘实质、基底膜三个部分。

1.胎盘分级

0 级:绒毛膜直而平坦,胎盘实质均匀分布细而密光点,回声偏高,基底膜可见无回声。

Ⅰ级:绒毛膜稍有波浪状,胎盘实质均匀分布细小光点,基底膜仍可见无回声。

Ⅱ级:绒毛膜呈波浪状,胎盘实质见稍不均匀光点,基底膜隐约可见回声增高的光带。

ⅢA 级:绒毛膜出现切迹伸进胎盘实质,但未达基底膜,胎盘实质可见不规则高回声光点。基底膜呈粗光带回声,并可融合。胎盘实质呈线状排列高回声小光点。

ⅢB 级:绒毛膜切迹达基底膜,胎盘实质可见散在高回声光点。

2.胎盘成熟度与孕龄的关系

0 级胎盘是胎盘发育的开始,以后随着妊娠进展而逐渐成熟。一般在 29 孕周前,胎盘成熟度多为 0 级,表示胎盘未成熟。Ⅰ级胎盘成熟度主要见于 29 孕周后,说明胎盘已趋向成熟。Ⅱ级胎盘成熟度多见于 36 孕周后,说明胎盘已接近或基本成熟。Ⅲ级胎盘成熟度主要出现于 38 孕周后,尤其是 40 孕周后,说明胎盘成熟,并开始趋向老化。

(三)羊水

羊水系一种无色透明液体,孕 4～5 周时,在羊膜腔内可见少许无回声暗区,为羊水。随着妊娠的进展羊水量亦有相应的变化,约在妊娠 28 周时羊水量最大,为 1 000～1 500 mL,以后羊水量逐渐减少,晚期妊娠时羊水内可见一些光点,为胎脂回声。羊水量多少能反映胎儿、胎盘的功能。目前常用的方法也是一个估计量,早、中期妊娠时测羊水池的垂直水平面的最大前后径(深度)。正常值为 20～80 mm。羊水暗区＞80 mm,为羊水过多;羊水暗区＜20 mm,为羊水过少。羊水指数(AFI):常在妊娠 28 周后测量,以孕妇脐为中点,将子宫划分为 4 个象限,分别测量各象限的羊水深度,而后相加。羊水指数＞180 mm,为羊水过多;羊水指数≤80 mm,为羊水过少。羊水测量时不能加压,应垂直于地平面,尽量避开脐带和胎儿肢体。

羊水过多需警惕胎儿畸形,常见神经管畸形、消化道梗阻畸形。羊水过少是胎儿、胎盘功能不全的表现,也为泌尿系梗阻、肾先天发育不全的结果。

(四)脐带

胚胎发育中的体蒂是脐带的始基,悬浮于羊水之中。脐带的一端与胎儿的脐部相联结,另一端附着于胎盘的胎儿面,位于胎盘中央或偏于一侧。正常脐带内含 3 条血管:1 条脐静脉和 2 条脐动脉,脐带的横切面直径为 1～2 cm,足月时脐带的平均长度约为 50 cm(30～70 cm)。脐带血管间结缔组织称华通胶。因此,脐带受压或其血供发生障碍,则可影响胎儿的生长发育,甚至危及生命。

脐动脉彩色多普勒血流显像对妊娠期有重要意义,脐动脉血流于孕 13 周前仅有收缩期波峰,舒张期血流缺损,13～18 周后逐渐出现舒张期血流,18 周以后均应可见全期血流。脐动脉 S/D 比值是目前反映胎盘循环功能状态较直接准确的衡量标志。妊娠 24～28 周,S/D 可达到 4 或大于 4;妊娠晚期 S/D＜3;如果 S/D＞3 可提示胎儿宫内缺氧。

三、胎儿超声生物物理评分

临床上为判断胎儿宫内有无急慢性缺氧,多应用胎儿生物物理评分(BPS)来观察。生物物理评分是综合电子监护胎心无负荷试验(NST)与 B 超所提示某些生物活动,从而判断胎儿有无急慢性缺氧的一种产前监测方法,是目前预测胎儿宫内缺氧比较可靠的依据。应用胎心监护观察胎心率变化,结合应用 B 超观察胎儿各种活动性,包括胎儿呼吸样运动(FBM)、胎动(FM)、胎儿张力(FT)和羊水量(AF)等各种变量,以综合判断胎儿宫内情况,筛查胎儿宫内窘迫的存在,预测胎儿的预后。4 项指标中胎儿张力消失表示缺氧程度严重,评分越低,代表胎儿宫内缺氧程度越重。

第九节 异常妊娠的超声诊断

一、流产

妊娠 28 周以前终止者称为流产。临床按流产发生的不同阶段分先兆流产、难免流产、不全流产、完全流产及过期流产。

(一)先兆流产

1.二维超声

子宫腔内仍可显示妊娠囊,形态完整,并可见到胎心搏动。在妊娠囊周边可见低回声暗区,形态不一,范围及大小与出血量的多小有关。

2.彩超表现

妊娠囊内仍可见胎心搏动血流信号。

(二)难免流产

由先兆流产发展而来。继续妊娠已不可能,临床表现为阴道出血量增多或有血块,超过正常月经量,甚至有羊水流出或胎膜膨出于宫口。

1.二维超声

子宫内妊娠囊变形、皱缩,未见卵黄囊,胎心搏动及肢体活动消失。妊娠囊位置可下移至宫口。

2.彩超表现

妊娠囊内无胎心搏动血流信号。

(三)过期流产

过期流产又称稽留流产,系指胚胎死亡达 2 个月以上尚未自然排出,孕妇多有先兆流产病史。

1.二维超声

子宫小于孕周,子宫腔内显示枯萎的妊娠囊,其内未见正常胚胎结构,未见胎心搏动,子宫内可见液性暗区。

2.彩超表现

妊娠囊内无胎心搏动血流信号。

(四)不全流产

1.二维超声

子宫小于孕周,子宫腔内未见正常妊娠囊,而见不均质斑片状、团块状高回声,或见少许液性暗区。

2.彩超表现

子宫腔内不均质高回声内无血流信号,但相邻局部肌层内可见丰富的血流信号,为低阻力的血流频谱。

(五)完全流产

子宫已经接近正常,子宫腔内未见正常妊娠囊及不均质高回声,可见少许积血所致的液性暗区。

二、胎死宫内

妊娠中晚期胎儿在宫内死亡称为死胎,由于胎死宫内时间较长(大于4周),能引起孕妇凝血功能障碍,故应及时诊断。

超声表现如下所示。

(1)胎儿颅骨重叠、塌陷,此因脑组织浸软。

(2)胎心、胎动消失。

(3)胎儿肌张力消失,脊柱失去正常弯曲,可变直或更弯曲、折叠,胸廓也塌陷,如果死亡时间较久可出现少量腹水、头皮水肿,以及全身皮肤水肿。

(4)胎儿生长发育参数小于孕周。

(5)胎儿颅内、胸廓、腹腔内结构紊乱不清,见团状强回声。

(6)胎盘肿胀、增厚或萎缩、分离。

(7)羊水量减少,羊水多少可反映死胎时间。

三、异位妊娠

凡受精卵在子宫腔外的器官或组织中着床发育,称为异位妊娠,又称宫外孕。按孕卵着床部位的不同可分为输卵管妊娠(子宫部、输卵管峡、输卵管壶腹、输卵管漏斗、输卵管伞)、子宫颈妊娠、子宫角妊娠、卵巢妊娠、腹腔妊娠等,异位妊娠与宫内妊娠也可同时存在。

(一)输卵管妊娠

输卵管妊娠是指受精卵在输卵管腔内种植并发育,为最常见的异位妊娠,占95%。可发生在输卵管的任何部分,最多见在输卵管壶腹。

临床表现有停经史、腹痛、阴道出血等症状,尿HCG阳性。输卵管妊娠由于种植部位的差异,又有多种转归,声像图上变化也是多种多样的。

超声表现如下所示。

(1)子宫稍增大,子宫腔内无真胚囊(为偏心环状液性暗区,周围由绒毛回声产生亮的光环),内膜增厚>10 mm,有阴道流血时,子宫腔可稍有扩张,少量积血为液性暗区,周边的蜕膜回声稍高似胚囊称假胚囊,但不具备偏心征。

(2)附件包块。附件区可见囊性或混合性包块,形态不规则,边界不清,内部回声不均。混合回声包块,是由于输卵管妊娠破裂后出血的血块、输卵管、胚胎组织或卵巢被网膜等组织包裹而形成:①未破裂型宫外孕:附件区可见囊性包块,见胚囊样结构,囊内可见胚芽和胎心搏动,甚至可以见到卵黄囊,盆腔内无明显积液;②流产型宫外孕:附件区见边界不清的肿块,内部回声不均匀,盆腔见少量积液;③破裂型宫外孕:常有剧烈腹痛,阴道出血,腹腔内出血量大时易发生休克,包块大小与出血量多少有关,也与出血后距检查时间有关,盆腹腔内见大量积液,子宫、附件及肠腔漂浮在液体内;④陈旧性宫外孕:阴道出血时间长,曾有剧烈腹痛后呈持续性隐痛,血尿 HCG 多为阴性或弱阳性,二维超声显示附件区边界不清的不规则实性包块,包块内呈不均质中等或高回声,子宫往往与包块分界不清,可有少量盆腔积液,彩色多普勒超声显示包块内血流信号不丰富。

(3)盆腹腔积液。①直肠子宫陷凹:是最常见积液部位,是人体最低部位,少量积液即可在此积累,临床上后穹隆穿刺即是此处;②双侧髂窝或肝肾隐窝、脾肾隐窝:尤其患者因腹痛往往平卧时,此几处积血有时会多于直肠陷凹;③急性大量出血时,子宫漂浮于血液中,腹腔内也可见到游离血液及血凝块。

鉴别诊断:黄体破裂、阑尾炎、盆腔炎。

(二)卵巢妊娠

卵巢妊娠较为少见,受精卵在卵巢组织内种植和生长发育,诊断标准是输卵管完整;孕囊必须在卵巢内;胚囊壁上多处有卵巢组织。

(三)腹腔妊娠

腹腔妊娠罕见,多见于继发于输卵管妊娠破裂或流产后,胚囊或胎盘进入腹腔,再次着床于腹腔生长、发育。声像图特点是子宫大小正常,宫内未见妊娠囊。腹腔内见胎儿各种结构及羊水暗区、胎盘。

(四)子宫颈妊娠

子宫颈妊娠少见,指受精卵在子宫颈管内着床、发育。声像特点:子宫轻度增大,宫内未见妊娠囊。子宫颈局部明显增厚,在子宫颈显示妊娠囊。

四、滋养细胞性疾病

滋养细胞性疾病是孕卵发育过程滋养细胞层的病变,分为葡萄胎、侵蚀性葡萄胎及绒毛膜癌。当滋养层细胞增生,绒毛间质水肿变性,绒毛因肿胀、膨大形成大小不等的半透明样水池,相连成串,如葡萄状。由于绒毛失去正常吸收营养功能,可使胚胎早期停止发育、死亡、自溶、吸收等。如果妊娠中部分胎盘发生绒毛变性,少数胎儿尚可生存,则称为妊娠合并部分葡萄胎。若水泡样组织侵入子宫肌层或转移至其他脏器、部位,称之为侵蚀性葡萄胎(或称恶性葡萄胎)。最后也可恶变为绒癌。

参 考 文 献

［1］闫懋莎.妇产科临床诊治［M］.武汉:湖北科学技术出版社,2018.

［2］董平.现代妇产科精要［M］.天津:天津科学技术出版社,2018.

［3］石春红.现代妇产科疾病诊治与手术［M］.天津:天津科学技术出版社,2018.

［4］詹秀英,孙霞,叶大勇,等.妇产科常见疾病诊治［M］.石家庄:河北科学技术出版社,2013.

［5］郭金凤.临床妇产科疾病诊治精要［M］.长春:吉林科学技术出版社,2017.

［6］王玉梅.临床妇产科诊疗技术［M］.天津:天津科学技术出版社,2018.

［7］刘红霞.妇产科疾病诊治理论与实践［M］.昆明:云南科学技术出版社,2020.

［8］屈兴玲.实用妇产科常见疾病诊断与治疗(上)［M］.长春:吉林科学技术出版社,2016.

［9］刘晓琴.妇产科疾病临床诊治［M］.天津:天津科学技术出版社,2013.

［10］彭洁.妇科常见疾病临床指南荟萃［M］.苏州:苏州大学出版社,2018.

［11］靳爱华.实用妇产科疾病诊治对策［M］.长春:吉林科学技术出版社,2013.

［12］翟宏华,陈瑞月,李厚芝.现代妇产科诊疗学［M］.长春:吉林科学技术出版社,2012.

［13］冯琼,廖灿.妇产科疾病诊疗流程［M］.北京:人民军医出版社,2014.